『儿科疾病诊疗规范』丛书

儿童康复诊疗规范

中华医学会儿科学分会 — 组织编写

人民卫生出版社
·北京·

图书在版编目（CIP）数据

儿童康复诊疗规范 / 肖农主编 . —北京：人民卫生出版社，2023.3

ISBN 978-7-117-34014-4

Ⅰ.①儿… Ⅱ.①肖… Ⅲ.①小儿疾病 – 康复医学 Ⅳ.①R720.9

中国版本图书馆 CIP 数据核字（2022）第 211533 号

人卫智网	www.ipmph.com	医学教育、学术、考试、健康，购书智慧智能综合服务平台
人卫官网	www.pmph.com	人卫官方资讯发布平台

儿童康复诊疗规范

Ertong Kangfu Zhenliao Guifan

主　　编：肖　农
组织编写：中华医学会儿科学分会
出版发行：人民卫生出版社（中继线 010-59780011）
地　　址：北京市朝阳区潘家园南里 19 号
邮　　编：100021
E - mail：pmph @ pmph.com
购书热线：010-59787592　010-59787584　010-65264830
印　　刷：北京华联印刷有限公司
经　　销：新华书店
开　　本：889×1194　1/32　印张：20
字　　数：557 千字
版　　次：2023 年 3 月第 1 版
印　　次：2023 年 3 月第 1 次印刷
标准书号：ISBN 978-7-117-34014-4
定　　价：129.00 元

打击盗版举报电话：010-59787491　E-mail：WQ @ pmph.com
质量问题联系电话：010-59787234　E-mail：zhiliang @ pmph.com
数字融合服务电话：4001118166　E-mail：zengzhi @ pmph.com

编写委员会

总 主 编　桂永浩　王天有

副总主编　孙　锟　黄国英　罗小平　母得志　姜玉武

主 　 编　肖　农

副 主 编　朱登纳　杜　青　李海峰　陈艳妮　徐开寿

编 　 者（按姓氏笔画排序）

王素娟　复旦大学附属儿科医院

朱登纳　郑州大学第三附属医院

孙素真　河北省儿童医院

杜　青　上海交通大学医学院附属新华医院

李海峰　浙江大学医学院附属儿童医院

肖　农　重庆医科大学附属儿童医院

陈艳妮　西安交通大学附属儿童医院

林　俊　武汉市妇女儿童医疗保健中心

尚　清　河南省儿童医院

赵　澎　天津市儿童医院

胡继红　湖南省儿童医院

侯　梅　青岛大学附属妇女儿童医院

顾　琴　苏州大学附属儿童医院

徐开寿　广州市妇女儿童医疗中心

编写秘书　刘　玲

序　言

　　第 2 版"儿科疾病诊疗规范"丛书是在深受欢迎的 2016 版基础上,本着高质量、高水平、同质化服务儿科人群的宗旨,由中华医学会儿科学分会率领全国儿科资深专家共同编写。

　　儿童保健和儿科医疗技术的发展日新月异,新理念、新技术、新方法不断涌现,尖端技术和设备不断更新。与此同时,我国有待进一步完善的儿科医疗资源和同质化的医疗质量需要与时俱进、相对统一的行业诊疗规范,并由此规范诊疗行为,缩小和消除不同地域、不同机构和不同医师之间存在的儿科医疗水平和服务效率的差距,提升临床诊治效果和降低诊疗费用。该诊疗规范同时可以作为卫生和健康管理机构培训和评价儿科医师岗位胜任力的宝贵资源。

　　在第 1 版所涉及的儿科临床领域基础上,该版的修订新增了儿童消化系统疾病、神经系统疾病、皮肤病、眼科疾病、罕见病、康复和儿科临床营养支持治疗这 7 个领域的诊疗规范,以及分别扩充了儿童保健和发育行为这两个领域。旨在有利于儿科医师跟踪和应对儿科世界的变化发展、疾病谱的变迁与医疗模式的调整、多维度医疗保健服务模式的建立以及慢性病与慢性病管理等。充分体现了儿科服务对象在行为习惯、社会条件以及环境状况等方面的因素将通过多维度复杂的相互作用对疾病产生影响。该版的修订突出了专业核心能力,并使之与主要实践环节相结合,加入相对成熟的新技术、新方法。在内容丰富的基础上,努力提升系统性、实用性和可读性。为了体现诊治思路且便于快速领会,特别更新突出了诊疗流程图。

　　使用该套丛书的儿科专业人员,在规范儿科临床服务的同时,可以借此学习儿科以及相关学科国内外新理念、新理论和新技术等新进展。可在一定程度上有助于儿科医疗工作者确定符合客观条件、符合社会需要的日常服务标准及研究方向,有助于选定具有学术意义、学术创新的研究课题,且与国家对儿科临床医学人才的专业素质要求相一致。期待本套丛书成为各级儿科从业人员日常学习和参考的案头工具书,为儿科学科发展起到积极的促进作用!

桂永浩　王天有

2023 年 3 月

前　言

儿童康复医学是康复医学的一个亚专科，是一个多学科交叉、多领域融合的新兴领域。近年来，随着儿童医疗各学科的迅速发展以及其临床应用的日益拓展，新的评估诊断和治疗技术不断出现，越来越多的疑难、重症疾病得到了及时而精准的诊断，为患儿和家长带来了希望。得益于儿童康复理念和技术的推陈出新，儿童康复工作者也逐步由原来的被动接受他科转诊患儿，到主动地提前关注有产前、产时及产后高危因素的患儿，并及时进行早期筛查、干预治疗和密切随访，这种措施使许多患儿的生存机会及生活质量大幅度提高。与此同时，对于儿童重症患者，由于儿童重症康复的早期介入，也使这些患儿的伤残率得到显著降低。

为推动中国儿童康复医学科学化、规范化、专业化发展，在国家相关部门和中华医学会儿科学分会大力支持下，近年来中华医学会儿科学分会儿童康复学组致力于加强学科建设及专科医生、护士、康复师的培训，以学术年会、专题研讨会、继续教育学习班暨高峰论坛等多种形式，开展了广泛深入的国际、国内学术交流，并先后制定了《脑性瘫痪共患癫痫诊断与治疗专家共识》《儿童脑性瘫痪肉毒毒素治疗专家共识》《2021 年 JAMA Pediatrics〈0~2 岁脑性瘫痪及其高危儿的早期干预：基于系统评价的国际临床实践指南〉中国专家解读》《儿童脑性瘫痪疼痛管理专家共识》《儿童脑性瘫痪运动障碍的康复建议》《脑性瘫痪的病因学诊断策略专家共识》《脑性瘫痪患儿营养支持专家共识》《中国儿童康复质控管理专家共识》《中国脑性瘫痪儿童登记管理专家共识》《中国神经重症儿童的亚重症康复管理专家共识》等规范。上述一系列举措,从理论到实践层面为我国儿童康复医学发展夯实了基础,大幅度地提高了我国儿童康复专业的整体水平。但也要看到,由于我国幅员辽阔,各区域医疗系统发展不平衡,各地对儿童康复的诊疗水平参差不齐,还存在诊疗过程欠规范、部分疾病诊断不严谨以及治疗过度或疏漏等现象,必须引起各方高度重视。

"健康所系,性命相托",这是医者的永恒誓言;"救治生命,维护人民群众健康",这是医者的神圣职责。解决儿童康复医学发展中的难题,是儿童康复医学工作者的使命。为此,中华医学会儿科学分会儿童康复学组积极响应中华医学会儿科学分会号召,组织学组专家编撰了"儿科疾病诊疗规范"丛书中《儿童康复诊疗规范》一书。

本书由国内儿童康复领域资深专家共同讨论,结合本学科领域的最新进展,国际临床指南、共识以及国内临床实践现状,以循证医学研究为依据,历时 10 个月、数易其稿,最终成书。期待本书能为本专业医师和治疗师的临床工作提供实用的参考,对普及儿童康复的专业诊治规范和推进学科发展发挥积极作用。

本书出版之际,恳切希望广大读者在阅读过程中不吝赐教,欢迎发送邮件至邮箱 renweifuer@pmph.com,或扫描封底二维码,关注"人卫儿科学",对我们的工作予以批评指正,以期再版修订时进一步完善,更好地为大家服务。

肖　农

2023 年 3 月

获取图书配套增值内容步骤说明

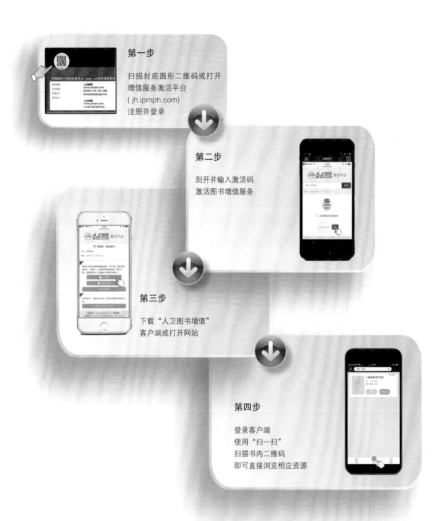

第一步

扫描封底圆形二维码或打开
增值服务激活平台
（jh.ipmph.com）
注册并登录

第二步

刮开并输入激活码
激活图书增值服务

第三步

下载"人卫图书增值"
客户端或打开网站

第四步

登录客户端
使用"扫一扫"
扫描书内二维码
即可直接浏览相应资源

目　录

第一章 儿童康复评定

第一节 发 育 评 定

一、体格发育

儿童体格发育是一个极为复杂的过程,具有独特的动态性、持续性、阶段性、规律性特征。儿童体格发育虽有共性发展规律,但又存在着明显的个体差异。

(一) 生长发育规律

生长发育,无论在总的速度或各器官、系统的发育顺序都遵循一定的规律。认识总的规律性有助于儿科医师对儿童生长发育状况进行正确评价与指导。

1. **生长发育是连续的、有阶段性的过程** 生长发育在整个儿童时期不断进行,不同年龄阶段生长速度不同。

2. **生长发育的一般规律** 生长发育遵循由上到下、由近到远、由粗到细、由低级到高级、由简单到复杂的规律。

3. **各系统、器官生长发育不平衡** 人体各器官、系统的发育顺序遵循一定规律,神经系统发育较早,生殖系统发育较晚,淋巴系统在儿童期迅速生长,于青春期达高峰,以后逐渐下降,其他系统发育基本与体格发育平行。

4. **生长发育的个体差异** 儿童生长发育遵循一定的规律,因受遗传环境的影响,会存在一定的个体差异。

(二) 体格生长常用指标

一般常用的体格发育指标有体重、身高(长)、坐高(顶臀长)、头围、胸围、上臂围、皮下脂肪等。

1. **体重** 体重为各器官、系统、体液的总重量。其中骨骼、肌肉、内脏、体脂、体液为主要成分，是衡量体格发育和营养状况最重要的指标。随年龄的增加，儿童体重的增长逐渐减慢，青春期体重增加较快，男孩每年增加约 5kg，女孩约 4kg。体重在均数减 2~3SD 为中度体重低下；低于均数减 3SD，为重度体重低下。一般可用表 1-1 中公式估计体重。

表 1-1 正常儿童体重估计公式

年龄	体重/kg
3~12 个月	［年龄（月）+9］/2
1~6 岁	年龄（岁）×2+8
7~12 岁	［年龄（岁）×7-5］/2

2. **身材的增长**

（1）身高（长）：头部、脊柱与下肢长度的总和，3 岁以下儿童应仰卧位测量称为身长，3 岁以上儿童立位时测量称为身高。立位测量值比仰卧位少 1~2cm。婴儿期和青春期是身高（长）增长的两个高峰。出生时身长平均为 50cm，生后第 1 年身长增长最快，约为 25cm；前 3 个月身长增长约 11~13cm，约等于后 9 个月的增长值，1 岁时身长约 75cm；第 2 年身长增长速度减慢，约 10~12cm（表 1-2）；身高（长）在均数减 2~3SD 为中度生长迟缓，低于均数减 3SD，为重度生长迟缓。

表 1-2 正常儿童身高估计公式

年龄	身高/cm
12 个月	75
2~12 岁	年龄（岁）×7+75

（2）坐高（顶臀长）：头顶到坐骨结节的长度，3 岁以下儿童仰卧位测量的值称为顶臀长，坐高增长代表头颅与脊柱的生长。

（3）指距：两上肢水平伸展时两中指尖的距离，代表上肢长骨的生长。

3. **头围** 头围是指经眉弓上缘、枕骨结节左右对称环绕头1周的长度。出生时头围平均33~34cm,第1年前3个月头围增长值(6cm)约等于后9个月的增长值(6cm),1岁时头围约46cm;生后第二年增长减慢,约2cm,2岁时头围约48cm;2~15岁头围仅增加6~7cm,5岁时头围约50~51cm,15岁时接近成人水平,约53~54cm。头围的测量在2岁以内最有价值。头围大小与双亲的头围有关;通常情况下,头围小于均值2*SD*以上提示脑发育不良、小头畸形或狭颅症;头围大于均值2*SD*以上提示头围增长过速,需排查颅内疾病或遗传性疾病。

4. **胸围** 胸围代表肺与胸廓的生长,是指平乳头下缘经肩胛角下缘平绕胸1周的长度。出生时胸围32cm,略小于头围1~2cm。1岁左右胸围约等于头围,1岁至青春前期胸围应大于头围(约为头围 + 年龄−1cm)。1岁左右头围与胸围的增长在生长曲线上形成头、胸围的交叉,此交叉时间与儿童营养、胸廓的生长发育有关,生长较差者头、胸围交叉时间延后。

5. **上臂围** 上臂围代表肌肉、骨骼、皮下脂肪和皮肤的生长,是指经肩峰与鹰嘴连线中点绕臂1周的长度。1岁以内上臂围增长迅速,1~5岁增长缓慢约1~2cm。因此可用于筛查5岁以下儿童营养状况,上臂围 >13.5cm 为营养良好,12.5~13.5cm 为营养中等,<12.5cm 为营养不良。

6. **皮下脂肪** 通过测量皮脂厚度反映皮下脂肪。常用的测量部位有:①腹壁皮下脂肪;②背部皮下脂肪。皮下脂肪 0.4~0.8cm 为轻度营养不良,0.4cm 以下为中度营养不良,皮下脂肪消失为重度营养不良。

(三) 与体格生长有关的其他系统的发育

1. **头颅骨** 除头围外,还可根据骨缝闭合、前囟大小及前后囟闭合时间来评价颅骨的生长及发育情况。出生时后囟很小或已闭合,最迟约6~8周龄闭合。前囟出生时约1~2cm,以后随颅骨生长而增大,6月龄左右逐渐骨化而变小,正常儿童前囟可在4~26月龄间闭合,平均闭合年龄在13.8个月,3岁后闭合为前囟闭合延迟。

2. **脊柱** 脊柱的增长反映脊椎骨的生长。生后第 1 年脊柱生长快于四肢,以后四肢生长快于脊柱。出生时脊柱无弯曲,仅呈轻微后凸,3 个月左右抬头动作的出现使颈椎前凸;6 个月后能坐,出现胸椎后凸;1 岁左右开始行走,出现腰椎前凸。这样的脊椎自然弯曲至 6~7 岁才为韧带所固定。

在对儿童体格发育评估时,获取个体连续性的生长监测数据颇为重要,对怀疑体格发育异常儿童应至少动态追踪观察 6 个月(最好 12 个月)以上,帮助医生评判其真实生长状况。

二、运动发育

运动发育与体格发育、大脑和神经系统发育密切联系,运动发育可分为粗大运动(包括平衡)和精细运动两大类,粗大运动主要是指抬头、翻身、坐、爬、站、走等运动;精细运动主要指手的运动。粗大运动发育在先,精细运动发育在后,两者相互交融,共同发展(表 1-3、表 1-4)。

表 1-3　婴幼儿粗大运动发育特点

年龄	头与躯干控制	翻身	坐	爬、站、行走
新生儿	臀高头低,瞬间抬头		全前倾	阳性支持反射
2 个月	短暂抬头,臀头同高		半前倾	不支持
3 个月	肘支撑抬头 45°	仰卧位至侧卧位		短暂支持
4 个月	抬头 45°~90°,头高于臀	仰卧位至俯卧位	扶腰坐	足尖支持
5 个月	双手或前臂支撑,抬头 90°			跳跃
6 个月	随意运动增多,抬头 >90°	俯卧位至仰卧位	独坐手支撑	
7 个月	双手或单手支撑,支撑向后成坐位		直腰坐	肘爬、扶站
8 个月	胸部离床		扭身坐	腹爬

续表

年龄	头与躯干控制	翻身	坐	爬、站、行走
9 个月	手或肘支撑,腹部离床		坐位自由变换体位	后退移动、抓站
10 个月				四爬、独站
11 个月				高爬、牵手走
12 个月				跪立位前移、独走
15 个月				独走稳、蹲着玩
18 个月				拉玩具车走、爬台阶
2 岁				跑步、跳
3 岁				踮着足尖走,双足交替下楼

表 1-4　婴幼儿精细运动发育的关键年龄

关键年龄	精细运动
5 个月	主动用手抓物
7 个月	可用拇指及另外两个手指握物且可以将积木在双手间传递
9 个月	拇指能与其他手指相对
12 个月	拇指与示指捏较小的物体
15 个月	搭 2~3 块积木,全手握笔,自发乱画
18 个月	搭 3~4 块积木,几页几页地翻书,用小细绳穿进大珠子
24 个月	搭 6~7 块积木,模仿画垂直线
30 个月	搭 8~9 块积木,模仿画水平线、交叉线,会穿裤子、短袜、鞋子,解开衣扣
36 个月	搭 9~10 块积木,能临摹"0"和"十"字,会穿珠子、系纽扣、向杯中倒水

运动发育评定：依据小儿运动发育的规律、运动与姿势发育的顺序、肌力、肌张力、关节活动度、反射发育、运动类型等特点，综合判断是否存在运动发育落后、运动障碍及运动异常。临床可采用较为公认的以及信度、效度好的评定量表，常用的儿童运动发育量表有：全身运动评估（general movements，GMs）、0~1岁婴儿运动神经20项检查（infant neurological motor assessment 20 items，INMA）、Alberta婴儿运动量表（Alberta infant motor scale，AIMS）、粗大运动功能评定量表（gross motor function measure，GMFM）、粗大运动功能分级系统（gross motor function classification system，GMFCS）、精细运动能力测试（fine motor function measure scale，FMFM）、皮博迪运动发育评定量表（Peabody developmental motor scale second edition，PDMS-2）、格塞尔发育量表（Gesell developmental schedule，GDS）、贝利婴儿发展量表（Bayley scale of infant development，BSID）、丹佛儿童发展筛选测验（Denver development screening test，DDST）、儿童功能独立性评定量表（functional independence measure for children，WeeFIM）、QUEST量表（quality of upper extremity skills test，QUEST）、手功能分级系统（manual ability classification system，MACS）（表1-5）。

三、语言发育

语言是人类在充分的语言环境刺激的作用下特有的一种高级神经活动，是学习、社会交往、个性发展中一个重要的能力。语言发育是个体对母语的语音、词汇、语义、语法等系统要素以及语言运用技能的理解和产生的发育过程。语言发育与大脑、咽喉部肌肉的正常发育及听觉的完善有关，包括发音、理解（接受）、表达三个部分。

（一）言语语言功能的正常发育

4岁内婴幼儿语言发育特点见表1-6,7岁儿童对所有的语音发音能达到全部正确,12岁儿童语言、语法已达到完全正确。

表 1-5　常用儿童运动发育量表

测验名称	适用年龄	主要评估内容
全身运动评估（GMs）	0~4 月龄	全身运动
0-1 岁婴儿运动神经 20 项检查（INMA）	0~1 岁	视听反应,运动发育,肌张力,反射,姿势
Alberta 婴儿运动量表（AIMS）	0~18 月龄	对婴儿俯卧位,仰卧,坐位和站立位运动控制情况进行评定
粗大运动功能评定量表（GMFM）	0~3 岁脑瘫儿童	测量脑瘫儿童的粗大运动功能状况随时间或干预而出现的粗大运动功能改变
粗大运动功能分级系统（GMFCS）	0~18 岁脑瘫儿童	注重功能,技能,自发运动,主要通过评定儿童在日常环境（家庭,学校,社区）中的能力来确定儿童未同的级别
精细运动能力测试（FMFM）	0~3 岁脑瘫儿童	视觉追踪,上肢关节活动能力,抓握能力,操作能力,手眼协调能力
皮博迪运动发育评定量表（PDMS-2）	0~5 岁	大运动,精细运动（反射,固定,移动,物体控制,抓握,视觉-运动统合）
格塞尔发育诊断量表（GDS）	1 月龄~6 岁	大运动,精细运动,语言,个人-社会,适应性
贝利婴儿发育量表（BSID）	1 月龄~3.5 岁	大运动,精细运动,语言,认知发育
丹佛儿童发展筛选测验（DDST）	2 月龄~6 岁	大运动,精细运动,语言,个人适应性
儿童功能独立性评定量表（WeeFIM）	6 月龄~7 岁	运动功能（自理能力,括约肌控制转移,行走,保护性伸展）功能（交流,社会认知）
QUEST 量表	18 月龄~8 岁痉挛型脑瘫儿童	上肢分离运动,抓握,负重,保护性伸展
手功能分级系统（MACS）	4~18 岁脑瘫儿童	日常生活中双手参与能力

表 1-6　4 岁内婴幼儿语言发育特点

年龄	发音	理解	表达
1 个月	呈自然反射发音	对声音敏感	
2 个月	辅音有所增加,唇音出现,偶然出现双元音	社会性微笑	
3 个月	发音的数量和频率增多		"咕咕"的声音
4 个月	辅音增加,出现了舌尖音和唇齿音	对声音可以定位	笑
6 个月	重复音节、能模仿单音节	自己的名字	尖叫、咿呀学语、不同哭声
8 个月	不规则发音增多		无意识叫"baba""mama"
10 个月	能模仿说出"爸爸""妈妈"	懂得"不"	
12 个月	能说出简单的词和重复的字	家庭成员名字 熟悉物品名称 简单词组,如"再见""没了" 简单需要,如"给我……"	用手势,如指物、摇头 两个字,如"妈妈""爸爸"
15 个月		家庭成员名字和熟悉物品名称 身体部分 简单词组,如"不要" 简单指示(不用手势)	用手势 两个字,除"妈妈""爸爸"外
18 个月	发音进一步准确,开始运用字的组合,约 25% 的语言能使人听懂	人、物名,图片 身体部分 简单指示(不用手势)	用手势 15~20 个字 2~3 个字 知家庭成员
24 个月		人、物名,图片 身体部分(至少 7 个部分) 简单指示(不用手势)	用手势 词汇量扩大 2~3 个字 不流利 知生人(25%)

续表

年龄	发音	理解	表达
36 个月	掌握所有的元音和双元音,约 75% 的语言可使人听懂	几乎所有物品名称 方位 "2"的概念 性别区分 2~3 个指示	正确用词,如单复数、发音、介词 2~4 个字句子 短语 流利 知生人(75%)
48 个月		区分颜色 "相同"与"不同"观念 2~3 个指示	过去时 短语 描述故事、事情 知生人(100%)

(二) 言语语言功能的异常发育

儿童语言的习得和发育受到多种因素的影响,如果儿童在语言发育的过程中,遭受生理疾病、心理打击或语言环境的剥夺,那么就很有可能导致语言发育的问题,并进一步形成交流障碍。

儿童语言发育的异常,表现为语言的习得和发育中的障碍,主要有语言障碍和言语障碍两大类。语言障碍是指儿童在理解或运用语言符号及规则方面发生的问题,或者儿童语言能力的发育明显落后于同龄伙伴的水平,包括失语症和语言发育迟缓。言语障碍是指儿童在口语的产生及运用出现的异常,并引起交际对方的注意,感到不适,甚至所说的话完全不为听话人所理解,包括构音障碍、嗓音障碍和语流障碍等。

(三) 言语语言相关评定

为了解儿童的语言发育水平、评估语言治疗的效果或观察外界因素对语言发育的影响,就需要对儿童的语言发育水平进行评定(表 1-7)[1]。

评定的主要目的是发现和确定儿童是否存在语言发育问题,这种语言问题属于哪一种类型。评定的内容有:对口语的理解、口语表达、言语交流、阅读书写及流畅性等。常见的儿童语言功能评定包括:

表1-7　满足下列任意标准的儿童都应接受言语和语言评估

序号	
1	父母、老师、专业人员或其他照料者担心儿童的言语或语言存在问题
2	言语和语言发育缓慢或停滞
3	过度流涎
4	吸吮、咀嚼或吞咽困难
5	唇、舌和下颌的运动不协调
6	9个月时尚未咿呀学语
7	15个月时还未开始说明确的单词
8	18个月时还不会说恒定的单词
9	24个月时还不会词语组合
10	24个月时父母仍难以听懂其言语
11	36个月时陌生人仍难以听懂其言语
12	言语不流利（口吃），包括但不限于在非紧张状态下重复整个词语
13	儿童因沟通困难而受挫
14	儿童因"说话滑稽"而被同龄人取笑
15	儿童逃避说话
16	儿童能够习得词汇和句子结构，但不能恰当使用语言来沟通
17	语言不典型或混乱，或者不能清楚地表达观点
18	若无视觉提示的辅助，儿童不能遵从指令
19	发育倒退
20	5~6岁时记忆技巧差

1. **语言发育迟缓检查法**（sign-significate relations，S-S）　目前国内公认的、使用频率最高的儿童语言功能评定方法。适用于：①1.5~6.5岁，由各种原因引起的语言发育迟缓的儿童；②虽然实际年龄已超出此年龄段，但其语言发展状况不超出此年龄段水平的儿童；③获得性失语症的学龄前儿童。不适用于听力障碍儿童。

2. **皮博迪图片词汇测验**（Peabody picture vocabulary test，PPVT）

是一套测试词汇理解能力的检验工具,侧重于语言理解能力。适用于2.5~18岁的筛查测验,特别是一些表达困难的儿童。但对儿童语言发育水平难以作出较全面系统的评价。

3. 伊利诺斯心理语言能力测验(Illinois test of psycholinguistic abilities,ITPA)　适用于3~10岁儿童,用来测量儿童在理解、加工和产生言语和非言语性语言的能力。

4. 儿童失语症评定　目前国内仍没有针对儿童失语症的专用检测工具,对于6岁以上儿童,特别是学习书面语阶段的儿童可利用成人失语症检查法的项目予以检测,常用的有汉语失语症检查法(Aphasia battery in Chinese,ABC)、中国康复研究中心的汉语标准失语症检查法。对于6岁以下,或者没有掌握书面语阶段的儿童可借助韦氏学龄前及幼儿智力量表第4版(Wechsler preschool and primary scale of intelligence Ⅳ,WPPSI-Ⅳ)、韦氏儿童智力量表第4版(Wechsler intelligence scale for children Ⅳ,WISC-Ⅳ)和格塞尔发育量表(Gesell developmental schedule,GDS)对其语言能力进行测试。

5. 构音障碍评定　国内广泛应用的人工标准化评定是中国康复研究中心构音障碍检测法和改良Frenchay构音障碍检测法。

6. 其他言语功能评定

(1) 嗓音障碍评定:日本音声语言医学会于1979年制定的GRBAS评价标准及利用仪器设备对嗓音样本声学特征进行定量检测和分析。

(2) 语言流畅性评定:治疗师根据专业知识与经验或利用仪器设备等多方面进行评价。

(3) 言语失用评定:言语失用评定临床常用中国康复研究中心的言语失用评价表——标准失语症检查量表(China rehabilitation research center aphasia examination,CRRCAE),能用于失语症的诊断和治疗评估。

四、感知觉发育

感觉是指人脑对直接作用于感觉器官事物个别属性(颜色、声音、气味等)的反映以及对于身体状态的感觉,如运动觉与平衡觉。知觉是对多种感觉的统合,是人脑对作用于感觉器官事物的整体属性的反映。

(一)视觉发育

胎儿 32~34 周视觉开始发育,新生儿已有视觉感应功能,瞳孔会对光线做出反应,放大或是缩小,以保护自己眼睛不受到强光的伤害。新生儿可短暂注视物体,15~20cm 距离视物最清楚。婴儿 1 个月出现头眼协调,头部可追随物体作水平方向转动 90°,3~4 个月时转动可达 180°,能辨别彩色和非彩色的物体;6~7 个月时可追随物体作垂直方向的转动,能看着下落的物体,喜欢红色;8~9 个月开始出现视觉深度,即通过视觉区分对象的距离,能看到细小的物体;18 个月时对图画感兴趣;2 岁时视力达到 0.5,能区别垂直线与水平线,学会辨别红、白、黄、绿等颜色;3 岁左右能够说出颜色名称,认识圆形、方形和三角形;4~5 岁时认识椭圆形、菱形、五角形等,视力达到 1.0,能阅读书本和黑板上的符号和文字;6 岁时视深度基本发育完成。

(二)听觉发育

听觉与儿童智力、语言理解及表达和社交能力发育密切相关。胎儿 20 周左右听觉系统开始发育,胎儿后期听觉已比较灵敏。新生儿出生时鼓室无空气,听力较差,3~7 日龄的新生儿听觉已相当良好,50~90dB 的声音可引起呼吸改变,能区别 90dB 和 104dB 的声音,能分辨母亲声音与他人声音;新生儿还能区分声音高低,出生 2~3 日龄的新生儿已能区分高低不同的音调;3~4 个月婴儿头可转向声源;6 个月婴儿已能区别父母声音,叫名字有应答,对发声的玩具感兴趣;7~9 个月婴儿可转向声源并注视;10 个月婴儿两眼可迅速地转向声源看,对铃声及人声有应答;18 个月幼儿开始区别不同声响;24 个月时则对声响度区别较精确。3 岁的幼儿对声音的区别则更精细,能辨别"er"与"e";4 岁时能区别"f"与"s"或"f"与"z"等。学龄期儿童能对连续的言语进行信息处理,并利用情景解释听觉信号并在发音上较学龄前儿童更为正确。儿童听觉的发育持续至少年期。

婴幼儿听力筛查可用发声的简单工具或听力器进行行为测试,如 5 个月婴儿可用游戏测听方法,即婴儿听到声音变化时,以玩具奖赏;年长儿可用秒表、音叉或测听器测试。脑干听觉诱发电位可较精确地判断儿童的听觉。

（三）味觉

味觉主要有 5 种，即咸、甜、苦、酸、鲜。味蕾在胎儿 7~8 周时开始发育，出生时味觉发育已很完善，出生 2 小时的新生儿已能分辨出甜味、酸味、苦味和咸味。4~5 个月是味觉发育关键期；4~5 个月婴儿对食物轻微的味道改变已很敏感，能区别食物的味道。

（四）嗅觉

出生时嗅觉系统已基本发育成熟，能辨别出多种气味，具有初步的嗅觉空间定位能力。生后 1~2 周已可区分母亲与其他人的气味，3~4 个月婴儿能区别愉快与不愉快的气味，7~8 个月嗅觉发育已经很灵敏，能分辨出芳香的刺激，2 岁左右能很好地区别各种气味。

（五）皮肤感觉

皮肤感觉包括痛觉、触觉、温度觉及深感觉。新生儿大脑皮质发育未完善，对痛、温度触觉刺激不能定位；出生时对冷刺激比热刺激更敏感，受冷热刺激后引起的是全身性运动，而不是局部的逃避反射。新生儿痛觉较迟钝，2 个月后逐渐改善。新生儿触觉在眼、前额、口周、手掌、足底等部位发育较成熟，在前臂、大腿、躯干较迟钝。2~3 岁儿童可辨别物体的属性，如软和硬、冷和热、粗糙和光滑等；5~6 岁时可区别体积和重量不同的物体。

（六）知觉发育

知觉是对感觉的加工过程，是对事物各种属性的综合反映。知觉还包括大小知觉、空间知觉、距离知觉、时间知觉、自我知觉等，随着年龄的增长逐步发育。学龄儿童知觉能力的发展主要体现在身体定位、空间和时间认识三方面。

躯体知觉方面能更恰当地对身体需要作出反应，能清楚地表达头、腹部等身体部位的不适感，能用手的触觉估计物体的形状、大小和轻重。随着躯体的位置觉和运动能力的提高，能自觉调整在运动、书写等活动中的姿势。

空间知觉方面的发展与视觉和运动的发展密切相关。儿童在2~3 岁时已出现了最初的空间知觉。学龄儿童能察觉更复杂、更详细的空间环境中的定位关系,如能模仿画2个或2个以上具有一定位置关系的几何图形,12岁的儿童能画出三维立体的图形。随着年龄的增长,实际的知觉和视觉分析在精细的空间判断上变得不再重要,而更多地依赖语言和概念。7~9岁儿童能初步掌握左右方向的相对性,如分辨他人的左右,但在辨别两个物体的左右关系时常有错误。9~11岁儿童能比较灵活、概括地掌握左右概念。正常儿童一般在9岁后不再出现空间知觉导致的阅读和书写错误,如"d"与"b""p"与"q""9"与"6"不分。

时间知觉的发展落后于空间知觉。因时间无法直接感知,儿童需借助于直接反映时间流程的媒介物来认识时间。5岁儿童时间知觉不准确,往往用事物的空间关系代替时间关系。6岁儿童对短时距知觉的准确性和稳定性有所提高,并开始区分时间与空间。7岁儿童开始学习利用钟表,基本能够区分空间与时间关系,掌握相对性的时间概念,如昨天早晨、明天晚上;8岁儿童能主动利用钟表,比较准确地再现时距。

观察是一种有目的、有计划的比较持久的知觉过程,是知觉的高级形态。观察力的发展从无目的观察组件转为有目的观察,观察时间逐渐延长。6岁儿童能清楚认识物体整体,7~8岁儿童既能看到部分又同时看到整体,但尚不能将部分与整体连接起来。8~9岁儿童能明确认识物体的部分与整体的关系,实现部分与整体的统一。

五、认知发育

认知是指人获得和使用知识的过程,属于行为发育范畴。认知发育从感知到理解,以后涉及思维记忆。根据皮亚杰的认知发展阶段论,儿童的认知发展经历四个连续的阶段,即感知运动阶段(0~2岁)、前运算阶段(2~7岁)、具体运算阶段(7~12岁)和形式运算阶段(12~15岁)[2]。

(一)感知运动阶段(0~2岁)

儿童在该阶段依靠感知动作适应外部世界,构筑动作格式,开始认为物品永存性,幼儿后期出现智慧结构。如8月龄婴儿物品永存观念初步形成,物品永存性的建立是婴幼儿认知活动发展的基础。

12~18月龄婴儿学习有目的地通过调节手段来解决新问题，如尝试拖动毯子取得玩具。

2岁左右的幼儿象征性思维开始，即幼儿能处理简单的新问题，在心理内部将几个动作联合起来以产生所期望的结果，而不再是仅仅依靠外在的行为尝试。

（二）前运算阶段(2~7岁)

儿童在该阶段出现了符号功能或象征性功能。符号功能的产生代表儿童认知能力新的发展水平。语言就是一种儿童表达传递信息的符号。想象是随着语言的发展而产生的，1.5~2岁儿童出现了想象的萌芽，主要是通过动作和口头言语表达出来的，2~3岁是想象发展的最初阶段，内容简单、贫乏。因此，学龄前儿童用词语和表象相结合的方式思考问题，使思维带有概括性和间接性，是一种表象性思维。

2~4岁阶段为前概念或象征性思维阶段，即凭借象征格式在进行思维。如进行各种象征性游戏。儿童语言和象征性思维的发展是认知发育质的飞跃。

4~7岁是直觉思维阶段，具有"自我中心"特征，即看待事物完全是从自己的角度出发。如3岁的儿童已能认识到他人有自己的内心想法，他人的需要或情绪与自己可不同。4~5岁时开始理解他人的想法，意识到错误信念等，能进行简单的抽象思维和推理。

（三）具体运算阶段(7~12岁)

学龄儿童在该阶段认知活动具有更多随意性和自觉性。儿童的思维融合前一阶段的表象格式，表现出守恒性、可逆性和系统性，形成群体结构和事物关系的逻辑运算能力，但依然受到具体事物的限制，纯粹的语言逻辑推理有困难，因而为具体运算。

（四）形式运算阶段(12~15岁)

该阶段又称抽象思维阶段。思维是客观事物在人脑中概括的间接反映，是借助语言实现的，属认知的高级阶段，是人类认知活动的核心。学龄期儿童的抽象概念思维得以发展，并随年龄增加不断提高，至青春期其思维发展的目的性、方向性、灵活性以及评判性得以加强,在此基础上逐步发展了独立思考的能力。

六、情绪情感发育

儿童早期(0~6 岁)的心理行为发展,为其一生奠定了重要基础,儿童的心理行为发展主要表现在动作(大动作和精细动作)、语言、认知、社会行为、气质、情绪(情感)和性心理等方面,儿童早期心理行为随年龄增长逐渐发展变化,这些变化还遵循一定的规律和原则。不同气质类型、家庭养育环境等因素造成幼儿情绪认知、认知能力的差异,影响幼儿社会情绪发展。培养幼儿积极乐观的情绪体验有利于将来建立良好的社会关系和学习能力。

(一)情绪情感发育规律

情绪是指机体生理需要是否得到满足的最简单体验。情感是人的社会性需要是否得到满足的体验。情感是人类所独有,具有稳定性和深刻性的本质内容,而情绪是情感的外在表现。儿童情绪和情感的发展随年龄增长而逐渐分化、丰富,其发育特点如下:新生儿期愉快与不愉快,无目的的兴趣、微笑和烦恼;4~6 周社交性微笑;3~4 个月愤怒、惊奇和悲伤;5~7 个月恐惧;6~8 个月怯生,与亲近的人保持密切联系倾向(心理学上称为依恋)。依恋和与依恋对象分离时表现出的焦虑是儿童早期情绪发展的主要成分。断奶是从对乳头本能的依赖向高级情感联系的过渡,及时断奶将有助于婴儿的心理向社会化发展。1 岁时惊喜、愤怒、高兴、快乐、恐惧、厌恶、喜好等情绪都可表现出来。2~3 岁,在外界环境的影响下,各种情绪活动进一步分化,但具有不稳定、短暂、强烈、易变、外显而真实等特点。随年龄增长,能有意识地控制自己,情绪趋向稳定。通过成人对事物好坏评价的影响,高级情绪活动开始萌发,产生出较早的道德情感体验,是形成友谊感、集体主义和爱国主义情感的基础。3~7 岁儿童基本上已能体验到成人的情绪,且易表现在外显行为上。焦虑和恐惧是此阶段的主要不良情绪体验。随自我意识的进一步增加,高级情绪活动如同情心、孤独感、荣誉感、道德感、合作精神也进一步发展。

（二）儿童情绪情感及其社会功能发育评定

目前通常使用的婴幼儿情绪和社会功能评价方法包括：观察法（自然观察法和情景观察法）、谈话法、实验法以及问卷调查法。常用的情绪及社会功能评定量表如下：

1. 2~3 岁阿肯巴克儿童行为量表（Achenbach child behavior checklist for 2 to 3 years old，CBCL/2-3） 是应用较多、内容较全面的一种行为量表。用于筛查幼儿的行为问题，可为衡量幼儿行为标准提供参考工具。

2. **婴幼儿气质评定量表（Carey 儿童气质系列量表）** 目前国内用于评价婴幼儿气质主要采用 Carey 儿童气质系列量表。该量表系列共包括 5 套儿童气质问卷，其中小婴儿气质问卷（1~4 个月）、婴儿气质问卷-修订版（4~11 个月）、幼儿气质评估表（1~3 岁）适用于婴幼儿。

3. **婴儿-初中生社会生活能力量表（infants-junior middle school social adaptive capacity scale，S-M）** 该量表适用年龄范围为 6 个月婴儿至 14~15 岁初中学生。主要用于筛查此年龄阶段儿童的社会生活能力，协助临床智力低下的诊断。

4. **中国幼儿情绪性及社会性发展量表（Chinese infant emotionality and social development scale，CITSEA）** 该量表适用于 1~3 岁的幼儿，用于筛查幼儿情绪及社会性发展是否存在偏离。

5. **社会支持量表（social support rating scale，SSRS）** 由 10 个条目组成，包括主观支持、客观支持及社会支持利用度 3 个维度，被试所得的分数越高，提示其社会支持度越高。

七、社会技能发育

（一）社会技能发育

社会适应性技能简称社会技能，是指儿童在生长发育过程中获得的自理能力和人际交往能力，包括自我服务、认识自己、适应环境、学会与他人交流等。儿童社会技能是神经、心理发育的综合表现，与儿童智力发育、独立生活能力与社交能力有关。社会技能是建立良好人际关系的基础,是儿童社会化发展的重要内容。对于残疾儿童而言,社会技能更是其融入社会、参与社会的重要内容。

幼儿社会技能指幼儿为实现与成人及同伴的良性互动而习得并能恰当运用的表情、姿态、语言和动作;儿童社会技能包括合作能力、果断、责任、移情能力、自我控制能力五种,都与儿童的学习生活息息相关,也是社会的必然要求。

社会适应能力的发展包括进食能力、如厕能力、穿衣能力、社会/游戏能力四方面,每种适应能力都具有其发育里程碑年龄,供我们评估孩子社会技能发育水平时参考(表1-8)。

表 1-8 社会适应能力里程碑

进食能力	如厕能力	穿衣能力	社会/游戏能力
5个月可抱奶瓶	31~33个月白天不遗尿(女童)	10个月成人帮助穿衣	1.5个月社交式微笑
10个月抓食入口	34~37个月白天不遗尿(男童)	24个月穿或脱去部分衣服	4个月大笑
15个月使用勺子	34个月解便时使用卫生间或便盆(女童)	48个月穿好全部衣服	6个月开始认生
15个月用杯子喝水	39个月解便时使用卫生间或便盆(男童)	48个月系好纽扣	10个月喜照镜子、躲猫猫、玩拍手游戏,达认生的高峰
30个月用筷子进食		48个月正确穿鞋子	12个月单人游戏(自己玩)有模仿动作
48个月会用刀子切食物		60个月系鞋带	24个月平行游戏(与其他儿童一起,但各玩各的)
			36个月参加互动游戏
			48个月参加具有想象力的游戏
			60个月社会责任感建立
			72个月具有独立性,能用语言表达情绪

社会适应性行为评定[3,4]

目前国际上研制的适应性行为评估工具种类繁多,根据量表的使用,可分为父母用、教师用、儿童自评以及观察者。目前国内常用的量表如下:

1. **新生儿行为评定量表(neonatal behavioral assessment scale,NBAS)** 适用于 0~28 日龄,早产儿需矫正胎龄,用于评价新生儿行为发育水平。

2. **婴儿-初中生社会生活能力量表(S-M)** 适用于 6 个月~15 岁,用于评定儿童社会生活能力,协助发育迟缓、智力障碍的诊断。

3. **2~3 岁儿童行为量表** 适用于筛查幼儿的行为问题。

4. **阿肯巴克儿童行为量表(Achenbach child behavior checklist,CBCL)** 该量表包括 2~3 岁婴幼儿部分和 4~16 岁儿童少年部分,用于筛查儿童的社会能力和行为问题。

5. **Conners 儿童行为量表** 适用于 3~17 岁,用于评估儿童行为问题,特别是儿童注意缺陷多动障碍。

6. **中国儿童气质量表(Chiness child temperament scale,CCTS)** 包括婴儿气质量表(4~8 个月),幼儿气质量表(1~3 岁),学龄前儿童气质量表(3~7 岁),学龄儿童气质量表(8~12 岁),用于评价儿童的气质。

7. **日常生活能力评估** 常用的有改良 Barthel 指数评定、功能独立性评定、能力低下儿童评定及儿童综合功能评定等。其中改良 Barthel 指数评定是最常用的方法。

8. **孤独症行为量表(autism behavior checklist,ABC)** 适用于 18 个月~35 岁,用于筛查和辅助诊断孤独症。

9. **改良婴幼儿孤独症量表(the modified checklist for autism in toddler,M-CHAT)** 适用于 18~24 个月,用于婴幼儿的孤独症筛查。

10. **儿童期孤独症评定量表(childhood autism rating scale,CARS)** 适用于 2 岁以上,用于孤独症儿童言语、行为、感知觉等方面的评定。

(尚清 吕楠)

第二节 运动功能评定

一、概述

运动功能发育与体格发育、神经系统发育密切相关,儿童处于运动发育的关键时期,儿童运动功能随着人体的成长不断分化,逐渐多元化、复杂化,不同年龄阶段有不同的运动功能特点。儿童康复评定是康复的重要环节,为制订康复目标和康复治疗方案、判定康复治疗疗效提供依据,儿童运动功能评定是儿童康复评定的重要组成部分。

(一) 定义

儿童运动功能评定是依据儿童运动发育规律、运动和姿势发育顺序、肌力、肌张力、反射发育、关节活动度、运动类型等特点,通过收集患儿的有关资料、选择恰当的评估量表或测试工具,综合评定是否存在运动发育落后、运动障碍、运动异常。

(二) 分类

儿童运动功能评定包括粗大和精细运动功能评定,也包括特殊运动障碍比如共济失调、肌张力障碍等评定。粗大运动包括抬头、翻身、坐、爬、站、走、跑、跳等,精细运动包括手的抓物能力、手的操作能力、手的稳定性和灵巧性等。

(三) 注意事项

1. 以正常儿童发育标准为对照,严格按照评定指导中的要求进行全面的评定,评定过程中注意观察每个项目的关键指标。对于早产儿,按照量表要求进行年龄纠正。

2. 评定环境让儿童感到安全、舒适,提前准备好所需要的评定工具。儿童应穿戴尽可能少的衣物,以便完成测试项目及观察项目完成情况。一般来讲,卧位、翻身、坐、爬和跪项目在垫子上完成,站、走、跑和跳项目在地上完成。

3. 如果一次性完成测试困难,可以分次完成,在前次测试中完成的动作在下次测试中不应重复,全部测试要求在 1 周内完成。

二、评定方法

儿童运动功能评定可以分为基本运动功能评定、运动发育评定和运动功能评定。脑性瘫痪是儿童最常见的运动功能障碍性疾病,因此,本部分将运动功能评定分为脑性瘫痪运动功能评定和其他运动功能评定。

基本运动功能评定包括肌力评定、肌张力评定、关节活动度评定、反射评定、步态评定。运动发育评定包括全身运动评估(general movements assessment,GMA)、Alberta 婴儿运动量表(Alberta infant motor scale,AIMS)、婴儿运动能力测试(test of infant motor performance,TIMP)、皮博迪运动发育评定量表(Peabody developmental motor scale second edition,PDMS-2)。脑性瘫痪运动功能评定包括粗大运动功能测试(gross motor function measure,GMFM)和粗大运动功能分级系统(gross motor function classification system,GMFCS)、精细运动功能测试(fine motor function measure,FMFM)和手功能分级系统(manual ability classification system,MACS)。其他运动功能评定包括运动协调能力评定、平衡功能评定、特殊运动障碍评定等。

(一)基本运动功能评定

1. 肌力、肌张力和关节活动度评定

(1)肌力评定:肌力(muscle strength)是肌肉主动收缩时产生的力量。在全身各个部位,通过一定的动作姿势,可对各个肌群的肌力作出评定。肌力检查包括徒手肌力评定(manual muscle test,MMT)(视频 1)和器械肌力评定[5,6]。MMT 通常采用 0~5 六级分级法(表 1-9)。器械肌力评定包括等速肌力评定、等张肌力评定、等长肌力评定、功能肌力评定。

(2)肌张力评定:肌张力(muscle tone)是正常人体的骨骼肌在轻度持续性收缩下产生的张力,是维持身体各种姿势和正常运动的基础,包括静息性肌张力、姿势性肌张力和运动性肌张力。只有这三种肌张力有机结合、相互协调,才能维持和保证人的正常姿势和运动。肌张力的变化可反映神经系统的成熟程度和损伤程度。

表 1-9 MMT 肌力分级标准

级别	名称	标准	相当于正常肌力的百分比(%)
0	零(zero,O)	无可测知的肌肉收缩	0
1	微缩(trace,T)	有轻微收缩,但不能引起关节活动	10
2	差(poor,P)	在减重状态下能做关节全范围运动	25
3	尚可(fair,F)	在抗重力做关节全范围运动,但不能抗阻力	50
4	良好(good,G)	能抗重力、抗一定阻力运动	75
5	正常(normal,N)	能抗重力、抗充分阻力运动	100

视频 1
徒手肌力评定(MMT)

　　肌张力异常可分为肌张力降低、肌张力升高和肌张力障碍三类。此处重点介绍肌张力升高及肌张力降低,肌张力障碍作为一种特殊的运动障碍,于本节后面部分介绍。肌张力升高(hypertonia)是指肌张力高于正常静息水平,包括痉挛(spasticity)和强直(rigidity);痉挛是由牵张反射兴奋性增高所致,以速度依赖的牵张反射增强伴腱反射亢进为特征,是上运动神经元损伤综合征的一个重要组成部分;强直表现为关节在被动运动的初始至始末存在一致的抵抗感,即主动肌和拮抗剂肌张力同时增加,常见于锥体外系损害。肌张力降低(hypotonia)是指肌张力低于正常水平,关节活动时阻力减小或消失。

　　基于被动运动检查的肌张力临床分级量表包括 Ashworth 量表和改良 Ashworth 量表(modified Ashworth scale,MAS)、Tardieu 量表和改良 Tardieu 量表、综合痉挛量表等[5,6],其中以 MAS 最为常用(表 1-10)。小儿肌张力评定量化比较困难,可通过观察、触摸肌肉的软硬程度、肢体主被动运动幅度、关节活动度来判断。

表 1-10 改良 Ashworth 痉挛评定量表

级别	评级标准
0	无肌张力增高
1	肌张力轻度增高:被动运动患侧肢体在关节活动范围终末呈现最小阻力或突然卡住
1+	肌张力轻度增高:被动运动患侧肢体在关节活动范围后 50% 内突然卡住,然后出现较小阻力
2	肌张力较明显的增高:被动运动患侧肢体在大部分关节活动范围内均有阻力,但仍能比较容易地进行被动运动
3	肌张力显著增高:被动运动患侧肢体在整个关节活动范围内均有阻力,被动运动困难
4	僵直:患侧肢体呈僵直状态,不能完成被动运动

（3）关节活动度评定（视频 2）:关节活动度（range of motion,ROM）评定是对关节活动范围的测定。包括主动关节活动度（active range of motion,AROM）评定和被动关节活动度评定（passive range of motion,PROM）。ROM 评定多采用量角器进行测量。小儿关节活动度可采用以下特殊方法进行评定:头部侧向转动试验、臂弹回试验、围巾征、腘窝角、足背屈角、跟耳试验、内收肌角、牵拉试验。

视频 2
关节活动度评定

2. **反射评定** 儿童反射可准确地反映中枢神经系统发育情况,是判断婴幼儿运动发育水平的重要手段。按神经成熟度,可分为原始反射、姿势反射、平衡反射、牵张反射和病理反射。

（1）原始反射:是与生俱来的非条件反射,包括觅食反射、吸吮反射、握持反射、拥抱反射、踏步反射、张口反射、紧张性反射等。随着中枢神经系统的发育和成熟,原始反射会被抑制,大部分在 2~6 个月内消失。

(2) 姿势反射：抗重力维持姿势的平衡、修正姿势的反射即为姿势反射，大多为无意识的反射活动。人在活动中保持姿势是多个反射协调的结果，可反映神经系统发育成熟度。根据神经系统发育状况，不同的姿势反射应在不同时期出现、消失或终生存在。包括原始反射的对称性紧张性颈反射(STNR)、非对称性紧张性颈反射(ATNR)、紧张性迷路反射(TLR)及各类立直反射、降落伞反射等。立直反射多在生后 3~4 个月出现，持续终生。

(3) 平衡反应：是高层次(皮质水平)的反应。平衡反应的成熟发展，使人维持正常姿势。包括坐位倾斜反应、跪位倾斜反应和立位倾斜反应等。平衡反应多在立直反射出现后不久即开始逐渐出现和完善，持续终生。

(4) 病理反射和牵张反射：当中枢神经系统受损后，可能会出现病理反射和牵张反射亢进。常见病理反射包括 Babinski 征、Oppenheim 征、Gordon 征、Chaddock 征和 Hoffmann 征等。

3. 步态评定 步态分析(gait analysis)是利用力学原理和人体解剖学知识、生理学知识等对一个人行走的功能状态进行分析的方法，用以评定步行的异常。儿童的步行方式与成人基本相似的时期大约是在 2 岁，完全相同则在 5 岁左右。儿童步态分析包括观察法、足迹法、三维步态分析等，其中观察法最常用，三维步态分析最全面准确，但因其设备较昂贵，目前普及度低。

步态评定还包括步行能力评定，步行能力评定包括能否步行、步行方式、步行速度、步行距离、步行能量消耗等。常用方法有：Gillette 功能评定问卷(Gillette function assessment questionnaire，FAQ)、步行速度测定、步行距离测定(6 分钟步行距离测量最常用)、步行能量消耗测定。

儿童常见异常步态包括：臀大肌步态、臀中肌步态、剪刀步态、共济失调步态等。

(二) 运动发育评定

1. 全身运动评估(GMA) 全身运动(general movements，GMs)评

估是通过直接评估法或录像评估法对小婴儿自发性运动模式进行观察和评估,从而预测其后期神经发育结局。适用于 5 月龄(早产儿需纠正胎龄)以内的小婴儿,尤其适用于高危儿的神经发育监测和随访。GMs 作为一种非干扰性、无创性检查,操作简便,已在我国较广泛地使用。

全身运动发育分为早产时期和扭动运动阶段(出生后~足月后 8 周龄)、不安运动阶段(足月后 9 周龄~足月后 5 月龄)两个阶段。

(1) GMs 结果解读:

1) 正常:评估结果为"扭动运动正常"(N) 和"不安运动存在"(F+)。

2) 可疑:评估结果为"单调性"(PR) 或"偶发性不安运动"(F±)。

3) 异常:评估结果为"痉挛-同步性"(CS)或"混乱性"(Ch)或"不安运动缺乏"(F−)或"异常性"不安运动(AF)。

(2) GMs 临床意义:全身运动的表现受脑功能的调控,当婴儿中枢神经系统受损后,全身运动则失去复杂多变的特性从而表现出各类异常。GMs 可早期预测脑瘫,敏感度和特异度 >90%。连贯一致的痉挛-同步性 GMs 和不安运动缺乏 GMs 可预测痉挛型脑瘫,连贯一致的痉挛-同步性 GMs 出现越早,后期运动损害越重[7,8,10]。

2. Alberta 婴儿运动量表(AIMS)　AIMS 是一个通过观察来评估 0~18 个月或者从出生到独立行走这段时期婴儿运动发育的工具(早产儿需纠正胎龄)。与以往经典的里程碑式的运动发育量表相比,AIMS 对每个项目从负重、姿势及抗重力运动三方面特征进行分析和评估,更注重对婴儿的运动质量的评估。AIMS 不适用于有明显异常运动模式的婴幼儿运动发育的评定及检测(如有明显肌张力改变及异常姿势反应的高危儿)。AIMS 具有良好的信度和效度[11,13,14]。

(1) AIMS 结果解读:该量表包含 58 个项目,分为仰卧位、俯卧位、坐位及站立位四个亚单元,对每个项目依据"观察到"或"未观察到"评分,并计算出 AIMS 原始分,然后通过与常模比较得出婴儿在同龄儿中所处的百分位,由此判断婴儿运动发育水平,百分位水平越高,运动能力越好。目前对应用 AIMS 判断婴儿运动发育迟缓的标准尚未统一,通常将 AIMS 的百分范围≤5% 为异常(Darrah 等认为 4 月龄以下婴儿 AIMS 百分范围≤10% 为异常),但需结合其临床表现、神经运动发育史等进行综合判断[12,14-16]。

(2) AIMS 临床意义:

1) 筛查:鉴别出存在运动发育迟缓或异常,且需要干预的婴儿。

2) 评估:AIMS 敏感度高,可发现婴儿 1 周内的运动发育变化,可用于评估婴儿成熟或因干预治疗所带来的运动技能变化。

3) 指导治疗:AIMS 是按运动技能发育顺序编写的,且每个项目均从负重、姿势及抗重力运动三方面进行评估,因此,AIMS 对婴儿运动发育的顺序及正常运动模式的建立均有指导作用。

3. 婴儿运动能力测试(TIMP)　TIMP 第 1 版由 Girolami 于 1983 年创建,包括 43 项检测项目。目前应用广泛的 TIMP 第 5 版包括 42 项评估项目,其中前 13 项为观察项目,后面 29 项为引出项目。该版本不仅具备新的年龄相关评分标准,而且各项检测项目的每一级评分都配有相应图解,以利于学习者图文并茂地了解该评分达到的程度,更好地统一评分结果。适用于胎龄 34 周的早产儿到纠正月龄 4 个月的小婴儿,具有良好的信度和效度[9]。

(1) TIMP 结果解读:前 13 项观察项目中,婴儿出现相应的表现即得 1 分,如果没有出现相应表现则为 0 分。后 29 项引出项目,其评分等级为 0~6 分。原始分由 42 个项目(13 个观察项目 +29 个引出项目)评分相加所得。原始分的范围为 0~142 分。得出原始分后,按照年龄对照表(早产儿需纠正胎龄),根据 TIMP 提供的年龄得分标准判断婴儿目前所处水平。根据年龄制定的所处水平分为 4 类:平均范围(均值 $-1SD$ ~均值 $+1SD$)、稍低于平均范围(均值 $-0.5SD$ ~均值 $-1SD$)、平均范围稍低值(均值 $-1SD$ ~均值 $-2SD$)、远低于平均范围(低于均值 $-2SD$)。

2018 年底完成了 TIMP 中文版的修订工作,并建立中国常模;依据 TIMP 常模,百分等级 10% 作为发育迟缓的界值,百分等级 16% 作为发育迟缓可疑的界值。

（2）TIMP 临床应用：

1）TIMP 可早期识别早产儿运动能力异常：TIMP 可识别早产儿 4 周内的变化；出生胎龄越小，TIMP 评分越低。

2）TIMP 可早期识别某些疾病患儿运动发育异常：TIMP 对脑瘫有预测价值，4 个月以下婴儿的 TIMP 可很好地预测其 12 月龄时的运动发育情况。

3）TIMP 可早期识别运动发育障碍：TIMP 可预测学龄期儿童的运动能力。

GMA、TIMP 及 AIMS 都可应用于儿童早期运动发育评估，但评估重点和临床应用各有不同（表 1-11），临床医生应根据评估目的选择不同的评定量表。

表 1-11　发育早期运动发育评定量表比较

量表	适用年龄	评估内容	临床应用	结果判断
GMA	0~5 月龄（早产儿纠正胎龄）	自发性运动模式	早期运动质量监测	异常：CS/Ch/F–/AF 可疑：PR/F ± 正常：N/F+
TIMP	胎龄 34 周~纠正月龄 4 个月	功能性运动所需的姿势及选择性控制	评估是否存在早期运动发育迟缓	百分范围≤10% 为异常；百分范围≤16% 为可疑异常
AIMS	0~18 月龄（早产儿纠正胎龄）	负重、姿势及抗重力运动	早期运动发育监测，不宜作为异常运动发育监测	百分范围≤5% 为异常

4. **皮博迪运动发育评定量表（PDMS-2）**　PDMS-2 是目前国内外康复领域广泛应用的一个全面的运动功能评定量表，适用于 0~5 岁儿童，早产儿需纠正胎龄，早产纠正只用于不足 24 个月的儿童，当儿童年龄达到 24 个月后，则不再进行早产纠正[17]。

PMDS-2 由 249 个项目组成，分为 6 个分测验：反射、姿势、移动、实物操作、抓物、视觉-运动整合；反射分测验由 8 个项目组成，由于反射在生后 12 个月前就被整合了，故此分测验只用于出生到生后 11 个月的婴儿;姿势分测验由 30 个项目组成,主要是静态下的头、颈、躯干抗重力运动能力;移动分测验由 89 个项目组成,评估儿童躯体移动的能力,在粗大运动能力中占有重要地位;实物操作分测验由 24 个项目组成,评估儿童操控球的能力,只适用于 12 个月以上儿童;抓物分测验由 26 个项目组成,评估手、手指及上臂运动能力;视觉-运动整合分测验由 72 个项目组成,评估儿童应用视知觉技能来执行复杂的手眼协调任务能力。每个测试项目采用 3 级评分(0~2),有 3 次尝试机会。

PDMS-2 可得出 5 种分数,即原始分、相当年龄、百分位、标准分(量表分)、综合发育商。综合发育商由 3 个商数组成,即粗大运动商(GMQ)、精细运动商(FMQ)和总运动商(TMQ)。GMQ 由 3 个分测验的标准分推导出,对于 <1 岁的婴儿,由反射、姿势和移动三个分测验组成,1~5 岁儿童由姿势、移动和实物操作三个分测验组成。FMQ 由抓物和视觉-运动整合 2 个分测验的标准分推导出。TMQ 由 GMQ和 FMQ 两部分组成,评价儿童总体运动能力。发育商评价情况见表 1-12。

表 1-12 PDMS-2 发育商说明

发育商	评价	钟形分布图中的百分位
131~165	非常优秀	2.34
121~130	优秀	6.87
111~120	中等偏上	16.12
90~110	中等	49.51
80~89	中等偏下	16.12
70~79	差	6.87
35~69	非常差	2.34

(三)脑性瘫痪运动功能评定

1. **粗大运动功能测试(GMFM)和粗大运动功能分级系统(GMFCS)**

(1) GMFM:GMFM 是评价患儿的粗大运动功能,属于顺序量表,主要用于评估脑瘫患儿的粗大运动功能,具有正常运动功能的儿童在 5 岁内能完成所有项目,也用于中枢神经系统损伤后遗症、Down syndrome 等患儿[18,19]。

GMFM 每个项目采用 4 级评分(0~3)。GMFM 包括 GMFM-88 和 GMFM-66 等多个版本,以 GMFM-88 最为常用。GMFM-88 分为 5 个分区:A 区卧位和翻身(17 项),B 区坐位(20 项),C 区爬和跪(14 项),D 区站位(13 项),E 区走、跑、跳(24 项)。评定结果包括 5 个分区的原始分和百分位、目标区域总分和百分位、总百分位。

(2) GMFCS:GMFCS 是在《国际功能、残疾和健康分类》(International Classification of Functioning,Disability and Health,ICF)理念下诞生的分级方法,基于脑瘫儿童的功能、技能、自发运动,评价其在日常生活活动中坐位、体位转换和移动的能力,客观地反映粗大运动功能障碍对日常生活能力的影响。GMFCS 可分为 5 个年龄组:0~2 岁、2~4 岁、4~6 岁、6~12 岁、12~18 岁;根据患儿运动功能的表现,每个年龄组划分为 I~V 5 个级别,I 级最高,V 级最低(表 1-13)。

表 1-13 大于 6 岁儿童 GMFCS 各级别最高能力描述

级别	GMFCS 各级别最高能力描述
I	能够不受限制地行走,在完成更高级的运动技巧上受限
II	能够不需要使用辅助器具行走,但是在室外和社区内的行走受限
III	使用辅助移动器具行走,在室外和社区内的行走受限
IV	自身移动受限,孩子需要被动或者在室外和社区内使用电动移动器具行走
V	及时在使用辅助技术的情况下,自身移动仍然严重受限

2. 精细运动功能测试(FMFM)和手功能分级系统(MACS)

(1) FMFM:FMFM 是评价患儿的精细运动功能,属于等距量表,主要用于评估 0~3 岁脑瘫患儿的精细运动功能,相较于其他精细运动量表,FMFM 加大了精细运动基本功能的评定,主要体现在上肢肢带活动能力和感觉能力(尤其是视感知觉)两方面。

FMFM 每个项目采用 4 级评分(0~3),包括 5 个方面,61 个项目:视觉追踪(5 项)、上指关节活动(9 项)、抓物能力(10 项)、操作能力(13 项)、手眼协调能力(24 项)。评定结果包括 5 个分区的原始分和百分位、目标区域总分和百分位、总百分位。

(2) MACS:MACS 是针对儿童在日常生活中操作物品的能力进行分级的评估系统,旨在描述孩子在家庭、学校和社区中的日常表现,评定日常活动中的双手参与能力,并非单独评定某只手的功能。适用于 4~18 岁脑瘫患儿。针对 1~<4 岁脑瘫患儿可采用 mini-MACS。

MACS 分为 I ~ V 5 个级别,I 级最高,V 级最低(表 1-14)。

表 1-14 MACS 各级别最高能力描述

级别	MACS 各级别最高能力描述
I	能够轻易成功地操作物品
II	能操作大多数物品,但在完成质量和/或速度方面受到一定影响
III	操作物品困难,需要帮助准备和/或调整
IV	在调整的情况下,可以操作有限的简单物品,活动中需要持续帮助
V	不能操作物品,进行简单活动的能力严重受限,完全需要辅助

(四) 其他运动功能评定

1. Carroll 上肢功能测试(UEFT) Carroll 上肢功能测试(Carroll upper extremities functional text,UEFT)是综合评价上肢功能的有效测试方法之一。旨在全面评定上肢操作日常活动的能力,可对双上肢分别进行评定,尤其适用偏瘫患儿[20]。

UEFT 共有 33 个项目,分为 I ~ VI 六类包括抓、握、捏/侧捏、放置、旋转、书写操作,I ~ IV 类主要检查上肢的抓握、对指功能,V、VI 类检查协调和整个上肢的功能。

每个项目采用 4 级评分(0~3),测试满分 99 分,其中 0~25 分表示功能微弱,I 级;26~50 分,功能很差,II 级;51~75 分,功能差,III 级;76~89 分,功能不完全,IV 级;90~98 分,完全有功能,V 级;非利手评分 96 分,利手评分 99 分,表示功能正常,VI 级。

2. 运动协调能力评定

（1）儿童运动协调能力评估量表2（M-ABC-2）：儿童运动协调能力评估量表2（movement assessment battery for children 2, M-ABC-2）是国际应用最为广泛的发育性协调障碍（developmental coordination disorder, DCD）标准化评定工具，具有良好的跨文化效度，被称为"运动协调能力的IQ测试"。用以评估3~16岁儿童的动作协调能力，分为3~6岁、7~10岁、11~16岁3个年龄段[21-23]。第一阶段（3~6岁）已完成中文版的修订和标准化。

M-ABC-2的测试项目分别检测手的灵巧性、目标/抓握运动、静态和动态平衡等能力。原始分按手册中标准分转化表，转化为1~19标准分，各标准分相加即为总分，同时也可查到相对应百分位。当符合DCD其他标准时，若M-ABC-2≤15百分位为运动协调能力可疑异常，≤5百分位为运动协调能力异常。

（2）Bruininks-Oseretsky动作熟练度测试2（BOTMP-2）：Bruininks-Oseretsky动作熟练度测试2（Bruininks-Oseretsky test of motor proficiency, BOTMP-2）主要检测儿童粗大运动和精细运动大发育情况，常用来评估轻、中度动作缺陷，是识别DCD的重要评测工具之一。适用于4~21岁人群[23-25]。

完整的BOTMP-2包括53个项目，分为8个类别：精细动作精准度、精细动作整合、灵巧动作、双侧协调、平衡能力、跑步速度和敏捷性、上肢协调、力量素质，每个项目其分值范围2~13分。另有简短版本 BOTMP-2（Bruininks-Oseretsky test of motor proficiency-short form, BOTMP-SF）。部分学者认为BOTMP-2适用年龄为6岁以上，低龄儿童更适用于BOTMP-SF。

3. 平衡功能评定

平衡是指在不同的环境和情况下维持身体直立姿势的能力，有三大作用：维持正常的姿势体位、在随意运动中调整姿势、安全有效地对外来干扰做出反应。平衡分为静态平衡和动态平衡，动态平衡又分为自动态平衡、他动态平衡。

平衡功能评定包括定性平衡功能评定、半定量平衡功能评定和定量平衡功能评定。定量平衡功能评定需采用专用平衡评定设备对有关平衡功能的各种参数进行量化。

定性平衡功能评定分为1~4级:1级,能正确完成活动;2级,能完成活动,但需较小的帮助以维持平衡;3级,能完成活动,但需较大的帮助以维持平衡;4级,不能完成活动。

半定量平衡功能评定主要涉及量表法评定平衡功能。常用量表包括儿童平衡量表(pediatric balance scale,PBS)、Fugl-Meyer平衡量表、Semans平衡障碍严重程度分级、MAS平衡功能评测等,其中以PBS最为常用(表1-15)。

表 1-15　儿童平衡量表(PBS)

项目	分数(左/右)
1. 从坐位站起	
2. 从站立位坐下	
3. 转移	
4. 无支持站立	
5. 无靠背坐位,双脚着地	
6. 无支持闭目站立	
7. 双脚并拢无支持站立	
8. 一脚在前无支持站立	
9. 单脚站立	
10. 转身360°	
11. 站立位转身向后看左、右肩	
12. 站立位时从地面捡起物品	
13. 无支持站立时将一只脚放在一步凳上	
14. 站立时上肢向前伸展并向前移动	

注:共14个项目,每个0~4分,需要20分钟,最高分56分,最低分0分,评分越低,表示平衡障碍功能越严重。

4. 共济失调评定　共济失调是指肌力正常情况下的运动协调障碍,肢体随意运动的幅度及协调发生紊乱,不能维持躯体姿势和平衡。

对于配合度好的年长儿,共济失调评定主要通过进行量表评定,常用量表包括简易共济失调评定量表(brief ataxia rating scale,BARS)、Friedreich 共济失调量表(Friedreich's ataxia impact scale,FAIS)、国际合作性共济失调量表(international cooperative ataxia rating scale,ICARS)、共济失调评估量表(scale for the assessment and rating of ataxia,SARA)、共济失调功能综合评估量表(ataxia functional composite scale,AFCS)、小脑功能严重程度评估量表(composite cerebellar functional severity score,CCFS)等。

不同的疾病推荐选择量表有差异。若评定共济失调严重程度:Friedreich 共济失调建议选择 FAIS、ICARS 和 SARA;脊髓小脑共济失调建议选择 ICARS 和 SARA;共济失调毛细血管扩张建议选择 ICARS 和 SARA;脑肿瘤建议选择 SARA;先天性糖基化-磷酸甘露突变酶-2缺乏症建议选择 ICARS;多发性硬化症的小脑症状建议选择 ICARS;脆性 X 相关性震颤共济失调综合征建议选择 ICARS。若评定其功能:Friedreich 共济失调建议选择 AFCS 和 CCFS;脊髓小脑共济失调建议选择 AFCS、CCFS 和 SCA 功能指数(SCA functional index,SCAFI)(表 1-16)[26]。

表 1-16 不同疾病共济失调量表选择

疾病	量表
评定共济失调严重程度	
Friedreich 共济失调	FAIS、ICARS、SARA
脊髓小脑共济失调	ICARS、SARA
共济失调毛细血管扩张	ICARS、SARA
脑肿瘤	SARA
先天性糖基化-磷酸甘露突变酶-2 缺乏症	ICARS
多发性硬化	ICARS
脆性 X 相关性震颤共济失调综合征	ICARS

续表

疾病	量表
评定共济失调功能水平	
Friedreich 共济失调	AFCS、CCFS
脊髓小脑共济失调	AFCS、CCFS、SCAFI

5. 肌张力障碍评定 肌张力障碍是一种由肌肉不自主持续性或间歇性收缩引起的异常重复运动和/或姿势的运动障碍性疾病,常为模式化的扭曲动作。具有感觉诡计、动作特异性、零点效应、泛化等特点。按症状分布可分为局灶型、节段型、多灶型、全身型和偏身型 5 种类型肌张力障碍。

目前国内和国际上肌张力障碍的评定有多个问卷和评估量表,不同类型的肌张力障碍所推荐量表有所不同。针对全身型肌张力障碍,推荐 Burke-Fahn-Marsden 肌张力障碍评分量表(Burke-Fahn-Marsden dystonia rating scale,BFMDRS);颈部肌张力障碍,推荐西多伦多痉挛性斜颈评分量表(Toronto western spasmodic torticollis rating scale,TWSTRS);眼睑痉挛,推荐使用眼睑痉挛残疾指数(blepharospasm disability index,BDI)[27-30]。

(黄琴蓉 肖 农)

第三节 社会生活适应能力评定

一、概述

"生物-心理-社会"医学模式下,儿童康复的目标是帮助功能障碍儿童不断提高其活动与参与的能力,以实现真正意义上的融入社会。良好的儿童社会生活适应能力是回归社会、融入社会的基础。最大化提高儿童社会生活适应能力是康复治疗的一个重要目标,要改善儿童的社会生活适应能力,首先要进行儿童社会生活适应能力的评定,儿童社会生活适应能力评定是儿童康复评定的重要组成部分。

(一) 定义

社会生活适应能力是指个体独立处理日常生活和承担社会责任达到其年龄和所处社会文化环境所期望的程度,也就是指个体适应自然和社会环境的有效性。

(二) 分类

社会生活适应能力包括两个方面:①个体自己独立生活和维持自身的能力,主要是指日常生活活动能力(activities of daily living,ADL),ADL 又分为基本的/身体的日常生活活动能力和复杂性/工具性日常生活活动能力;②对个体和社会所提出的文化道德要求满足的程度,主要是指适应性行为。

(三) 注意事项

1. 评定可采取直接观察法和/或间接评定法完成。直接观察法可以在患儿实际生活环境中进行,也可在专用评定室或训练室进行。间接评定法所询问的对象应该是对患儿情况清楚的患儿本人、家长或照护者。两种方法可相互结合,以提高结果准确性。

2. 评定前应了解患儿的基本情况,选择恰当的评定量表,并与患儿或监护人进行沟通,让其了解评定目的,以取得其理解和合作。

3. 进行重复评定时应尽量在同一条件或环境下进行。

二、评定方法

儿童 ADL 评定常用量表包括儿童功能独立性评定量表(Wee function independent measurement,WeeFIM)、Barthel 指数(Barthel index,BI)和改良 Barthel 指数(modified Barthel index,MBI)、能力低下儿童评定量表(pediatric evaluation of disability inventory,PEDI)、儿童综合功能评定等,其中以 WeeFIM 及 BI/MBI 最为常用。

儿童适应行为评定常用量表包括婴儿-初中生社会生活能力量表(normal development of social skills from infant to junior high school children,S-M)、文兰适应行为量表(Vineland adaptive behavior scale,VABS)、儿童适应行为评定量表(children's adaptive behavior rating scale,CABR)等,S-M 在国内广泛应用。

1. **儿童功能独立性评定量表（WeeFIM）** WeeFIM 既可评定儿童功能障碍的严重程度，又可评定照护者对儿童进行辅助的种类和数量，全面了解其 ADL 的独立程度和依赖程度。该量表简单、易操作，广泛应用于特殊需求儿童功能评定。适用于 6 个月~7 岁正常儿童和 6 个月~21 岁功能障碍或发育落后儿童[5-7]。

该量表包括运动功能和认知功能两个区域，共计 18 个项目，其中运动功能部分涉及自理、括约肌控制、转移、行走能力共 13 个项目，认知功能部分涉及交流、社会认知能力共 5 个项目（表 1-17）。

表 1-17　WeeFIM 评定量表

分类		具体项目
运动功能	自理能力	进食
		梳洗修饰
		洗澡
		穿裤子
		穿上衣
		上厕所
	括约肌控制	膀胱管理（排尿）
		直肠管理（排便）
	转移	床、椅、轮椅间
		如厕
		盆浴或淋浴
	行走	步行/轮椅/爬行/三者
		上下楼梯
	运动功能评分	
认知功能		理解（听觉/视觉/两者）
		表达（言语/非言语/两者）
		社会交往
		解决问题
		记忆
	认知功能评分	
WeeFIM 总分（运动 + 认知）		

功能水平和评分标准:每个项目依据其依赖和独立程度给予 1~7 分,分数越高,独立程度越高;分数越低,依赖程度越高(表 1-18)。

表 1-18　WeeFIM 评分标准

功能水平		评分	评分标准
独立	完全独立	7	构成活动的所有作业均能规范、完全地完成,不需修改和辅助设备或用品,并在合理的时间内完成
	不完全独立	6	活动中不需人帮助,但可能有以下情况:活动中需要辅助设备,活动时间比正常长 3 倍;需考虑安全
不完全依赖	监护和准备	5	患者所需的帮助只限于备用、提示或劝告,帮助者和患者之间没有身体的接触或帮助者仅需帮助准备必须用品
	最小帮助	4	患者所需的帮助只限于轻轻接触,患者自己完成 75% 以上
	中度帮助	3	患者需要中度的帮助,患者自己能完成 50%~74%
完全依赖	最大帮助	2	患者自己能完成 25%~49%
	完全依赖	1	患者自己能完成 25% 以下

结果判定:126 分为完全独立;108~125 分为基本独立;90~107 分为有条件的独立或极轻度依赖;72~89 分为轻度依赖;54~71 分为中度依赖;36~53 分为重度依赖;19~35 分为极重度依赖;18 分为完全依赖。

2. Barthel 指数(BI)和改良 Barthel 指数(MBI)

(1) Barthel 指数:BI 是评定 ADL 常用的方法,既可评估治疗前后的功能状态,又可预测治疗疗效、住院时间及预后,但评定等级少、分数粗糙、敏感度较低[5-7,31]。

该量表包括进食、洗澡、修饰、穿衣、大便控制、小便控制、如厕、床椅转移、平地行走、上下楼梯 10 个项目(表 1-19)。

表 1-19 BI 评定量表

项目	完全独立	需部分帮助	需极大帮助	完全依赖
进食	10	5	0	—
洗澡	5	0	—	—
修饰	5	0	—	—
穿衣	10	5	0	—
控制大便	10	5	0	—
控制小便	10	5	0	—
如厕	10	5	0	—
床椅转移	15	10	5	0
平地行走	15	10	5	0
上下楼梯	10	5	0	—

结果判定:独立能力与得分呈正相关。正常为 100 分。≥60 分表示有轻度功能障碍,能独立完成部分日常活动,需要一定帮助;59~41 分表示有中度功能障碍,需要极大的帮助才能完成日常活动;≤40 分表示有重度功能障碍,大多 ADL 不能完成或需人照料。

(2)改良 Barthel 指数:改良 Barthel 指数是在 BI 的基础上改良所得的量表,原有评定项目不变,评定等级加权,将评定项目都细分为 5 级(完全依赖、大量帮助、中等帮助、少量帮助、完全独立),并根据需要帮助的程度制定了详细的评分细则(表 1-20)。相较于 BI,MBI 临床应用更为广泛[5-7,31]。

表 1-20 MBI 评定量表

项目	完全独立	少量帮助	中等帮助	大量帮助	完全依赖
进食	10	8	5	2	0
洗澡	5	4	3	1	0
修饰	5	4	3	1	0
穿衣	10	8	5	2	0

项目	完全独立	少量帮助	中等帮助	大量帮助	完全依赖
控制大便	10	8	5	2	0
控制小便	10	8	5	2	0
如厕	10	8	5	2	0
床椅转移	15	12	8	3	0
平地行走	15	12	8	3	0
上下楼梯	10	8	5	2	0
坐轮椅 *	5	4	3	1	0

注: * 表示仅在不能行走时才评定此项。

结果判定:独立能力与得分呈正相关。正常100分。≥60分,生活基本自理;41~59分,中度功能障碍,生活需要帮助;21~40分,重度功能障碍,生活依赖明显;≤20分,生活完全依赖。

3. 能力低下儿童评定量表(PEDI) PEDI用来评估儿童整体ADL,可以分区域评估自理能力、移动能力和社会功能三方面的受限程度,并检查其功能状态的变化及年龄与功能损伤严重程度之间的关系。适用于6个月~7.5岁的儿童及能力低于7.5岁水平的儿童[5,6]。

该量表共有日常生活、移动能力和社会功能三个分区41个大项,197个条目。其中日常生活分区包含15个大项73个条目,评估进食、梳洗、洗漱、如厕和更衣等能力;移动能力分区包含13个大项59个条目,评估儿童移乘动作、上下楼梯、室内外移动等能力;社会功能包含13个大项65个条目,评估社会交流、家庭内和地区内进行事务的能力。

每个条目计分采用2级计分(0/1),评估结果包括原始分和两种转换分值(标准分和尺度分);尺度分是未经年龄修正的等距难度分值(0~100),分值越高,能力越强;标准分是经修正的难度分值,反映被测儿童与同龄正常儿童相比所达到的能力值(0~100)。

4. 儿童综合功能评定 该量表主要用以评定脑瘫儿童的功能,由中国康复研究中心研发。

量表包含认知功能、言语功能、运动能力、自理能力、社会适应五个能区,包括 50 个项目。

每个项目采用 4 级计分(0 分,不能完成;0.5 分,小部分完成;1 分,完成一半;1.5 分,大部分完成;2 分,完成),总分 100 分,得分越高,能力越强[5,6]。

5. **婴儿-初中生社会生活能力量表(S-M)** S-M 是一种简便、可靠、操作性强的行为评定量表,具有较大的实用价值,被广泛应用于临床和科研工作,1988 年由北京大学第一医院左启华等教授完成量表标准化工作。适用于 6 个月~15 岁儿童社会生活能力的评定[7]。

全量表共 132 个项目,包含 6 种行为能力:①独立生活能力,包括进食、穿脱衣服、自理大小便、个人和集体清洁卫生情况(洗脸、洗澡、刷牙等);②运动能力,包括走路、上楼梯、过马路、外出玩耍、认识交通标志等;③作业操作能力,包括抓物品、准备和收拾餐具、剪图形、系鞋带等;④交往能力,包括说话、理解简单指令、说出自己姓名、交谈、读报、打电话等;⑤参加集体活动能力,包括做游戏、参加文体活动、组织旅游等;⑥自我管理能力,包括想自己独自干、理解后忍耐、不随便拿别人东西、控制自己不提无理要求等。

受检儿童每通过一项计 1 分,最后合计总得分,查阅指导手册根据年龄分组和得分范围得出标准分,最后根据标准分进行结果判断。评定结果:≤5 分为极重度,6 分为重度,7 分为中度,8 分为轻度,9 分为边缘,10 分为正常,11 分为高常,12 分为优秀,≥13 非常优秀。

6. **文兰适应行为量表(VABS)** VABS 是系统评估个体适应性和社会适应性的行为量表[7,32]。VABS 有 3 种表:①调查表:适用于 0~18 岁,包含 297 个条目,用于评定一般适应能力;②扩展表(也称作"详细表"):适用于 0~18 岁,包含 577 个条目,其中 277 个条目与调查表相同,用于评估更广泛、更详细的适应能力;③课堂评定表:适用于 3~12 岁,共 244 个条目,大约 80% 条目与调查表相同,用于评估儿童在课堂中的适应行为。

详细表包含 5 个分测验:①沟通能力分测验:133 个条目,涉及理解、表达、书写能力等;②生活能力分测验:201 个条目,涉及个人卫生、料理家务、社区活动等能力;③社会交往分测验:134个条目,涉及儿童在人际关机、闲暇娱乐、处理问题等能力;④动作能力分测验:73个条目,了解粗大运动、精细运动能力;⑤问题行为分测验:36个条目,了解儿童在负面行为方面有无障碍。课堂评定表缺乏问题行为分测验。评定时可根据特定的目的选择全部或其中部分分测验进行评定。

VABS每个条目采用3级评分(0~2),记录分测验得分及总得分,查阅年龄常模表,得出标准分(平均分M=100,标准差SD=15)、百分位、适应水平与适应年龄。

7. 儿童适应行为评定量表(CABR) CABR是由中南大学湘雅第二医院姚树桥等编制,既可作为临床筛查使用,也可对儿童适应行为发展进行全面评估。分城市版和农村版两种量表,适用于3~12岁智力正常或障碍儿童[33]。

该量表分3个因子、8个分量表,共59个项目。包括:①独立功能因子(感觉运动、生活自理、劳动技能、经济活动4个分量表);②认知功能因子(语言发展和时空定向2个分量表);③社会/自制因子(个人取向和社会责任2个分量表)。对正常儿童,5岁以下可免评劳动技能和经济活动分量表,此量表作0分处理;7岁以上可免评感觉运动分量表,此量表作满分计算。若有躯体或怀疑智力障碍,不能免评。

评定结果采用适应行为商(adaptive development quotient,ADQ)表示,均数M=100,标准差SD=15。ADQ≥85为适应行为正常,70~84为边缘水平,≤69为适应行为缺损。

(黄琴蓉 肖 农)

第四节 儿童言语-语言功能评定

一、概述

(一) 定义

语言和言语是两个不同的概念,语言是人类社会中有意义的一系列符号工具,其表现形式包括口头语言、书面语言与肢体表达语言;言语是口头语言形成的机械过程,是表达语言的一种方式[34]。从定义可以看出言语隶属于语言范畴内。语言的主要作用是通过传递信息进行交流和沟通,整个过程涉及感受、产生与处理信息,因此语言功能障碍会导致交流障碍(communication disorder)[35]。语言障碍包括表达性语言障碍(expressive language disorder)和感受性语言障碍(receptive language disorder)2 个亚类型,理论上讲言语障碍应囊括在表达性语言障碍范畴内。

语言功能评定包括对声音语言的理解、表达和应答能力以及对文字语言的理解、表达能力和计算能力的评定,应涵盖言语功能评定,此外,沟通交流应是语言功能评估的内容之一。在康复工作中,应将语言和言语概念区分开,以便于正确理解不同功能障碍,进行不同类别的功能评定,并制订有针对性的康复治疗计划。

儿童语言功能评定的对象是存在言语-语言功能障碍的患儿,评定目的不是寻找语言功能异常的病因及进行诊断,而是对语言功能障碍的性质、严重程度、所造成的影响、预后及转归进行客观的评定,为康复医务人员分析障碍的原因,制订康复计划、检验康复治疗效果提供科学、客观的依据和指导。但评定前对病因有全面的了解有助于完成更全面的功能评定及更安全康复计划的制订。

(二) 分类及原因[36]

1. 儿童语言障碍

(1) 发育性语言障碍:儿童语言障碍的原因和成人有很大不同,最常见的原因是神经发育障碍性疾病,即发育性语言障碍(developmental language disorder,DLD),此概念概括了伴发语言障碍的各种发育疾病,包括认知损害的语言障碍,如智力障碍(mental retardation)、学习困难(learning disabilities)、注意缺陷多动障碍、孤独症谱系障碍。

(2) 特发性语言障碍:DSM-V 将其定义为一种特殊的发育性障碍,存在特发性语言障碍的儿童无智力低下、听力异常、运动性疾病、社会情感功能异常以及明确神经损伤。遗传因素可能是儿童发生特发性语言损害的病因,但遗传谱系不易获得。此类型语言障碍儿童的语言能力随着年龄增加会逐渐提高,但语言加工、阅读和写作能力可持续存在不同程度的缺陷。

(3) 获得性语言障碍:因其他疾病所致的语言障碍。常见的疾病包括:①颅内感染后遗症,包括病毒、细菌、支原体等病原导致的严重颅内感染;②颅脑外伤,如儿童因车祸、运动或其他外伤致闭合性颅脑可能伴认知交流问题,特别是语言表达障碍;③听力障碍:语言形成发育需要听感知支持,存在严重听力障碍的儿童往往伴有不同程度的语言障碍;④代养不良,包括忽视与虐待;⑤退行性神经系统疾病,如 Leigh 氏脑病、雷特综合征、异染性脑白质营养不良、黏多糖病等退行性神经系统疾病(degenerative neurologic disorders)。

2. 儿童言语障碍 存在言语障碍的儿童可以理解与表达语言,但可能存在构音(articulation)障碍、言语流畅度(disfluency)障碍、发声(voice)障碍等方面的问题[37]。

(1) 构音障碍:是最常见的言语障碍,有语音替代、省略、添加及语音扭曲,影响了发音的清晰度和准确性,影响语言受众对象的理解程度。主要原因包括:①解剖结构异常,主要指发音的肌肉、骨骼异常,如牙齿发育问题、唇腭裂;②神经系统异常,包括发育性及获得性脑损伤,控制发音的肌肉不协调,如脑瘫及脑外伤等;③听力异常:听觉是语言感受的重要的途径,儿童听力受损害无法正确地感受声音传导,会明显影响言语的辨认,影响言语表达的构音;④儿童言语失用症(childhood apraxia of speech,CAS):为言语运动性障碍,多发生在语言发育延迟的 2 岁左右幼儿,此类儿童发音时舌、唇、下颌位置不正确,难以正确发音,或时而正确、时而不正确,这类儿童通常没有大运动发育迟缓,但可能有其他技能发育问题,会影响读、拼音等学习。

(2) 言语流畅度障碍:口吃(stuttering)是严重表现形式,具体原因不明,可能和以下因素有关:①遗传和环境因素。②儿童发育性口吃:常发生在儿童的运动技能、语言测试技能、情绪成熟状况、认知发育水平等能力与语言环境的需要不一致时。③神经源性:又称获得性口吃。较少见,因神经系统疾病或头颅外伤所致。

（3）发声障碍：发声障碍与发音器官使用不当和解剖异常有关，常会出现和儿童年龄、性别不符的异常音质、音调、音强、共鸣等，本文所提主要指嗓音障碍。常见原因列举如下：①听力障碍：声音的质量与听力有关；②咽部肿瘤；③腭裂或硬腭、软腭疾病；④声带肌肉或神经损伤；⑤先天性喉蹼；⑥声带疾病：息肉、结节、囊肿、肉芽肿、乳头（状）瘤和溃疡等；⑦声带过度使用，如尖叫、唱歌等。

二、评定

（一）常见儿童言语-语言功能障碍的类型及表现

1. **语言发育迟缓**　属于发育性语言障碍，语言理解及表达均显著落后于同龄儿。往往在 2 岁后以语言表达能力差就诊，面诊时发现语言理解亦存在落后。

2. **口吃**　本文指的是童年发生的言语流畅障碍，诊断于 4 岁以后。其诊断要点包括以下几点：

（1）言语的正常流利程度和停顿模式的紊乱，表现不吻合其对应的年龄和语言能力，且长期持续存在，其特点是频繁和显著地出现下列 1 项（或更多）症状：①语音和音节的重复；②元音和辅音的语音延长；③字词的断裂（例如，在一个字词内停顿）；④有声或无声的阻断（言语中有内容的或无内容的停顿）；⑤迂回的说法（以其他字词替代困难字词）；⑥字词生成伴有过度的躯体紧张；⑦重复单音节的字（例如，"我、我、我、我看见他"）。

（2）造成说话焦虑，会干扰有效交流、社交参与、学业成绩、职业表现的局限，可单独出现或任意组合出现。

（3）症状发生于发育早期。

（4）除外疾病：和言语-运动或感觉缺陷及神经系统损伤有关的言语障碍，（如脑卒中、肿瘤、外伤）或其他躯体疾病无关，且不能用其他精神障碍来解释。

3. **失语症**　失语症（aphasia）是指各种原因引发优势半球的语言中枢病变，导致原已正常获得的语言功能丧失，这种情况发生时患儿意识状态正常，常表现为听、说、读、写、计算等方面的障碍。多数儿童失语症初期表现为缄默,缄默消失后,表现言语表达方式异常,包括语速度慢、说话量少、音调异常等。常见于脑梗死、脑出血、颅脑损伤等疾病,尤其是左侧大脑半球的损伤。古典分类较多,临床上常粗略分为运动性失语、感觉性失语、完全性失语三大类型。

4. 构音障碍 儿童最常见的是功能性构音障碍,指的是不存在任何运动障碍、听觉障碍和形态异常的情况下,患儿部分发音不清晰,多见于学龄前儿童及癔症的患者。

(二)评定内容

1. 病史采集[38] 需要详细询问患儿既往、个人、家族史,主要临床表现,包括语言理解(如对语气理解、简单词汇指代内容的理解、语言指令的完成执行情况等)、语言表达(如口头言语的表达内容、清晰度、流畅性、语法的使用、书面及肢体语言的应用等)、沟通交流状况(如交流态度、交流方式等),主要临床表现的信息来源主要是代养人及老师,且需要充分考虑到儿童的年龄。同时还需要详细询问临床表现的变化趋势,是否随年龄增长有缓解或加重,同时还需要关注是否伴有流涎、饮水呛咳、呕吐、进食困难、反复呼吸道感染等现象。

2. 听力测定 所有存在言语-语言功能障碍的儿童首诊时均需完成听力检查,除外因听力损伤影响语言信息的摄取,影响语言理解及语音、语调的表达。

3. 标准化测试 不同年龄儿童在言语和语言领域的表现,例如语音能力、词汇理解力和语法使用,可以采用针对特定年龄组的最新标准化常模参照测试来进行客观测评,但目前还没有普遍适用的成套测验涵盖所有领域,需要临床医生根据自己的专业知识在现有众多的测试中进行选择。具体的方法将在后文列举出。需要强调的是除了使用标准化测试的方法,还需要有经验的医务人员通过观察和定性分析儿童的表现来补充客观测验结果,这些操作方法不一样,有的是成套的,如孤独症谱系障碍儿童常使用的行为观察量表,有些则不是,通常是通过一些问题的回答来进行判断,操作过程中的关注点不在于回答答案的对错,而在于如何回答提问。

4. 仪器辅助观察 一些仪器可客观对言语-语言功能障碍进行

评估,主要应用在言语功能障碍的群体中。如计算机、光纤仪器和影像学检查有助于评估吞咽、发声和共鸣障碍;神经电生理的检查如脑电图和事件相关电位检查有助于判断言语-语言功能相关神经功能;功能磁共振、PET-CT 等影像学检查有助于对言语-语言功能的定位进行评估。

(三) 标准化测试的具体方法

1. **语言发育迟缓** 需包含语言理解和语言表达两方面的评估,因为语言发育迟缓往往是智力发育迟缓早期表现之一,所以用于智力发育的很多标准化测试方法都有专门的语言评估板块,而且都兼顾了交流功能的评定。

(1) 语言发育筛查工具:①皮博迪图片词汇测验(Peabody picture vocabulary test,PPVT):适用于 3 岁 3 月龄以上儿童,重点评估儿童的语言理解能力;②早期语言发育进程量表(Early language milestone scale,ELMS):适用于 3 岁以内的儿童,分为语音和语言表达、听觉感受和理解、与视觉相关的感受和理解三部分。

(2) 语言发育迟缓检查法(sign-significate relations,S-S):语言发育迟缓评定法,简称 S-S 法。根据语言行为评定内容分为三部分,即:①符号形式-指示内容的关系;②基础性过程;③交流态度。

(3) 其他可用评估工具:①伊力诺斯心理语言能力测验(ITPA);②韦氏儿童智力检查修订版(WISC-R);③韦氏学龄前及幼儿智力量表(WPPSI)等。

(4) 沟通功能评估[39]:①汉语沟通发展量表(Chinese communicative development inventory,CCDI)可用于说普通话和广东话儿童早期语言发展的评估,方法是采用父母报告形式。主要用于 8~30 月龄语言理解、语言表达、动作手势等沟通能力的测评,还可以用于评估存在语言障碍的年龄较大的儿童。此量表尤其可用于评估语言治疗的效果。共有词汇和手势(用于 8~16 月龄的婴儿)、词汇和句子(用于 16~30 月龄的幼儿)两个量表,每个量表又分筛查量表(也叫短表)和诊断量表(也叫长表)。②复旦中文版沟通功能分级系统(Communication function classification system,CFCS),其具体等级分级及内涵描述如下:Ⅰ级,对于熟悉或不熟悉的伙伴,是有效的信息发送者和接收者。Ⅱ级,对于熟悉和/或不熟悉的伙伴,是有效但慢速的信息发送者和/或接收者。Ⅲ级,对于熟悉的伙伴,是有效的信息发送者和接收者。Ⅳ级,对于熟悉的伙伴,是不连贯的信息发送者和/或接收者。这种不连贯表现于不同的沟通角色中,包括:a.偶尔有效的信息发送者和接收者;b.有效的信息发送者,但是受限的信息接收者;c.受限的信息发送者,但是有效的信息接收者,与熟悉伙伴的沟通有时有效。Ⅴ级:甚至对于熟悉的伙伴,也很少是有效的信息发送者和接收者,发送和接收信息都受限。

2. **口吃**　初发性口吃和顽固性口吃的特点不同,评估方法也有区别。

(1) 初发性口吃的评定:

1) 学龄前儿童口吃检查:儿童的口吃检查,根据检查目的设定如下几项:①自由会话;②图片单词命名(选30单词);③句子描述(选8张情景图片);④复句描述(选2张情景图片);⑤复述或相伴复述(与治疗师一起复述);⑥回答问题;⑦母子间谈话。

2) 学龄期与成人口吃检查:学龄期与成人期的口吃检查略有不同,检查项目相同但检查内容的难易度不同:①单词命名(30个词汇);②句子描述;③复句描述;④单词朗读(用单词词卡);⑤朗读句子;⑥朗读短文;⑦回答问题;⑧自由会话;⑨复述及相伴复述;⑩对口吃的预感性。

(2) 顽固性口吃:对顽固性口吃进行检查时,检查师要注意3个方面:①要描述言语流畅性方面的问题;②要评价消极情绪状况和程度;③检查口吃者的态度和心理调整。具体检查内容包括以下内容:A.按要求说一段简单的话;B.复述;C.朗读;D.看图说话;E.自言自语(测验人员及其他人员要离开现场);F.讲一段故事情节;G.问答问题;H.交谈:测验人员与口吃者交谈,话题自选,时间约2分钟;I.打电话(儿童可不做此项):假装给朋友或亲戚打电话,谈一件事情;J.观察口吃者在其他场合的言语情况,包括问路、交谈等(此项目不在治疗室内进行)。

3. 失语症 国际上常用的是波士顿失语检查和西方失语成套测验(the western aphasia battery,WAB)。但因存在文化背景差异及中西方语系发音特点不同,国内通常使用汉语失语成套测验(aphasia battery of Chinese,ABC),但因该方法只适用于成人失语症,故不在本文详细叙述。根据儿童失语症发生的时间,可采用的评估方法包括以下两种:①对于语言未发育成熟时发生失语的儿童采用语言发育迟缓检查;②对于语言发育成熟时发生失语的儿童采用失语症评定。临床评定时应综合考虑。

(1)标准化失语测验的一般内容见表1-21。

表1-21 语言评估的一般内容

项目	内容
听觉理解	单词辨认
	是非或个人问题问答
	执行口头指令(不同长度和复杂度)
	字母(笔画)匹配的能力
阅读理解	单词辨认
	句子的保持(记忆广度)和理解
	语篇的阅读理解
	朗读
	自发言语
	复述(单词/句子)
口语表达	命名
	口语流利度
	形式和内容的分析
	文字结构组合能力
书写	抄写/听写(字母、数字)
	抄写/听写(单词、句子水平)
	自发书写(填写、描述等)

（2）常用的失语症测验方法：以具有代表性的 WAB 为例，包括自发言语、理解、复述及命名四个方面，满分 420 分。

1）自发言语：含信息量和流畅度 2 个亚项，满分为 20 分。

2）听觉理解：包含是非题、听词辨认和相继指令三个亚项，满分分别为 60 分、60 分、80 分。

3）复述检查：让患儿复述检查者的词或句子等各项内容。每一个简单的词为 2 分、2 位的数字给 4 分、带小数点的数字为 8 分，如果是句子，句子中每个字为 2 分；句子细小的发音错误不扣分；词序每错一次或出现一个语义或音素错语均各扣 1 分，满分为 100 分。

4）命名检查：包括物体命名、自发命名、完成句子和应答性命名四个亚项，满分分别为 60 分、20 分、10 分、10 分。

4. 构音障碍　目前国内针对儿童构音障碍的评估方法日趋成熟完善，针对性也越来越强。儿童功能性构音障碍可使用丹佛功能性构音筛查测试，此外国内较通用的包括 Frenchay 评定法及汉语构音能力测验。

（1）Frenchay 评定法：改良后的 Frenchay 评定法每项按损伤严重程度分级从 a~e 五级，a 为正常，e 为严重损伤，包括 8 个方面的内容，评定内容包含如下：

1）反射：咳嗽、吞咽反射及流涎情况。

2）呼吸：静止及言语两种状态下的呼吸情况。

3）唇：观察静止状态、唇角外展、闭唇鼓腮、交替发音、言语时 5 种情况下唇的外形与运动情况。

4）颌：主要观察患者在静止状态和说话时颌的位置。

5）软腭的运动：观察并询问患者吃饭或喝水时是否进入鼻腔存在反流现象；观察患儿软腭抬高、下降过程中的运动情况；观察在会话中是否存在鼻音和鼻漏气音。

6）喉：重点在观察发音的清晰度和音调、音量、音高等是否正常。

7）舌的运动：观察舌在静止状态下、伸舌、上下运动、两侧运动、交替运动、言语时等过程中的活动情况对构音的影响程度。

8）言语：根据患儿在读字、读句子、会话过程中表达的准确性，他人的理解程度、语速进行评估。

（2）汉语构音能力测验：该套方法由华东师范大学黄昭鸣教授等制定，包含了理论体系和实践模式。构音功能评估包括口部运动功能评估、构音运动功能评估和构音语音能力评估三个部分，每部分又包括主观评估和客观测量。其中口部运动功能评估包括下颌、唇、舌的运动功能的主观评估和口腔轮替运动速率测量，构音运动功能评估包括下颌、唇、舌构音运动功能的主观评估和下颌距、舌距、舌域图测量以及声道形状监测，构音语音能力评估和测量包括音位习得、音位对比和构音清晰度评估和清浊音检测、浊音鉴别和清音鉴别。主要使用 50 个单音节词进行评估，对患儿音位习得、构音清晰度、听觉识别能力进行分析。通过这些评估项目，可以对患儿的构音功能进行综合评价，找出构音障碍的原因，确定构音障碍的类型，并制定有针对性的康复训练方案。

（侯雪勤　肖　农）

第五节　儿童心理（功能）评定

一、概述

（一）定义

神经心理发育包括感知、运动、语言、记忆、性格、能力、气质、情感、思维、判断和意志性格等方面。儿童心理评定是收集儿童认知、情感、行为等发展特征的信息及探索影响儿童认知、情绪和行为的环境因素的过程。这个过程可以使用多种信息的技术，包括晤谈、观察、行为评定、心理测验以及其他技术，它是心理治疗的开始过程，也是诊断和设计治疗计划的依据。其基本目的是通过对个体在确定的刺激-反应情景中的行为进行鉴定，推测个体的大脑结构和功能特征[40]。

（二）分类

常用的儿童心理测验包括发育量表、智力测验、适应行为、成就测验、神经心理测验和人格测验等多种类别[41]。依其作用和目的不

同,可分为筛查性和诊断性:

1. 筛查性测验 是指在较短的时间内把发育可能有问题的儿童从人群中筛查出来,常用的筛性测验包括丹佛儿童发展筛选测验(Denver development screening test,DDST)、皮博迪图片词汇测验(Peabody picture vocabulary test,PPVT)、绘人测验(draw a person test,DPT)、孤独症行为量表(autism behavior checklist,ABC)等,筛查出的可疑和异常者应进行诊断量表的测验。

2. 诊断性测验 是用周密严谨的方法和测验项目测出发育商或智龄和智商,能较为准确地反映人心理行为发育水平的测验,常用的诊断性测验包括格塞尔发育量表(Gesell developmental schedule,GDS)、贝利婴儿发展量表(Bayley scale of infant development)、斯坦福-比奈智力量表(Stanford-Binet intelligence scale,SBIS)、韦氏儿童智力量表(Wechsler intelligence scale for children,WISC)等。

(三) 实施

1. 准备阶段

(1) 场所应该光线柔和、安静、温度适宜。

(2) 房间相对封闭,布置简单,色调单一,以免使儿童注意力分散。

(3) 了解儿童的基本情况及家长的测试目的:来自儿童、儿童的父母及其他重要人员的想法;了解儿童出生状况;儿童的成长与发展过程;儿童会不会处理与父母、同伴之间的关系等;了解儿童的学校生活;儿童的能力、天赋与兴趣;在儿童的行为方面,要了解是否有特殊的行为或刻板行为等。

(4) 根据了解情况选择相应的评估方法进行评估。

2. 结果换算 量表各项目评分需要累加为因子分和总分,这些分数均为原始分,很多量表要求作进一步转换成各种形式的标准分或百分位,或者作加权处理,转换后的得分更有意义。

3. 评定结果的解释和报告 量表的种类、功能不同和评定的原因不同,其解释的深度而异;将评定主要结果、结论及解释用文字或口头形式表达即报告,报告用语要精确明了,解释合理才有科学性。

（四）注意事项

1. 心理测试必须由经过专业培训的专业人员进行，评估者对儿童必须保持温和平静的态度，非常熟悉量表的性能，按指导语让儿童回答试题问题，对试题中的探索性问题不作评价；实事求是、客观真实地解释测验结果，并对结果保密。

2. 评估时间 严格按照测试量表中各试题的时限控制要求进行测试。

3. 自评量表测试时，如受评者文化程度低，对一些项目不理解，评定者逐项念题，以中性态度把项目意思告知受评者。

4. 测试过程中，不要扰乱儿童自然行为，评估者不要边检查边记录，测试完毕后立刻记在记录单上，力求描述和评价的客观真实性，以免影响测试结果。

5. 辅助设备 可使用录音笔或摄像机记录儿童的评估全过程，以便根据真实材料核对分数。

6. 发育量表的功能是测验婴幼儿在某一年龄阶段的神经心理功能发展水平，并不能完全预示以后能力的高低。

二、评定方法

（一）发育量表

1. **丹佛儿童发展筛选测验（DDST）** 是一项筛选性测试，并非测定智商，不能预测婴幼儿当前和未来的适应能力和智力水平。适用于0~6岁小儿智力发育问题的早期筛查以及对高危儿童的发育监测。包括大运动、语言、精细动作-适应性和个人-社会行为四大行为领域，共105个项目，是目前应用最广泛的智力筛选量表。测试结果有异常、可疑、正常及无法解释四种。

2. **0~6岁儿童神经心理发育量表** 也称儿心量表，是我国首次对0~6岁儿童神经心理发育自主编制的标准化量表，能充分反映小儿神经心理发育的成熟程度及年龄特点。量表分为大运动、精细运动、适应能力、语言及社交行为等五个能区，可用发育商评定孩子的智力发育速率，也可用智龄表明其发育水平，为智力超长或发育迟缓提供了可靠的早期诊断依据。总发育商得分按照首都儿科研究所标准:≥130 为优秀,115~129 为中上,85~114 为中等,70~84 为中下,≤69 为智力低下。

3. **格塞尔发育量表(GDS)** 是经典智力发育诊断量表,北京智力发育协作组于 1985、1992 年分别完成 0~3 岁、3.5~6 岁内容修订,成为完整的 0~6 岁智力发育诊断量表,可作为 0~6 岁儿童发育迟缓和儿童智力残疾诊断的重要依据。分为适应性行为、大运动、精细动作、语言、个人-社交五个能区。结果用发育商(DQ)表示,进行结果分析时,需针对五个能区每个维度的行为模式进行分析,而不能以计算的总和或平均值代表儿童的发育水平。

4. **贝利婴儿发展量表(BSID)** 1969 年发表第 1 版,目前已发展到第 3 版,在国外的使用比 GDS 发育量表更为广泛,现已广泛应用于临床发育检查。适用于 2 月龄~2.5 岁智力发育水平。量表有 3 部分:心理量表 163 项、运动量表 81 项、婴幼儿行为记录 24 项组成,每个条目分通过与未通过 2 级评分。将各量表的条目通过数累加,分别得出运动量表粗分及精神发育量表粗分,查表得总量表分。智力及运动量表总分≥115 分为加速完成,85~114 分为正常范围,70~84 分为测试轻度延迟,69 分以下为测试明显延迟。

(二) 智力量表

1. **绘人测验(DPT)** 是一种适合 5 岁以上具有一定绘画技能的儿童测试智力水平的方法。一般通过儿童绘人的完整性,比例的协调性,在绘画过程中儿童表现出的注意力、记忆力、观察力、想象力、空间知觉、方位知觉等方面进行评分,计算得出儿童的智商,能力商 <70 分列为智力残疾儿童。

2. **皮博迪图片词汇测验(PPVT)** 该量表用于评定 3 岁 3 月龄~9 岁 3 月龄的儿童词汇能力,可预测智力水平,但主要侧重言语智力。属于一般智力筛查,需时 15 分钟左右。因其不用操作和语言,故适用于某些特殊情况,如脑损伤伴运动障碍、言语障碍和胆小、注意力易分散的儿童。

3. **瑞文智力测试** 是一种非文字智力测验,主要通过图形的辨别、组合、系列关系等测量人的智力水平，以及人们解决问题的能力、观察力、思维能力、发现和利用自己所需的信息及适应社会生活的能力。包括：①标准型：是瑞文测验的基本型，适用于 8 年级到成人，有 5 个黑白系列；②彩色型：适用于 5.5~11 岁的儿童及智力落后的成人，分为 3 个系列；③高级型：供智力较高者使用。可为团体和个别测验，以百分位常模表示。目前常用的是彩色型和联合标准型，该测验全是由无意义的抽象图形所构成，计 60 题，分 5 个单位。每题一页，上半部分是一个矩阵，其中右下角缺失一块，下半部分是 6 或 8 个截片图形，要求被试者从 6~8 块截片中选择一块，使其补在缺失处，正好符合矩阵的整体结构。每题一分。5 组题难度逐步增加，每组题也是由易到难。实际完成作业时，解决各组问题都由各种能力的协同作用，难截然分开。且完成前面的题对解决后面的题有帮助，有学习效应。本测验侧重于测量儿童少年的抽象推理能力和类比能力。

4. **斯坦福-比奈智力量表（SBIS）**　是世界上第一个正式的心理测验，目前我国使用的是中国比内量表第 3 版。适用于 2~18 岁，结果以 IQ 表示，量表没有单独的非言语部分分数，对于无言语的儿童难实施。量表包括 4 个分量表和 15 个分测验：①言语推理：4 个分测验，测试词汇、理解、言语关系等能力；②抽象/视觉推理：4 个分测验，测试临摹和图像分析推理等能力；③数量推理：3 个分测验，测试计数、心算和逻辑运算等能力；④短时记忆：4 个分测验，测试数字记忆、句子记忆和物体记忆等能力。全量表标准年龄分是总智力水平的估计值，分量表标准年龄分反映儿童言语、抽象思维、数量和记忆等方面的能力水平，主要用于智力发育水平较差患儿的智力评定。

5. **韦氏儿童智力量表（WISC）**　常用的是韦氏学龄前及幼儿智力量表第 4 版（WPPIS-Ⅳ）（2.5~6 岁）、韦氏儿童智力量表第 4 版（WISC-Ⅳ）（6~16 岁）。各量表间相互独立，又相互衔接，可评定 2.5~16 岁儿童的智力水平、言语和操作，以及知识、计算、记忆、抽象思维等各种具体能力，以总智商和言语理解、知觉推理、工作记忆、加工速度四个指数考察儿童的认知能力，是评估智力水平及诊断智力残疾严重程度的主要参考依据。WPPIS-Ⅳ主要包括言语和操作两个分量表和 11 个分测验，WISC-Ⅳ由 14 个分测验组成，包括保留的 10 个分测验和 4 个新增的分测验。一般智商的正常平均范围在 85~115 分之间，115 分以上为高于平均智力，70 分以下则考虑智力低下[42]。

（三）适应行为量表

1. **新生儿行为神经测定**（neonatal behavioral neurological assessment，NBNA）　适用于足月新生儿，包括 27 项行为能力和 20 项神经反射，用于小儿神经发育情况评估，可作为围产高危因素对新生儿影响的检测手段。于小儿出生后的 3、5、7、14、28 天进行测试，包括 5 个部分：新生儿的行为能力共 6 项（1~6 项）、被动肌张力共 4 项（7~11 项）、主动肌张力共 4 项（11~14 项）、原始反射共三项（15~17 项）、一般反应共 3 项（18~20）。评分有 3 个分度（0、1、2），满分 40 分，>37 分为合格，≤37 分为不合格。如果评分低于 38 分，7 天后应再次进行小儿神经行为测定，仍异常者需定期随访，动态评估，评分越低，预后越差。

2. **婴儿-初中生社会生活能力量表**（infants-junior middle school social adaptive capacity scale，S-M）　适用于 6 月龄~15 岁儿童，用于评价儿童社会生活能力，协助发育迟缓/智力障碍的诊断。该量表是诊断发育迟缓/智力障碍诊断与分级时的必备评定量表。全量表共 132 个题目，涵盖了 6 个基本行为领域：独立生活能力、运动能力、作业、交往、参加集体活动、自我管理。

3. **阿肯巴克儿童行为量表**（Achenbach child behavior checklist，CBCL）　是一个评定儿童广谱的行为和情绪问题及社会能力的行为筛查评定量表，用于评估儿童注意缺陷多动障碍、对立违抗障碍、品行障碍、焦虑障碍、抑郁障碍及其共患病。该量表包括 2~3 岁婴幼儿部分和 4~16 岁儿童少年部分。2~3 岁阿肯巴克儿童行为量表（CBCL/2-3）用于筛查幼儿的行为问题，由熟悉儿童情况的家长填写，填表时要求家长根据小儿目前或近 2 个月内的表现计分，任何一个行为因子或行为问题总分超过第 98 百分位即提示行为异常；4~16 岁阿肯巴克儿童行为量表（CBCL/4-16）用于筛查儿童的社交能力和行为问题，由熟悉儿童情况的家长及老师填写，填表时要求根据儿童最近 6 个月内的表现计分,各分量表的项目分数相加得粗分,查表获得标准化常模分数,高于界值分者提示存在行为问题。

4. Conners 儿童行为量表(Conners child behavior scale) 包括父母症状问卷(PSQ)和教师评定量表(TRS),适用于 3~17 岁儿童各种常见的行为问题的评定,尤其是注意缺陷多动障碍(ADHD)儿童的评估。PSQ 分类为 5 个因子:品行问题、学习问题、心身问题、冲动-多动、焦虑以及多动指数,共 48 个条目,基本概括了儿童少年常见的行为问题。TRS 分类为 3 个因子:品行问题、多动、注意缺陷-被动及多动指数,共 28 个条目。PSQ 及 TRS 各条目均为单选,采用四级记分,"无"记 0 分,"稍有"记 1 分,"相当多"记 2 分,"很多"记 3 分。分量表分数 = 单项总分/条目数,分量表分数 > $\bar{X}$ +2SD 提示儿童存在行为问题。

5. Vanderbilt 诊断量表(the Vanderbilt diagnostic rating scales)包括 Vanderbilt 注意缺陷多动障碍父母版评定、随访量表和教师版评定、随访量表四个子量表。该量表适用于 6~12 岁儿童,用于 ADHD 及其共患病(抽动障碍、破坏性行为障碍、情绪障碍、学习障碍等)的筛查、诊断及治疗效果的监测。评定量表包括行为和表现两个部分。父母版评定量表行为部分共 47 个条目,分为注意缺陷、多动/冲动、对立违抗、品行障碍、焦虑/抑郁五个因子;教师版评定量表行为部分共 35 个条目,分为注意缺陷、多动/冲动、对立违抗、焦虑/抑郁四个因子。每个条目采用"从不(0)、偶尔(1)、经常(2)、总是(3)"四级评分。评定量表的表现部分均包含 8 个条目,可快速评估儿童的学习能力、人际交往,每个条目采用"很好(1)、较好(2)、一般(3)、稍差(4)、很差(5)"五级评分。

6. 修订的幼儿孤独症量表 A 部分(modified checklist for autism in toddlers-23,CHAT-23-A) 适用于 18~24 月龄 ASD 患儿的筛查,该量表由 23 道问题组成,每道题目包含"没有""偶尔""有时""经常"4 个选项。核心项为第 2、5、7、9、13、15、23 题。由主要照看者根据儿童的一贯表现对每道题目进行勾选。筛查阳性评定标准:总 23 项中≥6 项阳性或 7 项核心项目中≥2 项阳性[43]。

7. **改良婴幼儿孤独症筛查量表**（modified checklist for autism in toddler，M-CHAT-R）　用于评估孤独症谱系障碍的风险，适用于筛查16~30月龄的婴幼儿。该量表由20道问题组成，每道题目包含"是"和"否"两个选项，由主要照看者根据儿童的一贯表现对每道题目进行勾选。计分算法：量表总得分等于阳性答案题目数。总分0~2分为低风险，3~7分为中等风险，8~20分为高风险[43]。

8. **孤独症行为量表**（ABC）　属于孤独症儿童的一级筛查量表，国内外广泛应用，稳定性好，涉及感觉、行为、情绪、语言、生活自理等多方面的异常表现，可归纳为感觉（S）、交往（R）、躯体运动（B）、语言（L）和生活自理（S）5个因子的57个项目，总分<53分为筛查阴性，总分在53~67分为筛查阳性，总分≥68分可辅助诊断孤独症。量表总分越高，孤独症行为症状越严重。适用于18个月~35岁的人群，由父母或与孩子共同生活2周以上的人评定。

9. **克氏孤独症行为量表**（Clancy autism behavior scale，CABS）适用于4岁以下儿童孤独症的筛查、诊断。包括14个项目，根据行为出现频率分"从不""偶尔"和"经常"三种反应强度，分别给予0、1和2分，累计得分≥14分且"从不"≤3项，"经常"≥6项者，可能为孤独症，分数越高，可能性越大。

10. **儿童孤独症评定量表**（childhood autism rating scale，CARS）属于孤独症儿童的二级筛查量表。适用于2岁以上人群。共包括15个项目，分别为人际关系、模仿、情感反应、躯体运用能力、与非生命物体的关系、对环境变化的适应、视觉反应、听觉反应、近处感觉反应、焦虑反应、语言交流、非语言交流、活动水平、智力功能及总体印象。每项按与年龄相当的行为表现、轻度异常、中度异常、重度异常给予1~4级评分。结果分为轻、中、重3个等级。总分低于30分为非孤独症；总分等于或高于36分，并且至少有5项得分高于3分，为重度孤独症；总分在30~36分，并且低于3分的项目不到5项，为轻-中度孤独症。

11. **孤独症诊断观察量表**（autism diagnostic observation schedule，ADOS）　用于孤独症的诊断，适用于2岁以上人群，必须由经过专门训练的评估人员在标准化的活动情境下观察受试者的行为。通过观察儿童在游戏中的表现和对材料的使用,重点对他们的沟通、社会交往及使用材料时的想象能力加以评估。由 4 个模块组成,可以根据评测对象的语言能力(从无表达性语言到言语流畅)选择适合其发展水平的模块,对社交互动、语言交流、刻板行为、情绪和异常行为 4 个方面进行评估。评估员必须观察儿童在任务完成过程中是否出现了求助、象征性游戏、语言运用等靶行为,并对其进行编码,通过计分和评定,得出结果。结果采用 3 点计分法(0 为正常,1 为可能异常,2 为明确的异常),提供 2 个界限分:一个是诊断孤独症类群的界限分;另一个是诊断孤独症的界限分[7]。

12. **孤独症诊断访谈量表修订版**(autism diagnostic interview-revised,ADIR)　用于孤独症的诊断,适用于 2 岁以上人群,须由经过专业培训人员对家长或监护人进行访谈。量表包括 3 个核心部分:社会交互作用质的缺陷,语言及交流方面的异常,刻板、局限、重复的兴趣与行为,以及判断起病年龄,非诊断记分和涉及孤独症儿童的一些特殊能力或天赋的项目(如记忆、音乐、绘画、阅读等)。结果一般按 0~3 四级评分,评 2 分或 3 分表示该项目的异常明确存在,只是程度的差异;评 1 分表示介于有/无该类症状之间的情况,0 分为无异常[6]。

13. **心理教育评估量表**(the Chinese version of psycho-educational profile 3rd edition,C-PEP-3)　适用于 2~7 岁孤独症、非典型孤独症和其他类同的沟通障碍者。主要评定其在不同发育范围的能力和行为表现,以供制订个别化训练计划和目标。包括功能发育量表和病理量表两个分量表,前者主要评定的功能领域为模仿、知觉、动作技能、手眼协调、认知表现及口语认知;后者用来评定儿童严重程度,包括情感、人际关系、游戏及物品、感觉模式和语言 5 个领域。C-PEP 功能量表的评分系统分为“通过(P)”“中间反应(E)”“不通过(F)”3 个级别,根据测试结果绘出功能发育侧面图;C-PEP-3 病理量表的评分分为“没有(A)”“轻度(M)”“重度(S)”3 个级别,根据测试结果绘出病理侧面图;再结合 CABS、智力测试、家长访谈及行为观察等评定结果,为儿童制订个体化训练方案和进行行为矫正。

(四)人格测验

1. **艾森克个性问卷(Eysenck personality questionnaire,EPQ)**
儿童版是儿童青少年个性类评定量表,适用年龄为 7~15 岁。EPQ 是
由 3 个个性维度 P、E、N 和一个效度量表 L 四个量表组成,主要调查
内外向(E)、神经质或情绪的稳定性(N)、精神质(P),L 量表是测验受
试者的"掩饰"倾向,即是否为真实的回答。关于 EPQ 量表各维度的
典型代表如下:①典型的外向——E 分特别高;②典型内向——E 分
特别低;③典型情绪不稳——N 分很高;④情绪稳定——N 分很低;
⑤精神质——P 分高。儿童版问卷项目数为 88 条,测验时间短,简便
易行,在心理卫生调查中广泛使用。

2. **明尼苏达多相个性问卷(Minnesota multiphasic personality
inventory,MMPI)** 是目前世界上使用范围最广和频率最高的人格
与临床心理学测验之一,适用于年满 16 岁,具有小学毕业以上的文
化水平,无影响测验结果的生理缺陷的人群(如果被试者合作并能读
懂测验表上的每个问题,13~16 岁少年也可完成此测验),是以多量
表指标进行人格评估,确定个体是否存在心理异常及其程度的工具。
MMPI-2 作为 MMPI 的修订版含有基本量表、内容量表和附加量表 3
类,其中基本量表包含 10 个临床量表和 4 个效度量表。

3. **罗夏墨迹测验(Rorschach test,RT)** 是著名的投射法人格
测验。由 10 张墨迹图组成,测验时施测者给予标准的指导语,让被
试者观察这 10 张图并自由说出所看到的东西,然后将给出的反应
用符号进行分类(即编码记分),并加以分析,描述人格特征,从而进
行诊断。

(五)其他评定量表

1. **儿童焦虑性情绪障碍筛查表(the screen for child anxiety
related emotional disorders,SCARED)** 是一种实用有效的儿童焦
虑症状筛查工具,也可以作为父母用量表,适用于 9~18 岁儿童青少
年焦虑障碍的自评。量表有 41 个条目,由 5 个因子组成:躯体化/惊恐,
广泛性焦虑,分离性焦虑,社交恐怖,学校恐怖。按没有(0)、有时有(1)、

经常有(2)三级记分。

2. **儿童抑郁障碍自评量表(self-rating scale for depressive disorder in childhood,DSRS)**　是 8~13 岁儿童抑郁症的自评量表。该量表共有 18 个项目,按没有(0)、有时有(1)、经常有(2)三级记分。量表为负性评分,得分高表示存在抑郁,其中第 1、2、4、7、8、9、11、12、13、16 项为反向记分,即没有(2)、有时有(1)、经常有(0),在统计时将其转换成 0、1、2 记分,再将各项目分相加即为量表总分。

3. **成套神经心理测验儿童版**　分幼儿版(5~8 岁)和少年版(9~14 岁),用于了解脑与行为关系,认识脑损伤对感觉、知觉、记忆、智力和人格等脑功能水平和行为的影响以及脑功能状况的发展与变化,为系统评估脑损伤和脑功能状况提供了一个定式和客观的方法,为脑损伤诊断、康复和治疗提供指导,目前国内较少使用。

4. **婴幼儿气质评定量表(Carey 儿童气质系列量表)**　目前国内用于评价婴幼儿气质主要采用 Carey 儿童气质系列量表。该量表系列共包括五套儿童气质问卷,即:"小婴儿气质问卷"(1~4 个月)、"婴儿气质问卷修订版"(4~8 个月)、"幼儿气质评估表"(1~3 岁)、"3~7 岁儿童气质问卷"、"8~12 岁儿童气质问卷"。量表包含 Thomas 和 Chess 气质的 9 个维度,即:活动性、节律性、趋避性、适应性、反应强度、情绪本质、坚持性、注意分散度及反应阈。评价儿童气质有助儿童工作者和家长全面了解儿童的心理特征,对儿童的抚养教育、行为问题的判断和指导很有意义。

5. **中国城市幼儿情绪及社会性发展量表**　该量表引进美国耶鲁大学的"幼儿社会性情绪发展评估量表",主要用于筛查中国 1~3 岁儿童在情绪和社会性发展的快速时期是否存在偏离,并指导制定有针对性的干预和促进措施,以促进其情绪及社会性的健康发展。量表共 146 个条目,核心条目 104 条,含 4 个域(外化行为域、内化行为域、失调域和能力域),共负荷 19 个维度。量表条目采用三级评分法:0(不符合或极少符合)、1(部分符合)、2(非常符合)。评分方法为:先计算每个域的原始总分,得出均分再转化为相应 T 分。全国常模为:问题维度(外化维度、内化维度和失调维度)T 分 >63 分为阳性,能力维度 T 分 <37 分为阳性(阳性表示在这一方面可能存在问题)。

(尚 清 张会春)

第六节 国际功能、残疾和健康分类

一、概述

(一)基本概念

2001 年世界卫生组织(WHO)建立了新的残疾分类体系——《国际功能、残疾和健康分类》(International Classification of Functioning, Disability and Health,ICF)[44],这是一个描述人们健康和功能特征的框架和分类体系,补充了 ICD 对死亡和疾病进行分类之外的健康状态[45],近年已经被世界上多数国家的康复评定架构采用,为了将这个体系应用于儿童,2007 年 WHO 颁布了儿童与青少年版,即《国际功能、残疾和健康分类(儿童与青少年版)》(International Classification of Functioning, Disability and Health:Children and Youth Version,ICF-CY),适用对象年龄段为出生到 18 岁。2013 年完成国际中文版的翻译和标准化工作。ICF-CY 结合了儿童身心发展特点,在分析功能障碍时,要兼顾儿童功能水平和发育水平两方面因素,在 ICF 类目基础上,删减了一个类目,另增加了 37 条身体功能类目,18 条身体结构类目,155 条活动和参与类目以及 9 条环境类目,包括了发育中儿童的认知、语言、游戏、性格和行为本质等[46]。

ICF-CY 通过身体结构、个体活动和社会参与能力三个层面来认识人的功能与残疾的相互关系。在 ICF-CY 的描述中,儿童的功能状态包括了身体功能与结构(器官水平)、活动(个体水平)和参与(社会水平)三方面;残疾包括身体功能受限、活动受限和参与限制,其框架包括背景因素、环境因素和个人因素,它们相互影响,相互作用。环境因素包括个人因素和环境因素,环境因素可以成为障碍,产生或加重功能障碍的严重性;或者是有利因素,改善甚至是消除功能障碍。功能障碍指身体结构损伤、身体功能损伤、活动能力受限、参与能力受限,它表示个体和个体所处的背景因素之间发生交互作用的消极方面。个体的功能和残疾状态被视为个体健康状况和环境因素相互动态作用的结果(图 1-1)。

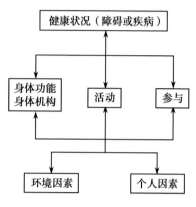

图 1-1 ICF 框架图

在 ICF-CY 模式中,以上各个项目间的关系是双向的、有关联的及相互作用的,其中一种成分的变化可能影响其他成分。残疾可能改变健康状况本身。从一种损伤或多种损伤可以推断能力受限,从而合理推断活动表现的受限程度。在 ICF-CY 框架下进行评估的过程就是独立地收集这些结构上的数据并解释其间的关系和彼此间的因果联系。

(二) ICF-CY 分类的结构和编码系统

ICF-CY 分类以等级形式排列,包括两个部分:①"功能和残疾";②"背景性因素"。每个部分包括两种成分:第一部分由"身体功能和身体结构"以及"活动和参与"组成,第二部分由"环境因素"和"个人因素"组成,未将个人因素进行分类(图 1-2)。

在所有分类成分中,章代表第一级水平。为了编码,每一章又进一步依次分为二级、三级和四级水平类目。章和类目的编码构成了通用的分类语言,用于不同国家、语言、文化及行业间的数据采集和比较。ICF-CY 编码由一个前缀[b(body)代表身体功能,s(structure)代

成分	第1部分：功能和残疾		第2部分：背景性因素	
	身体功能和结构	活动和参与	环境因素	个人因素
领域	身体结构 身体功能	生活领域 （任务、行动）	功能和残疾的 外在影响	功能和残疾 的内在影响
结构	身体功能的改变 （生理的） 身体结构的改变 （解剖的）	能力：在标准环境 中完成任务 活动：表现在现实 环境中完成任务	物理、社会和 态度领域特征 的积极或消极 影响	个人特质 的影响
积极方面	功能和结构 的结合	活动 参与	有利因素	不适用
	功能			
消极方面	损伤	参与局限 活动受限	障碍/不利 因素	不适用

图 1-2 ICF（2001）等级结构图（WHO.2001）

表身体结构，d 代表活动（activity）和参与（participation），e（environment）代表环境因素]和其后的数字编码组成，1 位数字代表第一级或章分类，3 位数代表第二级分类，4 位数代表第三级分类，5 位数代表第四级分类。等级式的分类量表在描述功能时，既可以选择较为宽泛的描述［例如一级水平（章）或二级水平类目］，又可以进行详细的描述（如使用三级水平和四级水平类目）。详细程度随着后续类目的增加而提高，等级式量表可以根据需要选择特定水平的类目。对类目的定义和包含事项的解释详细描述了其含义，以帮助使用者了解并使用 ICF-CY。对不包含事项的解释帮助使用者区别 ICF 相关的类目。为了简化分类结构，通常将章划分为类目模块。每一类目模块由通用主题组成，类目模块并不属于分类结构，通常不用于编码。

（三）ICF-CY 限定值

限定值主要是 ICF 类目某种问题、有利因素或障碍因素的严重程度进行量化。限定值在小数点后使用一位、二位或多位数进行编码,任何编码均应伴有至少一个限定值,没有限定值的编码是没有意义的。身体功能只有一级限定值;身体结构具有严重程度、损伤性质、损伤部位的三级限定值;活动和参与具有在现有环境中的表现、能力的五级限定值;环境因素具有显示现有环境的有利或障碍程度两种状况的一级限定值。描述在各自成分上出现问题的程度,某种问题可能指损伤、受限或局限。环境因素用符号和数值来量化,说明某种环境因素发挥障碍作用或促进作用的程度,通常单独使用小数点表示阻碍因素,使用"+"表示有利因素。限定值通常用 0~4、8 、9 七个数字对问题的严重程度进行了量化,0~4 表示没有问题或无障碍因素至完全问题或完全障碍因素("+"表示有利因素); 8 指未特指,提示缺少足够的信息进行问题严重程度判断;9 表示该类目不适用。限定值描述了从完全具备功能(没有问题)到完全问题(残疾的水平)的不同程度,分为轻度、中度、重度到完全障碍。此外还要注意活动和参与一般由两级限定值评定,第一级限定值描述表现,第二级限定值描述能力。

(四) 临床应用意义

ICF-CY 检查表运用过程中通过多种信息来源途径最大程度详细搜集了患儿的各项信息,这些信息来源包括自我报告、医学检查、临床记录、家庭成员的描述等。检查者要根据这些不同来源的信息作出临床判断。与其他单一的功能评估检查表相比,ICF-CY 检查表可以确定功能问题程度以及环境因素的促进或阻碍范围。对限定值的每一等级都给出了解释或同义词以及百分比范围。检查表由于涵盖了不同的领域,包括身体结构与功能、活动和参与以及环境因素等,它综合了不同领域的检查表的内容,同时又能在一个综合的理论基础上,以一种综合的方法,收集不同领域所涉及的信息内容,这样就达到了不同领域针对同一测评对象的数据进行交换的目的。

二、评定内容及方法

ICF-CY 包含 1 685 个类目,由于其涵盖众多,内容复杂,限制了其在临床上的广泛使用。为了解决这个问题,世界卫生组织(WHO)

与德国世界卫生组织国际分类家族合作中心(位于德国医学文献和信息中心 DIMDI) ICF 研究分中心开发 ICF 核心分类组合。ICF 核心分类组合的开发基于科学结构化过程,从所有 ICF 类目中选出相应类目描述功能和残疾信息。ICF 核心分类组合可以用于多种卫生保健情境[47-49](急性期、亚急性期和慢性期)和多种健康状况人群。在大多数情况下,ICF 核心分类组合包含第二级和第三级水平的类目,但有时为由于分级水平太过具体繁杂而采用简明模块的方式,有时也会用到章模块[50];另一方面,部分 ICF 核心分类组合也包含四级水平的详细类目。

大多数临床医生熟悉使用国际疾病分类(ICD)诊断并描述健康状况,ICF 也正逐步应用临床实践,联合使用 ICD 和 ICF 可以有效发挥两大分类的协同效应,确保获得诊断和个人健康生活体验的完整信息,以便最大限度地理解疾病对健康状况的实际影响[51]。需要注意的是 ICF 框架下的评估强调的是统一的编码体系,而不局限统一的具体评估方法,即不要求所有机构都必须采用统一的具体评估方法,可以根据自身实际环境选择适宜的方法评估,但需按照指导手册进行统一编码,达到功能判断的的一致性[52]。临床实践中通过选择与特定健康状况、状况群、卫生保健情境相关的 ICF 类目,使 ICF 在日常诊疗中得到常规应用。因此目前临床致力于推广应用 ICF 核心分类组合帮助卫生专业人员全面综合评定患者功能的各个方面。ICF 核心分类组合有 3 种类型:综合版、简明版和通用版 ICF 核心分类组合。

1. **综合版 ICF 核心分类组合**　涵盖了处于某种健康状况或特定卫生保健情境下,涉及所有临床问题的 ICF 类目,可以作为检查表指导进行功能评定,防止使用者遗漏某些重要的功能问题。由于综合版 ICF 核心分类组合提供了完整的跨学科功能评估,涉及的 ICF 类目广泛,多在临床科研工作中使用。

2. **简明版 ICF 核心分类组合**　来源于综合版 ICF 核心分类组合,适用于所有功能障碍的人群。简明版 ICF 核心分类组合仅适用于需要进行简单功能评估的情况,提供与疾病或某种医疗情境相关的临床资料[53]。简明版 ICF 核心分类组合是临床和流行病学研究中有效描述功能障碍的最低标准。

3. **通用版 ICF 核心分类组合**　在开发过程中使用了心理测量学研究的方法，包括 7 个 ICF 类目，能很好地区别所有卫生保健情境中任一健康状况的不同功能水平。通用版 ICF 核心分类组合实现了不同健康状况的描述，在患有不同疾病患者间功能具有可比性，可以为医疗相关专业技术人员更好地理解功能提供便捷的数据。

三、ICF-CY 在儿童康复中的应用

ICF-CY 核心分类组合在儿童康复中的应用目前仍处于不断探索中，迄今为止，ICF-CY 脑性瘫痪核心组合相对应用较成熟。脑性瘫痪儿童的康复治疗应在遵循正常儿童神经心理发育规律的基础上，根据不同儿童的实际个体特征、脑性瘫痪类型、障碍程度、环境影响因素等，进行有针对性的评定和康复治疗。

(一) ICF-CY 脑性瘫痪核心组合表[54]

脑性瘫痪儿童身体功能障碍主要体现在运动功能受限，包括粗大和精细运动功能，常伴有语言认知功能和交流能力不同程度的发育迟缓，临床表现为不同分型、不同程度及类型功能障碍的脑瘫，其主要原因是脑的结构发生了不同部位和程度的损害，从而导致其活动和参与能力受限，如粗大运动功能影响儿童移动能力，精细运动功能影响其进食、书写、玩耍玩具等，语言智力及交流能力会影响其参与到正常的同龄人游戏，所有的活动受限最终会影响脑瘫儿童日常生活活动的完成，影响其生活质量。此外，脑瘫儿童的家长积极参与到孩子的康复治疗中有助于提高孩子的生活能力，对脑瘫儿童而言是一个有利因素，但若家长对孩子过度照顾则会成为孩子生活能力提高的一个不利因素，诸如家长态度之类的环境因素，如康复治疗人员的诊疗水平及社会大环境的态度，包括公众基础设施等属于我们关注的点。以上的均属于 ICF-CY 框架下脑瘫核心组合评定的内容，其具体编码见表 1-22。

表 1-22 ICF-CY 框架下脑瘫核心组合评定内容及编码

编号	代码	内容	编号	代码	内容
		身体结构		b2	感觉功能与疼痛
	sl	神经系统的结构	18	b210	视功能
	s110	脑的结构	19	b2152	眼外肌功能
	s3	涉及发音和言语的结构	20	b230	听功能
			21	b260	本体感受功能
2	s320	口腔的结构	22	b280	痛觉
	s7	与运动有关的结构		b3	发音和言语功能
			23	b320	构音功能
3	s730	上肢的结构		b4	心血管、血液、免疫和呼吸系统功能
4	s750	下肢的结构			
5	s760	驱干的机构			
6	s7700	骨	24	b440	呼吸功能
7	s7703	肌肉	25	b445	呼吸肌功能
		身体功能	26	b4501	输送导气管黏液
	bl	精神功能	27	b455	运动耐受功能
8	b117	智力功能		b5	消化、代谢和内分泌系统功能
9	b126	气质和人格功能			
10	b1301	动机	28	b510	摄入功能
11	b134	睡眠功能	29	b525	排便功能
12	b140	注意力功能	30	b530	体重维持功能
13	b152	情绪功能		b6	泌尿生殖和生育功能
14	b156	知觉功能			
15	b163	基本认知功能	31	b620	排尿功能
16	b164	高水平认知功能		b7	神经肌肉骨骼和运动有关的功能
17	b167	语言精神功能			

续表

编号	代码	内容	编号	代码	内容
32	b710	关节活动功能	51	d155	掌握技能
33	b715	关节稳定功能	52	d160	集中注意力
34	b730	肌肉力量功能	53	d166	阅读
35	b735	肌张力功能	54	d170	写作
36	b740	肌肉耐力功能	55	d172	计算
37	b755	不随意运动反应功能	56	d175	解决问题
			57	d177	作出决策
38	b760	随意运动控制功能		d2	一般任务和要求
39	b765	不随意运动功能	58	d220	从事多项任务
40	b770	步态功能	59	d230	进行日常事务
	b8	皮肤和有关结构的功能	60	d250	控制自身行为
	b810	皮肤的保护功能		d3	交流
			61	d310	交流-接受-口头讯息
活动和参与			62	d330-1	交流-接受-书面讯息
41	d	学习和应用知识			
42	110	看	63	d331	预备说话
43	115	听	64	d335	生成非言语讯息
44	g120	其他有目的的感受	65	d350	交谈
45	d130	模仿	66	d360	使用交流设备与技术
46	d131	通过对物体行动学习		d4	活动
47	d133	习得语言	67	d410	改变身体的基本姿势
48	d137	习得概念			
49	d140	学习阅读			
50	d145	学习写作	68	d415	保持一种身体姿势

续表

编号	代码	内容	编号	代码	内容
69	d420	移动自身	89	d720	复杂人际交往
70	d430	举起和搬运物体	90	d750	非正式社会关系
71	d435	用下肢移动物体	91	d760	家庭人际关系
72	440	精巧手的使用	92	d770	亲密盥洗
73	d445	手和手臂的使用		d8	主要生活领域
74	d450	步行	93	d815	学龄前教育
75	d455	到处移动	94	d820	学校教育
76	d460	在不同地点到处移动	95	d845	得到、保持或终止一份工作
77	d465	利用设备到处移动	96	d860	基本经济交易
78	d470	利用交通工具	97	d880	参与游戏
	d5	自理		d9	社区、社会和公民生活
79	d510	盥洗自身			
80	d520	护理身体各部位	98	d910	社区生活
81	d530	如厕	99	d920	娱乐和休闲
82	d540	穿着		**环境因素**	
83	d550	吃		e1	产品和技术
84	d560	喝	100	e110	个人消费用的产品或物质
85	d570	照顾个人健康	101	e115	个人日常生活用的产品和技术
	d6	家庭生活			
86	d630	准备膳食	102	e120	个人室内移动和运输用的产品和技术
87	d640	做家务			
	d7	人际交往和人际关系			
88	d710	基本人际交往			

续表

编号	代码	内容	编号	代码	内容
103	e125	通信用的产品和技术	115	e340	个人护理提供者和个人助手
104	c130	教育用的产品和技术	116	e355	卫生专业人员
				e4	态度
105	e140	文化、娱乐和体育用的产品和技术	117	e410	直系亲属家庭成员的个人态度
106	e150	公共建筑物用的设计、建设及建筑产品和技术	118	c415	大家庭成员的个人态度
107	e155	私人建筑物用的设计、建设及建筑产品和技术	119	e420	朋友的个人态度
			120	e425	熟人、同伴、同事、邻居和社区成员的个人态度
108	e160	土地开发用的产品和技术	121	e430	处于权威地位个人的态度
109	e165	资产	122	e440	个人护理提供者和个人助手的个人态度
	e3	支持和相互关系			
110	e310	直系亲属家庭	123	e450	卫生专业人员的个人态度
111	e315	大家庭			
112	c320	朋友	124	e460	社会的态度
113	e325	熟人、同伴、同事、邻居和社区成员	125	e465	社会准则、实践和观念
				e5	服务、体制和政策
114	e330	处于权威地位的人	126	e525	住房供给的服务、体制和政策

编号	代码	内容	编号	代码	内容
127	e540	交通运输的服务、体制和政策	132	e575	全社会支持的服务、体制和政策
128	e550	法律的服务、体制和政策	133	e580	卫生的服务、体制和政策
129	e555	社团和组织的服务、体制和政策	134	e585	教育和培训的服务、体制和政策
130	e560	媒体的服务、体制和政策	135	e590	劳动和就业的服务、体制和政策
131	e570	社会保障的服务、体制和政策			

（二）ICF-CY 框架下的脑性瘫痪治疗

在上述全面评定的基础上，再进行限定值级别的进一步的评定，充分了解脑瘫儿童存在的身体功能和身体结构的损伤，活动局限，参与受限以及存在的不利环境因素和有利的个人因素等，继而制订有针对性的康复治疗方案，包括近期康复目标和远期康复目标，治疗计划、实施和家庭康复指导等。治疗一阶段后再次评定和制订下一阶段的治疗计划。需注意评定时可以扩展至第三、四级编码，关节评定结果确定限定值。

制定治疗目标时要以患儿家庭为核心，了解家长和脑瘫儿童的愿望和治疗目标，结合实际病情制订比较切合实际的康复治疗目标。根据目标制定个性化治疗计划，首先要针对脑瘫儿童最需要解决的问题进行积极康复治疗，其次要判断脑瘫儿童哪一方面功能比较好，对较好的功能给予支持，使之得以充分强化和发挥，治疗计划还应包括对脑瘫儿童身体功能和结构的治疗、活动和参与方面治疗以及对不利环境因素的干预，根据治疗计划选择运动治疗、作业治疗、语言治疗、感觉统合训练和中医传统治疗等。

实施治疗计划需要康复治疗团队充分了解脑瘫儿童病情,掌握治疗计划中的治疗方法,引导孩子主动参与到治疗中,以主动活动为主,对大龄患儿要尽量让其理解治疗方法的内涵,让他们有针对性地去参与训练治疗,同时要注意指导家长的家庭训练方法,将在机构中训练的成果应用到日常生活中去,扩大脑瘫儿童的适应能力。最后应定期在 ICF-CY 框架下进行评定,对比治疗效果。

（侯雪勤　肖农）

第七节　其他相关评定

儿童康复涉及中枢神经系统、周围神经系统、肌肉骨关节系统、呼吸循环系统等多个系统的疾病,通常需要进行神经电生理、影像学等辅助检查的评定。

一、神经电生理检查

神经电生理评定是康复评定的延续,它记录神经肌肉组织的电活动,或者同时应用电/磁刺激神经肌肉系统的各个不同部分,根据神经解剖学和神经电生理学原理,为神经肌肉相关疾病诊断及康复评定提供依据。临床主要应用于脊髓前角细胞及前角细胞以下的病变。

（一）肌电图

肌电图(electromyography,EMG)是利用神经、肌肉的电生理特性,以电流刺激神经,记录其运动和感觉神经的反应波,或者用针电极记录肌肉电生理活动,对肌细胞在各种功能状态下的生物电活动进行检测分析,从而判断脊髓前角细胞、周围神经、神经肌肉接头、肌纤维的各种功能状态[55]。

1. 针刺 EMG

（1）检查方法:用针电极记录肌肉电生理活动,对肌细胞在各种功能状态下的生物电活动进行检测分析,主要观察指标包括插入电位、终板噪声电位、肌肉放松时自发电位、肌肉轻收缩时运动单位特性、肌肉大力收缩时运动单位电位募集情况。

（2）临床意义：①疾病的诊断：评估肌病，定位神经损伤，识别神经病和运动神经元病相关的去神经支配征象。肌电图可以区分肌源性或神经源性病变，肌源性病变表现是可有自发电位，轻收缩时运动单位电位时限缩短、波幅减小、多位相电位增多，大力收缩时可出现早期募集现象；神经源性病变表现是插入电位延长、纤颤电位、正锐波，轻收缩运动单位电位时限增宽、波幅增大，大力收缩时募集相减少；上运动单位病则无明显异常发现。另外根据异常肌肉的神经支配情况，可以推断为哪一条神经根、神经丛、神经干、神经支病变，从而确定神经损伤部位。②作为康复评定指标：纤颤电位出现很早，可以作为神经早期损害的指标。神经外伤后，运动单位电位的恢复早于临床康复 3~6 个月，可以作为治疗有效的指标[56]。

（3）注意事项：针电极通过皮肤插入肌肉会带来疼痛、感染和出血的风险。局部使用利多卡因/丙胺卡因乳膏可减轻不适；用酒精棉签清洗皮肤，避免针头放置在皮肤破损或感染的附近，可以减少感染的风险；对于使用抗凝药物或有凝血功能障碍的患儿，只检查浅表肌肉并在检查后持续施加压力，可将出血或血肿的风险降到最低。由于婴儿和幼童体型小、肌肉薄，在评估胸腔附近区域时必须非常小心，以避免气胸。

2. 神经传导速度

（1）检查方法：利用神经、肌肉的电生理特性，以电流刺激神经，记录其运动和感觉神经的反应波。①感觉神经传导速度测定包括逆行法与顺行法两种，逆行法是刺激感觉或混合神经干，在没有肌肉的指端或皮肤记录感觉电位，顺向法是在没有肌肉的指/趾端或皮肤刺激，在相应的神经干记录。逆行法和顺行法检查结果和临床意义相同。感觉传导检查记录的是神经电位，其电位振幅较低，需要平均多次以增加信噪比。感觉神经电位的潜伏期是从刺激起点至反应的第一个峰，称峰潜伏期，刺激点到记录点的距离除以峰潜伏期即为感觉传导速度。②运动神经传导速度测定：分别在运动神经或混合神经干的不同两点刺激，在靶肌肉上记录复合肌肉动作电位（compound muscle action potentials,CMAP),两点间的距离除以两点刺激的潜伏期之差即为两点之间的传导速度。

(2)临床意义:①神经传导检测技术可准确描述病变的程度和分布,可大体区分髓鞘病变和轴索病变。髓鞘病变表现为神经传导速度减慢,其中又有快纤维与慢纤维病变之分,慢纤维病变时可能速度减慢不多,而主要表现为反应波的时限延长或相数增多,同时CMAP波幅减低;轴索病变主要表现为CMAP波幅下降,传导速度明显减慢也可导致波幅降低,为了区别轴索减少和传导速度减慢导致的反应波波幅下降,可以计算反应波的面积,前者面积减少而后者变化甚微。②帮助确定某些疾病的病变性质,如神经传导减慢呈弥漫性,各神经之间传导速度差异非常小,常提示遗传性脱髓鞘性神经病,此类患者的各类神经纤维的神经传导的潜伏期显著延长,但反应波形的离散程度都不会太严重。而获得性脱髓鞘神经病,常常累及某些节段的神经,且受累的程度常不一致,其异常常不对称,波形的离散程度常很明显。③根据动态随访观察可以鉴别神经失用和轴索断伤:发病早期两者均表现为损伤部位近端刺激时波幅降低,远端刺激正常,1~2周后,轴索断伤处出现近端和远端波幅均明显下降,而神经失用者远端波幅不变,近端维持不变或改善[57]。

(3)注意事项:①由于出生时周围神经的髓鞘化不完全,潜伏期、传导速度和波幅的正常参考值取决于儿童的年龄。②温度可能会影响神经传导检查的测值。在所有神经传导检查中,监测并保持目标温度非常重要,上肢目标温度 >32℃,下肢 >30℃。为了防止不必要地降低婴儿的体温,没有被直接检查的躯干和四肢也需要注意保暖。③了解各种技术因素导致的误差,包括意外的神经共刺激、肌肉反应的体积传导效应、测量较短肢体节段带来的测量误差等。由于儿童患者的肢体较小,在低电流刺激时也可能发生神经共刺激,观察刺激相关的肌肉收缩模式有助于确保只有预期的神经受到刺激。

3. F波或F反应(F wave,F response)

(1)检查方法:刺激神经干时,运动纤维的兴奋双向传导,向下传导引起肌肉兴奋,其电反应称为 M 波。向近心端的传导将上达于脊髓前角细胞运动神经元,激发运动神经元的兴奋,此兴奋再回返传导,引起同一肌肉的二次兴奋,是为 F 波或 F 反应。F 波的发生有赖于脊髓前角运动神经元集合的兴奋性,几乎可见于任何神经。因为 F 波检查不需要测量远端肢体长度,避免了可能引入的测量误差,因此更有利于对幼儿进行检查。

(2)临床意义:①周围神经病评定:F 波主要在于测定周围神经近心段的传导时间,是对传统神经传导检测技术的补充,特别适用于脱髓鞘性多发性神经病的评定,其 F 波通常会明显延长。如吉兰-巴雷综合征,其 F 波的异常可早于运动神经传导速度的改变,早期可表现为 F 波出现率低、离散度增加,严重患者 F 波消失,随着病情好转,F 波重新出现。②区别神经根和神经丛病变:两者均表现为 F 波潜伏期延长或消失,但神经丛的损害通常还伴有感觉神经动作电位的波幅降低[57]。

(3)注意事项:F 波潜伏期需考虑年龄因素,从 6 个月到 6 岁,F 波潜伏期呈线性增加。即便考虑到婴儿的神经传导速度较成人慢,婴儿的 F 波潜伏期也较成人更短,因为婴儿的肢体长度较成人短。

4. H 反射(Hoffman reflex,HR)

(1)检查方法:刺激混合神经干而强度尚不足以刺激运动神经引起 M 反应时,即先刺激了感觉神经,兴奋经后根至脊髓前角细胞,引起前角细胞兴奋,产生肌肉反应(M 波),即为 H 反射。H 反射仅见于胫神经等少数神经。

(2)临床意义:H 反射潜伏期反映了传入和传出通路全长的神经传导,可用于研究近心段感觉与运动纤维传导的异常,困难在于难以区分这种异常源于感觉或运动纤维。H 反射是检测多发性神经病的一种敏感性方法,如 H 反射的异常可能是吉兰-巴雷综合征早期的唯一所见。还能诊断神经根的病变,如小腿腓肠肌的 H 反射潜伏期延长或消失是提示 S1 神经根病变的敏感指标。

(3)注意事项:①H 反射潜伏期与年龄、腿长及身高直接相关;②H 反射消失并非一定异常,检查中注意左右对比。

（二）诱发电位

诱发电位（evoked potential，EP）是指通过电、声、光或其他因子刺激作用于特定的部位，在神经的相应通路上或头皮相应区域或靶组织上记录的特殊电位。这些电位是刺激所诱发，可分别来源于周围神经、视网膜、耳蜗、脊髓、脑干、皮质或皮质下结构。常见的 EP 有躯体感觉诱发电位（somatosensory evoked potential，SEP）、听觉诱发电位（brainstem auditory evoked potential，BAEP）、视觉诱发电位（visual evoked potential，VEP）、运动诱发电位（motor evoked potential，MEP）。EP 普遍采用字母加数字的规则命名。如 P100 代表该波对于规定的参考电极值为正向，正常的潜伏期平均在 100 毫秒左右。

1. 躯体感觉诱发电位（SEP）

（1）检查方法：刺激躯体神经时从头顶记录到的头皮 SEP，也包括从脊髓记录的 SEP。表面电极刺激部位通常为腕部的尺神经或正中神经、踝部的胫神经或腓神经，在头皮的相应点 C3'、C4' 和 Cz' 记录。一般在腕部刺激时，在 Erb's 点可以记录到 N_{EP} 波，在 C6 可以记录到 $N_{颈6}$ 波，在 C3'、C4' 点可以记录到最主要的 N_{SP} 波。在踝部刺激时，在 L3 可以记录到 N_{CE} 波，在 Cz' 点可以记录到 P_{SP} 波。

（2）临床意义：①协助诊断周围神经损害或中枢局限性损害，前者表现为腕部刺激的 N_{EP} 潜伏期延长，踝部刺激的 N_{CE} 潜伏期延长，中枢局限性损害表现为峰间期延长或者波幅明显降低；②作为脊柱、脊髓等手术监测指标：术中波幅下降 50% 以上或潜伏期延长 2 毫秒以上，则提示可能有神经损害，应及时停止手术并采取补救措施，避免造成永久性损害；③昏迷预后的评估以及脑死亡诊断等，双侧 N_{SP} 波消失提示预后较差，预测不良预后的敏感度可高达 100%[58,59]。

（3）注意事项：①必须至少测试 2 次，以确保结果的可重复性；②SEP 潜伏期随年龄增长而延长；③SEP 波幅绝对值变异大，如两侧差异 >50% 时通常认为是异常。

2. 脑干听觉诱发电位(BAEP)

(1) 检查方法:两耳分别给以听觉刺激,在颅顶(Cz)处记录由声刺激引起的神经冲动在脑干听觉传导通路上的电活动。反映耳蜗至脑干相关结构的功能状况。脑干听觉传导通路与脑干其他结构的发育基本一致,因此 BAEP 检测不仅可反映脑干听觉功能的发育,而且在一定程度上可反映出整个脑干功能的发育状态,是反映脑干受损较为敏感的客观指标。

(2) 临床意义:①昏迷预后的评定,如双侧V波消失提示预后差;②多发性硬化的诊断;③颅后窝占位性病变的早期探测及定位;④区分脑干功能障碍是代谢性因素所致还是脑干结构损害所致,BAEP 相对能耐受代谢损害,几乎不受大多数非特异性中枢神经系统抑制剂的影响,而对脑干结构性损害的性质和程度,BAEP 可提供重要信息。

(3) 注意事项:①BAEP 峰间潜伏期影响因素较少,其异常延长通常反映中枢听觉传导病理过程;②BAEP 的异常形式并非某一类型的脑干病变所特有,在其他各种神经疾病中也可发生,如遗传性运动感觉神经病等。

3. 视觉诱发电位(VEP)

(1) 检查方法:是采用光刺激,在枕部记录的皮质电位(P100)。代表视网膜接受刺激,经视路传导至枕叶皮层而引起的电位变化,了解从视网膜到视觉皮层,即对整个视觉通路功能完整性进行检测。P100 潜伏期延长主要反映传导径的脱髓鞘变化,P100 波幅的下降主要反映视感觉输入下降或视觉传导径的变性。

(2) 临床意义:①疾病的定性诊断,如视神经炎、多发性硬化等脱髓鞘疾病主要特征是 P100 潜伏期延长;颅内肿瘤等占位性病变、脊髓小脑变性等导致轴索变性的疾病主要特征是 P100 波幅下降甚至消失。②定位诊断:如可利用半视野技术诊断一侧视神经病变,鉴别视交叉和前后视路的病变,还可以作为视路附近手术和低温手术的监护手段。③儿童康复领域:已逐步应用于检测新生儿视功能和了解视觉神经传导通路的髓鞘化程度、视觉皮层的成熟度等相关中枢神经的功能状态[60]。

（3）注意事项：①视力太差会导致 VEP 潜伏期延长和波幅降低，故屈光不正的患儿测试中需矫正视力；②婴幼儿及不合作患儿可采用闪光 VEP，但变异可能性大，不能作为疾病诊断的可靠依据。

4. 运动诱发电位（MEP）

（1）检查方法：用磁或电刺激皮质运动区或脊髓，产生兴奋，通过下行传导径路，使脊髓前角细胞或周围神经运动纤维兴奋，在相应靶肌肉记录到的肌肉运动复合电位，可以比较准确地评定中枢和周围的运动传导功能。MEP 测试异常包括中枢或周围性 MEP 传导速度降低或传导时间延长、皮层 MEP 刺激阈值增高、左右两侧间传导速度或传导时间差值超过正常范围、MEP 反应波幅缺失或降低。

（2）临床意义：临床主要用于脊髓损伤、缺氧缺血性脑病、多发性硬化、运动神经元疾病、遗传性痉挛截瘫、偏瘫等疾病的诊断、预后判断以及术中的监护。

（3）注意事项：①儿童 MEP 的反应波幅在各年龄期个体差异明显，仅有波幅的降低，不要轻易认定为异常，除非是反应电位缺失或伴有其他异常；②磁刺激会诱发人工耳蜗产生强烈噪声损伤听力，因此对安置了人工耳蜗的患儿测试时需佩戴耳塞。

（三）脑电图

脑电图（electroencephalography，EEG）是指通过记录脑的自发性生物电活动而了解脑功能的一种方法。头皮脑电图常规使用国际 10-20 系统确定电极安放位置，包括常规清醒睡眠脑电图、动态脑电图、视频脑电图监测。

1. 检查方法 ①常规脑电图：描记至少记录 20 分钟清醒状态下无干扰图形，并进行数次睁闭眼试验，闪光刺激和过度换气应作为常规诱发试验，对怀疑为癫痫患者尽可能进行睡眠脑电图记录，应记录到入睡过程和浅睡期（NREM 睡眠Ⅰ~Ⅱ期）图形。②动态脑电图：将脑电信号记录于随身携带的数字式磁盘记录盒，可连续记录 24 小时以上。记录期间患者可以自由活动，正常起居。此方法可大幅提高阳性率及定位诊断价值，但 EEG 有变化时看不到患者当时的行为表现。此项检查适合具有较好自控力、需长时程记录（常规 EEG 检查阴性或

EEG 异常与临床表现不符)的患者。③视频脑电监测:利用数码录像设备录下患者活动情况,包括癫痫发作情况,可与同期的脑电图同步记录。该检查适合发作多样、发作频繁或久未确诊,以及难治性癫痫患者。视频脑电监测可明显提高癫痫的确诊率,对癫痫的诊断、分型、癫痫外科治疗的术前评估等均具有重要意义。

2. **小儿脑电图诊断参考标准** 异常脑电图不再分级,但要求具体指明异常的主要特征,包括背景异常的特点、阵发性异常的波形、频率、部位等特征[61]。

(1) 正常儿童 EEG:儿童 EEG 以慢波为主,随着年龄的增加,慢波逐渐减少,而 α 波逐渐增多,3 岁枕区节律在 8Hz 左右,14~18 岁接近于成人。2 月龄时出现睡眠纺锤波,6 月龄左右出现觉醒和睡眠之间的转换状态,并可见头顶部的一过性的尖波和 K 综合波。5 岁前,儿童睡眠特征都是持续的慢脑电活动,5 岁以后与成人相似。

(2) 儿童异常 EEG:①背景脑波发育延迟,清醒时基本脑波频率明显落后于相应年龄的正常范围(基本节律慢化),该年龄段应出现的脑波未正常出现(如枕区 α 节律)或应消失的脑波未如期消失(如新生儿样交替图形等);脑波分布无正常部位差别(如 >12 个月无枕区优势频率);③两半球对应区域明显持续不对称;④广泛或限局性的持续慢波活动;⑤出现高度节律紊乱、爆发-抑制、低电压或电静息;⑥睡眠周期或睡眠结构异常,或在长时间记录的睡眠记录中生理性睡眠波在一侧或两侧恒定消失;⑦过度换气时诱发出棘(尖)慢复合波,或出现两侧慢波明显不对称,闪光刺激诱发出棘(尖)慢复合波,或出现光惊厥反应;⑧出现各种异常阵发性活动。

3. **临床意义** ①主要用于癫痫的诊断、分类和病灶的定位。痉挛型脑瘫合并癫痫的患儿脑电图多见局灶性或多灶性癫痫样放电,部分患儿由于缺乏明显的临床症状而被忽视,脑电图检查有利于早期发现并及时采取有效措施。②区别脑部器质性或功能性病变和弥漫性或局限性损害。③感染、中毒、代谢性等各种原因引起的脑病的诊断[3]。

4. **注意事项** ①儿童记录过程中容易活动,最好用电极膏或火棉胶固定盘状电极。②幼儿脑电图活动的电压较高,因此要适当调整灵敏度(10~20μV/mm),但对低波幅快波仍应使用 7~10μV/mm 的灵敏度。③记录要尽可能包括睁闭眼状态。3 个月以上的婴儿常可通过被动闭眼(即家长或技术人员用手遮蔽其双眼)记录后头部的优势节律。能合作的小儿可通过吹纸条或吹风车完成过度换气试验。有适应证的小儿应进行的节律性闪光刺激。④要尽可能记录睡眠期脑电图。困倦期、入睡过程及觉醒过程的脑电图非常重要。尽可能记录自然睡眠状态,或剥夺睡眠-睡眠状态,必要时也可应用镇静剂。但睡眠脑电图不能取代清醒期脑电图。⑤随时观察并注明记录过程中小儿的状态。对年龄较小的幼儿,仔细观察和记录清醒、困倦或睡眠状态的变化尤为重要。

二、影像学检查

影像学检查是运用各种成像方法使颅脑、脊髓、肌肉、骨骼、血管等解剖结构及病变显影,借以诊断疾病的检查方法。对确定颅内及椎管内的肿瘤、血管疾病、炎症、先天畸形、肌肉骨骼性疾病等的诊断有较高的价值。

(一)X 线片

1. **检查方法** 基于 X 线(X-ray)穿透性等特性利用人体组织间密度和厚度差异而显影,是观察骨和关节形态的常规检查方法。

2. **临床意义** 评定儿童骨关节发育情况及有无先天性畸形,如发育性髋关节脱位、脊柱侧弯的诊断及严重程度的判断。

3. **注意事项** 儿童患者检查时需家属陪同,检查的过程中尽量避免运动,以免影响图像的质量。

(二)电子计算机 X 射线断层成像

1. **检查方法** 电子计算机 X 射线断层成像(X-ray computed tomography,CT)是利用 X 线束对人体某部一定厚度的层面进行扫描,由探测器接收透过该层面的 X 线,具有扫描时间快、图像清晰特点。头颅 CT 可以较好地显示大脑的结构、形态学改变,能分辨出脑灰质和脑白质,脑 CT 灌注成像还可以观察脑部血流动力学变化。近年来,在脑 CT 显像的基础上进行正电子发射断层扫描(position emission tomography,PET)显像,其主要原理是利用不同放射性核素标记的化合物在体内进行细胞代谢探测,其在肿瘤的诊断及癫痫致痫区的定位上具有很高的应用价值,如局灶性癫痫的致痫区,发作间期通常表现为代谢降低,发作期则表现为代谢增高。

2. **临床意义**　①对于儿童神经系统疾病的诊断意义重大,如脑肿瘤、颅脑损伤、颅内出血、脑发育障碍、颅内钙化等。②利用 PET 诊断肿瘤及对癫痫致痫区进行定位。

3. **注意事项**　X 线辐射量大,对人体有放射性伤害的可能,尽量避免频繁进行。

(三) 磁共振成像

1. **检查方法**　磁共振成像(magnetic resonance imaging,MRI)是利用磁共振现象从人体中获得电磁信号,并重建出人体信息的一种断层成像技术。MRI 凭借其高分辨率及无辐射等优势,在临床上运用非常广泛,尤其是考虑有结构性病灶的儿童患者。

2. **临床意义**　可用于中枢神经系统、骨关节系统、心血管系统等多个系统疾病的检查。其对中枢神经系统发育畸形、颅脑损伤、脑性瘫痪、脑血管畸形如烟雾病、脊髓损伤、神经遗传病如脑白质营养不良等病变的定位、定性诊断较为准确、及时,可发现早期病变。

3. **注意事项**　①检查前需要摘除所有含金属物品;②MRI 检查的绝对禁忌证包括体内装有心脏起搏器或留有金属支架或金属物;③MRI 检查对患者头部或者身体的移动非常敏感,易产生伪影,因此儿童检查时需充分镇静[62]。

(四) 超声

超声(ultrasonic,US)是利用人体对超声波的反射进行观察。主要用于中枢神经系统、内脏器官、骨骼肌肉的形态学检查。其检查方法多样,每种方法所对应的疾病、身体部位有差别[63]。

1. **经颅多普勒颅脑超声检测仪(transcranial Doppler,TCD)**

(1) 检查方法:通过利用新生儿和婴儿未闭合的囟门为"声窗"获得实时二维的颅脑内部结构图像,是婴儿颅内疾病诊断的首选方法,无绝对禁忌证。适用于囟门未闭的婴儿。

（2）临床意义：常用于缺氧缺血性脑病、颅内出血、脑损伤、脑发育不良、脑积水及脑内占位性病变的检查，尤其对颅内出血诊断阳性率较高，优点是无创、安全、可动态随访。

（3）注意事项：①探头注意清洁及消毒，对于特殊感染的患儿采用一次性保护套，避免交叉感染；②如婴儿无法配合，可使用水合氯醛镇静；③对疾病的诊断需动态观察并结合其他影像学检查进行综合评估。

2. 肌骨关节系统超声检查

（1）检查方法：简称肌骨超声，是通过高频超声扫描提供优异的临床图像，以清晰显示肌肉、肌腱、韧带、周围神经等软组织层次关系及其内部机构来诊断肌肉骨骼系统疾病的新型超声检查技术。在肌肉骨骼系统检查评估中应用广泛。

（2）临床意义：①外伤、运动所致关节周围肌肉、肌腱、韧带的损伤及疾病，如肌肉、肌腱的撕裂，肌肉损伤后的并发症（骨化性肌炎、血肿）及评价肌肉萎缩程度；②神经系统病变，包括神经的卡压和外伤性疾病，如臂丛神经损伤，术后钢板及瘢痕造成的手术区神经的卡压及神经源性肿瘤样病变；③小儿扳机指、婴幼儿先天性肌性斜颈、髋关节发育不良的辅助诊断等。

（3）注意事项：检查时注意双侧对比，手法一致。

（冯英　肖农）

参考文献

［1］SICES L. Use of developmental milestones in pediatric residency training and practice：time to rethink the meaning of the mean［J］. J Dev Behav Pediatr，2007，28（1）：47-52.

［2］李林，武丽杰. 人体发育学［M］.3 版. 北京：人民卫生出版社，2018.

［3］李晓捷，唐久来，杜青. 儿童康复学［M］. 北京：人民卫生出版社，2018.

［4］毛萌. 江帆. 儿童保健学［M］.4 版. 北京：人民卫生出版社，2020.

［5］李晓捷.儿童康复［M］.北京:人民卫生出版社,2020.

［6］李晓捷.儿童康复学［M］.北京:人民卫生出版社,2018.

［7］杨玉凤.儿童发育行为心理评定量表［M］.北京:人民卫生出版社,2016.

［8］MORGAN C,NOVAK I,ADDE L. Early,accurate diagnosis and early intervention in cerebral palsy:advances in diagnosis and treatment［J］. JAMA pediatrics,2017,171(9):919.

［9］贺莉,陈艳妮.婴儿运动能力测试临床应用［J］.中国实用儿科杂志, 2017,32(11):813-816.

［10］MORGAN C,ROMEO DM,CHORNA O,et al. The Pooled Diagnostic Accuracy of Neuroimaging,General Movements,and Neurological Examination for Diagnosing Cerebral Palsy Early in High-Risk Infants:A Case Control Study［J］. J Clin Med,2019,8(11):1879.

［11］PIPER MC,DARRAH J.发育中婴儿的运动评估［M］.黄真,李明,主译. 北京:北京大学医学出版社,2009.

［12］FUENTEFRIA RN,SILVEIRA RC,PROCIANOY RS. Motor development of preterm infants assessed by the Alberta Infant Motor Scale:systematic review article［J］. J Pediatr(Rio J),2017,93:328-342.

［13］王翠,李一芳,黄真,等.Alberta 婴儿运动量表的效度研究［J］.中国康复医学杂志,2018,33(1):55-58.

［14］王翠,黄真.Alberta 婴儿运动量表［J］.中国康复医学杂志,2009,24(9): 858-861.

［15］王翠,李一芳,黄真,等.Alberta 婴儿运动量表与 Peabody 粗大运动发育量表在高危儿中的预测能力研究［J］.中国康复医学杂志,2019,34(3): 293-296.

［16］王慧,李海峰,王江平,等.Alberta 婴儿运动量表在脑损伤高危儿康复随访中的应用［J］.中华物理医学与康复杂志,2018,40(2):115-117.

［17］M. RHONDA FOLIOR,EBECCA R. FEWELL. PEABODY 运动发育量表（上册）.2 版［M］.李明,黄真,主译.北京:北京大学医学出版社,2006.

［18］中国康复医学会儿童康复专业委员会,中国残疾人康复协会小儿脑性瘫痪康复专业委员会《中国脑性瘫痪康复指南》编委会.中国脑性瘫痪

康复指南(2015)［J］. 中国实用乡村医生杂志, 2015, (24):5-12.

［19］GRIFFITHS A, TOOVEY R, MORGAN PE, et al. Psychometric properties of gross motor assessment tools for children: a systematic review［J］. BMJ Open, 2018, 8: e021734.

［20］CARROLL D. A quantitative test of upper extremity function［J］. J Chron Dis, 1965, 18:479-491.

［21］SUNLNER E, PRATT ML, HILL EL. Examining the cognitiveprofile of children with Developmental Coordination Disorder［J］. Res Dev Disabil, 2016, 56:l0-17.

［22］PIEK JP, HANDS B, LICARI MK. Assessment of Motor Functioning in the Preschool Period［J］. Neuropsychology Review, 2012, 22(4):402-413.

［23］崔娓, 林森然, 古桂雄, 等. 儿童发育性协调障碍临床评估工具的研究进展［J］. 中国儿童保健杂志, 2018, 26(9):977-980.

［24］MCINTYRE F, PARKER H, THOMTON A, et al. Hands. Assessing motor proficiency in young adults: the Bruininks Oseretsky Test-2 Short Form and the McCarron Assessmentof Neuromuscular Development［J］. Human Movement Science, 2017, (53):55-62.

［25］J CAIRNEY, J HAY, S VELDHUIZEN, et al. Comparing probable case identification of developmental coordination disorder using the short form of the Bruininks-Oseretsky Test of Motor Proficiency and the Movement ABC［J］. Child: care, health and development, 2009, 35(3):402-408.

［26］PEREZ-LLORET S, VAN DE WARRENBURG B, ROSSI M, et al. members of the MDS Rating Scales Review Committee. Assessment of Ataxia Rating Scales and Cerebellar Functional Tests: Critique and Recommendations［J］. Mov Disord, 2021, 36(2):283-297.

［27］中华医学会神经病学分会, 中华医学会神经病学分会帕金森病及运动障碍学组. 肌张力障碍诊断中国专家共识［J］. 中华神经科杂志, 2020, 53(1):8-12.

［28］FEHLINGS D, BROWN L, HARVEY A, et al. Pharmacological and neurosurgical interventions for managing dystonia in cerebral palsy: a systematic review［J］. Dev Med Child Neurol,2018,60(4):356-366.

［29］BALINT B,MENCACCI NE,VALENTE EM,et al. Dystonia［J］. Nat Rev Dis Primers,2018,4(1):25.

［30］ALBANESE A,DI GIOVANNI M,LALLI S. Dystonia:diagnosis and management［J］. Eur J Neurol,2019,26(1):5-17.

［31］王玉龙.康复功能评定学［M］.北京:人民卫生出版社,2018.

［32］DE BILDT AA,KRAIJER DM. Vineland Adaptive Behavior Scales:Survey version［M］. Leiden:Leiden University press,2004:20-25.

［33］姚树桥,龚耀先.儿童适应行为评定量表全国常模的制定［J］.中国临床心理学杂志,1993,1(2):76-80.

［34］National Institutes of Health Speech and Language Developmental Milestones. NIH Pub,No. 00-4781 September 2010.

［35］SHARYNNE MCLEOD AND LINDA J. Harrison:Epidemiology of Speech and Language Impairment in a Nationally Representative Sampleof 4- to 5-Year-Old Children［J］. Journal of Speech,Language,and Hearing Research,2009,52:1213-1229.

［36］CARTER J,MUSHER K . Etiology of speech and language disorders in children［J］. 2010.

［37］CATTS HW,BRIDGES MS,LITTLE TD,et al. Reading achievement growth in children with language impairments［J］. J Speech Lang Hear Res,2008, 51:1569.

［38］MCKEAN C,REILLY S,BAVIN EL,et al. Language Outcomes at 7 Years: Early Predictors and Co-Occurring Difficulties［J］. Pediatrics,2017:139.

［39］Definitions of communication disorders and variations. Ad Hoc Committee on Service Delivery in the Schools［J］. American Speech-Language-Hearing Association,1993,35:40.

［40］李晓捷.实用儿童康复医学［M］.2 版.北京:人民卫生出版社,2017.

［41］李廷玉.儿童保健学［M］.4 版.北京:人民卫生出版社,2020.

［42］WATKINS MW,BEAUJEAN AA. Bifactor structure of the Wechsler Preschool and Primary Scale of Intelligence—Fourth Edition［J］. Sch

Psychol Q,2014,29(1):52-63.

［43］中华医学会儿科学分会发育行为学组,中国医师协会儿科分会儿童保健专业委员会,儿童孤独症诊断与防治技术和标准研究项目专家组.孤独症谱系障碍儿童早期识别筛查和早期干预专家共识[J].中华儿科杂志,2017,55(12):890-897.

［44］World Health Organization. International Classification of Functioning,Disability and Health:ICF［J］. Geneva:WHO,2001.

［45］World Health Organization. International Statistical Classification of Diseases and Related Health Problems. 10th revision［J］. Geneva:World Health Organization,1992.

［46］World Health Organization. ICF Practical Manual［J］. Geneva:WHO,2013.

［47］Grill E,Gloor-Juzi T,Huber EO,et al. Operationalization and Rehabilitation Testing of ICF Categories Relevant for Physiotherapist's Inventions in Acute Hospital［J］. J Rehabil Med,2011,43(2):162-173.

［48］Boldt C,Brach M,Grill E,et al. The ICF categories identified in nursing interventions administered to neurological patients with post-acute rehabilitation needs［J］. Disability &Rehabilitation,2005,27(7-8):431-436.

［49］Sorochan C. All Talk,No Action［J］. Am J Phys Med Rehabil,2012,91:550-560.

［50］万春晓,毕胜. ICF 应用的问题与难点[J].中国康复医学杂志,2013,28(10):961-966.

［51］Alvarez AS. The application of the International Classification of Functioning,Disability,and Health in psychiatry:possible reasons for the lack of implementation［J］. Am J Phys Med Rehabil,2012,91(suppl):S69-S73.

［52］Kirschneck M,Rauch A,Stucki G,et al. How to Apply the Intemational Classification of Functioning,Disability and Health (ICF) for Rehabilitation Management in Clinical Practice［J］. PhysikalischeMedizin,Rehabilitationsmedizin,Kurortmedizin,2011,21(1):11-21.

[53] Kohler F, Selb M, Escorpizo R, et al. Towards the Joint Use of ICD and ICF: A Call for Contribution [J]. J Rehab Med, 2012, 44(10): 805-810.

[54] 陈秀洁, 姜志梅. 小儿脑性瘫痪运动治疗实践[M]. 北京: 人民卫生出版社, 2015.

[55] 卢祖能, 曾庆杏, 李承晏, 等. 实用肌电图学[M]. 北京: 人民卫生出版社, 2000: 1067.

[56] 励建安, 黄晓琳. 康复医学[M]. 北京: 人民卫生出版社, 2016: 607.

[57] 崔丽英. 简明肌电图学手册[M]. 北京: 科学出版社, 2006: 228.

[58] CARRAI R, GRIPPO A, LORI S, et al. Prognostic value of somatosensory evoked potentials in comatose children: a systematic literature review [J]. Intensive Care Medicine, 2010, 36(7): 1112-1126.

[59] VAN PUTTEN MJ. The N20 in post-anoxic coma: are you listening? [J]. Clin Neurophysiol, 2012, 123(7): 1460-1464.

[60] 吴希如, 林庆. 小儿神经系统疾病基础与临床[M]. 2版. 北京: 人民卫生出版社, 2009: 1147.

[61] 刘晓燕. 临床脑电图学[M]. 2版. 北京: 人民卫生出版社, 2017: 707.

[62] 徐克, 龚启勇, 韩萍. 医学影像学[M]. 8版. 北京: 人民卫生出版社, 2018: 398.

[63] 姜玉新, 王志刚, 胡兵, 等. 医学超声影像学[M]. 北京: 人民卫生出版社, 2010: 464.

第二章 儿童康复治疗技术

第一节 康复治疗原则

儿童康复治疗原则是指包括对治疗技术的选择、治疗方案的制订和实施治疗等过程需要考虑的因素和决策依据[1]。儿童康复中，慢性病患儿较为常见，且目前许多治疗技术疗效未得以明确，因此掌握治疗原则有助于提高疗效、加快康复进程，减轻患儿家庭和社会的负担。

一、基于循证医学选择治疗技术

目前，临床中应用于儿童康复的技术有数十种，但疗效不一，因此康复专业人员应充分了解所应用的康复治疗技术的证据水平，包括对该技术的治疗参数、适用人群、有效性等方面的研究证据。康复专业人员可通过研读高质量的文献了解，如随机对照试验、国际指南、综述等，也可以由康复专业人员开展高质量的科学研究以探索该技术的有效性和治疗标准，如临床试验、动物实验等。此外，康复专业人员还可通过继续学习获取相应的知识，如高水平的学术会议。

二、基于康复评定与分析选择治疗技术

康复评定是康复治疗的前提，康复专业人员需要通过评定全面了解患儿的基本情况、病史、临床表现、目前的功能水平等内容，以发现患儿目前的功能障碍和选择适宜的治疗技术。临床上常用特定量表评定患儿的相应功能，但对于罹患疾病的个体而言，通常不仅是单一的功能障碍，而不同功能之间可能存在相互影响的关系，因此在完

成康复评定后,应综合所有结果进行分析而发现重点问题,从而选择有针对性的康复治疗技术并提高治疗效果。

三、基于康复目标选择治疗技术

康复目标是康复治疗的方向,通常是根据患儿年龄、功能障碍情况、评估结果与分析、预后以及患儿与其家属的期望而制订的特定时间内的功能性目标。由于疾病种类的差异,可以根据疾病的不同时期分为急性期、亚急性和恢复期的康复目标;还可根据病程和患儿的年龄,设定短期、中期和长期等康复目标,因此康复治疗需与康复目标一样具备针对性、阶段性和渐进性。

四、结合患儿及家属的需求选择治疗技术

患儿及家属的需求体现了患儿目前最迫切需要解决的问题,康复专业人员在选择康复治疗技术时应尊重且结合患儿及其家属的需求,同时引导他们形成合理可行的康复目标和期待。同时康复专业人员的每一个决定均应告知患儿及其家属,且考虑他们的意见和建议后对治疗进行合理的调整和修改。

五、基于功能制订治疗方案

康复专业人员在制订康复治疗方案时,应以恢复功能为主要方向,促进与其实际生活中相关活动的功能恢复。如对于肌力减弱者而无法独站者,康复专业人员应从结合力量训练和站立位的功能性活动训练,以促进其独站能力的发展,帮助其回归家庭和校园。

六、联合治疗和综合治疗

联合治疗指的是针对特定的功能障碍通过联合两种或以上的治疗方法能达到加强治疗效果的作用。如对于缓解痉挛,主要的治疗手段是肉毒毒素治疗,但同时可能需要配合牵伸、矫形器等治疗,才能帮助患儿达到更好且更长久的治疗效果。综合治疗是指对于共患多种障碍者需通过综合多种不同的技术进行治疗,如脑瘫儿童以运动

障碍为主,同时可能伴随智力障碍、吞咽与进食障碍等,因此他们往往需要运动训练、认知训练、吞咽训练等综合治疗方案。

七、充分考虑环境因素对康复治疗的影响

康复的过程通常需要花费大量时间、人力和金钱,因此家庭与社区的康复条件决定了患儿能否持续接受康复治疗。康复专业人员有责任为患儿选择最适当的治疗方案从而节省不必要的花费,并且能为患儿及其家属提供社区康复服务或者相关信息。

八、保证安全性和有效性

在实施康复治疗的过程中,应保证治疗的安全性及有效性,因此康复专业人员应做到:①掌握每项治疗技术的适应证及禁忌证;②在不影响患儿生长发育的前提下实施治疗;③循序渐进地实施治疗,并使治疗项目具有难度递增的特点;④在实施治疗过程中规范操作,不产生因治疗而造成的损伤;⑤加强以目标和任务为导向的治疗方法,促进患儿的主动性;⑥考虑治疗的趣味性,以加强患儿的配合程度。

九、及时反馈与调整

治疗方案并非一成不变,康复专业人员应根据患儿功能水平、年龄、生活环境等方面的变化进行有针对性的调整。康复专业人员在对患儿进行治疗时,也应不断反思,提高治疗的有效性。

(徐开寿　邱慧莹)

第二节　运动治疗技术

一、目标导向性训练

(一) 概述

目标导向性训练(goal-directed training)是基于活动的治疗方法,

强调运动模式是个人能力、环境和目标共同作用的结果,通常包括选择有意义的目标、分析基线表现、治疗、结局评估四个部分组成。对于不同的个体而言,应针对不同的功能水平、年龄阶段和生活环境,选择适应的康复目标和治疗方法。

(二)临床应用

1. **选择有意义的目标** 以患儿及家属为中心进行目标设定其目的性更强,但他们的愿望不完全等同于康复目标,因此他们需要专业人士的引导。康复目标应具备"SMART"特性,即应设定特定的(specific)、可测量的(measurable)、可操作的(attainable)、现实的(realistic)、有限时间内的(time specified)目标,同时设定时还应具体明确人物、时间和地点。

2. **分析基线表现** 在目标导向性训练中,分析患者在实际环境中的任务表现是关键。在分析患者的能力水平前,应对环境适应性和任务结构进行分析。基线表现的分析可明确限制患者表现的具体变量,如努力程度、效率、安全性、独立性、社会适宜性以及患者的个人因素,同时也是为了后续选择有效的治疗方法提供依据。

3. **治疗** 促进患儿运动技能的获得需要帮助他们形成或恢复对功能性动作的认知过程。患者的主动性是运动学习的关键[2]。有研究提示,长效的运动功能改善与重复练习、解除困难和反馈有关。患儿应该习得完成某项运动最有效率的策略,因此治疗师应为患儿设计促进其解决问题和探索最佳策略的情景以及重复训练的方法来进行训练。对于运动的分析,可采用运动学习模型的三个阶段来解释[3],即:①认知阶段:该阶段患儿需要外力和/或言语的帮助,以充分理解完成任务的需求;②运动阶段:患儿可以主动运动并通过重复练习来改善运动质量;③自主阶段:患儿在该阶段的运动模式是成熟的,可自发完成任务,并可对新的情景做出适应性调整。以下将以运动功能举例说明目标导向性训练的实际应用,并对具体的动作进行运动分析,同时以辅助运动、主动运动和随意运动来划分目标运动的达成难度。

(1)头部控制:其发展通常包括俯卧位轻微短时抬头,主动抬头至更高的角度,以及能在俯卧位、坐位和站立位始终维持头部竖直。在俯卧位抬头时,为抵抗头部重力,其胸锁乳突肌及颈后肌群等颈部肌群收缩,同时借助上肢来支撑部分躯干的重力。因此在俯卧位进行抬头训练时,可先通过外力辅助患儿抬高头部,同时注意激活相应的颈部肌群,并且正确摆放上肢的位置(利用前臂支撑,肘关节在肩关节前方),然后再逐渐减少外力辅助,从而达到自身控制头部的目的。头部控制运动的发育不仅依靠患儿颈部肌肉力量、肌张力,还与患儿运动的主动性相关,因此在进行训练时,应在患儿的前方,借助玩具等物品,吸引其主动抬头。坐位往往是患儿头部控制训练比较好的起始体位,治疗师双手扶持患儿的腰背,以辅助患儿维持坐位,根据患儿的头部控制能力,通过保持头部在正中位,以及往左、右、前、后等方向倾斜患儿躯干,引导其头部主动向反方向运动,以达到头部控制训练的目的。

(2)翻身:即从仰卧位到俯卧位的相互转换,是儿童最早出现的体位转换,训练重点主要在于躯干和头部的力量与控制。以向左侧翻身为例,治疗师可先将患儿左侧上肢上举,屈曲右侧下肢,同时借助骨盆带动躯干向左侧旋转,并带动右侧上肢向左侧运动,完全翻至俯卧位时注意引导患儿充分前屈双上肢,避免压迫肩关节。翻身有助患儿多在俯卧位下玩耍,可增强上肢力量和促进爬行能力。对于未能爬行的儿童,他们可能会通过连续翻身来够取物品和探索周围的环境。

(3)坐:良好的坐位能让儿童的视野更加宽广,增加与他人互动的机会,解放双手,从而增加其对活动的参与度。维持坐位的能力发展通常包括扶持坐、手支撑坐、独坐、可维持坐位平衡。扶持坐阶段,治疗师可双手扶持患儿双髋,引导患儿主动竖直头部和腰背部。手支撑坐阶段,治疗师可让患儿盘腿坐于床面,治疗师辅助患儿肘关节伸展,使之双手支撑于床面,逐渐减少辅助,促进患儿独立支撑坐的能力。随后逐渐过渡到单手支撑坐和完全独坐。训练时,可以用玩具、声音等诱导患儿主动抬头和伸展脊柱,促进其腰部控制的能力发育。治疗师应叮嘱家长增加患儿在日常生活中维持坐位的机会,如在儿童餐椅上做互动游戏、进食等。治疗师可让患儿在坐位下往不同的方向伸手够物,也可以将玩具等物品从患儿的一边向另一边移动,让患儿在上肢发生持续移动时维持坐位平衡。治疗师还可以让患儿坐在平衡板或 Bobath 球上,使之向不同方向倾倒 10°~20°,引导其躯干往相反方向移动以维持平衡。治疗师还应训练患儿维持不同坐姿的能力,以适应不同环境中坐姿需求,如在垫子上的盘腿坐、长腿坐,以及在椅子上的端坐。

(4)卧位和坐位转换:对于能维持坐位的儿童,可进行卧位与坐位间的相互转换。此项训练的关键在于上肢支撑和维持躯干稳定的能力。因为在进行卧位和坐位的体位转换时,患儿需要借助上肢的支撑来对抗部分的体重,并在躯干维持稳定时转移重心,从而完成体位转换。对于从坐位转换至卧位,患儿盘腿坐于床上,治疗师可引导患儿双手向前支撑于床面,然后从患儿髋部辅助其重心向前移动,转换至四点跪位再到俯卧位。当患儿仰卧时,治疗师引导患儿翻身至俯卧位,然后辅助其肘关节伸展、双手支撑身体抬离床面,再辅助其双下肢屈髋屈膝,呈短暂的四点跪位后,治疗师从患儿髋部辅助其身体重心向后移动,使之转变成坐位。患儿亦可从仰卧位直接转换成坐位,此时治疗师可引导患儿一侧肘关节伸展并用手部支撑身体,再牵拉对侧上肢以引导其用力向上抵抗自身重力,从而转变成坐位。

(5)爬:爬行是儿童在俯卧位双侧肢体交替活动,身体向前移动的过程,在肌肉力量还未能完全支撑自身体重时,爬行能让患儿的活动性增强。正确的爬行不仅让患儿的移动能力增加,还能增强四肢及躯干的肌肉力量以及促进四肢的协调运动。患儿可以通过爬行探索四周环境,有助于认知功能的发育。爬行的发展可分为腹爬、四点爬和高爬。爬行训练前应先对患儿肢体和躯干力量进行分析。若患儿上肢能主动前伸,治疗师可屈曲患儿一侧下肢,诱导患儿下肢向后蹬;若患儿上肢前伸的主动性较差,治疗师可辅助患儿一侧上肢前伸、对侧下肢屈曲,同时刺激患儿前伸侧上肢的肩胛下角,并推动屈曲侧下肢前进。爬行取决于获得训练的机会以及使用手、膝支撑和交替移动能力。因此,治疗师应嘱咐家长多在日常生活中利用患儿喜欢的物品,让患儿产生主动爬行的动力,增加患儿爬行的机会。上肢支撑的训练也有助于爬行的发育,包括前臂支撑和直臂支撑。四点爬需要较强的肌肉力量,因此在进行四点爬训练前,应先进行四点支撑训练,患儿能在四点跪时维持身体平衡,才能更灵活地完成四点爬的动作。四点支撑时患儿为俯卧位,治疗师辅助患儿的髋、膝关节屈曲至 90° 左右,此时患儿的腹部抬离床面,然后治疗师辅助患儿两侧肘关节伸展,并且双手张开撑于平面上,呈四点跪位。家长可用玩具在患儿的前、侧方吸引其伸手够物,产生重心转移,以训练其该体位的平衡能力,并为后续的四点爬训练作准备。四点爬训练时患儿呈四点跪位,治疗师可给予患儿躯干一定的辅助,如双手托住患儿的腹部或使用稳固的布带托起患儿的腰腹部,同时引导患儿以双侧肢体交替运动的方式向前爬行。在四点爬之后,儿童可能会经历短暂的高爬阶段,此时他们的四肢支撑能力更强,可直接通过手和足支撑进行爬行,此时儿童可能已具备扶持站立的能力。

(6)站:维持站位的能力也是逐渐发展的过程,其可能包括扶持站立、独站和维持站立平衡,其中独站和维持站立平衡是步行的重要前提。站立时,患儿需要利用下肢的支撑抵抗身体的重力,以维持头、躯干和下肢竖直的姿势,因此下肢的力量和骨盆的控制是关键。治疗师在进行独站训练前可先加强患儿髋部周围肌群和下肢肌群的力量,具体可采用:①搭桥训练:患儿仰卧位,双膝屈曲,双足踩于床面,治疗师固定患儿双下肢以避免代偿,同时引导患儿将臀部抬离床面。代偿动作仍较明显时,可让家长辅助固定患儿的肩膀。在进行搭桥运动训练时,患儿髋关节主动伸展,其腰部及臀部肌群收缩,可以提高患儿髋部后侧肌群的力量,以增强站立时骨盆的稳定性。治疗师可引导患儿在臀部抬离床面时保持动作 10 秒左右,从而增强对髋关节运动的控制;还可以以单侧下肢支撑、在患儿腹部增加负重的方式,增大搭桥运动的难度,而且单桥运动有助于偏瘫型脑瘫儿童增强患侧下肢的力量。②直跪训练:患儿双膝屈曲 90° 跪于床面,治疗师辅助患儿伸展髋关节,并维持其躯干竖直,家长可在患儿前方鼓励其向前方看,引导患儿主动竖直躯干。在维持直跪动作时,患儿需要伸展髋关节并借助下肢的力量以维持身体平衡。③半跪训练:以右侧为例,患儿右侧下肢伸髋屈膝跪于床面,左侧下肢屈髋屈膝,左侧足部踩于床面,治疗师辅助患儿躯干维持稳定。半跪动作不仅在直跪的基础上加大了对骨盆控制的难度,还能加强偏侧下肢的力量,同时半跪也可以是从坐到站的过渡动作。站立位训练时,患儿伸髋、伸膝,双足与肩同宽站于地面,治疗师在患儿骨盆或双膝处给予保护性辅助。在完全独站前,治疗师可以在患儿前方放置一平面,让患儿扶物站立,然后借助玩具等物品,吸引患儿伸手够物,从而逐渐过渡到完全独站。患儿可独站后,治疗师可让患儿在站立位下,向左、右或前方伸手够物,以训练其站立位下的自动态平衡。也可以让患儿站在平衡板上,治疗师通过控制平衡板使患儿向前、后、侧方倾斜,从而训练其在不稳定平面下的站位平衡。还可以与患儿进行抛接球等游戏,将站立平衡训练与日常生活相结合。

(7) 坐位与站位的相互转换:从坐到站的转换,关键动作在于膝关节伸展的过程,因此股四头肌的力量尤为重要。治疗师可以先让患儿练习蹲起,使其获得相应的运动经验,同时增强股四头肌的力量,然后再结合日常生活活动来开始坐起的训练,如从椅子上坐起或从地板上坐起等。在进行蹲起训练时,治疗师应在患儿的后方扶持其双膝以辅助进行蹲下和站起的动作。在引导患儿站起的过程中,治疗师应注意让患儿的踝关节充分背伸(踝背屈约 75°),重心前移(双膝稍超过足尖),躯干伸展(产生与重力相反的向上的力),让患儿以高效的方式进行蹲起训练。训练坐位和站位转换时,治疗师可让患儿坐在高度合适的椅子上(髋、膝屈曲 90°,双足能踩到地面),同时控制患儿的踝关节使之充分背伸,并引导其重心前移,完成坐起的动作。在双足能踩于地面的前提下,椅子越高,患儿就越容易完成坐起的动作,治疗师可通过调整椅子的高度来改变训练的难度。对于从地面坐起,治疗师主要是引导患儿正确的运动顺序。治疗师可辅助患儿从坐位转换成四点跪位,引导患儿扶住前方的固定物,进一步转换成直跪,后为半跪,最后站起。从站到坐的过程,股四头肌离心收缩,所需力量的要求更高。治疗师可先扶持患儿双手或让患儿扶住椅子两旁的扶手,同时固定其膝、踝的相对位置,缓慢地控制重心下降,完成坐下的动作。

(8) 步行训练：步行训练可先从扶物侧行、扶物前行开始，逐步过渡到独立步行。训练扶物步行时，患儿可面向与其胸部水平的床沿或横木站立，治疗师双手握住患儿双膝或小腿中部，并辅助其向侧方迈步。可嘱咐家长用玩具在患儿侧方吸引其主动迈步。站立位下进行臀中肌的力量训练，有助于促进患儿主动向侧方迈步。患儿借助助行架或由家长扶持双手站于水平面，治疗师双手分别握住患儿双膝或小腿中部以辅助其抬腿，引导患儿双侧下肢交替向前迈步。治疗师应注意观察患儿在步行时躯干有无因家长的牵拉而过度前倾，导致重心前移，应及时纠正。另外，应尽可能设计不同的环境来鼓励患儿自发移动，如围绕家具迈步、推着小车行走等。治疗师亦可借助康复机器人、运动平板等设备，让患儿在机器人或减重设备的辅助下采用正确的步态进行步行训练。进行独走训练时，治疗师在患儿后方给予保护性辅助，并引导患儿迈步，嘱咐家长在患儿前方（距离的长短视患儿能力而定），鼓励患儿走向家长。同时注意引导患儿躯干竖直、上肢交替摆动，并鼓励患儿目视前方。

(9) 上肢及手功能训练：上肢和手的目标导向性训练可与日常生活中的常见活动为目标开展训练。上肢通常需要伸展以够取物品，手主要通过屈曲和伸展来抓握和释放物品。手对于物品操作而言其功能更加复杂，可分为手掌抓握、部分拇指抓握、拇指与其他四指形成的侧捏和对捏等。此外，双手操作的灵活性和协调性也是训练的重要内容。治疗师可以通过在不同高度上放置物品，引导患儿主动前伸上肢够取。治疗师通过给予不同形状的物品引导出不同的抓握形式：①球状、棒状物品引导手掌抓握；②方块状物品引导部分拇指抓握；③细小的物品则可引导侧捏和对捏，如小球、细绳等。对于手部灵活性和协调性训练，则可引导患儿连续重复做相应的动作，并引导其加快运动速度，另外一些趣味性游戏也可达到训练目的，如打地鼠、串珠等。

4. 结局评估 结局评估可使用于目标活动相关的特定量表来判断功能改善的情况，如粗大运动功能测评（gross motor function measure，GMFM）可用于评估脑瘫患儿的粗大运动功能。使用量表评估通常可能是针对较广泛的目标,如粗大运动功能、精细运动功能等,而对于特定的目标评估则可以使用目标达成量表(goal attainment scale,GAS)。GAS 主要用于评估治疗对于个体化所产生改变和影响[4],使用 GAS 对以翻身为目标进行训练后的结局评估(表 2-1)。

表 2-1 GAS:翻身

达成水平	分数	翻身
基线表现	−2	无翻身动作
差于预期目标	−1	仅翻至侧卧或仅一侧翻身
预期目标	0	可左右翻身
好于预期目标	+1	左右翻身,翻身至俯卧后可使用上肢支撑
更好于预期目标	+2	左右翻身后用上肢支撑,可俯卧和仰卧相互转换

(三)注意事项

目标导向性训练强调目标的明确性,同时需要多目标运动进行多次重复的练习,以达到治疗效果。对于不同年龄阶段或存在不同程度认知障碍的患儿,他们对于治疗师所给予的指令理解程度不同,或无法理解,因此应注意辅助运动和增加其他感觉输入来引导患儿。对于不同的个体,其需求不同,因而目标也是多种多样的,治疗师需要根据患儿的需求,辅助其形成合理性的目标,并分析达成目标的可行性治疗方法。

二、功能性牵伸技术

(一)概述

功能性牵伸技术(functionalstretching)指的是牵伸通过与主动运动和姿势结合达到维持或增加肌肉延展性的效果。在进行功能性牵伸时,关节的运动方向与常规被动牵伸一致,不同的是患儿需要通过主动活动来完成。功能性牵伸的优点在于更好地激活肌肉,改善运动表现,同时也可增加肌肉伸展性,预防关节挛缩,减少过度活跃的牵张反射,保持关节活动范围以进行功能性运动。

(二) 临床应用

1. 上肢肌群

(1) 肩前屈肌群:牵伸该肌群应让患儿主动做肩后伸的动作,如步行时上肢向后摆动的动作。患儿可于坐位或站立位,治疗师于其后方,给予小球等物品,引导患儿肘关节伸展以及肩后伸,并够取物品,同时维持该动作约 10~30 秒,治疗师可逐渐改变物品的位置,使患儿增大肩后伸的角度。

(2) 肩后伸肌群:牵伸该肌群应让患儿主动做肩前屈的动作,如生活中需要够取高处物品时的动作。患儿可于坐位或站立位,治疗师于其前方并根据患儿肘伸展时能向前方够取的高度给予物品,引导其够取,或让患儿主动向前方拍球,同时要求其维持肩前屈的情况下重复多次拍球,使得每次牵伸维持约 10~30 秒。

(3) 肩内收肌群:患儿可于坐位或站立位,治疗师引导其一侧或双侧肩关节充分外展,并维持该动作 10~30 秒,还可在患儿侧方给予一目标,从而引导患儿更充分外展肩关节以触碰到该目标。此时肘关节充分伸展有助于加强肩内收肌群的牵伸作用。

(4) 肩外展肌群:患儿可于坐位或站立位,治疗师可于患儿腋下放置具一定弹性的小球,引导患儿肩逐渐内收并不断挤压小球,或通过夹住小球以维持肩内收 10~30 秒。

(5) 肘屈曲肌群:牵伸该肌群应让患儿主动做肘伸展的动作,许多活动都涉及不同程度的肘伸展,但在牵伸时应注意使肘关节充分伸展。患儿坐于桌前,治疗师于患儿侧方,引导患儿将物品从桌面放至侧方的容器内,注意容器的高度应稍低于患儿肘充分伸展时的位置。或让患儿端坐于长椅上,双上肢置于身体两旁,同时肘关节伸展,双手撑于椅子上,并维持该动作 10~30 秒。

(6) 肘伸展肌群:牵伸该肌群应让患儿主动做肘屈曲的动作。与牵伸肘屈曲肌群的方法一样,但运动方向相反(即将容器内的物品放至桌面)。或让患儿于站立位,双肘屈曲,双手分别触碰两侧肩膀,并维持该动作 10~30 秒。

(7) 腕屈曲肌群:牵伸该肌群应让患儿主动做腕伸展的动作。治疗师可让患儿做拔小棍的动作,即在有孔的钉板上放置已插好的小棍,引导患儿通过拔取小棍来充分伸展腕关节。或让患儿站于平整的墙面前,双腕关节伸展,双手伸展并支撑于墙面,治疗师可引导患儿通过躯干前倾以加强牵伸作用,并嘱咐患儿维持该动作 10~30 秒。

(8)腕伸展肌群:牵伸腕伸展肌群则如上述体位,但让患儿做插小棍的动作。或让患儿站于墙面,双肘伸展,手心向下,双手握拳,同时双腕屈曲,手背抵于墙面,并维持该动作 10~30 秒。

(9)前臂旋前/旋后肌群:牵伸该肌群应让患儿主动做旋后/旋前动作。治疗师可让患儿做翻书的动作。以左侧手为例,治疗师应引导患儿将右侧的页面翻至左侧,若需牵伸旋后肌群,则将左侧的页面翻至右侧。右侧同理。另外,可让患儿站于平整的墙面前,双肘伸展,双腕伸展,双手伸展并支撑于墙面,指尖朝上时牵伸旋后肌群,指尖朝下时牵伸旋前肌群。

(10)手屈曲/伸展肌群:牵伸手屈曲肌群时,治疗师可让患儿:①在抓握物品后主动释放,并引导其释放时充分伸展手掌和手指;②将物品从内侧向外侧拨,如在桌面放至重量合适的方块,让患儿用手指将其向远处拨开;③坐于长椅上,双上肢置于身体两旁,双肘、腕伸展,双手伸展后撑于椅上,并维持 10~30 秒。牵伸手伸展肌群则是维持抓握的姿势和做由外侧向内侧拨的动作。

2. 下肢肌群

(1)髋内收肌群:治疗师可让患儿于站立位,双下肢尽量外展并维持该动作 10~30 秒。治疗师还可让患儿一侧下肢支撑于地面,另一侧下肢主动向侧方外展,并引导其维持该动作 10~30 秒。

(2)髋外展肌群:治疗师可让患儿于站立位,双下肢尽量内收交叉,并维持该动作 10~30 秒,还可以让患儿双膝伸展,同时一侧下肢向对侧踢。

(3)髋屈曲肌群:治疗师可引导患儿做弓箭步动作。以左侧为例,患儿先双手叉腰而站,右侧下肢向前迈步,尽可能达到屈髋屈膝各90°,左侧髋关节尽量充分伸展,并维持该动作 10~30 秒,后续可左右侧交替做弓箭步以持续牵伸双侧肌群。

（4）膝屈曲肌群：弓箭步的动作也可牵伸该肌群，但注意以膝关节充分伸展为主，髋关节伸展、踝关节背屈则有助于加强牵伸膝屈曲肌群。

（5）膝伸展肌群：治疗师可让患儿于站立位，双下肢交替屈曲膝关节，治疗师同时辅助其在充分屈膝后维持该动作 10~30 秒。

（6）踝跖屈肌群：弓箭步的动作也可用于牵伸该肌群中的腓肠肌，但需要注意伸展侧下肢的足底应完全接触地面，避免代偿动作，此时弓箭步的幅度稍缩小，即屈曲侧下肢的髋和膝屈曲角度可 >90°。牵伸比目鱼肌时，可让患儿于坐位，治疗师引导其主动做踝背伸并维持该动作。

（7）踝背伸肌群：治疗师可让患儿于站立位，治疗师扶持其双手，引导其双足跟抬离地面，脚尖着地，并鼓励患儿维持该动作。

（三）注意事项

功能性牵伸更强调以功能性动作或姿势进行牵伸，因此需要患儿具有一定的认知及运动功能水平。对于运动功能差的患儿，可采用姿势控制及维持为主的牵伸方式，并结合被动牵伸。任何一种牵伸方式，都需要在关节达到充分活动的角度后维持一定的时间，一般建议每次牵伸至少 10 秒。牵伸时应尽可能活动至关节最大范围，同时避免其他关节的活动而产生代偿。牵伸时还需不断观察患儿的反应，避免产生继发性损伤。

三、限制-诱导运动疗法

（一）概述

限制-诱导运动疗法（constraint-induced movement therapy，CIMT）是指治疗不对称肢体功能障碍的康复技术，它利用特殊工具限制健侧肢体同时诱导患侧肢体进行密集、结构化的功能性活动，以克服患侧肢体"发育性失用"或"习惯性失用"，从而提高肢体功能。在儿科中，CIMT 主要应用于改善脑性瘫痪、颅脑外伤、脑卒中以及臂丛神经损伤导致的单侧肢体功能障碍[5]。研究提示 CIMT 可通过促进脑瘫大脑结构重塑与功能重组，从而改善肢体的运动功能[6,7]。

（二）临床应用

1. **分类**　包括 4 个类型：①传统型 CIMT：每天在儿童清醒时间的 90% 限制健手活动，同时密集训练患手至少 3 小时，持续至少 2 周。②改良型 CIMT（modified CIMT，mCIMT）：同时具备限制与密集训练两个关键成分，但其他治疗参数不同于传统型 CIMT，可变参数包括限制方法，如悬吊带、石膏固定、连指手套或夹板；结构化训练的类型，塑形（shapping）重复训练或运动学习；每日训练时间及训练持续周数；训练提供者（如治疗师或家长）；治疗环境（家庭，学校或医院）；一对一训练或以训练营模式开展等。③综合型 CIMT：这一类型以 CIMT 训练的关键成分为基础，同时结合双手强化训练。④强制性使用（forced use treatment，FUT）：该方法仅限制健手但不干预患手。目前改良型 CIMT 在儿科应用最为广泛，其优势在于制订丰富、个性化的治疗方案，可使治疗效果最大化。

2. **适用人群**　CIMT 的适用年龄较为广泛，0~18 岁的单侧肢体功能障碍患儿均可，其患手功能与健手差异一般应在 20%~80% 之间；同时，从完全屈曲位开始，患手腕关节背伸主动活动度 >20°，掌指关节伸展主动活动度 >10°。若患儿有重度的平衡功能障碍，严重的认知障碍，有癫痫正在发作期等不可控制的医疗问题，以及患侧肢体有重度关节活动受限等则不适合应用 CIMT。

3. **限制方法**　CIMT 限制方法包括抓着孩子的手到使用手套、前臂夹板、悬吊带、前臂石膏及全上肢石膏等。合适的限制方法可以避免皮肤损伤、皮疹等不良反应。在选择限制方法时，需考虑限制的强度以及儿童舒适度。临床上广泛采用带有透气孔的高温热塑板制成限制性手套（图 2-1），该手套按照儿童手掌及手臂大小测量制作，具有较好的限制强度、透气性、舒适度及耐用性。

4. **治疗剂量**　2 岁以上儿童 CIMT 结构化训练时间为每天 3 小时，每周 5 天，连续 2 周。限制健手时间为每日非连续性的 6 小时，连续 2 周，限制期间进行结构化训练或者诱导使用患手的游戏活动。2 岁以内儿童的 CIMT 训练时间目前没有统一标准，有研究指出 12~18 个月偏瘫高危儿进行每日 1 小时，连续 20 天的 CIMT 治疗可

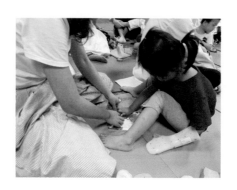

图 2-1　限制性手套

有效改善其精细运动功能;也有研究证实对于 3~8 个月偏瘫型脑瘫高危儿,接受每天 30 分钟,每周 6 天,连续 12 周的治疗后,患儿精细运动显著改善。因 CIMT 在 2 岁内偏瘫儿童的每日剂量及总治疗剂量缺乏标准,其是否会影响健侧手功能发育也尚未可知,因此在 0~2 岁儿童应用 CIMT 技术时需个体化制定参数、循序渐进并在治疗过程中密切监测健手功能发育情况。

5. 结构化训练　可使用"塑形"技术、重复训练、运动学习以及计算机辅助系统等方法进行结构化训练。训练内容可从提高肩、肘、腕的控制性,逐步提高至更精细的手功能动作,如各种抓握、对指动作,以及患手对日常物品的操作与应用。训练活动包括可提升上肢稳定性的活动,如墙上作画、举高手击球、传递沙袋、抛接球、保龄球;可诱导儿童翻纸牌、木插板、捡硬币、拼图、棋盘游戏、橡皮泥、画画、书写、进食和梳洗游戏、操作游戏等,制定任务时需考虑儿童手功能、认知水平及康复目标,并通过活动分析发现儿童欠缺的成分进行训练。一旦目标活动能顺利完成,就需通过改变时间或空间的精确度的任务限制以提高任务的难度。

6. CIMT 结构化小组训练营　是以作业治疗为基础,CIMT 为核心技术,小组式训练为治疗途径的针对偏瘫儿童手功能康复的治疗模式。以小组训练营模式开展的 CIMT 易于儿童快速适应治疗环境与内容;训练营内容的丰富度满足儿童好奇心、趣味性及愉悦感;有针对性的训练方案及充足的治疗剂量可有效改善儿童精细运动功能,同时可帮助儿童建立自信心,提升其游戏参与、语言交流及社会交往能力。

　　CIMT 小组训练营的治疗团队可由医生、物理治疗师、作业治疗师、矫形工程师、儿童及其家长共同组成。每个训练小组一般包括 2~5 名儿童,接受每天 3 小时、连续 10 天的训练。在分组时需考虑儿童年龄、患手功能、认知水平、家长及儿童康复目标等因素。在训练过程中儿童需佩戴限制性手套,在治疗干预期间,仅限指定活动(如更衣、洗澡、如厕)下可摘除限制手套,每次摘除时间不超过 30 分钟。目前,CIMT 训练已有较完善的流程(图 2-2)。

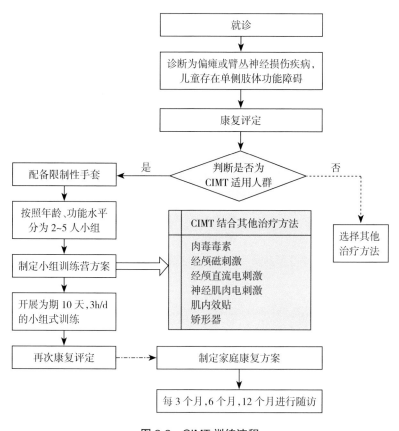

图 2-2　CIMT 训练流程

CIMT 训练营课程设置需综合考虑评估结果、年龄、兴趣、康复目标等。课程设置需具有以下特征:①丰富性:包含儿童训练患侧上肢所需要的牵伸、力量训练、精细运动、日常生活能力训练等;②趣味性:需根据儿童的兴趣、爱好、游戏对作业任务进行选择;③挑战性:设置合适的治疗难度与目标,让儿童在目标导向下进行训练。课程设置案例见表 2-2。

表 2-2 CIMT 小组训练营的课程设置

时间(下午)		项目
3:00~3:20	热身	开始歌,拍掌 牵伸:痉挛肌群 力量训练:三角肌、肱三头肌、旋后肌、伸腕肌
3:20~3:30	力量训练	拔河对抗赛
3:30~3:45	小组活动	推保龄球 敲鼓/唱歌
3:40~4:00	精细运动	画画,贴贴纸 乐高拼接 打"地鼠"
4:00~4:10	休息	休息/零食/厕所时间
4:10~4:30	精细运动	小小厨师(橡皮泥做面条,小饼干) 捡珠子 翻纸牌
4:30~4:50	日常生活活动	系纽扣,拉拉链 进食 穿脱鞋子
4:50~5:00	结束	双人抛接球 结束歌

7. **双手强化训练**(hand-arm bimanual intensive therapy,HABIT)是一种以活动为基础,任务为导向,在小组环境下进行改善日常功能中双手功能治疗技术。HABIT 通过对双手进行有目的的重复性作业活动,对两侧上肢进行任务强化及塑形训练。其保留了 CIMT 的两个

主要元素:强化性训练和儿童友好方式,但与CIMT不同的是,HABIT侧重于提高双手活动的能力。对于行走受限或认知较差的儿童,可降低因佩戴限制性手套过程中摔倒和受伤的风险[8]。

HABIT与CIMT并非互相排斥,而是互相补充的方法。研究提示CIMT在提升单手功能方面效果显著,HABIT则更有利于改善双手功能。目前也有研究提出了综合干预模式,即CIMT结合HABIT,此方法旨在发挥每种技术的优势,CIMT通过增加患手使用频率与单侧手功能激活患侧上肢,然后通过HABIT促进效果转化。

(三) 注意事项

单侧上肢功能障碍儿童患手功能的提升只有转换后才能应用在自然环境中,因此CIMT治疗强调在家庭环境中开展,家长应作为治疗提供者鼓励患儿在实际生活情境中增加患手参与时间,才能更好改善患手功能。CIMT技术单独使用可改善精细运动功能,与肉毒毒素治疗、经颅磁刺激、经颅直流电刺激、神经肌肉电刺激、肌内效贴等技术结合使用其效能可能更好,因此在临床上应结合患儿功能状况有针对性地选用,以最大化提高治疗效果[9,10]。

四、运动平板训练

(一) 概述

站立和步行是儿童粗大运动发育的重要里程碑,尤其步行功能是日常生活中最基本的功能活动之一,是儿童主动沟通、参与游戏的基本条件。若无法步行或步行功能延迟出现不仅会引发儿童肌肉骨骼系统问题,如导致股骨的异常对位及脊柱的异常对线,也会阻碍运动技能的发展,进而影响认知和社交能力。运动平板训练被认为可增强中枢神经系统可塑性、提高下肢肌肉力量、增强运动控制能力及运动技能学习能力。在促进儿童的运动发育、提高步行效率、改善认知和社交能力等方面发挥着重要作用。此外,还可在运动平板训练过程中观测儿童的步态参数、运动耐力、心率、最大摄氧量、疲劳程度、运动依从性、运动姿势、平衡能力以及训练过程中发生的不良事件等[11]。

(二)临床应用

1. **适用人群**　运动平板训练适用于被诊断为唐氏综合征、脑性瘫痪、脊柱裂、早产儿、运动发育迟缓或其他神经肌肉疾病的儿童[11,12]。

2. **治疗目的**　改善脊柱、骨盆和下肢骨骼的发育,提高躯干姿势控制能力及下肢的运动能力,改善站立和步行技能等。

3. **运动处方**　针对不同的适用人群及治疗目标制订相应的运动处方,包括运动类型、运动频率、运动时间、运动强度、运动进度和注意事项,具体如下:

(1)运动类型:运动平板训练模式随着技术的发展变得越来越丰富,包括:①减重运动平板训练:指通过减重装置减轻体重并结合运动平板来改善步行能力的训练方式,其强调在真实步行环境中进行训练,注重实用性和安全性,可在一定程度上减少能量消耗。减重程度因患儿步行能力而异,一般不应超过体重的40%。儿童训练过程中应尽可能往前看,并尽可能使髋关节充分伸展。②虚拟现实运动平板训练:虚拟现实技术指利用计算机仿真系统与人机接口技术生成一个虚拟的三维空间,可以提供视听觉、触觉、本体感觉等模拟刺激,通常以游戏的形式出现。将虚拟现实技术与运动平板训练联合起来,一方面可增加连续的多感官信息输入,有利于形成正确的运动模式;另一方面可增加训练的趣味性,有利于调动儿童训练的积极性和主动性。③机器人辅助运动平板训练:儿童穿戴可支撑身体的下肢康复机器人,通过髋关节和膝关节的驱动系统帮助儿童以接近正常的步行模式行走,并通过下肢的感知向大脑发送信号,增强大脑的可塑性及躯体适应能力。④反重力运动平板训练:由限制在正压环境中的运动平板组成,训练时儿童下半身被气囊包裹,由气囊内的空气量和产生的升力来决定减重程度。可在一定程度上减少运动带来的关节磨损,延长训练时间,适用于关节受损或肥胖的儿童[13]。

(2)运动频率和运动时间:对于不同的疾病状态及不同的步行能力所采取的运动频率和运动时间差异较大。一般而言,儿童的运动平板训练持续时间介于2~57周之间,每周2~6次,每次训练时间为

5~45 分钟。目前，最常见的训练持续时间为 6 周，每周 3~5 次，每次
30 分钟。运动总量可根据运动强度和运动时间而调整，已证实每周
进行大量的(120~240 分钟)或具有挑战性的运动平板训练(相对较高
的运动平板倾斜度、相对较快的运动速度及较少的体重支持)可显著
改善脑瘫儿童的粗大运动功能及日常生活能力。

(3) 运动强度：总的来说，运动平板训练强度分为四级：①低强度
(≤0.6m/s)，低总量(≤500 分钟)；②低强度(≤0.6m/s)，高总量(>500
分钟)；③高强度(>0.6m/s)，低总量(≤500 分钟)；④高强度(>0.6m/s)，
高总量(>500 分钟)。对于 1 岁内的幼儿，训练速度多介于 0.1~0.22m/s
之间。对于 1~6 岁的非肌张力低下型患儿，最开始阶段的训练强度
多为 0.54~0.80m/s，可在 0.80~1.07m/s 的耐受范围内逐步增加训练强
度。更大年龄的患儿可以 1.8m/s 的速度接受训练。对于 1 岁以上的
低张力型患儿，训练强度建议为 0.15~0.35m/s 之间[14]。

(4) 训练进程：在训练过程中，需重新评估患儿的运动功能并及
时调整运动处方。可通过提高运动速度及平板倾斜度或者减少体
重支持来增加运动强度，而是否需要增加运动强度应基于患儿的
步行能力，与不良反应的程度，如增加运动强度后患儿是否会表现
出焦虑情绪或出现不良步态加重。此外，训练难度的调整应基于
不同疾病特征，例如患有唐氏综合征的儿童在遇到障碍物时容易
失去平衡，建议在运动平板训练中适当增加障碍物跨越训练和平衡
训练[12]。

(三) 注意事项

临床状况不稳定者、下肢骨折未愈合者、严重骨质疏松者、严重
伤口感染者，以及有各种出血倾向者禁用运动平板进行训练；训练开
始前及训练结束应进行充分的拉伸运动，以预防运动带来的损伤；训
练过程中必须有治疗师在场指导和保护；治疗师在训练过程中需密
切监测患儿的生命体征是否稳定，尤其是对有心脏疾病的患儿。若患
儿表现出明显的不适症状(如难以安抚的哭闹、胸痛或其他突发的肌
肉骨骼疼痛、头晕目眩、气短、恶心、呕吐、出汗过多等)时，应立即停
止训练，并做相应的处理。

五、儿童运动损伤治疗技术

(一) 概述

运动损伤是指在运动过程中发生的各种损伤,分为急性损伤和慢性损伤。常见的急性损伤为软组织损伤,包括肌肉、肌腱或韧带的扭伤、拉伤或挫伤;而慢性损伤则多累及骨骺、生长板或关节软骨。儿童及青少年常见的运动损伤包括创伤性膝关节损伤、踝关节损伤、骨骺骨折、肌腱病、运动相关脑震荡等,通常表现为损伤部位的疼痛、肿胀、活动度受限、肌力下降、感觉异常、运动控制能力下降、平衡和协调能力受限等。针对运动损伤多采取联合治疗的方式,包括:物理因子治疗(冷敷、电刺激、针灸等)、手法治疗(按摩、推拿、关节松动、肌筋膜触发技术等)、运动疗法(软组织贴扎、牵伸、肌力锻炼、训练后策略等)、矫形治疗(跟腱带、髌腱膝护带等),以及药物、手术等[15]。

(二) 临床应用

目前针对常见的运动性软组织损伤管理,主要采用 PEACE & LOVE 原则:PEACE-保护(protect)、抬高(elevate)、避免抗炎药物(avoid anti-inflammatory modalities)、加压(compress)、教育(educate);LOVE-负荷(load)、乐观(optimism)、血管化(vascularization)、运动(exercise),该方法利于优化运动性软组织损伤的康复过程[16]。

1. **PEACE** 原则用于运动损伤急性期:运动损伤急性期首要目标是保护受伤的组织或关节,防止进一步损伤。①保护:运动损伤后需限制活动 1~3 天,以最大限度地减少出血及防止损伤纤维扩张,降低损伤加重的风险。可使用拐杖来限制或避免下肢承重,也可使用吊带、夹板和支撑架来固定和保护损伤部位。例如,踝关节损伤可选择系带式踝关节支具或自粘弹性绷带,在不影响动态平衡的情况下限制踝部活动。需注意,限制运动不宜超过 3 天,时间过长易导致肌力和组织性能下降,可根据疼痛程度来决定是否移除保护装置。②抬高肢体:肿胀管理对于减轻疼痛和减少关节受限十分重要,为了减少负重关节的积液,建议将患肢抬至高于心脏位置。③避免抗炎药物:抗炎药物会阻碍软组织损伤愈合的炎症阶段,进而影响软组织再生。因此,需谨慎使用布洛芬、对氨基乙酸、阿片类等药物。此外,冰敷也可能潜在地破坏炎症、血管生成和血管重建,影响组织的长期愈合,也需谨慎使用。④加压:向心性按摩以及胶带或绷带产生的外部机械性压力有助于限制关节内水肿和组织出血。⑤健康教育:正确的健康教育有助于避免过度治疗,需鼓励患儿积极主动康复,并普及主动疗法优于被动治疗的理念。

2. LOVE　原则用于后续管理:在急性期之后,主要的康复目标为进一步减轻疼痛与肿胀、提高关节活动度、增强肌力、改善感觉与平衡功能、提高协调与运动控制能力等。①负荷管理:建议在症状允许的情况下尽快恢复日常活动,可通过机械应力来确定最佳运动负荷,以促进肌肉、肌腱和韧带的修复、重塑及耐受能力,并采取"不负重—脚尖点地负重—负重不超过体重 1/3—完全负重—可以承受下负重的渐进性负重"模式,从而逐渐回归正常运动;②乐观:心理因素在康复过程中起着关键作用,鼓励患儿保持乐观的态度有利于损伤恢复;③血管化:早期的无痛有氧运动可改善患儿的肌肉骨骼功能及减少对止痛药的需求,可指导患儿进行无痛的等长、离心和向心收缩训练,增加运动控制能力;④运动:保证身体活动量是肌肉骨骼损伤管理的基础,可利用等速训练系统来提高动力以及增加损伤处的血流量。

3. **软组织贴扎技术**　是指使用治疗胶布以特定的方法贴于体表,从而产生生物力学及生理学效应,达到保护肌肉骨骼系统、维持或促进运动功能、减轻疼痛等目的的非侵入性治疗技术。软组织贴扎主要包括无弹性的传统白贴(white athlete taping)和有弹性的肌内效贴(kinesio taping,KT)。弹性贴扎如肌内效贴已作为常规康复的辅助手段,在儿童脑瘫、肌性斜颈、臂丛神经麻痹、踝关节扭伤等疾病中广泛应用。在运动损伤中,肌内效贴的应用主要包括淋巴贴扎、肌肉贴扎、韧带贴扎、筋膜贴扎、空间贴扎、力学矫正贴扎以及水母贴等。如缓解疼痛可采用筋膜贴扎法,将贴扎起点覆盖痛点并向未受损的部位延展,从而改善损伤部位的筋膜受力情况;或采用空间贴扎法将数条"I"形贴布组合成"米"字形或星形,将贴布中间部分覆盖痛点,整体采用最大拉力,使前两条贴布呈直角,后两条贴布呈 45° 交叉贴扎。促进肌肉功能可采用肌肉贴扎法,将锚(固定端)定在肌肉起点,尾(远离固定端的一端)朝向肌肉止点,使贴布自然回缩方向与肌肉收缩方向相同。改善感觉输入、维持关节稳定性可应用韧带贴扎法,使贴布中央以极大乃至最大拉力贴于治疗区域,使得贴扎区域处于一定张力状态。力学矫正贴扎法强调将关节固定于适中位置后,采用"I""Y"形贴布贴于需矫正的结构上,用于相应结构恢复力线、促进功能恢复,还可一定程度上改变肌肉收缩的支点。

4. 注意事项　治疗前需利用渥太华足踝法则排查是否存在骨折;在不能避开的开放性伤口部位、毛发过多部位、没有愈合的瘢痕部位,以及患有急性神经性皮肤炎或银屑病、张力性水疱以及丙烯酸过敏等的患儿需谨慎使用肌内效贴;软组织贴扎技术需注意在开始端和结束端都不要施加压力,否则会影响胶布的牢固度[17,18]。

(何　璐　邱慧莹)

第三节　语言认知与吞咽治疗技术

一、基于感觉输入的早期干预技术

(一) 概述

基于感觉输入的早期干预是指在神经高度可塑的时间窗,即出生后 2 年内,特别是生后 1 年内进行丰富的感觉输入干预,以避免或减轻在神经发育起源出现紊乱而导致发育异常的方法[19-21]。目标是强化儿童已获得的能力,最大程度地减少发育延迟,治疗已出现的缺陷和/或障碍,防止功能退化,促进整体功能发展。

(二) 临床应用

1. 丰富环境策略　儿童身处环境的许多方面都影响着其运动、语言、认知和社会情感的发展。在生命的第一年内,感觉信息在所有的发展领域都发挥着重要作用,治疗师及家长应在此时间窗内积极地为儿童提供丰富的有益刺激,如为 2 月龄内的儿童提供高对比度的视觉刺激(人脸、黑白卡或在婴儿床上放一个婴儿安全镜),为 2 月龄以上的儿童提供彩色卡片等视觉输入;在喂食、穿衣和洗澡时,拥抱儿童并与其说话和玩耍,以提供多感觉通道输入,包括触觉、视觉、听觉、前庭觉和本体觉等;当儿童发出声音时,家长应表现出兴奋和微笑,并用清晰的言语模仿其声音,以强化视听觉输入;还有研究提示婴儿按摩(即触觉和运动觉输入)也可以促进大脑发育成熟。此外,治疗师还应有意识地强调不同的日常经历对儿童发育的重要性,鼓励兄弟姐妹和其他家庭成员积极参与早期干预计划,为儿童提供各种社会互动的自然资源[21]。

2. **语言和沟通策略**　所有儿童都有一种内在的沟通动机,新生儿不会使用语言,但擅长沟通。早期的沟通核心能力主要包括注视、表情、手势、模仿、共同注意和双向互动等非言语沟通。对婴儿来说,父母的脸和声音是最重要的语言符号,面部表情和声音的变化指导儿童理解口语中的哪些部分包含着自己需要的关键信息。治疗师要帮助家长意识到儿童有意交流的小信号,包括发声、眼神注视、手势和身体动作;鼓励父母跟随儿童的主导,观察儿童每时每刻的关注点,并通过模仿、解释和扩展儿童的发声和非言语信号,促进与儿童的互动[22]。如果儿童发出“b”的音,家长可以说“爸爸”或“宝宝”来重复和扩展;当儿童看着一件东西时,家长可以指着它并进行相关的描述,如“这里有个红色的圆球”;与儿童进行一些轮转游戏,如互相推球给对方并说“轮到我了……现在轮到你了”。研究显示,亲子互动的数量、对儿童交流的反应、语言输入的数量和质量以及语言学习支持策略的使用都会对儿童语言和沟通的发展产生积极影响[21]。

3. **反应性养育策略反应性养育**(responsive parenting)　旨在加强亲子关系,侧重于使家长对儿童发出的信号更为敏感,并教他们对儿童的需要给予适当和及时的反应。如在婴儿偶然发声时与其进行社交互动,这可以增加婴儿发声和咿呀学语的机会。有证据表明,早期高质量的亲子互动对儿童的认知和社会发展有积极影响[21]。

4. **家长教育和指导策略**　由于大多数儿童的练习机会在日常生活活动中,因此家长教育和指导是至关重要的[23]。除了向家长提供相关知识,包括儿童早期技能的正常发育轨迹、具体的干预技术和/或策略、疾病的预后信息,以及有关睡眠和喂养等方面的循证信息;治疗师还应指导家长如何充分利用儿童的"清醒"时间和自然出现的学习机会,提供与儿童年龄和技能水平相适应的环境丰富度以及鼓励儿童主动学习[19-21]。可以鼓励家长观察治疗师是如何引导儿童的行为,然后自己尝试,并给予家长具体的反馈。随着儿童出现新的技能,治疗师还应指导家长如何提高任务的挑战性,例如移除支撑物或引入更复杂的玩具。

5. **睡眠干预策略** 睡眠对于儿童,尤其是婴幼儿的生长发育来说非常重要。早期干预应将建立良好的睡眠卫生考虑在内[19]。治疗师可以指导家长在睡前避免一些会使儿童变得激惹的活动,如有些儿童不喜欢洗澡,则应该调开洗澡和睡觉的时间;睡前 1 小时内避免让儿童接触电子产品;可在睡前进行一些会帮助儿童产生困倦感的活动,如抱着孩子在摇椅上摇晃一会儿、给孩子读书、听安眠曲或有节律的轻音乐;在儿童开始困倦而非已熟睡时就将其独自放在床上,以培养其自我调节的能力;为儿童提供一个安静、黑暗和温度适宜的睡眠环境,并尽可能保持每天一致的睡眠觉醒常规及睡眠环境;对于 6 月龄以上的儿童,睡觉时如有哭闹,家长可采取改良式消退的方法(即结构性减少家长出现并安慰哭闹儿童或与儿童产生身体接触的次数和时间),来逐渐减少儿童的睡前抵抗和夜醒[21]。

6. **早期认知发育与干预策略**

(1) 0~2 个月:此月龄内的儿童可以注意到人脸,开始出现追视并能识别一定距离内的人,会对重复不变的活动表现出无聊或厌倦。家长可以在儿童清醒时间内时常出现在其面前进行唤名或逗引;给儿童进行有节奏的抚触;让儿童趴在母亲的身前以增加除仰卧位以外的体位体验;在儿童发出声音时,对其微笑并表现出兴奋,也可用清晰的语言模仿其声音;在儿童眼前 15~20cm 处展示黑白卡,引导其注视卡片并进行小范围内的追视;开始帮助儿童养成日常习惯,如晚上睡得比白天多,规律化作息时间。

(2) 3~4 个月:此月龄内的儿童开始仔细观察人脸,可以从左到右追视移动的物品,并识别一定距离内熟悉的人和物体;会表现出开心和难过,并会回应他人的情感;出现最初的手眼协调能力,表现为看见玩具会伸手去够取。家长可以时常竖抱起儿童(适当托住儿童的头颈部)或在儿童清醒时将其置于俯卧位,以增加不同姿势下的感觉体验;此时的适龄玩具有拨浪鼓和彩色卡片,可以利用拨浪鼓发出的声音、家长的呼名声或彩卡来吸引儿童在不同体位下的追声、追视反应;家长应保持微笑和愉快的状态,时常对儿童说话,模仿儿童的声音,为其朗读或唱歌;将玩具放在儿童附近,这样他就可以够到玩具或用脚踢,或直接将玩具放在儿童手中并帮助其握住、摆在面前看;继续帮助儿童建立规律的饮食和作息习惯。

(3)5~6个月:此月龄内的儿童开始环顾周围的事物,并尝试够取可触及范围内的物品,对环境充满好奇心,喜欢将物品放入嘴巴。家长可将玩具放在儿童够不到的地方,鼓励儿童主动地转换姿势去够取,并适当扶抱着儿童于地板上玩耍;每天和儿童一起看五颜六色的图画书,读书给他听,当其发出"叽里咕噜"声音的时候给予反馈,如赞美表扬他,或重复他的声音,并用这些声音说出简单的字词;家长还应学习读懂儿童的情绪,如果儿童表现为开心,家长可以重复当下的动作或行为逗引儿童继续发笑,如果儿童表现为哭闹,则要停下并安慰他。

(4)7~9个月:此月龄内的儿童会注意物品掉落的过程,寻找隐藏的物品,喜欢玩躲猫猫的游戏。随着粗大运动的发展,此时家长应为儿童提供足够的空间,让他们在安全的地方活动和探索;并与其进行一些交互性游戏,如来回滚动小球,并说"现在到你推啦";通过推动玩具车、在容器内拿出或放入积木来向儿童教授因果关系;向儿童表达你希望他出现的行为,如"把玩具给妈妈""你现在该坐下了";当儿童指着某样东西时,可以和他谈谈他想要什么,提高儿童的表达欲望,如"那有个车车,宝宝想要车车";在儿童的注视下将玩具藏起来,并问他"玩具去哪里啦?宝宝去找出来"。

(5)10~12个月:此月龄内的儿童开始用不同的方式探索物品,如摇动、敲击、丢,会模仿手势动作如再见,在听到常见物品的名称时,能看向正确的图片或物品。此时可以有多个家庭成员参与到儿童的日常照护当中，鼓励儿童去适应不同的照顾者；对于儿童出现的不好行为，家长应坚定地说"不可以"等禁止性命令；相反，当儿童表现良好时，也应给予积极的反馈，如拥抱、亲吻和表扬；此时的适龄玩具有积木、笔和纸、形状匹配板、能发出声音的小乐器或锅碗瓢盆，以及其他需要双手进行操作的玩具；除了每天给儿童讲故事书，还可以鼓励儿童自己翻书看，开始时可轮流进行翻书；和儿童一起听歌，并作出简单的舞蹈动作，帮助儿童一起做；在儿童的所说、试图说的或所指的基础上做延展，如当儿童指着一辆卡车说"ch"或"车"，家长就说"是的，那是一辆蓝色的大卡车"；或给儿童描述自己正在做的动作，如"妈妈正在用毛巾洗手"。

(三) 注意事项

早期干预应在婴幼儿发育系统可塑性的关键时期内尽早开始，并进行基于循证的规范化管理。实施干预的场所不应只局限在医院内，更多地应在家庭等自然生活环境中进行，并且需要重复地练习以达到熟练和功能独立。早期干预的目标设定应针对具体的任务和情景，选择与目标任务及儿童当前技能水平相匹配的玩具及互动方式，并保持一定的挑战性，允许家长和儿童在实践中的试错性学习。

二、基于任务导向的认知治疗技术

(一) 概述

认知是认识和知晓事物的过程，认知功能是指获取知识、处理信息以及推理和解决问题的能力，具体包括感知、学习、记忆、注意力和执行功能等。例如接听语音电话，首先涉及感知(听到语音铃声)，其次需要作出决定(接或不接)，最后还要具备良好的语言能力(理解对方说的话和表达自己的想法)。儿童的认知功能会经历不同的发展阶段，当儿童与周围环境互动时，他们会不断地累积新的知识，对世界的运作方式做出新的发现，这使儿童能够以新的、更复杂的、更成熟的方式思考。若儿童的认知功能发展出现问题，则会影响他们掌握、储存和/或使用信息的能力，从而导致一系列的学习问题。基于任务导向的认知治疗技术是建立在以儿童为中心的实践理念之上,尊重儿童的选择以提高儿童的治疗动机,结合儿童认知落后的方面,有针对性地选择适合儿童的目标任务。在治疗过程中儿童不断地发现问题并解决问题,逐渐发展出适合自己的认知策略[24]。

(二) 临床应用

1. **适用人群** 基于任务导向的认知治疗技术适用于存在认知障碍的儿童。

2. **治疗目的** 儿童发展出适合自己的问题解决策略及行为习惯,从而更好地完成目标任务,并将此策略应用到其他活动中去。

3. **基于任务导向的认知治疗技术** 有以下 5 个步骤:

(1) 选择任务:儿童自己或与父母/老师/治疗师一起选择在日常生活中、学习中和/或游戏中想要或期望完成的任务。治疗师使用贝利婴儿发展量表(Bayley scale of infant development,BSID)、韦氏智力量表来评估儿童的认知水平,结合加拿大作业表现测量表(Canadian occupational performance measure,COPM)以及日常生活日志来帮助儿童选择目标任务。以儿童的需求来确定目标任务,可增强儿童在治疗过程中的参与程度,这又能进一步促进治疗的结果。

(2) 任务表现分析:治疗师将任务分解,通过直接观察记录儿童在任务中的表现,引导儿童发现问题并建立认知策略来弥补问题表现与成功完成任务之间的差距。任务表现分析的目的是分析儿童在执行任务的过程中哪里出了问题,而不是去发现儿童的能力缺陷。如儿童仿搭积木(图 2-3、图 2-4)过程中评价儿童的认知功能则需要观察儿童在哪个表现中出了问题(积木摆放不稳、积木颜色选择错误),而不是去关注儿童哪些能力不行(上肢控制能力不足、匹配能力差)。

(3) 使用认知策略:认知策略被定义为个人处理任务的方法,包括儿童在计划、执行以及评估任务表现时的思考和行为。认知策略包括以下两种:①整体策略:儿童在治疗师的引导下,通过确定目标(我想做什么?)、制订计划(我该怎么做?)、执行任务(完成任务!)以及检查计划是否有效(我的计划实践得如何? 需要修改我的计划吗?)来逐步完成目标任务(图 2-5);②特定策略:根据不同儿童、不同任务和

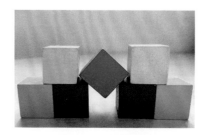

图 2-3 积木模型图

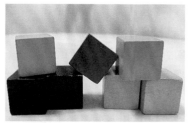

图 2-4 儿童仿搭积木图

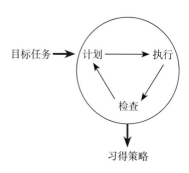

图 2-5 整体策略

不同环境制订有针对性的策略,策略可应用在以下几个方面:身体姿势(小明走路时将膝盖抬高)、注意力(小丽写字时专注于纸上的横线)、任务的规则(汉字"中"的长竖在中间而不是两边)、任务的调整(为了减少疲惫提高数学学习的质量,小红在一天内完成一半算术题,剩下一半第二天完成)、助记符(小娜把汉字"山"想象成一座山峰)。儿童使用认知策略来解决任务表现中存在的问题,在此过程中儿童逐渐发展出适合自己的问题解决策略,最终实现独立应用此策略的目标。

(4)监测与评估:通过目标任务评分表(图 2-6)来监测每天的任务表现,衡量目标任务完成的进度,对比训练前后的任务表现。

(5)泛化与转移:儿童将习得的认知策略应用于治疗环境外的场景,如家庭、社区和/或学校,通过选择和任务相匹配的认知策略,适当调整策略以适应在日常活动中的运用[24]。

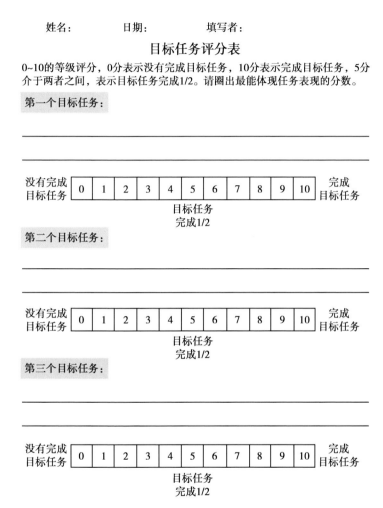

图 2-6　目标任务评分表

4. **案例分析**　提供两个不同年龄段儿童的案例,对他们实施基于任务导向的认知治疗技术,并对他们的使用情况进行分析。

(1) 案例一:小齐是一名 2.5 岁的男孩,贝利婴儿发展量表评分:粗大运动标准分 9 分,平常水平;精细运动标准分 8 分,平常水平;认知标准分 6 分,轻度落后;理解性语言标准分 7 分,低于平常;表达性语言标准分 7 分,低于平常。婴儿-初中生社会生活能力量表标准分为 9 分,日常生活能力处在边缘水平。在与父母的访谈中,治疗师得知小齐在日常生活中喜欢色彩丰富的玩具,偏向于重复性活动如叠高积木,畏惧、不愿意尝试需要分析的任务,如用积木仿搭隧道。治疗师根据贝利婴儿发展量表的评估结果,结合父母反映出的问题以及小齐的兴趣,确定目标任务为套圈游戏。

1) 选择任务:套圈游戏。

2) 任务表现分析:圆环大小选择错误,没有按从大到小的排序放置圆环(图 2-7)。

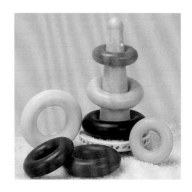

图 2-7　套圈游戏——第一次任务表现

3) 使用认知策略:治疗师及父母与小齐一起分析在套圈任务中未能成功放置圆环的问题表现与解决办法。我们首先使用整体策略来帮助小齐进行套圈任务。小齐与治疗师以及父母一起确定目标(套圈游戏)、制订计划(小齐先找出最大的圆环放置于柱体中,然后在剩下的圆环中继续找出最大的圆环并放置于柱体中,反复如此直到完成全部圆环的放置)、执行任务(孩子完成套圈游戏)、检查计划是否有效(在放置完 3 个圆环后,小齐较难在剩下的圆环中选出最大的圆环,需要修改计划)(图 2-8)。我们继续使用特定策略来帮助小齐进行套圈任务。剩下的 4 个圆环大小较为接近,我们可通过调整任务(将剩下的圆环进行——对比并找出两个中较大的圆环,再将这两个较大的圆环进行比较

找出最大的圆环)(图 2-9),以及语言提示(妈妈在活动中给予口头提示
"找大的圆环、找最大的圆环")的特定策略来帮助小齐完成套圈任务。

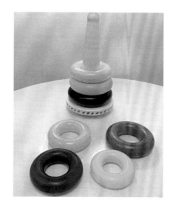

图 2-8 套圈游戏——
完成部分圆环的放置

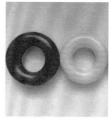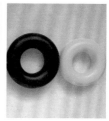

图 2-9 调整任务————对比圆环大小

4）监测与评估:小齐在第 10 次训练中已成功完成目标任务,并
在后两次训练中稳定地使用该策略(图 2-10)。

5）泛化与转移:小齐在治疗室外的环境包括家里和幼儿园也能
成功完成套圈任务,并且把习得的策略成功应用于其他排序游戏(图
2-11A、B)。

（2）案例二:小月是一名 7.5 岁的女孩,被诊断为轻度智力低下,
韦氏儿童智力量表第 4 版(WISC-Ⅳ)(中文版)的分数为:言语理解 68
分、知觉推理 70 分、工作记忆 61 分、加工速度 62 分、总智商 63 分。婴
儿-初中生社会生活能力量表标准分为 8 分,日常生活能力也处在轻度
落后的水平。治疗师与小月及小月母亲访谈后,发现小月在课堂上容
易被教室外的声音吸引,在家完成家庭作业时较难长时间集中注意力
且容易被家人干扰。根据韦氏儿童智力量表的测评结果结合小月的期
望与父母反馈的问题,确定了目标任务——划消游戏。划消任务的前
半部分在安静的环境中进行,由此来提高小月的持续注意力;在划消任
务的后半部分增加声音干扰来提高小月的选择性注意力。

姓名：　小齐　　　　　　　填写者：　治疗师及小齐母亲　
训练任务：　套圈游戏　

训练	日期	0~10的等级评分，请圈出最能体现任务表现的分数 0分表示没有完成目标任务 10分表示完成目标任务										
1	21.04.06	0	1	2	3	④	5	6	7	8	9	10
2	21.04.07	0	1	2	3	④	5	6	7	8	9	10
3	21.04.08	0	1	2	3	4	5	⑥	7	8	9	10
4	21.04.09	0	1	2	3	4	5	⑥	7	8	9	10
5	21.04.10	0	1	2	3	4	5	6	⑦	8	9	10
6	21.04.11	0	1	2	3	4	5	⑥	7	8	9	10
7	21.04.12	0	1	2	3	4	5	6	⑦	8	9	10
8	21.04.13	0	1	2	3	4	5	6	7	⑧	9	10
9	21.04.14	0	1	2	3	4	5	6	7	8	⑨	10
10	21.04.15	0	1	2	3	4	5	6	7	8	9	⑩
11	21.04.16	0	1	2	3	4	5	6	7	8	9	⑩
12	21.04.17	0	1	2	3	4	5	6	7	8	9	⑩

图 2-10　套圈游戏——目标任务评分表

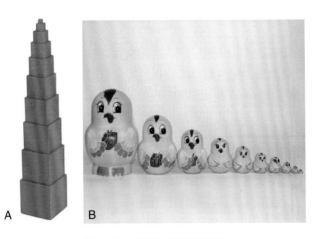

图 2-11　其他排序游戏示例

1）选择任务：水果划消游戏，在 40 秒内圈出与示例相同的樱桃和香蕉（图 2-12）。

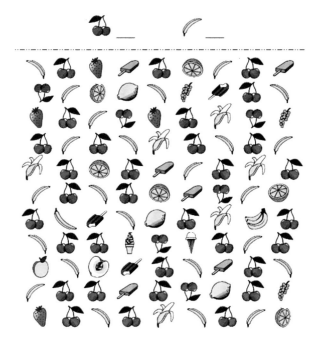

图 2-12　水果划消游戏

2）任务表现分析：小月未能在规定时间内完成水果划消任务。在任务的前半部分表现为对 10 个、错 3 个、漏 1 个；在任务的后半部分表现为对 4 个、错 3 个、漏 2 个（图 2-13）。

3）使用认知策略：治疗师及父母与孩子一起分析在水果划消游戏中未能在规定时间内成功完成任务的问题表现与解决办法。我们首先使用整体策略来帮助小月进行划消任务。儿童与治疗师和父母一起确定目标（水果划消游戏）、制订计划（小月先记住两个示例图的特征，然后一排一排地找出与示例图一样的图案并圈出）、执行任务（小月进行划消游戏）、检查计划是否有效（小月在无干扰的情况下出现找错图案并漏掉部分图案的问题；在任务的后半部

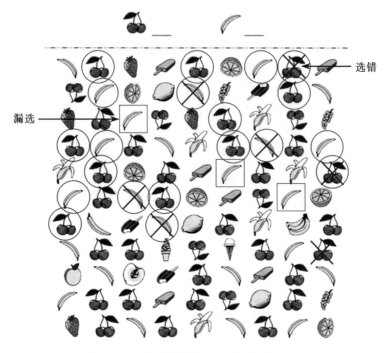

图 2-13 水果划消游戏——第一次任务表现

分出现声音干扰后,小月圈对的数量减少且依旧存在找错图案和漏圈图案的问题。需要修改策略来帮助小月更好地完成划消任务)。我们继续使用特定策略来帮助小月进行划消任务。我们可通过语言提示(樱桃叶左上,香蕉蒂左下)、视觉提示(使用手机或其他可视化电子计时器)以及身体姿势(左手示指从左往右一排一排地指着每个图案,并专注于手指指到的图案)的特定策略来帮助小月完成划消任务。

4) 监测与评估:小月在第 10 次训练中已成功完成目标任务,并在后两次训练中稳定地使用该策略(图 2-14)。

5) 泛化与转移:小月在治疗室外的环境包括教室和家里也能成功完成划消任务,并且成功把该策略应用于完成语文家庭作业,不仅加快了语文作业的完成速度还提高了语文作业的完成质量。

姓名：___小月___   填写者：___小月及母亲___
训练任务：___水果划消游戏___

训练	日期	0～10的等级评分，请圈出最能体现任务表现的分数 0分表示没有完成目标任务 10分表示完成目标任务										
1	21.05.16	0	1	2	③	4	5	6	7	8	9	10
2	21.05.17	0	1	2	3	④	5	6	7	8	9	10
3	21.05.18	0	1	2	3	④	5	6	7	8	9	10
4	21.05.19	0	1	2	3	4	⑤	6	7	8	9	10
5	21.05.20	0	1	2	3	④	5	6	7	8	9	10
6	21.05.21	0	1	2	3	4	5	⑥	7	8	9	10
7	21.05.22	0	1	2	3	4	5	6	7	⑧	9	10
8	21.05.23	0	1	2	3	4	5	6	7	8	⑨	10
9	21.05.24	0	1	2	3	4	5	6	7	⑧	9	10
10	21.05.25	0	1	2	3	4	5	6	7	8	9	⑩
11	21.05.26	0	1	2	3	4	5	6	7	8	9	⑩
12	21.05.27	0	1	2	3	4	5	6	7	8	9	⑩

图 2-14　水果划消游戏——目标任务评分表

（三）注意事项

　　总的来说,成功的基于任务导向的认知治疗离不开儿童积极主动地参与、治疗师的正确引导以及父母的支持。在任务的选择上要考虑儿童的兴趣及选择,以儿童的观点来确定目标任务范围,这有助于增强儿童在整个治疗过程中的积极性。在干预的过程中治疗师不要直接告诉儿童他们的问题在哪,而是通过提问的方式来帮助儿童思考和分析问题,引导儿童自己去发现完成任务时出现的问题并思考解决方案,这样才能达到真正的训练目的。父母和其他重要照护者的参与在技能泛化和转移方面起着重要的作用,鼓励父母和照护者尽可能多地参与到儿童的训练中,以帮助儿童将习得的认知策略应用于家庭、学校和/或社区环境,为日后的生活、学习以及社会交往打下良好的基础。

三、基于情景刺激的语言治疗技术

(一) 概述

基于情景刺激的语言治疗技术是结合视觉场景提示(visual scene displays,VSD)、游戏与文化介入(play and culture intervention,PCI)、社交故事法(social story,SS)等而设计的语言治疗技术,旨在提高儿童的语言理解及其语言在实际生活情景中的应用。一般由基线评估、目标设定、训练内容、情景设置、角色设置以及调试与配合这六个部分组成。语言发育迟缓患儿在语言习得过程中主要有如下特点:①视觉倾向性:在出生伊始,婴儿的注意力多集中于说话者的眼睛及嘴巴上,8 月龄左右,其注意力开始从说话者的身上转为接受来自听觉及视觉的刺激,而到了 12~18 月龄,注意力又重新回到说话者的眼睛上。此外,由于语言发育迟缓,患儿理解视觉信息的能力较单凭听觉理解信息的能力要好。语言发展早期,婴儿更容易通过视觉学习习得语言。②前语言技能发展不平衡:患儿在婴儿期,常表现出与同龄儿不同的前语言技能,如无法持续注意、缺乏眼神接触、工具性操作技能低下、较难建立共同关注、较少观察他人的行为,从而缺乏沟通、分享及表达等。③多使用机械记忆而缺乏灵巧的应用:患儿在用词、句子长度、语法等均较同龄儿童落后,对词汇及句子的掌握多来自于机械记忆,而缺乏在适当情景中的灵巧应用,故有时出现鹦鹉学舌、答非所问及刻板使用的情况。

(二) 临床应用

1. **适用人群**　基于情景刺激的语言治疗技术适用于具备一定程度前语言技能的发育迟缓患儿,其须具备一定的工具性操作能力、有较长时间的共同关注及持续注意能力、存在沟通欲望。语言发育迟缓检查法(sign-significate relations,S-S)显示患儿交流态度至少在Ⅰ群,语言理解水平至少为 2-1 事物的功能性操作阶段。若患儿有听力问题,则需要佩戴助听器,能正常接收听觉语言信息,方可采用此项技术进行语言治疗。而本技术不适用于存在严重沟通障碍的中度-重度孤独症谱系障碍、全面发育迟缓、重度精神发育迟缓等患儿。

2. **需要的工具及场地** 基于情景刺激的语言治疗技术的核心为视觉情景提示,往往需要日常实际生活情景为主要训练场景,因而其训练场地并不限于语言治疗室,也可为家居环境、社区、学校等。由于需要多个场地和情景模拟,在地理位置移动较少的情况下,一般需要借助场景卡、情景卡、表达卡、故事绘本、过家家系列工具等的辅助,或采用高科技的辅助,如情景提示屏。对于言语表达较少甚至无表达的儿童,可考虑使用替代性辅助性沟通系统(augmentative and alternative communication,AAC)来辅助完成表达。

3. **技术设置**

(1) 基线评估:基线评估的形式可有多种,其主要目的是确定儿童语言的强项及弱项,用于指导后续的治疗,如在词汇量大、句子表达少的情况下,则训练重点在于扩展表达范围;若词汇量少、表达少的情况下,则训练重点在于诱发及辅助表达、扩展词汇量上。因此,在进行基线评估时可考虑多个量表或方法相结合,如结合 S-S 法里的语言发展阶段、贝利婴儿发展量表里的接受性语言及表达性语言分量表、韦氏学龄前及幼儿智力量表第 4 版(Wechsler preschool and primary scale of intelligence Ⅳ,WPPSI-Ⅳ)里的语言理解指数,以及其在日常生活中的语言使用等综合判断患儿的语言能力,使其各项能力的评估精细化。

(2) 目标设定:在完成基线评估后,可进行目标设定,一般包括短期目标和长期目标,短期目标的周期为单次情景训练,因而短期目标应细化,如掌握哪几个词汇(如苹果、香蕉、梨等)、在此情景内学会哪句客套语(如谢谢、没关系、对不起等)、对某几个句子学会回应等(如你今年几岁等),而长期目标的周期应视儿童的能力来决定,但应与短期目标相对应,如掌握哪些类别的词汇(如水果类、动物类等)、在某几个场景里会说客套语(如路上遇到朋友、接受了别人的帮助等)、对某些类型的句子学会回应等。

(3) 训练内容:一般而言,训练的内容需要包含语言的理解与表达,即使是无表达的儿童,治疗者也应辅助其完成表达,要在每次训练中向儿童明确语言的使用是基于理解与表达的,而不仅仅是听或看。此外,每次训练的内容应尽量细化,如词汇方面应细化到哪几个词、指令重复几次、需要怎样的表达回应等(表2-3)。

表2-3　治疗室模拟购买东西训练计划表

项目	内容
基线评估情况	理解图片词汇,但熟悉度不足;会模仿单字词,但较难完成自发命名;沟通欲望较强,喜欢糖果
基线评估结果	S-S法:理解为3-2,表达为3-1
长期目标	熟练掌握常见水果的图片词汇,能准确点出并自发命名
短期目标	熟练掌握苹果、香蕉、葡萄,并模仿命名,尝试自发命名
训练内容	理解:拿卡片/模型(苹果、香蕉、葡萄) 表达:仿说"果""蕉""葡",自发命名"葡"
情景设置	小小店员(水果店)
训练工具	店面:桌子、店面画板(图2-15) 水果(苹果、香蕉、葡萄):图片、模型 钱:糖果
角色设置	店员:儿童 买家:治疗师 提示者:家长
调试与配合	根据儿童的接受度增加或减少词汇数目
训练反馈	

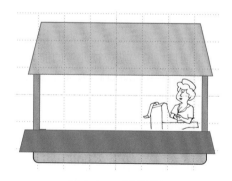

图2-15　店面画板

（4）情景设置：通常情景设置为常用的日常生活场景，如家居生活里的起床、吃饭时间、来客人了、亲子游戏等；社区生活里的购买东西、见到熟人、问路、搭乘交通工具等；校园生活里的请教问题、发生冲突、集体游戏等。

（5）角色设置：在训练伊始，儿童一般作为指令的执行者、对话的回应者，此时需要一个人作为指令及对话的发出者，在条件允许的情况下，其实需要第三个人作为提示者来延续情景的进行以及辅助儿童完成无法表达或回应的部分。提示者一般在儿童身后，以被动的形式提示或辅助儿童，在进行情景延续时，提示者的位置可机动。

（6）调试与配合：由于发育问题，儿童并不会对每个训练情景都感兴趣，因此每个情景都需要在训练的过程中不断调试加入儿童感兴趣的内容，以及训练的强化物。训练的进行除了儿童配合外，也要提示者适时给予提示，治疗师及时予以反应来配合完成训练。

4. 训练模式　基于情景刺激的语言治疗技术训练模式较多，若按训练的地点来区别，可分为治疗室训练模式和生活环境训练模式。

（1）治疗室训练模式（以购买东西为例）：在每次进行情景刺激前应设定训练计划表（表2-3），一般包含基线评估的情况及结果、长期和短期目标、训练内容和工具、情景和角色设置、调试和配合，以及训练反馈。治疗师在每次训练后应及时予以总结，补充训练反馈的部分，每次训练间隔前后对比反馈的内容，及时调整训练方案。表2-3展示的是治疗室模拟购买东西的情景训练，在这个情景里患儿为店员，治疗师为买家，通过发出相关指令来引导小儿识物认物。在小儿能认识图片的情况下，可使用店面画板（图2-15），将图片置于画板上，以平面的形式来进行游戏。具体的训练流程参见图2-16，其中红色为表达的部分，绿色为动作。

（2）生活环境训练模式：生活环境训练模式可选择的环境较多，如以购买东西为例可有家居模拟购物、便利店购物、水果店购物、超市购物等，越是物品众多、环境复杂的场地，越需要儿童有相对高的理解水平及自控能力，否则训练难以进行。因此，在选择训练场地及情景时，治疗师及家长都应充分考虑儿童各方面的情况，尽量做到诱惑少、练习度高、易于泛化。我们以水果店为例，展示其训练计划表（表2-4）。

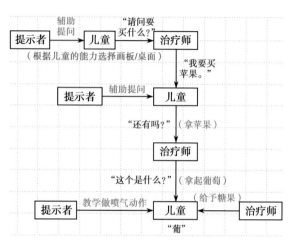

图2-16 治疗室模拟购买东西训练流程图

表2-4 水果店购买水果训练计划表

项目	内容
基线评估	理解图片词汇,但熟悉度不足;会模仿单字词,但较难完成自发命名;沟通欲望较强,喜欢糖果
基线评估结果	S-S法:理解为3-2,表达为3-1
长期目标	熟练掌握常见水果的图片词汇,能准确点出并自发命名
短期目标	熟练掌握苹果、香蕉、葡萄,并模仿命名,尝试自发命名
训练内容	理解:图片与实际物品匹配(苹果、香蕉、葡萄) 表达:仿说"果""蕉""葡",自发表达"葡""买"
情景设置	水果店买水果
训练工具	店面:水果店 水果:水果店的水果、图片(苹果、香蕉、葡萄) 强化物:糖果(作为购买成功的奖励)
角色设置	店员:水果店店员 买家:儿童 提示者:家长
调试与配合	根据儿童的接受度辅助完成表达及购买
训练反馈	

5. **参数设置** 目前关于语言治疗参数的文献报道较少,其治疗效果也因治疗的形式、内容、持续时间等而有所不同,一般而言,对于早期的语言治疗效果,一对一语言治疗课优于小组课,专业人士及受过训练的家长优于非专业者。此外,持续治疗的时间至少为 8 周,每周 3~5 次为宜[25]。此外,患儿的持续注意时间较短,且注意力转移困难,一般建议单个情景训练时长为 15~20 分钟,可短时间间隔休息后再继续训练,练习时任务不宜过多,一般 1~3 个为宜,可根据患儿的具体情况进行调整。

(三) 注意事项

1. **日常性** 采用日常生活情景为主要的活动背景,以日常交流活动内容为训练的主要内容,选用接近现实生活的训练材料,如实物、模型、照片、图片等。

2. **传递性** 此项技术旨在提高儿童的语言理解及其语言在实际生活情景中的应用,重在语言的应用以及交流策略,因此能传递信息的交流手段都可以考虑,如口语、手势语、交流板等。

3. **反馈与调整** 反馈除了指治疗师对训练整体的反馈,也包括患儿对训练的反应,治疗师应根据患儿的情况进行适时的调整。

4. **安全性** 开始前要了解患儿原发病及并发症等。要注意患儿的身体情况,包括疲劳表情、注意力、安坐时间等,若训练时如发现与平时状态不同,绝不要勉强训练。

5. **综合性** 对于语言发育迟缓的患儿,除了采用本技术及传统的语言治疗技术,也可考虑加入非侵入性脑刺激技术(如经颅磁刺激、经颅直流电刺激等)等新兴的辅助技术进行治疗,以增强治疗的效果。

四、基于营养的进食与吞咽治疗技术

(一) 概述

进食与吞咽功能是人的基本生理功能,是获取营养与能量的关键。进食与吞咽障碍在神经受损儿童中很常见。进食障碍为儿童接受食物和液体进入口腔时出现困难,包括缺乏饥饿感、喂食时间延长、经常咳嗽或哽咽、在进食期间或进食后经常呕吐等。吞咽障碍是指食物从口到胃的过程中的功能受损,引起进食的安全性、效率或营养充分摄入受限。儿童处于生长发育的高峰期,进食与吞咽障碍会严重影响营养摄入,易导致儿童脱水、体重减轻、生长发育迟缓、肺部感染甚至呛咳窒息等[26]。及时对患儿进行进食与吞咽治疗,有利于提高其进食与吞咽功能、增加营养摄取、促进生长发育、改善临床转归、减轻家长喂养负担以及提高患儿和家庭生活质量。但需要注意,进食与吞咽治疗的同时,除了要保证吞咽的安全性外,还应采取相应的替代方案以保证充足的营养摄入。

(二)临床应用

1. **适用人群** 进食与吞咽障碍、营养不良的患儿。

2. **治疗目的** 改善下颌、舌骨和舌头的姿势控制以及刺激嘴唇和舌头的运动,增加口腔运动协调能力,促进进食与吞咽功能,改善营养状况。

3. **基于营养的进食与吞咽障碍的治疗技术** 主要包括口腔感觉运动训练、改变食物性状、改善喂养技巧、调整进食工具、安全性管理与营养支持等。

(1) 行为性进食障碍的治疗:行为性进食障碍是指没有明显的生理原因但却不愿意进食的情况,如厌恶食物或液体等,这类儿童一般具有足够的身体技能进行正常饮食。治疗技术可采用:①感觉刺激:采用温度觉、味觉、嗅觉、震动觉等不同的感觉进行口腔感觉刺激。对于口腔过敏的儿童,在其可承受的范围内逐渐增加刺激强度,并将刺激保持在儿童可接受的边缘水平。如使用冰酸棉签轻轻刷擦腭舌弓、软腭、舌、两颊、双唇等口腔位置,给予冰酸的感觉刺激有利于提高儿童对食物的感知度以及对进食吞咽的注意力。还可教会家长使用牙胶、咬咬乐、牙刷等在日常生活中进行口腔感觉刺激。②分散注意力:在儿童进食时,使用玩具、音乐等分散儿童的注意力,以减少儿童进食的抗拒行为,减少哭闹。③提高对食物的认知:从少量开始让儿童尝试原本抗拒的食物以逐渐熟悉、接受不同种类的食物。

(2) 基础技能性吞咽障碍的治疗:儿童基础技能性吞咽障碍以口腔期和咽期吞咽障碍为主。

治疗口腔期吞咽障碍的目标是提高进食流质或固体的感觉和运动技能,具体方法包括:①口腔卫生管理:定时清理口腔分泌物。②口腔感觉运动训练:通过诱导肌肉主动运动、牵伸活动少的肌肉以及被动运动、感觉刺激等方法改善儿童的进食吞咽意识、力量、协调,以及嘴唇、脸颊、舌头和下颌的肌力和耐力[27]。③食物性状的调整:固体/液体食物都可以改变性状的,如当儿童咀嚼能力欠佳或缺少牙齿时,可以调整固体食物质地为切碎状、糊状、易嚼状态。还可调整食物黏稠度,如当儿童控制稀薄液体存在困难时可采用增稠液体的方法。④进食工具的选择:对于小婴儿来说,选择合适的奶瓶奶嘴至关重要。质软的、开口大的奶嘴适合吸吮无力的儿童;质硬、开口小的奶嘴适于容易误吸的儿童;短的奶嘴适合口腔敏感度高的儿童;长的奶嘴对于吐舌儿童有一定抑制作用。吸吮无力的儿童还可选择瓶身软的可挤压的奶瓶,以辅助其更有效地进食。

对于咽期吞咽问题的儿童,治疗干预包括改变吞咽策略或调整食物形状或性质等[28]。①进食技巧:针对不同的吞咽障碍,选择特殊的进食技巧,包括食团在口腔的放置位置、固体食物与液体食物的交替、环境的调整等。②调整食物形状或性质:当吞咽无力时,可使用稀薄的液体,让食物借助重力作用通过口腔进入咽部。③提高吞咽力量:包括腭咽感觉刺激、喉上抬训练、颏下肌群的神经肌肉电刺激、点头仰头训练等,促进舌骨的运动从而提高吞咽有效性。④胃管/胃造瘘/空肠管:对于存在严重吞咽障碍尤其是严重误吸短期内不能改善的儿童,需考虑鼻胃管或胃造瘘的非经口进食方式来补充能量和水,以维持营养摄入和生长发育。合并胃食管反流的患儿应注意进食姿势的调整,在餐后1~2小时也应保持直立位以防止食物反流,胃食管反流严重者可通过鼻-空肠管或空肠造瘘进食。

(3) 确保安全的进食与吞咽治疗:由于进食和吞咽障碍与吸入性肺炎密切相关,进食与吞咽治疗一定要建立在保证安全的基础上进行。安全策略包括:①口腔分泌物管理,帮助清理或治疗过多的唾液;②确保进食时头颈部的稳定性,使用利于进食的座椅;③治疗胃食管反流;④容易呛咳的患儿减少经口摄入稀流质食物如水,可将食物制作成糊状、泥状等增加黏稠度;减少经口进食次数和量;根据患儿的呼吸-休息调整进食规律或使用专门设备进食减缓食物的流量,采用替代性方法,如进食高热量食物、管饲等。

(4) 营养支持与管理:进食与吞咽障碍治疗的首要任务应该是保证患儿安全有效地获得充足的营养。在对患儿进行营养支持与管理过程中,需重点关注营养摄取的总量及成分,以及进食过程中的舒适及满意感。若儿童有进食与吞咽障碍、每天总喂食时间 >4~6 小时、体重增长缓慢或体重减轻、儿童及家长在进食/喂食过程中感觉有压力等情况,提示儿童有营养不良风险。此类患儿,可根据营养评估结果,适当补充特医食品类的高能量配方奶粉以增加营养,平时也应多进食肉类、鱼类、黄豆、坚果等富含优质蛋白、能量高的食物。不同年龄及营养不良程度的患儿每日所需能量不同。根据中国营养学会的膳食营养素参考摄入量,2~3 岁孩子的能量需求为 1 000~1 250kcal/d,4~6 岁需要 1 200~1 400kcal/d,7~10 岁需要 1 350~1 800kcal/d,11~13 岁需要 1 800~2 050kcal/d,14~17 岁需要 2 000~2 500kcal/d。若要改善营养不良及追赶生长发育,患儿还应该适当增加能量补充,具体可根据能量需求进行计算。对于牛奶蛋白过敏或胃肠道功能不好的患儿,建议使用短肽型或氨基酸型的高能量营养制剂进行营养支持[29]。

(三) 注意事项

总之,基于营养的进食与吞咽治疗技术在临床应用时须循序渐进及多学科合作。进行进食与吞咽治疗时,专业人员应给予正确的指导语,必要时进行演示。使用正确的工具对儿童进行引导,让儿童尝试独立完成动作并给予反馈。引导儿童进行适当的重复动作,强化儿童的动作记忆。此外,有研究报道含黄原胶的增稠剂可能与坏死性小肠结肠炎等肠道并发症相关,故建议不用于早产儿。更重要的是,儿童进食与吞咽障碍的治疗不仅要确保吞咽的安全性以避免误吸,更应在保证充足能量与营养供给的基础上开展相应治疗,营养支持与管理须一直贯穿于进食与吞咽治疗过程中。

(洪小霞　陈思露　程亚慧)

第四节　物理因子治疗技术

一、神经肌肉电刺激技术

(一) 概述

应用低频脉冲电流刺激神经肌肉引起肌肉收缩,以恢复其运动功能或治疗神经肌肉疾病的治疗方法称为神经肌肉电刺激(neuromuscular electrical stimulation, NMES)。该技术通过不同脉冲电流刺激肌肉,使肌肉发生节律性收缩和舒张,诱发肌肉的正常运动,从而改善肌肉的血液、淋巴循环,防止结缔组织的变厚和硬化,最终起到改善肌肉功能、延缓或减轻继发性的肌肉萎缩、减少肌肉体积下降、抑制肌肉纤维化、缓解痉挛的作用[9,30,31]。该技术在临床中常结合其他治疗技术联合使用,极少单独应用。

(二) 临床应用

1. **适用人群**　NMES多用于中枢神经损伤、发育指标延迟、骨关节系统疾病或骨关节损伤的儿童,如改善脑性瘫痪以及颅脑损伤、脑部感染、脊髓损伤后的肢体痉挛、运动功能障碍和吞咽功能障碍;改善关节脱位后、骨折后、血友病性关节病儿童的关节活动受限和肌力下降;提高肌性斜颈儿童健侧颈部肌群力量;平衡马蹄内翻足儿童踝关节内外侧肌肉力量与脊柱侧弯儿童脊柱两侧肌肉力量等。亦可用于肌肉系统病儿童,如脊肌萎缩症、肌营养不良、腓骨肌萎缩症等,以减缓其肢体力量的进行性下降,改善肌肉骨骼损伤后的肢体水肿[9,10,30,32]。还可用于周围神经损伤后的失用性肌萎缩、肌肉变性和硬化,包括臂丛神经损伤、腓总神经损伤、周围性面瘫、尺神经损伤、桡神经损伤、正中神经损伤等[31]。对于重症儿童,NMES能安全地帮助其改善肌肉力量和运动功能,降低深静脉血栓发生的风险。NMES禁用于植有心脏起搏器、治疗部位植有金属异物(如钢钉、钢板等)、肌萎缩硬化症、多发性硬化进展期的儿童。术后伤口未完全愈合者慎用,以避免肌肉收缩引起伤口破裂。

2. 治疗技术

(1) 治疗参数:NMES 的治疗参数一般有波形、脉宽、频率等,治疗前先通过康复评估,根据儿童的情况和治疗目的来设置不同的治疗参数[9,10,31]。

1) 改善肌肉功能、提高肌肉力量:常用的刺激部位有尺侧腕伸肌、肱三头肌、拇长展肌、股四头肌、胫前肌、臀中肌、臀大肌、腓肠肌、比目鱼肌等,这些部位亦为防止或减缓重症儿童肌肉失用性萎缩的常用部位。治疗时一般选择输出频率为 20~45Hz 的方波,超过 50Hz 易造成肌肉疲劳;可选择的脉宽范围为 50~440 微秒,但临床较为多用的是 200~300 微秒;通电/断电比一般为 1∶1;电流强度可调范围为 0~100mA,以引起肌肉的明显收缩为限,一般输出强度为 30~60mA。治疗时间为每次 20~30 分钟,每天 1~2 次,每周 5 次,15~20 天为 1 个疗程。

2) 缓解肢体痉挛:常用的治疗部位有小腿三头肌、大腿内收肌等。治疗时将 A 路输出的 2 个电极置于痉挛肌两端肌腱处,B 路输出的 2 个电极置于拮抗肌肌腹两端。对于角弓反张异常姿势明显、四肢肌张力均增高的儿童,可将 4 个电极分别置于其竖脊肌肌腹,A、B 路分别连接一侧竖脊肌的两个电极,通过缓解躯干痉挛来降低肢体肌张力。A、B 两路均为无极性双向方波且交替输出,两路电流频率与脉宽相同,频率的可调范围为 0.66~1Hz,脉宽可调范围为 200~500 微秒,延迟时间为 0.1~1.5 秒,电流强度以能引起肌肉的明显收缩为宜。治疗时间每天 1~2 次,每次 20~30 分钟,每周 5 次,20~30 天为一疗程。

3) 改善吞咽功能:常用的刺激部位有咬肌、下颌舌骨肌、颏舌骨肌等。可选择输出频率为 80Hz 的方波,脉宽 100~700 微秒,刺激强度为 10~25mA,有研究提示在可耐受的情况下适当增加电流输出强度可提高治疗效果。治疗时间每天 1 次,每次 20~30 分钟,每周 5 次,20 天为一疗程。

4) 治疗周围神经损伤:常用的输出波形为三角波,频率多设定为 10~50Hz,通断比 1∶(1~5),脉宽 200~400 微秒,电流刺激强度大小以能引起刺激肌肉明显收缩为宜。治疗每天 1~2 次,每次 20~30 分钟,每周 5 次,15~20 天为一疗程。

5）缓解水肿、防止深静脉血栓:常用刺激部位为腓肠肌,通过诱发"踝泵"运动,起到减轻肢体水肿、降低重症儿童发生深静脉血栓的风险。常用的输出波形为方波,频率 20~50Hz,脉宽输出范围为 60~560 微秒,较为常用的为 60~240 微秒,电刺激强度大小以能引起刺激肌肉明显收缩为宜。治疗时间每天 1~2 次,每次 20~30 分钟,每周 5 次,20 天为一疗程。

（2）电极放置方法:临床上多使用双极法,此法适用于刺激较大肌肉,能使电流集中于目标肌肉,避免邻近肌肉受到刺激而影响疗效。治疗时将两个电极置于肌肉肌腹两端的运动点上,且在不超过肌肉体表投影的范围内,尽量增大两个电极间的距离。

（三）注意事项

治疗前需要康复评估,根据儿童的病情确定治疗部位和参数。治疗时需暴露治疗部位,以便将电极准确置于肌肉的运动点上,同时留意治疗部位的皮肤是否有破损,以避免将电极置于破损处。进行斜颈治疗时,电极的放置注意避开颈动脉窦,以免引起呼吸、心率和血压的改变。儿童在发热时不宜进行治疗。电刺激强度以引起肌肉明显收缩为限,以避免电流过强引起电灼伤,调节强度时注意由低强度开始,逐渐增加电流强度至肌肉出现明显收缩;电流强度和每次治疗时间均不宜过度,以免导致肌肉疲劳。由于儿童、尤其是婴幼儿不能很好地反馈自我感觉,因此在治疗时留意观察其状态,若过度哭闹,则需停止治疗并了解哭闹原因。放置电极前先将仪器打开,治疗后取下电极后再将仪器关闭,避免在连接电极的情况下开、关仪器,以避免开、关仪器时产生的瞬时电流对儿童造成不良影响。

二、非侵入性神经调控技术

（一）概述

非侵入性神经调控技术无创无痛,主要包括经颅磁刺激（transcranial magnetic stimulation,TMS）和经颅直流电刺激（transcranial direct current stimulation,tDCS）。TMS 是利用脉冲磁场作用于中枢神

经系统,通过感应电流调节神经细胞的动作电位,进而影响脑内代谢和神经电生理活动的技术。在儿科疾病中较常使用重复经颅磁刺激(repetitive TMS,rTMS)。rTMS 以固定频率和强度连续作用于脑部某一区域,其重复、连续有规律的刺激可产生积累效应,作用于更多水平方向的神经元,起到增强(高频 rTMS)或抑制(低频 rTMS)大脑皮质兴奋性从而促进功能恢复的作用。tDCS 利用恒定、低强度(1~2mA)的直流电使静息膜电位去极化或超极化来调节大脑皮质兴奋性来达到调节脑血流量和代谢物浓度及促进大脑功能连接等作用,一般使用阳极(anode)刺激提高大脑皮质的兴奋性,使用阴极(cathode)刺激降低大脑皮质的兴奋性[33]。

(二)临床应用

TMS 和 tDCS 已广泛应用于成人脑卒中、抑郁症、偏头痛等疾病,近年来在儿童康复中应用亦越来越多。研究表明 TMS、tDCS 在治疗2 岁以上儿童的运动障碍、语言障碍、认知障碍等方面有较好的疗效与安全性[34]。

1. **改善手功能** TMS 可通过调节皮层兴奋性,纠正半球间抑制(interhemispheric inhibition,IHI)失衡而改善手功能。由于手部在大脑的投射区较表浅且范围相对较大,在改善偏瘫儿童手功能时一般会选用 rTMS 刺激大脑初级运动皮层(M1 区),具体可采用 1Hz 低频 rTMS 刺激健侧或 5Hz 高频 rTMS 刺激患侧。需要注意的是,由于高频 rTMS 引发某些不良事件如癫痫发作、头痛等的概率高于低频 rTMS,且 1Hz 低频 rTMS 已在儿童群体中被证实具有较高的安全性,因此目前更多地应用 1Hz 低频 rTMS 刺激大脑健侧 M1 区以改善偏瘫儿童手功能。一般选择刺激强度为 80%~120% 静息运动阈值(rest motor threshold,rMT),脉冲总数 1 000~1 500 个,选用 8 字形线圈,每天 1 次,每周 5 天,连续治疗 2 周,建议治疗 2~4 周后再次评估手功能以调整后续治疗方案。研究提示每天 1 次的 rTMS 结合限制-诱导运动疗法,可更有效地改善偏瘫儿童手功能[35,36]。

tDCS 可通过平衡大脑两侧皮层兴奋性来改善偏瘫患儿手功能,与 rTMS 相比,tDCS 具有更为简便易行、价格低廉、安全性良好的优势。一般使用 1~1.5mA 阳极 tDCS 刺激大脑患侧 M1 区,阴极放置在健侧眶上裂区域,每次 20 分钟,每天 1 次,连续治疗 4~8 周。

2. **改善平衡能力** rTMS 和 tDCS 可强化中枢处理外周刺激信息的能力,从而增加小脑和运动皮层之间的连接,改善平衡协调能力,一般建议联合运动平板训练等进行治疗。具体方法:①使用 2~5Hz 高频 rTMS 刺激小脑,或 1Hz 的低频 rTMS 刺激大脑 M1 区,强度为 120% rMT,脉冲总数 1 200 个,连续治疗 15 天;②使用 1mA 阳极 tDCS 刺激小脑,阴极放置在对侧眶上裂区域,每次 20 分钟,每天 1 次,每周 5 次,连续治疗 2~4 周。

3. **控制不随意运动** 低频 rTMS 或阴极 tDCS 可通过抑制大脑辅助运动区(SMA)调节皮层基底节网络的异常兴奋,减少该网络对丘脑的抑制性输出而减轻不随意运动。具体方法:①采用 1Hz 低频 rTMS 刺激大脑双侧 SMA 区,强度为 100%~110% rMT,脉冲总数 1 200 个,选用 8 字形线圈;②使用 1mA 阴极 tDCS 刺激大脑左侧/右侧 SMA 区,阳极放置在前额中央(两侧眉毛上缘连线中点),每次 20 分钟,每天 1 次,每周 5 次,连续治疗 2~4 周。

4. **缓解痉挛** 高频 rTMS 和阳极 tDCS 均可通过提高运动皮层兴奋性,增加皮质脊髓束对脊髓的抑制性输入,减少 γ 和 α 神经元的过度活动,从而缓解痉挛。具体方法:①使用 5Hz 高频 rTMS 刺激大脑患侧 M1 区,强度为 90%~100% rMT,脉冲总数 1 500 个,采用 8 字形线圈,每天 1 次,每周 5 次,连续治疗 2 周;②使用 1mA 阳极 tDCS 刺激大脑患侧 M1 区,阴极放置在对侧肩膀,每次 20 分钟,每天 1 次,每周 5 次,连续治疗 2~5 周。

5. **改善语言功能障碍** rTMS 及 tDCS 均可改善语言功能障碍,具有良好的耐受性及疗效持续性,研究提示结合长时间(>50 小时)的语言训练可有更好的累积效应。可根据语言功能障碍类型的不同,选择不同的治疗方法和参数:①改善表达性失语(Broca 失语),采用 1Hz 低频 rTMS 刺激右侧额下回三角部(BA 45),强度为 100%~120% rMT,脉冲总数 1 200 个,选用 8 字形线圈,每天 1 次,每周 5 次,连续治疗 2~3 周;②改善极低口语能力的孤独症儿童的语言习得,使用 1mA 阳极 tDCS 刺激左侧前额叶背外侧区（dorsolateral prefrontal cortex，DLPFC），阴极放置在对侧眶上裂区域，每次 30 分钟，每天 1 次，每周 5 次，连续治疗 3~5 周；③改善发育性口吃患儿的言语流畅度，使用 1mA 阳极 tDCS 刺激左侧额下回，阴极放置在对侧眶上裂，每次 20 分钟，每天 1 次，每周 5 次，连续治疗 3~5 周；④改善阅读障碍，使用 1mA 阳极 tDCS 刺激左侧顶颞区，阴极放置在右侧顶颞区，每次 20 分钟，1 天 1 次，1 周 5 次，连续治疗 3~5 周。

6. **改善认知功能障碍**　一般与认知训练、心理干预等治疗联合应用，以进一步提高儿童的认知功能。①使用 1Hz 低频 rTMS 刺激右侧前额叶背外侧区（DLPFC），强度为 110% rMT，脉冲总数 1 200 个，采用 8 字形线圈。②使用 10Hz 高频 rTMS 刺激左侧前额叶背外侧区，强度为 110% rMT，脉冲总数为 1 000 个，采用 8 字形线圈。每次治疗 20 分钟，每天 1 次，每周 5 次，连续治疗 2~4 周。③使用 1mA 阳极 tDCS 刺激左侧/右侧前额叶背外侧区（DLPFC），阴极放置在对侧眶上裂区域或肩部，每次 15~20 分钟，每天 1 次，每周 5 次，连续治疗 6~10 周。

7. **改善吞咽功能障碍**　使用 10Hz 高频 rTMS 刺激右侧大脑皮质感兴趣区（约在 Cz 顶点外侧 6cm 再往前 3cm），强度为 110% rMT，脉冲总数 900 个，采用 8 字形线圈，每次 20 分钟，每天 1 次，每周 5 次，连续治疗 2~3 周。

8. **治疗难治性癫痫**　低频 rTMS 和阴极 tDCS 均可通过增强 γ-氨基丁酸能活动、减少突触增强来抑制皮质兴奋性，从而降低癫痫发作频率，其中 rTMS 对皮质起源的局灶性癫痫比皮质下起源的全身性癫痫治疗效果更佳。具体方法：①采用 1Hz 低频 rTMS 作用致痫灶治疗局灶性癫痫；采用 1Hz 低频 rTMS 作用顶点（Cz）治疗弥漫性癫痫（脑电图提示多灶性放电/弥漫性异常，或 MRI 提示多处癫痫病灶），强度为 70% rMT，脉冲总数 1 200 个，采用 8 字形线圈，每天 1 次，每周 3~5 次，连续治疗 2~3 周[37]。②使用 1mA 阳极 tDCS 作用癫痫病灶（局灶性癫痫）或顶点 Cz（弥漫性癫痫），阳极放置在对侧肩部或右侧眶上裂区域，每次 25 分钟，每天 1 次，每周 3~5 次，连续治疗 2~3 周[38]。

（三）注意事项

操作时需注意：①rTMS治疗前，应将发夹、首饰、眼镜、手表、手机、钥匙等金属物品移除，避免受到磁场的影响；②rTMS常用靶点定位方法，先测定M1，观察到运动反应后再以其为参照点，沿头皮各方向进行定位；亦可参照国际标准脑电电极10-20导联系统定位，让儿童佩戴定位帽，借助脑影像导航技术定位；③由于儿童皮质兴奋性不同于成人，且配合程度低、较难保持专注，部分儿童的rMT检测较为困难，因此在检测时应使用简单易懂的指令，对于无法测出rMT的儿童可采用固定值（40%的仪器输出量）进行治疗；④tDCS避免与高频设备放在同一房间，避免受到高频电磁波影响导致损坏；⑤tDCS治疗前需要使用生理盐水充分湿润电极衬垫，设置电流不宜过大，避免灼伤，治疗时尽量把电极放置部位的头发拨开避免头发阻碍导电，同时使用绑带固定电极避免电极移位；⑥对于配合度低的患儿，可使用座椅固定患儿的治疗体位，利用食物、玩具、游戏书等安抚患儿，也可让家长怀抱患儿并手扶rTMS线圈以保证刺激位置的准确性；⑦治疗参数的选择应首先满足患儿的耐受程度，以防止患儿因不适感抗拒治疗。

由于儿童大脑发育尚不完善，应用rTMS、tDCS治疗儿童时需要特别注意以下几种情况：①注意儿童囟门关闭情况，如果囟门未闭，在放置线圈时需特别小心，以避免大脑机械损伤；②由于2岁以下儿童外耳道短小，容易与线圈发出的高频声产生共振，有潜在的听觉损伤风险，因此对于2岁以下的儿童，建议使用耳塞或耳罩等听力保护装置；③高频TMS和阳极tDCS可能诱发癫痫或抽搐发作，而低频TMS和阴极tDCS可用于治疗癫痫。因此对患有癫痫的儿童谨慎使用高频刺激和阳极tDCS，并且在使用低频TMS或阴极tDCS治疗前需经过详细专业的综合评估。

治疗过程中需要监测TMS和tDCS的不良事件，注意观察儿童的治疗反应，若出现难以安抚的哭闹及异常反应，应及时停止治疗寻找原因；治疗结束后也可让患儿休息片刻再离开。tDCS常见的不良事件有刺痛、瘙痒、发红、头皮不适、疲乏感等。TMS常见的不良事件有头痛、头皮不适、抽搐、瘙痒、疲乏感、耳鸣、癫痫发作、神经源性晕厥等。尤其是在最初几次治疗过程中，儿童可能会感觉到疼痛，可通过小幅调整线圈放置部位或旋转度，减少刺激强度并在多次治疗后再缓慢增加以提高耐受性。治疗前可与家长进行沟通，让他们明白这种感觉是正常的。需要注意，rTMS 或 tDCS 在应用于治疗癫痫儿童期间，儿童仍需继续药物治疗；治疗过程中一旦出现癫痫发作，应立即移开线圈或电极停止刺激，把儿童置于侧卧位避免窒息，尽快通知专科医生会诊。TMS 和 tDCS 一般不用于以下几类儿童：①颅内或治疗区域附近有金属器件、植入心脏起搏器或人工耳蜗；②有颅内高压、发热、电解质紊乱、出血倾向等生命体征不稳定；③存在严重心脏疾病或其他内科疾病的儿童；④治疗区域有肿瘤或痛觉过敏的儿童。

三、超声波治疗技术

（一）概述

超声波治疗技术是指应用频率 >20kHz 的超声波作用于人体，以改善机体功能与组织状态进而治疗疾病的方法，其主要通过机械作用、热作用和理化作用对人体产生生物学效应。

（二）临床应用

超声波治疗可分为直接治疗法与间接治疗法两种。前者又可分为移动法与固定法；后者也可分为水下法与辅助器治疗法等。其中移动法是超声波治疗中最为常用的方法，适用于范围较大的病灶治疗；固定法多用于较小的病灶以及痛点、穴位等的治疗；水下法适用于体表不平或有局部剧痛而不宜直接接触等部位，如手指、足趾、腕、肘、踝关节、开放性创伤、溃疡等。

1. **治疗参数包括频率、强度、治疗时间**

（1）频率：治疗频率通常为 1.0~3.0MHz，超声波作用的深度取决于频率而非强度，频率越低作用越深，其中 3MHz 用于治疗浅表组织，如暴露的肌腱和韧带，而 1MHz 可治疗较深的组织，如大多数的肌肉和筋膜。

（2）强度：治疗强度一般 <3W/cm²，具体可分为如下 3 种剂量：0.1~1W/cm² 为小剂量，1~2W/cm² 为中等剂量，2~3W/cm² 为大剂量。在儿科疾病中使用较小剂量即可达到治疗目的，在实际应用中多采用低、中等剂量，以 0.5~1.5W/cm² 为宜。

（3）时间：治疗时间也是影响机体反应的因素之一，通常固定法治疗时间为 1~5 分钟，移动法 5~10 分钟。如使用移动法治疗较大范围区域时，且用脉冲输出时，治疗时间可适当延长至 15~20 分钟。值得注意的是，不能通过增大治疗强度来缩短治疗时间，也不能通过延长时间降低治疗强度。

2. 治疗应用

（1）松解软组织：儿科中常用于治疗先天性肌性斜颈、肌内注射后硬结等。超声波作用于软组织时产生热效应和机械效应，热效应可改善患处血液循环，加速新陈代谢，机械效应可延长和软化结缔组织，提高其延展性。建议参数：强度 0.5~1.0W/cm²，每次 5~10 分钟，每日 1 次，每周 5 天，10 次为一疗程。

（2）镇痛：常用于减轻组织损伤后的疼痛，可通过减轻损伤局部炎症反应，提高疼痛阈值，缓解肌肉痉挛以达到镇痛的效果。损伤 48 小时后可进行超声波治疗，建议参数：强度 0.6~1.2W/cm²，每次 8~10 分钟，每日 1 次，6~10 次为 1 个疗程。

（3）软化瘢痕：超声波在瘢痕增殖期对成纤维细胞、内皮细胞和肌成纤维细胞具有刺激作用，且可调整胶原纤维排列、增强抗张强度，从而软化和重塑瘢痕组织。建议参数：移动法，强度 1~1.5W/cm²，每次 5~10 分钟，每日 1 次，10~20 次为 1 个疗程。如瘢痕位于肢端处，则适用水下法治疗。

（4）促进骨折愈合：可用于治疗骨延迟愈合。小剂量超声波可促进成骨细胞增殖、分化和成熟，促进骨痂形成以及重塑骨的生物力学性能，但大剂量超声波反而对骨痂形成有抑制作用，因此治疗中应注意剂量的选择[39]。建议参数：移动法，强度 0.5~1.0W/cm²，每次 5~10 分钟，每日 1 次，10~15 次为 1 个疗程。如骨折位于肢端处，则适用水下法治疗。

(三)注意事项

禁用于小儿骨骺部,孕妇的腹部和下腰部;恶性肿瘤(超声波治癌技术除外);活动性肺结核,严重支气管扩张,出血倾向,消化道大面积溃疡,化脓性炎症,急性败血症,持续性高热;多发性血管硬化,深静脉血栓,血栓性静脉炎;严重心脏病者,安装心脏起搏器、心脏支架以及其他植入设备者;放射线或放射性核素治疗期间及治疗后6个月内;头部、眼、生殖器官等部位治疗时应严格把握剂量。治疗开始前应注意先将声头紧贴治疗部位,再调节输出,避免声头空载,且治疗过程中也要保持声头始终接触皮肤。在治疗中应注意观察患儿反应,如治疗部位过热或疼痛,应暂停治疗,寻找原因并予以处理。

四、超短波治疗技术

(一)概述

超短波治疗技术是指应用频率为30~300MHz、波长为1~10m的高频正弦交流电所产生的高频电场作用于人体治疗疾病的方法。超短波主要以电容场法进行治疗,其作用于人体产生热效应和非热效应。

(二)临床应用

超短波治疗常使用的输出功率分为两种:小功率50~80W,用于五官或面积较小、较表浅病灶的治疗;大功率250~300W,用于面积较大、较深病灶的治疗。治疗过程中患儿取卧位或坐位,不必暴露治疗部位,将电极以适当的方法进行放置。电极的放置方法有对置法、并置法、单极法和体腔法等,其中最常用的方法为对置法和并置法。对置法为两个电极相对放置,电场线集中于两极之间,作用较深;并置法为两个电极并列放置于体表同一侧,电场线相对分散,作用较浅。

1. **治疗参数包括剂量、时间和疗程**

(1)剂量:以患儿的温热感觉程度进行治疗剂量分级,分为4级剂量:①Ⅰ级:无热量,无温热感,适用于急性炎症、水肿显著者;②Ⅱ级:微热量,有微弱的温热感,适用于亚急性、慢性炎症;③Ⅲ级:温热量,有明显的温热感,适用于慢性炎症;④Ⅳ级:热量,有强烈热感,用于恶性肿瘤治疗。儿童一般仅限于采用无热量和微热量。

(2)时间和疗程:根据剂量分级要求,每次治疗时间 5~15 分钟不等,急性炎症 5~10 分钟,亚急性、慢性炎症 10~15 分钟,每日 1 次,10~15 次为 1 疗程。

2. 治疗应用

(1)消炎:超短波在儿科中常用于治疗慢性鼻炎鼻窦炎、支气管肺炎、分泌性中耳炎和髋关节滑膜炎等疾病。①慢性鼻-鼻窦炎是儿童常见病和多发病,超短波治疗可增加病变局部白细胞数量,提高白细胞及吞噬细胞的吞噬作用,增强体液免疫和细胞免疫,从而达到消炎的效果。建议参数:微热量,每次 10~15 分钟,每日 1 次,10 次为 1 个疗程。②支气管肺炎为病毒、细菌或支原体等多种病原体定植于患儿体内引发的肺部炎症病变。超短波治疗可改善肺部血液循环,加速渗出物吸收,抑制病灶区域病原菌增殖。建议参数:微热量,每次 10~15 分钟,每日 1 次,10 次为 1 个疗程。③分泌性中耳炎以中耳积液、听力下降为主要特征,儿童发病率高,是引起儿童听力下降的最常见原因之一。超短波治疗可降低感觉神经的兴奋性,使咽鼓管平滑肌张力降低,促进咽鼓管开放,此外也可促进黏膜纤毛摆动,加速分泌物排出。建议参数:五官超短波电疗机的双极于耳前后斜对置,微热量,每次 10~15 分钟,每日 1 次,10~15 次为 1 个疗程。④髋关节滑膜炎是儿童急性髋关节疼痛的常见原因之一,超短波治疗可改善患处血液循环,有利于炎症吸收,增强组织营养。建议参数:无热量,每次 10~15 分钟,每日 1 次,10 次为 1 个疗程。

(2)镇痛:软组织损伤,如踝关节扭伤、韧带损伤等,可应用超短波治疗抑制感觉神经传导,阻断痛觉冲动扩散,也可缓解肌肉痉挛,从而达到镇痛的效果。在损伤的急性期应采用无热量治疗,亚急性期和慢性期应采用微热量治疗。

(三)注意事项

禁用于恶性肿瘤(大功率热疗除外)、出血倾向、活动性结核、妊娠、颅内压增高、青光眼、严重心肺功能不全、局部金属异物、心脏起搏器植入者。小儿骨骺、眼、睾丸、心脏等对超短波敏感部位不宜采用大剂量治疗。慢性炎症、慢性伤口及粘连不宜进行过长疗程的超短波治疗，以免引起结缔组织过度增生。注意在治疗前应除去患儿身上所有金属物，禁止在身体有金属异物处治疗，避免发生灼伤。患儿治疗部位应保持干燥，治疗前除去潮湿衣物、湿润敷料，擦去汗液和伤口分泌物。放置电极时应注意电缆不可交叉或打卷，以免短路。治疗中应注意询问或细心观察患儿温热感受，选择合适的治疗剂量，避免发生烫伤。

（何 璐　郑 韵）

第五节　肉毒毒素治疗技术

一、概述

肉毒毒素（botulinum neurotoxin，BoNT）是肉毒梭状芽孢杆菌产生的一种细菌外毒素，相对分子质量为 150 000kDa，是由相对分子质量为 50 000kDa 的轻链及相对分子质量为 100 000kDa 的重链组成。重链可识别并结合神经末梢突触前膜上的特异性受体，轻链则构成锌钛链内切酶水解 N-乙基马来酰胺-敏感因子附着蛋白受体（soluble N-ethyl-maleimide-sensitive factor attachment protein receptor，SNARE）复合体，影响突触囊泡与突触前膜融合以阻滞乙酰胆碱等神经递质的释放，从而引起肌肉松弛、腺体分泌减少等化学性去神经作用。根据毒素抗原的不同，BoNT 可分为 A、B、C、D、E、F 和 G 七个亚型，其中 A 型肉毒毒素（botulinum neurotoxin A，BoNT-A）毒力最强且临床应用范围最广。目前我国批准使用的 BoNT-A 有保妥适和衡力两种。

BoNT-A 主要作用于运动神经末梢，通过裂解突触相关膜蛋白 25（synaptosomal-associated protein 25，SNAP-25）来抑制神经末梢突触前膜内乙酰胆碱的释放，从而阻滞神经肌肉接头处神经冲动的传递，最终引起肌肉松弛性麻痹。研究证明 BoNT-A 也可作用于感觉神经元，通过类似机制减少谷氨酸、降钙素基因相关肽和 P 物质等肽类神经递质释放，从而阻止疼痛信号的传导。BoNT-A 起效时间一般在注射后 3~14 天,然而 BoNT-A 抑制乙酰胆碱释放是暂时的,通常在 28 天内神经末梢开始"芽生"并形成新的神经肌肉接头,BoNT-A 的神经阻滞作用也逐渐消失。为此,其临床疗效一般可持续 3~6 个月,鉴于此,当痉挛肌群再次出现痉挛时,可考虑重复注射。

二、临床应用

BoNT-A 在儿童康复领域中的适应证较为广泛,适用于局灶性痉挛状态的改善、管理以及持续性的肢体疼痛,同时也可满足家属或照顾者的需求。目前主要用于治疗脑性瘫痪(cerebral palsy,CP)、痉挛性斜颈、书写痉挛、咬肌痉挛、脑炎或脑血管疾病所致的肢体痉挛状态等。其中,BoNT-A 治疗 CP 肢体痉挛已有 20 多年的经验,越来越多的研究证实,BoNT-A 在治疗 CP 肢体痉挛方面疗效显著,其在缓解下肢痉挛和提高上肢目标性运动功能方面的证据水平为 A 级。随着 BoNT-A 的临床推广及广泛应用,2018 年由中华医学会儿科学分会康复学组结合中国实情及儿童肢体痉挛处理的临床经验,制定了《儿童脑性瘫痪肉毒毒素治疗专家共识》,进一步完善 BoNT-A 治疗 CP 肢体痉挛的行业标准和建立规范的操作指南[40]。以下就 BoNT-A 在 CP 中的应用为例,详细阐述 BoNT-A 在儿童康复治疗中的临床应用及相关注意事项。

(一) 治疗目标

BoNT-A 注射治疗 CP 的主要目标是降低患儿痉挛肌肉的过度活动,降低肌张力,创造一个时间窗以提高患儿运动和活动表现能力,以及进行症状管理。通常我们可根据粗大运动功能分级系统(gross motor function classification system,GMFCS)和手功能分级系统(manual ability classification system,MACS)来评定患儿的运动水平,依此制订相应的治疗目标、康复方案并预测其疗效和结局。

GMFCS 可将患儿的粗大运动功能分成 5 个等级:Ⅰ级,能够不受限制地行走,在完成更高级的运动技巧上受限;Ⅱ级,能够不需要使用辅助器械行走,但在室外和社区内行走受限;Ⅲ级,使用辅助器械行走,在室外和社区内行走受限;Ⅳ级,自身移动受限,儿童需被转运或在室外和社区内使用电动器械行走;V级,使用辅助技术自身移动仍严重受限。而MACS则将患儿手功能分为5个等级:Ⅰ级,轻松成功地操作物品;Ⅱ级,操作大多数物品,但质量和速度有所降低;Ⅲ级,操作物品有困难;Ⅳ级,只能操作一些比较容易的物品;Ⅴ级,不能操作物品,简单动作都受到严重限制。

在使用BoNT-A治疗时,GMFCS Ⅰ~Ⅲ级患儿的治疗目标主要在于改善步态和功能,MACS Ⅰ~Ⅲ级患儿的治疗目标在于提高手的使用和功能性表现,GMFCS和/或MACS Ⅳ~Ⅴ级患儿的治疗目标则主要进行症状的管理,如减轻疼痛、改善外观、保护皮肤完整性、预防或减少畸形、增加关节活动度、延缓外科矫形手术时间、提高佩戴矫形器的耐受性等。

(二)康复评定

在行BoNT-A注射前后均需进行专业而全面的评估,以确定BoNT-A治疗是否适合,并提供可供测评疗效的基线情况。评估内容包括肌张力、痉挛程度、关节活动度和运动功能,同时建议选择正确的评估工具来区分机械源性固定挛缩和神经源性高肌张力(如痉挛、肌张力障碍和强直)。目前常用的评估工具包括高肌张力评估工具(hypertonia assessment tool)、改良Tardieu量表、改良Ashworth量表、GMFCS、MACS、GMFM、手功能测评、选择性运动控制能力、运动分析、功能任务分析、目标达成量表、座椅和姿势评估、社会生活能力和护理需要等。而在区分肌肉痉挛和挛缩方面,推荐使用改良Tardieu量表。尤为注意的是,建议至少选择一项与身体结构和功能方面的评定,有助于确定注射部位和注射技术;同时建议至少选择一项功能性活动和参与性表现的评估方法,有助于评估治疗效果,以达到全面准确评估的目的。

(三)治疗方案

1. **治疗对象** BoNT-A肌内注射的选择是基于特殊存在的症状或不正常的姿势和畸形,当CP儿童出现局部痉挛或肌张力障碍进而影响其粗大和精细运动功能、个人护理和卫生、引起疼痛、干扰睡眠、影响矫形器和座椅等其他治疗方法的应用或影响外观等。基于

BoNT-A 肌内注射的安全性和其对肌肉生长的作用,推荐注射年龄在 2 周岁以上。

2. **注射部位及剂量**　BoNT-A 行肌内注射时原则上以神经肌肉接头的分布为依据,尽量接近运动终板。根据 CP 儿童临床表现及康复评估结果,进一步明确注射靶肌群(表 2-5)。

表 2-5　常见异常表现及受累痉挛靶肌群

肢体	异常表现	主要受累肌群
上肢	肩内收内旋	胸大肌,大圆肌,背阔肌,肩胛下肌
	肘关节屈曲	肱二头肌,肱肌,肱桡肌
	前臂旋前	旋前方肌,旋前圆肌
	腕关节屈曲	桡侧腕屈肌,尺侧腕屈肌,指深屈肌,掌长肌
	腕关节伸展	桡侧腕长伸肌,桡侧腕短伸肌,尺侧腕伸肌
	握拳畸形	指浅屈肌,指深屈肌,拇长屈肌,拇短屈肌
	拇指内收	拇内收肌,拇对掌肌
下肢	髋内收	长收肌,短收肌,大收肌,股薄肌
	髋屈曲	髂腰肌,股直肌,内收肌
	膝屈曲	半腱肌,半膜肌,股二头肌,腓肠肌
	膝伸展	股直肌,股内侧肌,股外侧肌,股中间肌
	足内翻	比目鱼肌,腓肠肌,胫骨后肌,踇长屈肌,趾长屈肌,胫骨前肌
	足外翻	腓骨长肌,腓骨短肌,腓肠肌,比目鱼肌
	足趾屈曲	趾短屈肌,趾长屈肌
头颈部	斜颈	胸锁乳突肌,斜方肌,斜角肌,头夹肌,颈夹肌,肩胛提肌

对于注射剂量而言,应根据不同产品选择不同的注射剂量。推荐保妥适在 GMFCS Ⅰ~Ⅳ级儿童每次注射总剂量应 <400U 或 16~20U/kg,在 GMFCS Ⅴ级儿童每次注射最大总剂量为 <400U 或 12~16U/kg;同时每次大肌肉注射的最大剂量为 6U/kg,小肌肉为 2U/kg,每个注射位

点的最大剂量 50U。衡力每次注射的总剂量应 <400U 或 <12U/kg。此外,若患儿存在假性延髓性麻痹症状和体征、吞咽困难和呼吸问题等危险因素时应减少注射剂量或避免使用。尤需注意的是,不同 BoNT-A 产品间的剂量不能相互换算,注射时务必注明产品来源和品牌名称。

3. **持续时间**　BoNT-A 的疗效一般在注射后 3~14 天或更长时间后出现,2~6 周达到高峰,最大作用时长为 16~22 周。考虑到患儿运动发育特点以及 BoNT-A 的药效持续时间,临床上可多次重复注射以期达到患儿不同发育阶段的治疗目标,但重复注射的时间间隔一般为 3 个月以上。其中,首次注射效果最好,随着注射次数增加,后续疗效随之降低,这可能与患儿肌肉结构发生改变有关。

4. **定位技术**　目前国内外常用的定位方法有 4 种:徒手定位、电刺激定位、肌电图引导和超声引导定位。为了提高 BoNT-A 疗效,建议尽可能地把 BoNT-A 注射到靶肌肉的神经肌肉接头高密度区,临床推荐徒手定位结合电刺激或超声引导以实施精准注射[41]。

5. **联合治疗**　BoNT-A 注射后需联合其他干预措施,包括肌肉功能性牵伸、限制性诱导运动疗法、上肢功能目标训练、任务导向性训练、移动性训练、智能康复机器人步行训练、运动观察疗法、口腔感觉运动、电刺激、矫形器、鞘内注射巴氯芬和选择性脊神经后根切断术等。具体治疗方案的选择取决于儿童及其家人的治疗需求及治疗目标,以及是否需要应用康复技术获得新技能等。

6. **随访管理**　一般建议注射后 1~3 周复诊,随后密切监测患儿注射后 4~6 个月的身体状况、不良反应和功能改善情况,以评估 BoNT-A 的疗效和评估是否需重复注射。

(四) 不良反应

文献报道肉毒毒素不良反应的发生率为 0~30%,常发生于注射后 2~4 周,且有一定的自限性。常见的不良反应有疼痛、水肿、红斑、瘀斑和局部无力等,少见的不良反应有吞咽困难(常见于颈部或上肢近端周围大剂量注射的情况)、呼吸衰竭、"流感样"症状、皮疹及过敏反应、哮喘、尿失禁等[42]。另 BoNT-A 注射不会增加癫痫发作的风险,但要高度重视 GMFCS Ⅳ~Ⅴ级患儿注射后的情况,因其全身不良反应可能是注射后马上或者数周后出现,重者可致患儿死亡。为此,临床医生要与患者和家属沟通 BoNT-A 注射后可能发生的不良反应,并签署相关知情同意书,完善相关检查,尽可能避免不良反应的发生。

(五) 禁忌证及注意事项

1. **禁忌证** 肉毒毒素注射的禁忌证主要包括肢体软瘫、神经肌肉接头传递障碍性疾病(如重症肌无力)、注射部位感染、发热或正在使用氨基糖苷类抗生素以及对肉毒毒素及其配方中任何成分过敏等。

2. **注意事项** 如果出现肌肉固定挛缩或对于正在使用抗凝药物的痉挛患儿,应慎重考虑使用 BoNT-A;重症 CP 儿童重复注射BoNT-A 时,应密切关注其呼吸和运动功能等状况,避免严重不良事件发生;麻醉下注射 BoNT-A 可能会增加患儿全身性不良反应的发生率,应尽量避免。

综上所述,BoNT-A 在儿童康复中的应用越来越广泛,尤其在 CP 儿童的痉挛处理中取得了显著的疗效(推荐等级 A),其中,全面而专业的康复评估、适宜人群的选择、靶肌肉的精准定位、合理的剂量选择、不良反应的监测、联合治疗的介入以及长期化个体化的康复管理需贯穿 BoNT-A 治疗儿童疾病的始终。未来仍需更多的研究以拓展 BoNT-A 在儿童疾病中的应用范围,以及提供有力的临床应用证据水平。

(唐红梅 徐开寿)

第六节 矫形与辅具康复技术

一、矫形器

(一) 概述

矫形器是用于改变神经肌肉和骨骼系统的功能特性或结构的体外装置。它的基本功能是纠正异常姿势或者改善运动障碍所导致的残疾程度,包括稳定、支撑、助动、矫正、保护五个方面。在儿童康复中主要用于固定特定的脊柱和四肢关节,缓解痉挛,止痛,减轻局部肢体承重,限制关节的异常活动,矫正畸形,改善运动功能。

儿童矫形器有多种分类,按照使用部位可分为上肢矫形器、下肢矫形器和脊柱矫形器等;按照功能使用情况可分为术后矫形器、痉挛及挛缩管理矫形器、功能性矫形器、运动再教育及训练矫形器。术后矫形器通常用于儿童术后保护支持手术部位,维持良好对位对线,保护术后组织愈合,预防瘢痕增生。挛缩管理矫形器常用于脑瘫、脑损伤、脊髓损伤、特发性关节炎等疾病,可帮助儿童预防或减缓关节挛缩,改善运动功能。功能性矫形器主要作用是稳定关节,创造最佳肌肉长度,改善力量,提高视觉效果,并提升运动功能。例如使用氯丁橡胶或软支撑肩关节矫形器用于肩关节半脱位儿童,其作用并非纠正脱位,而是增加儿童的舒适度。运动再教育及训练矫形器(motor reeducation and exercise orthoses)主要为满足运动锻炼而配备,可通过创造较好的生物力学条件满足训练需求,例如弹簧辅助腕手矫形器用于抓握放松运动中重复训练屈肌与伸肌的激活和放松;也可通过对手部的限制创造训练条件,例如在限制-诱导运动疗法中使用限制性手套。矫形器的适配流程见图 2-17。

(二)临床应用

1. **上肢矫形器** 是为肩、臂、肘、腕和手设计的矫形器。

(1)腕手矫形器(wrist hand orthosis,WHO):休息位的腕手矫形器常用于手外伤、手部术后,其作用是保持手内肌与手外肌之间的平衡,提供支撑,预防继发性畸形。手部处于功能位可预防或减少挛缩发展,改善手腕伸展和拇指外展关节活动度(图 2-18)。

1)功能性腕手矫形器(functional WHO):是指在运动时佩戴的矫形器,其目的是帮助儿童完成任务。可使用弹力线、橡皮筋、尼龙扣和其他材料制作不同类型的矫形器用于提高手功能。例如伸腕矫形器(wrist cock-up orthosis)(图 2-19),其目的是改善抓握和释放时腕关节姿势;拇指旋转矫形器,其目的是改善抓握时拇指对掌功能;旋后矫形器可协助前臂与手主动旋后,从而改善儿童游戏时的手功能[43]。

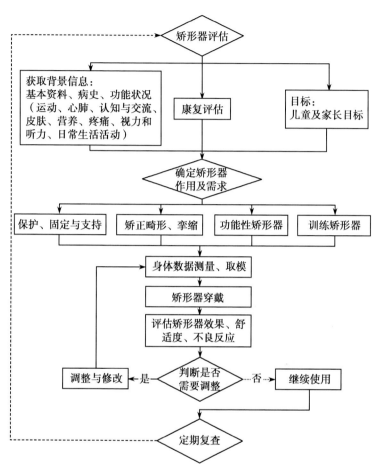

图 2-17 矫形器适配流程

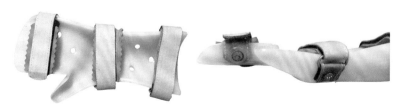

图 2-18 腕手矫形器

2）限制性手套：是用低温热塑材料定制，主要应用于限制-诱导运动疗法中，限制患儿健手肘关节以下关节的活动，一方面限制了患儿使用健手，利于诱导患手的主动活动，另一方面由于仅限制健手肘关节以下的手部活动，利于平衡功能欠佳的患儿在摔倒时使用健手支撑，提高了限制-诱导运动疗法的应用安全性。限制性手套由前后两部分组成，使用小螺丝固定，避免患儿自行解除限制，相较其他如限制工具如三角巾、夹板、石膏等，具有更好的限制性与透气性，而且便于携带与穿脱，临床应用较广（图 2-20）。

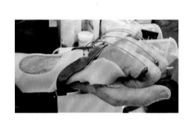

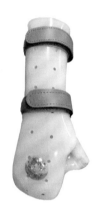

图 2-19　伸腕矫形器　　　　图 2-20　限制性手套

（2）手部矫形器：主要用于纠正手指异常姿势、固定损伤部位。例如拇指外展器，可将拇指置于外展位，可用于手指术后瘢痕管理，以提升手功能。

2. 下肢矫形器　是为髋、膝、踝、足设计的矫形器（表 2-6）。

3. 脊柱矫形器（spinal orthosis）　是一种用于支撑或固定脊柱特定区域的矫形器。脊柱矫形器可按照部位（如颈椎、颈胸、胸腰椎、腰骶）或其材质（即刚性、半刚性、柔性）进行分类。

颈部矫形器分为刚性与柔性，主要应用于儿童斜颈、颈椎扭伤、颈椎术后。颈部矫形器环绕颈部，并牢牢支撑着该区域，并支撑头部直立，下颌置于舒适位置，不应妨碍呼吸和进食功能。

表2-6　儿童下肢矫形器分类

矫形器	功能	限制
硬式踝足矫形器 (solid ankle foot orthosis, AFO, MAFO)	降低肌张力,预防关节挛缩,提高踝关节稳定性。适用于儿童肌张力高,踝关节过度活动,关节僵硬畸形等	不允许任何踝关节运动,因此限制足跟着地到离地的顺滑过程
铰链式踝足矫形器 (hinged or articulated ankle foot orthosis, HAFO)	铰链式AFO带有足距屈制动装置,踝关节可自由运动至背屈。可使足背屈以保持平衡反应,并改善行走能力。足背屈止于2°~5°可能帮助控制膝过伸	不控制"蹲伏"姿势,增加踝背屈与膝屈曲帮助
地面反作用力式踝足矫形器 (GRAFO)	限制"蹲伏"姿势。足跟着地时,它会通过矫形器的前口产生一个向上的力,为膝盖提供伸展力矩。且整个站姿都保持膝关节伸展	此矫形器对严重腘绳肌痉挛儿童可能没有帮助
动态踝足矫形器 (dynamic ankle foot orthosis, DAFO)	提供内踝及外踝稳定性,控制内翻/外翻。允许部分踝背屈/跖屈(图2-21)	无
膝过伸夹板	保持膝盖中立位并限制膝过伸	仅控制膝关节,不能控制伸肌痉挛姿势
膝矫形器 (knee orthosis, KO)	控制膝关节与膝关节过度伸展夹板相同的3个压力点。使用金属支柱和皮带代替塑料材料	仅控制膝关节,不适用于年龄较小儿童
膝踝足矫形器 (knee ankle foot orthosis, KAFO)	通过保持正确的对线来控制膝关节并提高下肢稳定性	笨重,较难穿脱
往复式步行矫形器 (RGO)	RGO通过电缆系统连接,电缆系统将一侧的髋关节屈曲与另一侧的髋关节伸展连接起来。该设备帮助儿童主动髋关节屈曲和无髋关节挛缩的步态行走伸展,以更正常的步态推进双脚。允许孩子们以往复或交替的步态行走	不适合髋关节和/或膝关节屈曲或挛缩的儿童

胸腰椎骶椎矫形器(thoracic lumbar sacral orthosis,TLSO)在儿童康复中主要应用于脊柱侧弯,包括先天性脊柱侧弯、特发性脊柱侧弯及神经肌肉性脊柱侧弯。刚性 TLSO 矫形器包括一个刚性热塑性框架及三点压力系统,主要作用是通过佩戴矫形器矫正脊柱侧弯,每天佩戴时间通常为 18~22 小时(图 2-22)。软式 TLSO(soft TLSO)(图 2-23),例如波士顿软脊柱矫形器,主要为神经肌肉性脊柱侧弯或神经肌肉性疾病患者提供坐姿和站姿支持,相较于刚性 TLSO,软式 TLSO 更具预防作用,且具有较好的舒适度[44]。

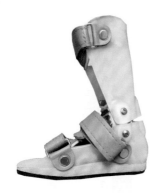

图 2-21　动态踝足矫形器

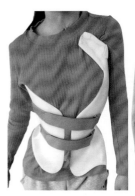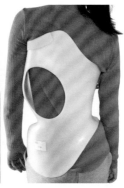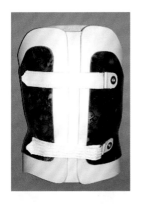

图 2-22　脊柱侧弯 TLSO 矫形器　　　图 2-23　软式 TLSO

(三) 注意事项

正确穿戴矫形器可提高矫形效果。穿戴时需要将肢体完全贴合矫形器内部然后固定应力最大的关节处的魔术贴(下肢如踝关节、上肢如腕关节),再固定其他的魔术贴,保证矫形器提供足够的支持力度,若佩戴后过于松弛,则达不到矫形效果。穿戴矫形器后需密切观察儿童皮肤情况,包括皮肤压红、破损,出现皮肤破溃表示矫形器压力较大;同时需关注儿童是否存在身体任何部位麻木、疼痛、无力,呼吸与心肺功能是否正常;且矫形器的使用时间不宜过长,需定期调整与更换。

二、辅助用具

辅助用具是为了提高运动障碍或残疾儿童的活动能力,使其能较省力、省时地完成一些原来无法完成或很难完成的日常生活活动,改善移动能力,提高功能独立程度,并减少儿童因疾病在日常生活参与方面的限制的工具。在儿童的日常生活、学习、休闲和娱乐活动中辅助用具是整理康复治疗的重要组成成分。

(一) 概述

辅助用具主要分为轮椅、座椅、移动辅助设备、生活辅具几类。在儿童配备辅具前,需进行基本资料的采集,包括患儿病史、手术史、运动功能、认知与交流功能、皮肤、营养、疼痛、日常生活能力等信息,信息收集主要以访谈与评估形式为主[45]。因辅具配备需考虑儿童使用辅具的环境,从而达到最大程度提高儿童参与能力的效果,还需对儿童生活环境、教育环境进行评估与测量。同时,辅具的选择应考虑儿童及家长使用辅具所希望达到的目标,重症儿童使用辅具的目标包括预防继发性畸形,改善心肺功能,提高社会参与等;非重症儿童使用辅具的目标包括改善步行能力,提高社会参与,改善日常生活能力等。最后,需要对儿童身体数据进行测量,例如配备轮椅时需测量儿童的髋、胸、肩的宽度,坐位深度以及肩膀、头部、屈肘和小腿的长度[46]。辅具适配流程见图 2-24。

(二) 临床应用

1. **轮椅选择与适配**(wheeled mobility options and indications)轮椅配备根据儿童的功能进行选择,以脑瘫儿童为例,通常根据脑瘫儿童的 GMFCS 及 MACS 分级选择轮椅。GMFCS Ⅲ级儿童具有较好的上肢控制能力,可使用独立推进式轮椅(independent propulsion)。GMFCS Ⅲ级、MACS Ⅱ级的脑瘫儿童,在室内长距离行走、户外、斜坡等易导致疲劳的地形可使用辅助推进式轮椅(assisted propulsion),此

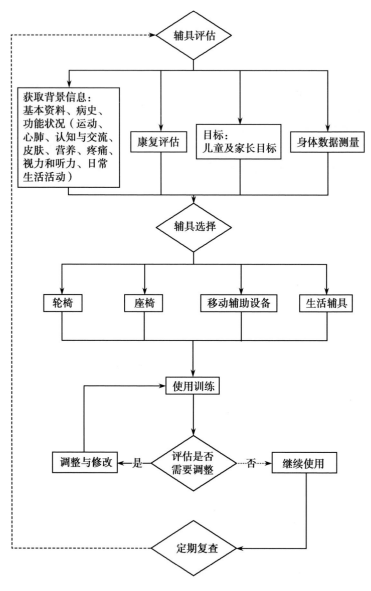

图 2-24 辅具适配流程

类轮椅使用电池系统为每个车轮增加动力,从而使行驶距离更长。GMFCS Ⅴ级儿童缺乏手部运动控制与协调能力,需依靠他人推动轮椅。可使用倾斜空间轮椅(tilt-in-space wheelchairs),此类轮椅允许位置变化与压力释放,改善进食和呼吸功能,降低骨盆下方的压力,并通过保持头部直立改善视知觉(图 2-25A、B)。适用于头部和躯干控制不良,肌肉骨骼严重损伤,耐力差的儿童。GMFCS Ⅲ级儿童在易疲劳环境或由于上肢力量、控制和协调的限制;GMFC Ⅳ级儿童上肢由于上肢力量、控制和协调的限制;GMFCS Ⅴ级的儿童需要自我启动的行动体验可使用电动移动设备(图 2-26)。

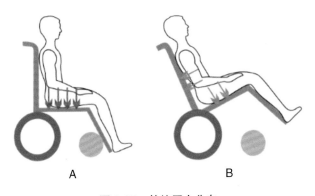

图 2-25　轮椅压力分布

A.传统轮椅压力分布;B.倾斜空间轮椅压力分布

2. **座椅(seating and positioning)**　可帮助儿童维持较好的姿势对线,提升其功能、舒适度、稳定性,保持良好对位对线,预防肌肉骨骼畸形。且通过维持良好坐姿,提高近端肢体稳定性,改善儿童远端肢体的运动能力,包括精细运动控制、视知觉、吞咽功能、沟通能力、社交能力、日常生活能力等。

座椅的核心是姿势控制系统,包括坐垫、背垫、头垫、胸垫、大腿垫、大腿外展垫、脚垫、骨盆固定带、肩部或者上胸部固定带(图 2-27)。配备座椅需考虑儿童康复需求、身体功能及使用环境。选择要点包括头部提供后部和侧方支撑;包括软硬适中的座垫避免坐骨结节过

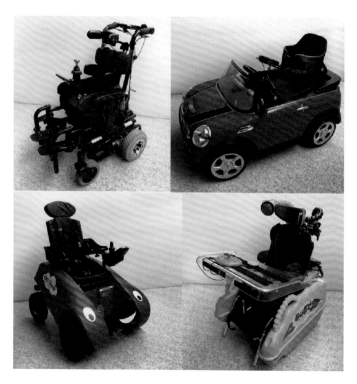

图 2-26 电动移动设备

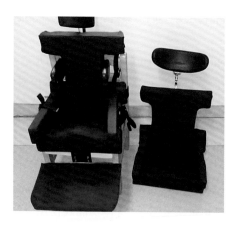

图 2-27 座椅

度受压;座垫前方可垫高 2 英寸(1 英寸=0.025 4m)向后倾斜以控制髋关节屈曲;靠背与座垫的夹角一般在 95°~110°,而且髋关节屈曲≥90°也可降低儿童下肢伸展形成伸展模式的可能性,靠背可以后倾以提供半坐卧位避免儿童疲劳;较大较高的分腿垫可以更好地控制髋关节屈曲、内收姿势;脚踏板的高度以维持膝关节屈曲 90°为宜,即踏板与坐垫之间的距离刚好为小腿长度,如果同时使用足部矫形器,则要加上矫形器的底部厚度,使全足掌着地支撑体重。

3. **移动辅助设备**(ambulatory assistive devices) 对于不具备行走能力的儿童,移动辅助设备可帮助儿童获得站立能力,改善其肌肉骨骼对线、骨密度、心肺功能,降低压疮风险[47]。配备移动辅具时需考虑儿童身高、体重、生长潜力、肌肉张力、挛缩、脊柱侧弯等情况,从而获得最佳站立姿势。同时需考虑配备胃管、气管造口等儿童的特殊需求;对于头部控制不良的儿童,使用站立设备时应循序渐进,逐渐增加其站立角度(图 2-28)。

对于具有行走能力的儿童,移动辅具可改善其活动范围、活动参与能力。移动辅具包括步行训练器、助行器、拐杖等。主要作用包括帮助儿童独立行走、改善其行走能力、增加步行距离与速度、提升步行安全性等。

步行训练器(gait trainer)适用于能够通过下肢负重在辅助下进行重心转移的儿童,研究证实在 2 岁以上,GMFSC Ⅲ和Ⅳ级的脑瘫儿童可应用步态训练器开始行走训练,可改善其站立、重心转移及迈步能力。步行训练器可在头部、胸部、髋部、上肢、下肢提供支持,提供良好对线并防止受伤。滑轮提供制动系统,防止后倾;滑轮阻力可调节以控制速度;固定的滑轮方向使儿童稳定直线行驶(图 2-29)。

步行辅助器(walkers)应用于具有足够手臂和腿部力量来保持直立,但在动态平衡或运动控制方面有缺陷的儿童。步行辅助器一般是一种三边形的宽基金属框架,包括前保护型、后保护型(图 2-30)。

拐杖(crutches)是为需要外部支持以保持平衡的儿童提供的移动装置。需要儿童前臂和手的支撑来控制设备(图 2-31)。

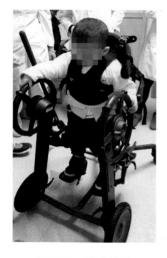
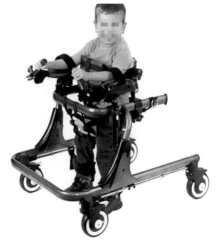

图 2-28 移动辅具 图 2-29 步行训练器

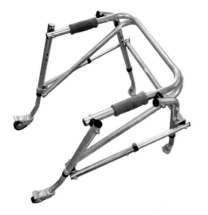
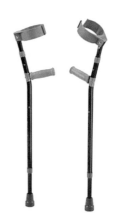

图 2-30 前保护型步行辅助器 图 2-31 拐杖

4. **生活辅具** 是指用于改善儿童日常生活能力,包括进食、穿衣、洗澡、个人卫生、交流、社区活动的辅助用具。功能障碍的儿童通常需要对日常生活的工具进行调整,才能成功完成日常生活活动。

(1)进食的康复辅具:帮助儿童完成舀起食物、放入口腔等一系列过程。改良方式包括增加抓握面积,如用低温热塑板稳定勺子,弯曲勺子使其靠近嘴,增加带子便于抓握等。进食餐具可放置在防滑的平面,如底部防滑及内部具有螺纹的盘子。进食时儿童维持良好坐姿,可以用矫形器维持前臂稳定,并使用面包夹等工具帮助完成食物入口动作。饮水时可使用带有软管/吸管以及握柄的水杯,便于抓握。

(2) 个人卫生的康复辅具:主要涉及刷牙、梳头、洗澡、如厕等活动。儿童可通过牙膏挤压器取牙膏,使用电动牙刷进行刷牙;使用长柄梳子梳头;在浴室安装扶手、防滑垫、淋浴座椅、液压浴缸座(hydraulically operated bathtub seat),选择沐浴球、长柄沐浴刷、自动感应洗发水/沐浴露器,并将洗澡用品悬挂在墙上方便获取。如厕辅具包括安装扶手、使用有靠背的智力马桶、使用电动取纸器、手持式坐浴盆清洁等。

(3) 穿衣的康复辅具:对儿童实现功能独立较为重要。功能障碍的儿童简化衣物的复杂性是穿衣辅具的关键,例如穿着具有侧入口及拉链袖子的衣裤,使用尼龙扣或魔术贴代替纽扣与拉链。长期坐于轮椅的儿童建议使用偏大的裤子便于穿脱,具有步行能力的儿童应穿着合适大小的衣裤避免增加使用腰带的步骤。穿鞋时可使用长柄穿鞋器、带有魔术贴或无需系带的鞋子。

(4) 书写及沟通的康复辅具:对于学龄期儿童较为重要。目前儿童常见的书写辅具包括使用笔及计算机。笔类辅具包括加粗铅笔增加抓握面积及稳定性,使用加重的笔、书写时使用具有线条较宽、有纹理的纸张等。同时随着计算机技术的发展,儿童也可利用计算机阅读、作业与交流。增强和替代沟通(alternative and augmentative communication,AAC)既可以是没有语言儿童的沟通替代辅具,也可以增强儿童现有的语言。AAC 具有促进语言发展,提高读写能力、增加儿童在教育环境中的参与以及协助儿童社交活动的功能。

(三) 注意事项

配备辅具前,需对儿童功能、使用环境、需求进行全面的评估,并对数据进行精确测量;使用辅具前,儿童及其照顾者必须接受使用训练,包括辅具作用、使用方法、注意事项等;使用过程中,儿童往往难以将所学技能转移到新的情境中,如训练儿童使用轮式移动设备时,设计情景练习尤为重要,如在家、学校、人行道、操场上超市等环境开展训练;使用后,需不断对使用情况进行反馈,反馈可以帮助提高儿童的能力,也可以预防使用辅具过程中出现的不良事件,包括使用过程中遇到的困难、功能情况改变等,治疗师团队需根据反馈内容不断对辅具进行调整。

三、婴儿头颅畸形重塑技术

(一) 概述

头颅畸形是一种因外力而造成的多维度颅骨畸形,发生在婴儿出生前或出生后。病因包括头颅局部长期受压和颅缝早闭,以前者多见,因头部(主要是枕部)的某一区域长期受压,致使受压部位扁平、头部其他部位代偿性凸出,最终导致头颅外观异常[48];而颅缝早闭斜头畸形是由于头颅的某一条或几条骨缝过早闭合,导致闭合部位失去扩张能力、颅骨向其他方向代偿性扩大,从而形成头颅和面颅外观异常[49,50]。

婴儿头颅畸形重塑技术是应用头颅固定矫形器(又称头盔,helmet)进行头颅塑形的一种治疗技术。头盔作用于颅脑特别是后枕部,利用婴儿期颅骨生长速度较快、可塑性较强的特性,使头颅所有凸出的部位与头盔接触而限制其生长,同时预留空间给予头颅的扁平部位生长,颅骨会因此随着自身的发育逐渐往扁平的一侧生长,而双侧面部、耳部、眼睛的不对称性亦会随之而得到改善。头盔治疗可实现对颅骨的重新塑形,提高颅骨的均衡性与对称性,改善婴儿头面部的整体形态,防止或减轻头颅外观异常、感觉运动失调、运动和认知功能障碍等一系列头颅畸形的并发症[51]。

(二) 临床应用

1. 适用人群和应用时机　头颅局部长期受压和颅缝早闭所致的头颅畸形均可应用头盔治疗,但两者的应用时机和条件不同:对于因头颅局部长期受压而出现头颅畸形的婴儿,可在其 0~3 月龄时先通过调整睡姿、抱姿,令颅骨凸出的部位较多地受压,利用外力作用限制该部位的生长,使头颅形态产生变化,从而起到改善头颅形态异常的效果。在婴儿 4 月龄后再次评估其头颅形态特点和畸形程度,仍存在中重度头颅畸形的婴儿考虑使用头盔。对于此类婴儿,头盔的适用年龄是 4~18 月龄,开始佩戴的最理想时间是 4~7 月龄;超过 18 月龄的婴儿由于颅骨已基本定形,外力对头颅形态的改变作用很小,一般不建议使用头盔。需注意,早产的头颅畸形婴儿要先进行早产纠正,再根据纠正后的月龄选择相应的治疗方案。

对于因颅缝早闭而出现头颅畸形的婴儿,一般建议在相关手术治疗后 2 周开始佩戴头盔以进一步矫正头颅形态。未经手术治疗的颅缝早闭婴儿、未经颅内减压处理的脑积水婴儿均不适宜佩戴头盔。部分存在大面积的头面部皮疹等皮肤问题的婴儿,应进行相关治疗,待皮疹消退后再佩戴头盔。

2. **头颅形态的评估**　在佩戴头盔前,需对婴儿的头颅形态进行评估,根据患儿病史、当前的年龄、头颅形态特点、头形发展情况和异常程度,判断可能的病因、治疗方案、治疗时间和预后。评估方法包括视诊和头颅三维数字扫描。视诊,在患儿头颅的顶部、后方、前方、左右两侧分别观察其枕部、额部、眼部、耳部的对称性,观察鼻根、鼻尖、人中、口部是否处于中线位。再通过头颅三维数字扫描建立婴儿头颅的三维模型,应用电脑软件对该模型进行测量,从而获得头部比率(cephalic ratio,CR)、径向对称指标(radial symmetry index,RSI)、颅骨不对称性(cranial vault asymmetry,CVA)、颅顶不对称性指数(cranial vault asymmetry index,CVAI)等相关客观指标,以帮助判断头颅畸形程度。若 CR>88% 或 CR<84%,RSI>30mm,CVA>6mm,CVAI>6.25 时,可考虑佩戴头盔。必要可行头颅 CT 三维重建,以确定头颅畸形的病因。

订制头盔前,需留意婴儿面部和头颅表面,尤其是将被头盔覆盖的部位是否有大面积的血管瘤、脑积水术后的引流管、良性肿物等,若存在则需作出相应标记并在头盔内壁相应位置留出空间,避免造成局部压迫(图 2-32)。

3. **头盔的佩戴**　每天的头盔佩戴时长最好为 23 小时,一般建议不低于 20 小时。佩戴第一天,建议每佩戴 1 小时休息 1 小时,睡觉时

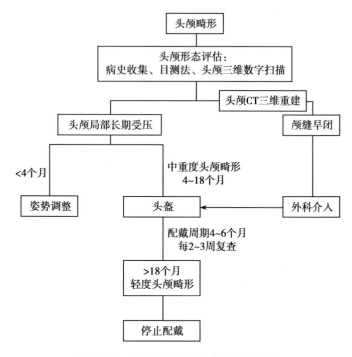

图 2-32　头颅畸形重塑技术应用流程图

不佩戴;第二天建议每佩戴 2 小时休息 1 小时,睡觉时不佩戴;第三天建议每佩戴 4 小时休息 1 小时,午睡时佩戴,晚上睡觉时不佩戴;第四天建议每佩戴 8 小时休息 1 小时,睡觉时亦需佩戴;从第五天开始至治疗结束建议佩戴 23h/d。在佩戴头盔的过程中,建议每 2~3 周复查一次,若出现头部表面压红且在 1 小时内不能完全消退,则需对头盔进行打磨、微调,使头盔能更适应头部的生长。

头盔的佩戴周期一般为 4~6 个月,但较小月龄开始佩戴(4 月龄或 5 月龄)、头颅生长速度本身较快的婴儿,其佩戴周期可能会缩短;而较大月龄开始佩戴(>8 月龄)、每天佩戴时间少于 20 小时或由于皮疹、发热等原因中断佩戴的婴儿,其佩戴周期可能会延长。

婴儿需定期随访,了解其每天的佩戴时长、是否有不良反应、是否中断佩戴等情况;建议每隔 6~8 周进行一次头颅三维数字扫描以评估疗效,改善较快者需缩短头颅三维数字扫描的间隔时间。当婴儿超过18月龄(早产纠正后)或头颅畸形程度为轻度时,可停止头盔佩戴。对于可结束头盔佩戴但斜颈未达临床治愈的婴儿,建议其白天可不佩戴头盔,夜间睡觉时仍需要佩戴头盔,以避免婴儿在睡觉时受斜颈影响、一侧枕部仍受压而影响头部形态。

(三) 注意事项

头颅畸形重塑技术有效性取决于头颅畸形的程度、头盔佩戴的时机和每天的佩戴时长。家长在日常要注意清洁头盔内壁和婴儿头部,同时令头盔内壁和婴儿头部保持干爽,减少头部皮肤问题的发生;佩戴头盔期间保留适宜长度的头发,以避免头发过长影响头部散热、头发过短与头盔内壁接触对头皮产生不良刺激。婴儿在发热、头部出现皮疹时应停止佩戴。佩戴时需严格遵守佩戴要求,定期复查,以期头盔最大限度地实现对头颅的塑形,改善头颅形态。

(徐开寿　王筱玥)

参考文献

[1] 徐开寿,肖农.康复治疗师临床工作指南——儿童疾患物理治疗技术[M].北京:人民卫生出版社,2019:7.

[2] 中华医学会儿科学分会康复学组.儿童脑性瘫痪运动障碍的康复建议[J].中华儿科杂志,2020,58(2):91-95.

[3] ROBERT MT,GUBEREK R,SVEISTRUP H,et al. Motor learning in children with hemiplegic cerebral palsy and the role of sensation in short-term motor training of goal-directed reaching [J]. Dev Med Child Neurol,2013,55(12):1121-1128.

[4] HARPSTER K,SHEEHAN A,FOSTER EA,et al. The methodological application of goal attainment scaling in pediatric rehabilitation research:a systematic review[J]. DisabilRehabil,2019,41(24):2855-2864.

[5] WERNER JM,BERGGREN J,LOISELLE J,et al. Constraint-induced movement therapy for children with neonatal brachial plexus palsy:a

randomized crossover trial[J]. Dev Med Child Neurol, 2021, 63(5): 545-551.

[6] HOARE BJ, WALLEN MA, THORLEY MN, et al. Constraint-induced movement therapy in children with unilateral cerebral palsy. Cochrane Database Syst Rev, 2019, 4: CD004149.

[7] LIU LR, WANG YX, HE L, et al. Constraint-induced movement therapy promotes neural remodeling and functional reorganization by overcoming Nogo-A/NgR/RhoA/ROCK signals in hemiplegic cerebral palsy mice[J]. Neurorehabil Neural Repair, 2021, 35(2): 145-157.

[8] TERVAHAUTA MH, GIROLAMI GL, OBERG GK. Efficacy of constraint-induced movement therapy compared with bimanual intensive training in children with unilateral cerebral palsy: A systematic review[J]. Clin Rehabil, 2017, 31(11): 1445-1456.

[9] XU K, HE L, MAI J, et al. Muscle recruitment and coordination following constraint-induced movement therapy with electrical stimulation on children with hemiplegic cerebral palsy: A randomized controlled trial[J]. PLoS ONE, 2015, 10(10): e0138608.

[10] XU K, WANG L, MAI J, et al. Efficacy of constraint-induced movement therapy and electrical stimulation on hand function of children with hemiplegic cerebral palsy: A controlled clinical trial[J]. Disabil Rehabil, 2012, 34(4): 337-346.

[11] VALENTÍN-GUDIOL M, MATTERN-BAXTER K, GIRABENT-FARRÉS M, et al. Treadmill interventions in children under six years of age at risk of neuromotor delay[J]. Cochrane Database Syst Rev, 2017, 29, 7(7): CD009242.

[12] ALSAKHAWI RS, ELSHAFEY MA. Effect of core stability exercises and treadmill training on balance in children with Down Syndrome: randomized controlled trial[J]. Adv Ther, 2019, 36(9): 2364-2373.

[13] NOVAK I, HONAN I. Effectiveness of paediatric occupational therapy for children with disabilities: A systematic review[J]. Aust Occup Ther J, 2019, 66(3): 258-273.

［14］ MATTERN-BAXTER K,LOOPER J,ZHOU C,et al. Low-intensity vs high-intensity homebased treadmill training and walking attainment in young children with spastic diplegic cerebral palsy ［J］. Arch Phys Med Rehabil, 2020,101(2):204-212.

［15］ VUURBERG G,HOORNTJE A,WINK LM,et al. Diagnosis,treatment and prevention of ankle sprains:Update of an evidence-based clinical guideline ［J］. Br J Sports Med,2018,52:956.

［16］ DUBOIS B,ESCULIER JF. Soft-tissue injuries simply need PEACE and LOVE ［J］. Br J Sports Med,2020,54(2):72-73.

［17］ BECKENKAMP PR,LIN C-WC,MACASKILL P,et al. Diagnostic accuracy of the Ottawa Ankleand Midfoot Rules:a systematic review with meta-analysis［J］. Br J Sports Med,2017,51:504-510.

［18］ SERBEST S,TIFTIKCI U,DURGUT E,et al. The effect of Kinesio taping versus splint techniques on pain and functional scores in children with hand PIP joint sprain［J］. J Invest Surg,2020,33(4):375-380.

［19］ HADDERS-ALGRA M. Early diagnostics and early intervention in neurodevelopmental disorders age-dependent challenges and opportunities ［J］. J Clin Med,2021,10(4):861.

［20］ HUTCHON B,GIBBS D,HARNIESS P,et al. Early intervention programmes for infants at high risk of atypical neurodevelopmental outcome ［J］. Dev Med Child Neurol,2019,61(12):1362-1367.

［21］ MORGAN C,FETTERS L,ADDE L,et al. Early Intervention for Children Aged 0 to 2 Years With or at High Risk of Cerebral Palsy:International Clinical Practice Guideline Based on Systematic Reviews.［J］. American Medical Association,2021(8).

［22］ CHOMA O,HAMM E,CUMMINGS C,et al. Speech and language interventions for infants aged 0 to 2 years at high risk for cerebral palsy:a systematic review［J］. Dev Med Child Neurol,2017,59(4):355-360.

［23］ ZIEGLER S M,AKHBARI ZIEGLER S,HADDERS-ALGRA M. Coaching approaches in early intervention and paediatric rehabilitation［J］. Dev Med

Child Neurol,2020,62(5):569-574.

［24］ÖHRVALL AM,BERGQVIST L,HOFGREN C,et al. "With CO-OP I'm the boss"—experiences of the cognitive orientation to daily occupational performance approach as reported by young adults with cerebral palsy or spina bifida［J］. DisabilRehabil,2020,42(25):3645-3652.

［25］SEGURA-PUJOL H,BRIONES-ROJAS C. Treatment intensity for developmental language disorder:A systematic review［J］. Int J Speech Lang Pathol,2021:1-15.

［26］SCHWEMMLE C,ARENS C. Feeding,eating,and swallowing disorders in infants and children:An overview［J］. HNO,2017,66(7):515-526.

［27］KHAMIS A,NOVAK I,MORGAN C,et al. Motor learning feeding interventions for infants at risk of cerebral palsy:A systematic review［J］. Dysphagia,2020,35(1):1-17.

［28］郑玉蔼,何璐,贺娟,等. 新生儿重症监护室环境下行个体化吞咽治疗对早产儿喂养障碍的影响［J］. 中华物理医学与康复杂志,2017,39(7):513-517.

［29］ROMANO C,VAN WYNCKEL M,HULST J,et al. European society for paediatric gastroenterology,hepatology and nutrition guidelines for the evaluation and treatment of gastrointestinal and nutritional complications in children with neurological impairment ［J］. J Pediatr Gastroenterol Nutr, 2017,65(2):242-264.

［30］BEKHET AH,BOCHKEZANIAN V,SAAB IM,et al. The effects of electrical stimulation parameters in managing spasticity after spinal cord injury:a systematic review［J］. Am J Phys Med Rehabil,2019,98(6):484-499.

［31］徐开寿. 儿科物理治疗学［M］. 广州:中山大学出版社,2016:104-106.

［32］SACHETTI A,CARPES MF,DIAS AS,et al. Safety of neuromuscular electrical stimulation among critically ill patients:systematic review［J］. Rev Bras Ter Intensiva,2018,30(2):219-225.

［33］KIRTON A,METZLER MJ,CRAIG BT,et al. Perinatal stroke:mapping and modulating developmental plasticity［J］. Nat Rev Neurol,2021,Jun 14.

［34］ZEWDIE E,CIECHANSKI P,KUO HC,et al. Safety and tolerability of transcranial magnetic and direct current stimulation in children:Prospective single center evidence from 3.5 million stimulations[J]. Brain Stimul,2020, 13(3):565-575.

[35] KIRTON A,CHEN R,FRIEFELD S,et al. Contralesional repetitive transcranial magnetic stimulation for chronic hemiparesis in subcortical paediatric stroke:A randomised trial[J]. Lancet Neurol,2008,7(6):507-513.

[36] KIRTON A,ANDERSEN J,HERRERO M,et al. Brain stimulation and constraint for perinatal stroke hemiparesis:The PLASTIC CHAMPS Trial[J]. Neurology,2016,86(18):1659-1667.

[37] FREGNI F,OTACHI P,VALLE AD,et al. A randomized clinical trial of repetitive transcranial magnetic stimulation in patients with refractory epilepsy[J]. Annals of Neurology,2010,60(4):447-455.

[38] AUVICHAYAPAT N,ROTENBERG A,GERSNER R,et al. Transcranial direct current stimulation for treatment of refractory childhood focal epilepsy [J]. Brain Stimul,2013,6(4):696-700.

[39] PADILLA F,PUTS R,VICO L,et al. Stimulation of bone repair with ultrasound:a review of the possible mechanic effects[J]. Ultrasonics,2014, 54(5):1125-1145.

[40] 中华医学会儿科学分会康复学组. 儿童脑性瘫痪肉毒毒素治疗专家共识[J]. 中华儿科杂志,2018,56(7):484-488.

[41] XU K,YAN T,MAI J. A randomized controlled trial to compare two botulinum toxin injection techniques on the functional improvement of the leg of children with cerebral palsy[J]. Clin Rehabil,2009,23(9):800-811.

[42] YIANNAKOPOULOU E. Botulinum toxin and safety issues in cerebral palsy [J]. Dev Med Child Neurol,2017,59(3):245.

[43] JACKMAN M,NOVAK I,LANNIN N,et al. Immediate effect of a functional wrist orthosis for children with cerebral palsy or brain injury:A randomized controlled trial[J]. J Hand Ther,2019,32(1):10-16.

[44] VAN DEN BOGAART M,VAN ROYEN BJ,HAANSTRA TM,et al. Predictive factors for brace treatment outcome in adolescent idiopathic

scoliosis:a best-evidence synthesis[J]. Eur Spine J,2019,28(3):511-525.

[45] NOVAK I,SMITHERS-SHEEDY H,MORGAN C. Predicting equipment needs of children with cerebral palsy using the Gross Motor Function Classification System:A cross-sectional study[J]. Disabil Rehabil Assist Technol,2012,7(1):30-36.

[46] LIN SC,GOLD RS. Assistive technology needs,functional difficulties, and services utilization and coordination of children with developmental disabilities in the United States[J]. Assist Technol,2018,30(2):100-106.

[47] DUMAS HM,FRAGALA-PINKHAM MA,MOED R. Scoping review of judgment-based measures of ambulation with assistive devices for children and youth[J]. Phys OccupTherPediatr,2021,41(2):120-137.

[48] THIELE-NYGAARD AE,FOSS-SKIFTESVIK J,JUHLER M. Intracranial pressure,brain morphology and cognitive outcome in children with sagittal craniosynostosis[J]. Childs Nerv Syst,2020,36(4):689-695.

[49] PROCTOR MR,MEARA JG. A review of the management of single-suture craniosynostosis,past,present,and future[J]. J NeurosurgPediatr,2019,24 (6):622-631.

[50] 郑韵,徐开寿,何璐,等. 斜头畸形婴儿的头型特征及其相关性研究[J]. 中华实用儿科临床杂志,2017,32(21):75-79.

[51] KUNZ F,SCHWEITZER T,GROßE S,et al. Head orthosis therapy in positional plagiocephaly:longitudinal 3D-investigation of long-term outcomes,compared with untreated infants and with a control group[J]. Eur J Orthod,2019,41(1):29-37.

第三章 高 危 儿

【概述】

高危儿是指在出生前、产时（围产期）及出生后存在影响儿童生长发育的各种危险因素（包括生物、社会及环境危险因素）或在常规儿童保健检查时发现心理行为发育偏离正常轨迹的儿童（如某个能区的发育落后）的特殊人群。大多数出生时有高危因素的儿童在成长过程中都处于正常状态，但其生长发育偏异或患病的风险明显高于出生无高危因素的儿童。

【康复评定】

1. **临床评定** 详细询问围产期情况、家族史，了解有无高危因素、是否存在脑损伤及损伤程度。

（1）一般评定：

1）反应性：高危儿反应机敏性降低，首先应注意是否处于正常的清醒状态，有无饥饿、温度、全身疾病等因素的干扰。存在较严重的围产期脑损伤时，机敏性降低或有兴奋、易激惹现象存在。存在不同程度的脑发育异常时，反应机敏程度也会落后于实际胎龄。

2）姿势与自发性运动：新生儿阶段机体以屈肌张力为主，故睡眠或安静状态下，在仰卧位时，上下肢以微微弯曲的姿势为多，两大腿轻度外展，双手轻度握拳，拇指在其他四指之外。如仰卧位时双肘关节屈曲，双手位于头的两侧，手背贴近台面，双下肢屈曲，过度外展，大腿外侧、髋、膝、踝关节接触台面，是肌张力低下的异常姿势；新生儿清醒时可有自发性的双手张开、肢体伸展、屈曲性交替动作，这些动作是连贯的，柔和的，又是有力的，双侧肢体运动基本对称。自发运动减少，双侧运动不对称，应注意是否有锁骨骨折、臂丛神经损伤等。

在早产儿,肌张力偏低,韧带偏松弛,会表现出肘、腕、髋、膝等大关节大角度的活动,自发运动频率反而减少。

3)哭声:严重脑损伤颅内压增高时,哭声高尖、无调;有巨大头颅血肿、帽状腱膜下出血、颅骨骨折时,头部自动处于某种固定位置,刺激时即哭而难止,但哭声短促,同时伴有面部痛苦的表情;当疾病致全身不适时,患儿可表现出哭闹不安,用通常方法难以安慰,失去正常的啼哭规律性;严重疾病时常表现为不哭少动。

4)头颅:足月正常新生儿头围是 32~34cm。小头时应注意妊娠中期以前是否有过宫内感染或其他高危因素。头围过大时,鉴别诊断脑积水和巨脑。前囟紧张程度提示是否存在颅内压增高。前囟膨隆提示颅内压增高。但须注意,有些小儿在剧烈哭闹时前囟是膨隆的,安静后恢复平坦状态,不属异常。胎儿先露部位挤压时间过长,生后可表现出头顶部软组织肿胀、膨隆,头的上下径增加,称为"先锋头"或"产瘤"。分娩过程中宫缩频繁,胎头不断下降,经产道时受到挤压,会造成头颅血肿,在顶结节处隆起。

5)皮肤与脊柱:与神经系统疾病相关的皮肤改变主要是色素沉着或减退,常与外胚层的发育有关,这类皮肤改变有时在新生儿期不明显,在婴儿期逐渐转变为皮肤色素异常。进行脊柱检查时,首先观察其自然的躯体伸展是否协调,然后引出屈体侧弯反射,即将小儿置于俯卧位,检查者用手指轻轻刺激脊柱旁皮肤,引起躯干向刺激侧弯曲,双侧动作自如、对称。另外,应注意脊柱部位皮肤有无陷窝、肿物、色素痣、毛发等,警惕脊柱裂、脊膜膨出等。

(2)肌张力评定:

1)被动性(passive)检查:包括关节活动阻力检查和摆动度检查[1]。

2)伸展性检查:通过测量内收肌角、腘窝角、足背屈角的角度以及跟耳试验、围巾征等判断肌张力情况。

3)判断肌张力是否增高及增高的程度可使用改良 Ashworth 量表。

4)肌张力降低表现为关节活动度增大,肢体松软。肌张力不稳定往往表现为安静状态下肌张力偏低,运动或紧张状态下肌张力增高。

(3)反射发育评定:新生儿原始反射(暂时性反射)临床中常见的有吸吮反射、Moro 反射(拥抱反射)和抓握反射等。原始反射随着婴儿年龄的增大,在一定的时间内可以消失,若在应消失的年龄仍有反射存在,提示神经系统异常。不同胎龄神经反射见表 3-1。

表 3-1　不同胎龄神经反射

反射项目	30~32 周	33~34 周	35~36 周	37~38 周	39~40 周
觅食反射	无或弱	需扶头强化	有	有	有
拥抱反射	无或弱	伸臂外展	稳定伸臂外展	曲臂内收	曲臂内收
交叉性伸肌反射	无	无或屈腿	屈腿	屈伸	屈伸内收

(4)脑电生理检查:是对大脑皮质神经元电生理功能的检查。EEG 与孕龄和脑成熟度密切相关,随孕龄的增长出现睡眠转态分化、背景活动变化及刺激反应增加等表现,呈动态发展。通过睡眠周期、背景活动、不成熟波形和阵发节律性活动等变化,可反映其神经系统发育状况。研究认为,振幅整合脑电图对窒息新生儿的预后判断更准确,是目前窒息新生儿出生后几小时期间脑功能监测较好的床边手段,干预预后判断准确。有研究发现,新生儿颅内出血,EEG 多显示局限性、不对称性低波幅慢波化、β 波增多的单一连续性波形、Rolandic 区正相尖波以及较长时间或持续睡眠周期消失等;早产儿 EEG 随胎龄或受孕龄的增加,波谱带振幅普遍上升,带块有变窄趋势。

(5)影像学检查:

1)头颅 B 超:B 超对颅脑中央部位有高分辨力优点,宜作为常规筛查新生儿早期有无颅内病变的首选手段,生后 3 天内行常规头颅 B 超检查。脑室周围-脑室内出血:Ⅰ级程度,脑室周围可发现不规则强回声团,整体呈现局限性,部分边缘有强回声包围,内部未发现回声,病灶偏小;Ⅱ级程度,可发现脑室内存在病变团块;Ⅲ级程度,除Ⅱ级影像图表现外,还可发现有脑室扩张现象;Ⅳ级程度,除上述典型特点外,可有脑实质内团块样出血表现。脑室周围白质损伤在白质缺血早期水肿阶段,超声影像表现为侧脑室前角附近、后角三角区旁及侧脑室外侧半卵圆中心、后角三角区附近白质不均匀性回声异常增强[2,3]。脑室周围白质软化表现,病变部位粗糙、球形或大范围的回声增强区。脑室内出血,可出现单侧或双侧脑室内的强回声团块,多为不规则片状。

2)头颅 CT:脑水肿时,可见脑实质呈弥漫性低密度影伴脑室变窄;基底核和丘脑损伤时呈双侧对称性高密度影;脑梗死表现为相应供血区呈低密度影。有病变者 3~4 周后宜复查。

3)头颅 MRI:生后 1 周内常规检查,对新生儿脑总成熟度进行评估,存在白质损伤的应定期复查,观察病灶的变化和程度。生后 2 周内有白质损伤者,MRI 检查进行分度评定:①轻度:局灶性白质损伤,病灶 <2mm,范围 <3 部位;②中度:广泛性白质损伤,病灶 >2mm,范围 >3 部位;③重度:弥漫性白质损伤,皮层下广泛的白质受累。新生儿的弥漫性白质高信号(diffuse excessive high signal intensity,DEHSI)是 T_2 加权成像脑室周围白质和皮质下白质的弥漫性高信号弥散加权成像术(diffusion weighted imaging,DWI)通常显示表观弥散系数(apparent diffusion coeffecient,ADC)值升高。临床上易将该表现的早产儿误诊为 HIE。目前认为,DEHSI 系轻度白质异常或发育过程延迟的表现,多见于早产儿,但该诊断不适用于矫正胎龄 <36 周的新生儿。

2. **功能评定**

(1)神经行为检查:

1)新生儿行为评分(NBNA):足月窒息儿生后 3 天检查,早产儿矫正胎龄 40 周后检查[4-7];检查分 5 个部分:即行为能力(6 项)、被动肌张力(4 项)、主动肌张力(4 项)、原始反射(3 项)和一般估价(3 项)。每一项评分有 3 个分度,即 0 分、1 分和 2 分。满分为 40 分。评分有 3 个分度(0、1、2),满分 40 分,>37 分为合格,≤37 分为不合格。

2)全身运动(general movements,GMs)质量评估:针对早产儿、足月新生儿、5 月龄以内小婴儿评估,预测后期神经发育结局是否存在脑性瘫痪等严重的发育障碍[8]。

3）Alberta 婴儿运动量表（Alberta infant motor scale，AIMS）：在评测高危儿的粗大运动功能发育时具有很高的信度[9,10]，AIMS 可以较早且敏感地发现高危儿与正常婴儿运动发育速度的不同。评估环境设立为温暖（20~30℃）、安静、采光好的房间，婴儿在评估的过程中处于清醒、活跃及舒服的状态，避免在婴儿哭闹、饥饿、嗜睡等情况下进行，允许检查者或家长在旁与婴儿互动，鼓励婴儿发挥最佳的运动水平，但不能帮助婴儿完成该项运动技能。整个评估过程需要 20~30 分钟。评估过程分别在 4 个体位下进行：俯卧位、仰卧位、坐位及站立位，每个体位有多个不同的项目，共 58 个项目，每一个项目分别观察负重部位、姿势、抗重力运动。计算各体位下的分值之和，即 AIMS 总分。根据 AIMS 总分及患儿月龄查出对应的百分位数，百分位数≤5% 作为运动发育异常的判定标准。若 1 次不能完成所需观察项目，则 1 周内完成剩余项目。对于早产儿，按 40 周矫正月龄进行评估。在首次评估后间隔 3 个月进行第 2 次评估。

4）婴儿运动能力测评（test of infant motor performance，TIMP）：主要针对运动发育评估，不针对预测神经系统损伤，适用胎龄 34 周的早产儿至纠正月龄 4 个月的早期婴儿。

5）婴幼儿发育商测试：国际间常用有贝利婴儿发展量表（Bayley scale of infant development）、格塞尔发育量表（Gesell developmental schedule，GDS）、丹佛儿童发展筛选测验（DDST）等。

（2）感知觉评定：

1）视觉评定：胎龄 <34 周，出生体重 <2 000g 的早产儿，应定期进行眼底病变筛查，直至周边视网膜血管化；对于患有严重疾病的早产儿筛查范围可适当扩大。首次筛查应在出生后 4~6 周或矫正胎龄 32~34 周时进行，然后根据眼科的随访要求进行随访。

2）听觉评定：住院和出院时均应行听力筛查，并定期（1~3 个月）复查。

（3）经口喂养评定：经口喂养是一个复杂的活动，涉及神经、运动等多系统的整合、成熟和协调，并与早产儿的成熟度、生理稳定性、口腔运动功能、吸吮吞咽呼吸协调功能、疾病的严重程度、行为状态等因素有关。理想的情况是,正式的喂养评估应该在标准时间点进行(如 36/40 周和 40/40 周 GA)以便能够将婴儿的进展与同龄的其他婴儿进行比较。已发布的正式喂养发展评估工具:①早产儿经口喂养准备评估量表;②新生儿口腔运动评估量表(neonatal oral motor assessment scale, NOMAS)评估口腔运动和协调功能。测定吞咽开始即刻至结束时呼吸时相的时间来评估吞咽-呼吸之间的协调性,当呼吸中断时间≥2 秒时,吞咽-呼吸协调性障碍。

【康复治疗】

1. 早期康复指征　鉴于早期康复干预的重要性,同时避免过度医疗和加重家长负担,建议针对高危儿的早期康复干预指征为:

(1) 存在脑损伤和神经发育不良的高危因素。

(2) 神经系统检查异常:如肌张力异常、姿势异常、反射异常。

(3) 发育量表评测结果为边缘或落后。

(4) 全身运动(GMs)质量评估为痉挛同步性或不安运动缺乏。

(5) Alberta 婴儿运动量表(AIMS)评估结果,对运动发育异常儿制订早期干预方案,具体方案制订如下:当每一个项目评估结束,根据婴儿的负重部位、姿势、抗重力运动,治疗师就明确了该婴儿已经掌握的运动技能,以及该年龄段未能达到的技能和按预期的运动发育顺序下一个要掌握的运动技能。

符合其中两条或以上者,建议在专业康复医师或康复治疗师指导下进行早期康复干预。

2. 康复治疗内容

(1) 环境干预:降低光线,减少噪声,减少医护人员活动和对患儿的操作,给予足够的休息时间。

1) 环境声音强度低于 50dB,暂时性增强不应超过 70dB。

2) 不应使用光线直接照射患儿,使用可调节光源,促进安静觉醒和安静睡眠,提供昼/夜光线变化。

3) 生后应采取相应的保温措施,放置于适宜的温箱中。如根据胎龄、出生体重选择合适的环境温度。没有条件者可采用其他保暖措施,如热水袋(应注意避免烫伤)、增添衣物等。

(2) 体位:

1) "鸟巢"式体位:可采用婴儿毯卷成的"U"形卷,将婴儿仰卧其中;或卷成"J"形卷,将婴儿支撑于侧卧位,使其肩内收且略前屈,躯干微屈,下肢屈曲内收。此体位可使新生儿尽可能保持接近在宫内的姿势,从而降低紧张度。

2) 袋鼠式体位(kangaroo care):将新生儿放于父母胸前,通过父母触觉刺激,轻声呼唤以及母亲的心跳声音,气味使新生儿获得安全感,促进认知感觉和新陈代谢的调节,增进亲子关系。

3) 肌张力增高患儿体位:头部尽可能位于中立位,躯干避免后伸,肩胛前伸,上肢向中线位靠拢,骨盆略后倾,下肢屈曲位,四肢对称。可用小枕头、毛巾卷等辅助支撑。侧卧位或有看护下的俯卧位更利于放松。对于易惊吓、激惹的婴儿,可用布包裹肢体使其获得安全感。

4) 肌张力低下患儿体位:肌张力低下的患儿在仰卧位时常呈现颈部松软,上肢伸展并位于身体两侧,下肢外展外旋呈蛙式位,主动活动减少。所以,在仰卧位时应注意:双侧上臂及肩部用小毛巾垫高,使双手向中线位靠拢,双髋外下方垫高使髋关节内收内旋。因侧卧位便于双手中线位活动,且双下肢呈内收内旋位,故建议多采用侧卧位。

(3) 疼痛干预:安抚性的措施如非营养性吸吮、按摩、口服蔗糖减轻新生儿疼痛的非药物干预手段。

(4) 经口喂养干预:

1) 非营养性吸吮(nonnutritive sucking,NNS):不能接受经口喂养的患儿,在采用胃管喂养时,给其吸吮安慰奶头。

2) 感官刺激:可采用触觉刺激,如用手指、棉签、压舌板等刺激面颊部内外、唇周、整个舌部等,以加强这些器官的敏感度。

(5) 神经系统发育干预:神经系统干预是基于肢体运动功能的发育,尤以中枢神经引出的运动功能为主。神经系统受损时干扰了正常姿势控制对抗重力的发展并导致运动发育异常,结合原始姿势和原始反射,实现正确的运动感觉和运动模式。下面介绍 Girolami 教授多年临床经验总结的一套普适于 NICU 孩子的运动干预方法。治疗师或养育者通过对患儿不同体位下有针对性地干预,以提高相应的肢体运动功能。干预每次进行 10 分钟,每天 2 次,持续 3 周,为患儿建立良好生长发育模式。干预前记录患儿出生日期、出生时的孕周、纠正胎龄、基础体征(心率、血氧、呼吸)及身体症状,观察意识状态、一般状态、感觉反应及运动模式。

1) 仰卧位:

① 体位:头部位于身体中线面向上,肘部弯曲,双上肢置于胸前,颈、胸、腰脊柱伸展,双下肢屈髋曲膝抵于胸前。这是一个舒适的屈曲体位,可以在头部自由活动的情况下保持躯干的稳定,易于从仰卧位到侧卧位,易于各种动作下头部的稳定和输入双手中位线运动取物的模式。

② 训练具体内容:

A. 头中线位开始左右转动头部,可提高颈前部肌群的控制力和颈后肌群的拉伸,由肩部向前向下轻轻试压,可以促使颈曲和增加背、肩和腹部肌肉的力量。

B. 肩膀处轻轻水平施压,肩胛骨向下固定,刺激胸部和肩部肌群活动,辅助手在胸前继续伸向头口腔方向,提高肩和胸部肌群的力量肩。

C. 屈膝曲髋置于腹上,将髋部轻微抬离支撑平面,两手从髋部向中先轻轻施压,并逐渐向肩部移动,可刺激腹、胸和颈部肌肉训练,伸展腰背肌,增加腹部肌群的力量和控制能力。

D. 从一侧到另一侧的转动,帮助重心转移,尽可能没有头部和手臂的辅助。

2) 俯卧位:

① 体位:手臂屈曲放置于下颌两侧;髋部屈曲,骨盆后倾并将膝关节抵于腹部。这个姿势对呼吸、训练移动上肢到口腔部位及从俯卧位到仰卧位的翻身有帮助。

② 训练具体内容:

A. 从肩部向下轻轻施压,训练提高肩部和背部伸展肌肉的强度,进一步达到头部抬离支撑平面,向右/左转动的能力。

B. 通过在肩部轻轻水平施压,增加向前带动肩部的肌群肌力,进一步达到双手伸向口腔的目的。

C. 从肩部向支撑平面轻轻施压,同时向足部方向轻压,并加重一侧肩部压力协助头向对侧抬起。

3) 坐:

① 体位:患儿坐于床上,手从后部支撑,背向后倾斜 10°~15°,头稍后倾,伸展颈椎,背部挺直,躯干轻微向上牵引,以抑制背部弯曲;骨盆中立位;双手控制肩部,手臂曲肘伸向中线,髋/膝关节屈曲,这个姿势有助于坐姿抬头、手臂中线抓握。

② 训练具体内容:

A. 通过在肩部向下轻轻施压,刺激颈部、胸部和腹部肌群活动,提高颈部肌群的力量和控制能力,伸展颈椎,保持头部中位线直立。

B. 通过在肩部水平向下施压,增加颈部肌群和肩胛向下旋转的力量,刺激肩部和胸部肌群活动,有助于将双手伸向中线/口腔方向。

C. 患儿下颌内收,用手支撑头部和躯干,轻轻地向后倾斜,用以刺激颈部和腹部肌群活动;也可以支撑中心左右移动,用以伸展躯干承重侧;还可以将支撑重点在头部和躯干局部移动,这三个训练可综合控制腹部和背部伸展肌群。

4) 侧卧位:

① 体位:侧位躺,头部轻微向前屈曲(收下颌);手臂伸向中线;伸展胸椎和腰椎;骨盆中立位;髋/膝关节屈曲抵向腹部。这个姿势是舒适的侧卧姿势,有利于手中线运动,也有利于翻身或坐位的体位转换。

② 训练具体内容:手放在肩上向后提肩,同时下颌内收,使颈前、胸部和腹部肌群活动同时伸展颈后肌群;也可以一手放于枕部,另一手放于躯干和骨盆上,缓慢向后滚动婴儿,刺激颈部、胸部和腹部前部肌群活动。

通过在肩部水平施压,使胸部和肩部前面肌群活动增强,帮助婴儿将手伸向口腔方向/身体中线,增加肩关节向下旋转的稳定性。

轻微从下方侧向抬起骨盆,以延展承重侧的躯干,当头、躯干、髋此时向前屈曲时便于翻身。这个训练可以训练胸腰段的背部肌群和腹前的肌群。

(6) 多感官干预:

1) 视觉干预:新生儿一般在安静状态下可短暂注视物体,喜欢与父母进行对视。视觉功能训练时,患儿身体处于正中线仰卧位,取红色的球置于患儿视野前 20~25cm 处,缓慢移动使患儿的眼睛跟随红色球的位置逐渐移动,反复操作 2~3 次,时间为 2 分钟。宣教家长多与患儿接触并呼唤其名字,进行适当的对话以引起患儿的注视和眼神交流。

2) 听觉干预:研究表明,母亲的声音是胎儿感觉刺激的独特来源,若危重新生儿在 NICU 环境中能接触到母亲的声音,有助于产生积极的刺激性,为患儿提供舒适和安全感。

3) 抚触觉干预:危重新生儿病情稳定后应及时给予早期干预,新生儿期~3 月龄以抚触为主,每天在固定的时间对肌肤和大关节进行轻柔的抚触和按摩治疗,有助于患儿触觉功能的发育,20~25 分钟,一天 2 次,可在保温箱内操作。一般顺序为:从躯干到四肢,由上到下,由内向外。

(7) 物理因子治疗:目前水疗法被广泛提倡和应用到新生儿期,在水中减少重力刺激下,放松肌肉,辅助改善患儿肌力、肌张力、关节活动度等的障碍。

(8) 家长心理支持:做好家长对疾病的认识与沟通,让其理解危险因素的损害及早期干预的好处。对家长进行疾病发展情况的知识教育,鼓励、指导家长积极参与治疗,家庭治疗与专业治疗师康复训练相结合,运动功能障碍康复训练与家庭康复训练相结合,做好出院后随访并鼓励家长积极参与到患儿的康复治疗中,干预的一个重要因素是加强亲子互动。指导父母学习不同姿势干预的方法,主要目标是改善姿势控制、头部控制和头中线位。父母依据患儿的情况,在一天中可分为两次进行干预,每次 10 分钟。如果婴儿出现压力迹象,则停止干预,使婴儿平静。要求父母记录干预时间、终止原因。国外研究表明,父母参与的干预改善了短期运动表现,且该方法对高危新生儿可行[11,12]。

(陈艳妮　黄燕霞)

第一节　新生儿缺氧缺血性脑病

【概述】

新生儿缺氧缺血性脑病(hypoxic-ischemic encephalopathy,HIE)是指围产期窒息而导致的脑组织部分或完全缺氧、脑供血流减少或暂停进而导致胎儿或新生儿的脑损伤。

【诊断】

1. **病史**

(1) 有明确的可导致胎儿窘迫的异常产科病史,以及严重的胎儿窘迫表现(胎心≤100 次/min;持续 5 分钟以上;和/或羊水Ⅲ度污染)或者在分娩过程中有明显窒息史。

(2) 出生时有重度窒息,指 Apgar 评分 1 分钟时≤3 分,并延续至 5 分钟时仍≤5 分;和/或出生时脐动脉血气 pH≤7.00。

2. **体格检查**　生后不久出现神经系统症状,并持续至 24 小时以上。

(1) 意识状态评估(过度兴奋,嗜睡、昏迷)。

(2) 肌张力评定。

(3) 原始反射评定。

3. **临床分度**　出生 3 天内进行仔细动态观察,并分度(表3-2)。

4. **辅助检查**

(1) 化验检查:

1) 缺氧、酸中毒程度:新生儿脐血的血气分析。

2) 代谢紊乱及多脏器损伤:血糖、血钠、血钙、心肌酶等。

3) 脑损伤严重程度:血清磷酸肌酸激酶同工酶(creatime kinase,CK-MB)、神经元特异性烯醇化酶(neuron-specific enolase,NSE)。

表 3-2　HIE 临床分度

分度		轻度	中度	重度
意识		激惹	嗜睡	昏迷
肌张力		正常	减低	松软
原始反射	拥抱反射	活跃	减弱	消失
	吸吮反射	正常	减弱	消失
惊厥		可有肌阵挛	常有	有,可呈持续状态
中枢性呼吸衰竭		无	有	明显
瞳孔改变		扩大	缩小	不等大,对光反射迟钝
EEG		正常	低电压,可有痫样放电	暴发抑制,等电位
病程及预后		症状在 72 小时内消失,预后良好	症状在 14 天消失,可能有后遗症	数天至数周死亡,症状可持续数周,病死率高,存活者多有后遗症

（2）脑电生理：

1）脑电图（EEG）：生后 1 周内进行。表现为脑电活动延迟（落后于实际胎龄）、异常放电、缺乏变异,背景活动异常（以低电压和暴发抑制为主）等。

2）振幅整合脑电图（aEEG）连续监测：与常规脑电图相比,具有经济、简便、有效和可连续监测等优点。

（3）头颅影像学：

1）头颅 B 超：HIE 早期（72 小时内）检查。有助于了解脑水肿,脑室内出血,基底核、丘脑损伤和脑动脉梗死等 HIE 的病变类型。脑水肿时可见脑实质不同程度的回声增强、结构模糊、脑室变窄或消失,严重时脑动脉搏动减弱。基底核和丘脑损伤时显示为双侧对称性强回声。脑梗死早期表现为相应动脉供血区呈强回声,数周后梗死部位可出现脑萎缩及低回声囊腔。

2）头颅 CT：生命体征稳定后检查,以生后 4~7 天为宜。有病变者 3~4 周后复查。

3）头颅 MRI：对 HIE 病变性质与程度评价方面优于 CT,对矢状旁区和基底核损伤的诊断尤为敏感。常规采用 T_1WI，脑水肿时可见脑实质呈弥漫性高信号伴脑室变窄；基底核和丘脑损伤时呈双侧对称性高信号；脑梗死表现为相应动脉供血区呈低信号；矢状旁区损伤时皮质呈高信号、皮质下白质呈低信号。

【康复评定】

1. 临床评定

（1）一般评定：反应性、哭声、姿势与自发性运动、前囟紧张程度。

（2）肌张力评定：采用改良 Ashworth 量表。

（3）反射发育评定：吸吮反射、Moro 反射（拥抱反射）和抓握反射等。

（4）脑电生理。

（5）头颅影像。

2. 功能评定

（1）新生儿行为评分（NBNA）：生后 14 天分值仍≤35 分，对估价预后不良的敏感度为 96.3%。

（2）全身运动（GMs）质量评估。

（3）Alberta 婴儿运动量表（AIMS）。

（4）贝利婴儿发展量表。

（5）格塞尔发育诊断量表。

【康复治疗】

1. 院内治疗

（1）控制惊厥：发生惊厥时应及时控制惊厥，首选药物为苯巴比妥，负荷量 20mg/kg，12 小时后给予维持量 5mg/(kg·d)，肝功能不良者改用苯妥英钠。

（2）降颅压：预防脑水肿，每日液体总量不超过 60~80ml/kg。颅内压增高时，首选利尿剂呋塞米，每次 0.5~1mg/kg，静脉注射。

（3）消除脑干症状：重度 HIE 临床出现呼吸节律异常，瞳孔改变时，给予纳洛酮 0.05~0.1mg/kg，静脉注射。

（4）亚低温治疗：研究表明，亚低温治疗对 HIE 具有神经保护作用，目前国内外已用于临床治疗中，一般于发病 6 小时之内治疗，持续

48~72 小时。

（5）其他：维持良好的通气功能，保持 PaO_2>60~80mmHg，$PaCO_2$ 和 pH 在正常范围，根据病情给予氧疗，纠正酸中毒，24 小时内使血气达到正常范围；维持各脏器血流灌注，使心率、血压保持在正常范围，维持脑和全身良好的血流灌注是支持疗法的关键措施，避免脑灌注过低或过高；维持血糖水平在正常高值，及时监测血糖。

2. **出院后康复**　采取多学科团队式协作进行高危儿随访管理；6 月龄以内每月或每 2 个月随访 1 次，6 月龄~1 岁期间每 3 个月随访 1 次，1~3 岁期间每 6 个月随访 1 次，3~6 岁期间每年随访 1 次，根据实际需要可增加随访频度。随访内容包括生长发育、各项神经学检查。进行多感官及环境疗法、神经系统发育干预、物理因子治疗、家长心理支持，详见本章高危儿早期康复治疗。

（陈艳妮　黄燕霞）

第二节　早　产　儿

【概述】

早产儿（preterm infant）是 GA<37 周（<259 天的新生儿），其中 GA<28 周者称为极早早产儿或超未成熟儿；34 周≤GA<37 周（239~259 天）的早产儿称为晚期早产（late preterm）儿。由于近年来 NICU 的建立以及医护质量的提高，早产儿的死亡率已稳步下降，但存活者损伤的比例也在增加。伤残类型包括脑瘫、癫痫、视听障碍以及发育迟缓等。因而对早产儿不仅要能使其存活，更要提高生存质量，其最终目的是要保证在生理、心理及社会生活中全面正常，并能很好地参加各种社会活动和生产活动。

【康复评定】

1. **临床评定**

（1）体格发育与头围的增长：新生儿期头围增长缓慢和缺乏后期的追赶生长均可能表示存在脑损伤并预示神经发育预后不良。

（2）吸吮和吞咽评定：

1）吞咽障碍的部位及程度：纤维内镜、X线食管钡餐造影等检查。

2）口腔运动功能评估：新生儿口腔运动评估量表（neonatal oral motor assessment scale，NOMAS）。

（3）营养监测评定：早产儿营养监测评估见表3-3。

表3-3 肠内或肠外营养支持的实验室监测

	肠外营养		肠内营养	
	初始阶段	稳定阶段	初始阶段	稳定阶段
生长				
体重	每天	每天	每天	每天
身长	基础值	每周	每周	每周
头围	基础值	每周	每周	每周
摄入量和排出量				
葡萄糖	每天	每天	每天	每天
血	必要时	必要时	基础值	必要时
尿	1~3 次/d	必要时	基础值	必要时
电解质	1~3 次/w	每隔 1~2 周	基础值	每隔 2~3 周
钙、镁、磷	2~3 次/w	每隔 1~2 周	基础值	每隔 2~3 周
甘油三酯	计量增加时每天	每隔 1~2 周	必要时	必要时
BUN/肌酐	2~3 次/w	每隔 1~2 周	基础值	每隔 2~3 周
血清蛋白质	基础值	每隔 2~3 周	基础值	每隔 2~3 周
肌酐	基础值	每隔 2~3 周	基础值	每隔 2~3 周
碱性磷酸酶	基础值	每隔 2~3 周	基础值	每隔 2~3 周
血细胞计数	基础值	每隔 2~3 周	基础值	每隔 2~3 周
维生素、微量元素	必要时	必要时	必要时	必要时

注：初始阶段：指调节肠外营养溶液或肠内喂养到满足个体婴儿的能量和营养素需要量的阶段，肠外营养 <1 周，肠内营养 7~10 天。稳定阶段：代谢处于稳定状态的婴儿，对于接受适当的营养摄入时临床稳定和生长理想的婴儿，实验室检测间隔时间可以延长超过上述推荐。

(4) 早产儿脑白质损伤:床旁头颅超声检查是诊断的首选方法。生后 3~7 天内进行初次头颅超声检查,1 个月内每周复查 1 次,1 个月后每月 1 次,直至矫正胎龄 40 周。如果初次检查异常者,应每 3~7 天随访 1 次,直至正常或矫正胎龄 40 周。但颅脑超声对早期弥漫性脑白质损伤多不敏感,因而在出院前或矫正胎龄 40 周时,常规进行 MRI 检查。

2. 功能评定

(1) 神经行为检查:详见本章高危儿康复评估。

(2) 视觉评估:

1) 胎龄 <34 周,出生体重 <2 000g 的早产儿,应定期进行眼底病变筛查,直至周边视网膜血管化。

2) 对于患有严重疾病的早产儿筛查范围可适当扩大。首次筛查应在出生后 4~6 周或矫正胎龄 32~34 周时进行,然后根据眼科的随访要求进行随访。

(3) 听觉评估:住院和出院时均应进行听力筛查,并应定期(1~3个月)复查评估。

【康复治疗】

1. 院内康复

(1) 环境干预:降低光线、减少噪声、保温。

(2) 体位:

1) "鸟巢"式体位。

2) 袋鼠式体位(kangaroo care)。

3) 肌张力增高患儿体位。

4) 肌张力低下患儿体位。

(3) 经口喂养干预详见本章高危儿康复治疗。

(4) 维生素和微量元素补充:早产儿生后连续 3 天肌内注射维生素 K 10.5~1mg;4 天后加维生素 C 50~100mg/d;10 天后加维生素 A 500~1 000U/d,维生素 D 400~1 000U/d。

(5) 疼痛处理:非营养性吸吮外、按摩、口服蔗糖等。

2. 出院后康复

(1) 追赶性生长:指去除导致生长发育缓慢的因素后,早产儿出现超过相应月龄的速度加快生长的现象。早产儿追赶性生长主要体现在身高、体重、头围等体格发育状况。脑的发育关键时期主要在生后一年内,因此追赶性生长最佳时间为生后第一年,可直接影响神经系统的预后。

(2) 多感官疗法:视、听、触觉干预。

(3) 神经系统发育干预:运动疗法。

(4) 物理因子干预:水疗。

(5) 家长心理支持。

(陈艳妮　黄燕霞)

第三节　低出生体重儿

【概述】

低出生体重儿是 BW<2 500g 的新生儿;极低出生体重(very low birth weight,VLBW)儿是 BW<1 500g 的新生儿;生后不久可能发生的问题:包括 RDS 和呼吸支持治疗、静脉营养和置管、感染、颅内出血、黄疸、电解质紊乱和 PDA 等。特别是呼吸支持治疗和脑损伤是人们最为关心的问题。远期可能发生,如呼吸暂停、CLD、院内感染、ROP、贫血、神经发育和听力筛查等问题。

【康复评定】

1. 临床评定

(1) 体格发育与头围的增长:新生儿期头围增长缓慢和缺乏后期的追赶生长均可能表示存在脑损伤并预示神经发育预后不良。

(2) 吸吮和吞咽评估:

1) 纤维内镜、X 线食管钡餐造影等检查,以评定吞咽障碍的部位及程度。

2) 口腔运动功能评估:新生儿口腔运动评估量表(neonatal oral motor assessment scale,NOMAS)评估口腔运动和协调功能。

(3) 营养监测与评估:见本章第二节早产儿中康复评估营养监测与评估。

（4）影像学检查。

2. 功能评估

（1）神经发育测试：详见本章开篇高危儿康复评估部分内容。

（2）视觉评估。

（3）听觉评估。

【康复治疗】

1. 院内管理

（1）体温和湿化管理：低出生体重儿皮下脂肪少，体表面积相对大，能量储存较少，易低体温。并且，维持一定的湿度非常重要。低出生体重儿生后早期的适度温度和湿度见表3-4。

表3-4 极低出生体重和超低出生体重早产儿
在生后早期的适宜温度和湿度

	日龄	0d	5d	10d	20d	30d
箱内温度	≤1 000g	35℃	35℃	34℃	33℃	32℃
	1 001~1 500g	35℃	35℃	33℃	33℃	32℃
箱内湿度	≤1 000g	100%	90%	80%	70%	65%
	1 001~1 500g	90%	80%	70%	65%	55%~65%

（2）皮肤管理：超未成熟儿皮肤非常不成熟，极易受到破坏引发严重的问题如感染、体液丢失等，因此皮肤护理相当重要。出生后面部胎脂要清除，其他部位如果清除困难可待以后处理。各种监护电极的粘贴最好用纸质胶布或低过敏性的棉胶布，且尽可能减少胶布与皮肤的接触面积；尽量避免损伤性的操作如反复的采血和穿刺。

（3）呼吸系统异常及管理：由于胸廓柔软、肺不成熟、小支气管软骨少、肺泡换气面积相对小、PS产生不足、肺扩张能力有限以及肺血管阻力高，故功能残气量低，肺顺应性差，通气/血流比值异常，气道阻力高，易发生HMD、呼吸暂停、CLD等。

1）肺表面活性物质的应用：对28周以下的早产儿主张预防性给予PS，对28~30周的早产儿，当其$FiO_2>40\%$而SO_2不能维持在85%以上时，即应早期给予PS。

2）氧分压和氧饱和度监测：维持经皮血氧饱和度在 87%~92%，不超过 95%。氧分压维持在 6.7~9.3kPa（50~70mmHg）。

3）非插管性的呼吸支持：鼻塞 CPAP 早期应用可减少气管插管和机械通气的时间。对胎龄 <28 周的早产儿目前主张在产房即给予鼻塞 CPAP 治疗。给予 PS 后拔除气管插管。

4）呼吸暂停：VLBW 儿呼吸暂停的发生率为 20%~30%，ELBW 儿可高达 90%。发生呼吸暂停要积极寻找病因。没有明确病因时，可考虑为原发性呼吸暂停。对呼吸暂停的非药物治疗主要为物理刺激。如呼吸暂停反复发作，应给予氨茶碱兴奋呼吸中枢，药物无效时试用 CPAP 或机械通气治疗。

（4）营养管理：大多数早产儿在生后 24 小时内可行肠道内营养。但缺乏经口喂养所需要的吸吮力、协调的吞咽功能及食管运动的同步功能，因而一般需要经胃肠管饲法喂养。

1）肠道内营养：生命体征稳定的早产儿生后第二天即可开始喂养，微量喂养的时间一般为 2~14 天。方法可以间断喂养或连续输注。母乳为首选，在没有足够的母乳或存在不适合母乳喂养的情况下选择早产儿配方乳喂养。

2）非营养性吸吮：对不能经肠道喂养或喂养不耐受者可给予非营养性吸吮。

3）稳定的 ELBW 和 VLBW 儿的具体喂养：首选母乳或早产儿配方乳。未到达全肠内营养时，如给予早产儿配方乳，配方乳的能量 293kJ/100ml（70kcal/100ml）；达到全肠内营养后，配方乳的能量密度可增加到 335kJ/100ml（80kcal/100ml）；人乳喂养者则应添加人乳强化剂。一般在矫正胎龄 34 周或体重达到 1 500g 时可部分给予经口喂养，并逐渐增加经口喂养的奶量。如果经口喂养耐受可改为每 3 小时 1 次。早产儿每日增加的奶量不应超过 20ml/kg。以每天体重增长 10~15g/kg 较为适宜。

4）肠道外营养：不主张全静脉营养，但如果婴儿存在消化道功能障碍或 NBC、重症 RDS，重症循环障碍或者危重败血症时，应给予全肠外营养。

（5）贫血管理：在达到全肠道营养后应尽早补充铁剂，可减轻贫血程度。

（6）环境：降低光线、减少噪声、保温。

（7）体位："鸟巢"式体位、袋鼠式体位（kangaroo care）。

（8）经口喂养干预：详见本章高危儿康复治疗。

2. 出院后康复

（1）追赶性生长。

（2）多感官疗法：视、听、触觉干预。

（3）神经系统发育干预：运动疗法。

（4）物理因子干预：水疗。

（5）家长心理支持。

（陈艳妮 黄燕霞）

第四节 松 软 儿

【概述】

松软儿（floppy baby）又称先天性肌弛缓综合征（congenital hypotonic sundrome），是一组症候群，包括中枢神经系统或周围神经系统的异常而引起肌张力减低的各种疾病。肌张力减低可出现在脑、脊髓、神经和肌肉疾病中。病因分类见表 3-5。

表 3-5 松软儿病因分类

疾病分类	病因
中枢神经系统	围产期窒息、宫内感染、颅内出血、核黄疸、脑膜炎、染色体缺陷、眼-脑-肾综合征、脑脂质沉着症、Prader-Willi 综合征
脊髓疾病	围产期损伤、婴儿型脊髓肌萎缩症
周围神经疾病	家族性髓鞘形成不良性神经病、家族性自主神经功能异常
神经肌肉接头	一过性新生儿肌无力、婴儿肉毒中毒、先天性肌无力综合征
肌肉疾病	先天性肌营养不良、糖原贮积病、线粒体肌病、强直性肌营养不良、中央轴空病、棒状体肌病

【诊断】

1. **病史**　家族遗传病史,母孕期特殊合并症,如胎动减少、羊水过多、臀位产等。

2. **体格检查**　肌肉松弛、肌张力低下、腱反射抑制、在重力作用下不能上提肢体,但面部表情活跃,有反应;如脑损伤时,则表情淡漠,无反应。

3. **实验室检查**

(1) 血清酶学:应用最广泛的为血清磷酸肌酸激酶(creatine phosphokinase,CPK),在先天性肌营养不良时此酶明显增加。

(2) 脑脊液:脑脊液蛋白增加是新生儿多发性神经病的标志。

(3) 肌活检及肌电图:肌活检为确诊的检查方法。肌病时肌电图可见自发和动作电位波窄、波幅低、运动单位数目不减少。

4. **影像学**　脑CT、超声及MRI有助于脑性肌张力减低病因诊断。

5. **心电图**　糖原累积病Ⅱ型心电图可见P-R间期缩短,QRS波群电压异常增高,心肌受损。一些先天性肌营养不良亦有心电图改变,但脊髓肌萎缩症患儿心电图正常。

6. **分子遗传学**　DNA印迹法(Southern blotting)及PCR技术等。在基因或DNA或RNA片段水平上对受检者可能存在的某一特定遗传病进行直接或间接的分析,从而确定疾病原因的诊断方法。

【鉴别诊断】

1. **良性先天性肌张力减退**　病因不明,临床表现婴儿出生时即呈现松软状,呼吸肌一般不受影响,哺乳正常,精神状态良好。有的婴儿在几个月内肌张力逐渐恢复正常,有的则持续时间较长,至婴儿开始学站立和走路时,附着于踝关节和膝关节的肌肉仍松软,以致需要支持物才能行走,但是预后仍然良好。

2. **染色体异常**

(1) Prader-Willi综合征:又称为Prader—Labhar—Willi综合征、快乐木偶综合征、隐睾-侏儒-肥胖-智力低下综合征、肌张力减退-智力减退-性腺功能减退与肥胖综合征。由于第15号染色体长臂近中央关键区(15q11.2-q12)微缺失所引起。临床表现生长发育迟缓、身材矮小、手足小、智力低下、肌张力低下、严重肌无力致喂养困难、语言发育差等。

(2) 21-三体综合征：又称先天愚型或唐氏综合征，为常染色体病，因多一条21号染色体故有此名。在生长发育方面表现为特殊面容、四肢短、韧带松弛、发育迟缓、肌张力低下、皮纹异常及心血管系统受累等。

3. 先天性甲状腺功能减退症(congenital pothyroidism) 又称克汀病(cretinism)或呆小病。按病变部位分为原发性和继发性，按病因分为散发性和地方性。临床表现为智力发育低下、表情呆板、运动发育障碍、安静少动、肌张力低下、胃肠功能减弱等。

4. 氨基酸代谢缺陷 先天性代谢异常，是遗传性生化代谢缺陷造成的疾病，如苯丙酮尿症、酪氨酸血症、黑酸尿症、枫糖尿症、异戊酸血症、同型胱氨酸尿症、先天性高氨血症、高甘氨酸血症等均可出现肌无力、发育迟缓等表现。

5. 脊髓肌萎缩症 又称 Werdnig—Hoffman 病、SMAⅠ型，属于严重疾病。婴儿脊髓性肌萎缩为常染色体隐性遗传病，病理基因是5q11-5q13,98%SMA 患儿其运动神经元存活基因端粒 exon 7~8 有纯合缺陷；表现为广泛的肌萎缩。6 个月以前发病，其中 1/3 在新生儿期发病，罕见能存活 1 年，患儿在胎儿期已经有症状，胎动减少，生后即有明显四肢无力、喂养困难及呼吸困难等表现。诊断主要依据临床表现，肌肉去神经支配证据：肌电图有自发有节律的肌肉活动，频率为5~15 次/s;肌活检可见不同状态的退行性变；脑脊液及神经传导正常，血清酶活力正常或轻度升高，治疗主要是支持疗法、预防挛缩及维持良好的呼吸功能。

6. 糖原累积病Ⅱ型 又称 Pompe 病，为一种遗传性疾病，主要病因为溶酶体内缺乏酸性麦芽糖酶不能分解糖原而使糖原沉积于溶酶体内，造成细胞功能缺陷，异位基因为染色体 17q2。生后 l~6 个月起病，首发症状为呼吸困难、发绀、舌大、肌张力低下、无力等表现。

7. 肌营养不良症

(1) 先天性肌营养不良症：常染色体隐性遗传病，母或患儿分子遗传检测可确诊,患儿表现肌张力低下、全身软弱、通气低下、面瘫、眼睑下垂等。

（2）先天肌强直性营养不良:由母亲遗传,患儿表现肌张力低下、全身软弱、通气低下、面瘫、眼睑下垂等。

【康复评定】

1. 临床评定

（1）一般评定:反应性、哭声、姿势与自发性运动、前囟紧张程度。

（2）肌张力评定:采用改良 Ashworth 量表。

（3）反射发育评定:吸吮反射、Moro 反射(拥抱反射)和抓握反射等。

（4）实验室检查:血清酶学、脑脊液、肌活检及肌电图、分子遗传学。

（5）头颅影像学。

2. 功能评定

（1）新生儿行为评分(NBNA):生后 14 天分值仍≤35 分,对估价预后不良的敏感度为 96.3%。

（2）全身运动(GMs)质量评估。

（3）Alberta 婴儿运动量表(AIMS)。

（4）贝利婴儿发展量表。

（5）格塞尔发育诊断量表。

【康复治疗】

1. 针灸　选用曲池、合谷、足三里、三阴交、太溪、太冲、督脉及华佗夹脊穴等,每日针灸 1 次,留针 40 分钟。保持肌肉张力,延缓肌肉痉挛。

2. 运动疗法　促进肌肉活动及代谢,保持肌肉质量。延缓肌肉挛缩和马蹄内翻足等畸形形成,鼓励患者自主运动,避免高阻力力量训练及过度劳累。

3. 呼吸肌肉的康复训练　主要是锻炼吸气肌、膈肌和主要辅助呼气肌。

4. 电疗　给予肌肉电刺激,延缓肌肉萎缩。

（陈艳妮　黄燕霞）

第五节　新生儿经口喂养困难

【概述】

安全有效的经口喂养,即母乳喂养或奶瓶喂养,需要神经、运动、自主等多系统的整合、成熟和协调,但并非所有新生儿吸吮、吞咽功能发育成熟而具备经口喂养的条件。早产儿、足月脑损伤新生儿、进食通道结构性异常(如头颈部手术、咽喉部气管切开插管、严重先天性畸形),容易出现吸吮吞咽功能障碍、吸吮-吞咽-呼吸失调、行为状态组织能力低下等,导致经口喂养困难。经口喂养的影响因素如下:

1. **解剖结构**　所有与进食相关器官的解剖结构缺陷,都可以不同程度地阻碍进食技能的发育,其中以唇腭裂最为常见。

2. **生理功能**　保持生理稳定是新生儿喂养能力发展的首要任务,经口喂养是一种很强的应激源,易出现心动过缓、心律不齐、呼吸暂停等不良反应。例如先天性心脏病患儿,中重度先天性喉软骨发育不良。

3. **口腔运动功能**　早产儿脑部神经系统尚未完全发育成熟,延髓吸吮吞咽和呼吸中枢功能发育不成熟,对口咽部和气道调控功能未完全建立,容易出现吸吮和吞咽功能障碍及吸吮-吞咽-呼吸协同功能障碍,从而导致经口喂养困难。

【康复评定】

1. 临床评定

(1)喂养进程及表现:

1)喂养进程:主要包括开始经口喂养和完全经口喂养时间。开始经口喂养定义为首次经口奶瓶喂养≥5ml/次;完全经口喂养定义为经口喂养奶量达到120ml/(kg·d),且无需管喂达48小时。

2)喂养表现:

①经口摄入量及所用时间。

②计算喂养成效:进食初5分钟摄入奶量占医嘱奶量的比例。

③喂养效率:平均每分钟经口奶量(ml/min)。

④ 摄入奶量比：单次经口摄入奶量占医嘱奶量比例(%)。

3）不良副作用：在进行吞咽功能训练时氧饱和度下降、呼吸暂停、感染等。

(2) 一般状况评定：

1）解剖结构：有无唇腭裂、小下巴畸形、高腭弓，有无颞下颌关节脱位或骨折，有无气管食管瘘、食管闭锁、膈疝、幽门肥厚、短肠综合征、肛门闭锁等手术瘢痕，有无气管软化症。

2）生理功能评定：足月婴儿心率 120~140 次/min，早产儿心率约 160~180 次/min。呼吸速率 40~60 次/min，不宜太高，过高容易造成呼吸暂停(apnea)的现象。血氧饱和度(SaO_2)不宜 <90%，否则容易造成缺氧。当新生儿在喂养时，必须评估其生理功能是否在正常范围内。

3）生长发育测评：每日监测体重，并记录体重增长情况。

(3) 肌力、肌张力评估。

(4) 纤维内镜、X 线食管钡餐造影等检查，以评定吞咽障碍的部位及程度。

(5) 影像学检查：头颅 MRI。

(6) 化验室检查：代谢指标、维生素 D、血钙。

2. **功能评定** 吸吮和吞咽评定。

(1) 口腔运动功能评估：新生儿口腔运动评估量表(neonatal oral motor assessment scale，NOMAS)评估口腔运动和协调功能。

(2) 神经发育测试：同本章节高危儿康复评估。

【康复治疗】

1. **体位支持** 奶瓶喂养时，婴儿呈半坐卧位，放低下颌，髋部及膝盖屈曲，四肢靠近身体中线。良好喂养体位的关键是头、颈与躯干呈直线，而头、颈与躯干体位不当可导致进食失调。

2. **非营养性吸吮** 利用安慰奶嘴进行主动非营养性吸吮，通过移动安慰奶嘴进行上、下、前部的口腔刺激吸吮动作，每日 1 次，每次 3min，连续 14 日。

3. **吞咽功能训练** 用 1ml 注射器放置在舌体中后部，利用弹丸式推注母乳或配方乳，从 0.05ml 开始，观察耐受度，以 0.05ml 增量至最大量 0.2ml,15 分钟内完成,直到观察到吞咽反射。

4. **口腔按摩** Sandra Fucile 口腔按摩法:喂奶前 15~30 分钟,每日 1 次,连续 14 日。口腔外部按摩包括面颊、上唇、下唇部位,持续 5 分钟;口腔内部按摩包括上下牙龈、面颊内侧、舌侧、舌中部等部位,最后引出患儿吸吮活动,持续 7 分钟。如果患儿合并呼吸暂停、心动过缓等,暂停进行口腔干预。

5. **间歇喂养** 根据早产儿的行为暗示,每隔 3~5 次吸吮即拔出奶嘴暂停喂养,待早产儿休息数秒再继续进食帮助早产儿调整呼吸。

(陈艳妮　黄燕霞)

参考文献

［1］黄华玉,史惟,陈洁清,等. 改良 Ashworth 量表在痉挛型脑瘫儿童下肢肌张力评定中的信度研究[J]. 中国康复理论与实践,2010,16(10):973-975.

［2］EVELINE HIMPENS,ANN OOSTRA,INGE FRANKI,et al. Predictability of cerebral palsy and its characteristics through neonatal cranialultrasound in a high-risk NICU population[J]. Eur J Pediatr,2010,169:1213-1219.

［3］MURPHY DJ,HOPE PL,JOHNSON A. Ultrasound findings and clinical antecedents of cerebral palsy in very preterm infants [J]. Archives of Disease in Childhood,1996,74:F105-F109.

［4］AMIEL-TISON C,ELLISON P. Birth asphyxia in the fullterm newborn:early assessment and outcome [J]. Dev Med Child Neurol,1986,28(5):671-682.

［5］AMIEL-TISON C,BARRIER G,SHNIDER SM,et al. The neonatal neurologic and adaptive capacity score(NACS)[J]. Anesthesiology,1982,56(6):492-493.

［6］鲍秀兰,虞人杰,李着算,等. 150 例正常新生儿神经行为测定和评价[J]. 实用儿科杂志,1988,8(2):83-84.

［7］全国新生儿行为测定协作组. 应用 20 项新生儿行为神经测定预测窒息儿的预后[J]. 中华儿科杂志,1994,32(4):210-212.

[8] EINSPIELER C, PRECHTL HF. Prechtl's assessment of general movements: a diagnostic tool for the functional assessment of the young nervous system[J]. Ment Retard Dev Disabil Res Rev, 2005, 11 (1): 61-67.

[9] ALMEDIDA KM, DUTRA MV, MELLO RR, et al. Concurrent validity and reliability of the Alberta Infant Motor Scale in premature infants [J]. J Pediatr, 2008, 84 (5): 442-448.

[10] TAMIS WP, KATY DE V, BEV E, et al. Clinimetric properties of the Alberta infant motor scale in infants born preterm [J]. Pediatr Phys Ther, 2010, 22: 278-286.

[11] NORDHOV SM, RONNING JA, DAHL LB, et al. Early intervention improves behavioral outcomes for preterm infants: randomized controlled trial [J]. Pediatrics, 2012, 129 (1): e9-e16.

[12] KAREN K, ALEID VAN W, MARIE-JEANNE W, et al. A neurobehavioral intervention and assessment program in very low birth weight infants: outcome at 24 months [J]. Pediatr, 2010, 156: 359-365.

第四章 发育指标/里程碑延迟

第一节 全面性发育迟缓

【概述】

全面性发育迟缓（global developmental delay，GDD）是指 5 岁以下处于发育早期的儿童，在运动、语言、认知和社会交流等能区有 2 个或 2 个以上发育里程碑的落后。此诊断专用于 5 岁以下个体，GDD 是暂时性、过渡性、症状描述性诊断。

GDD 的病因很多，任何影响儿童大脑发育的因素均可能导致儿童出现不同程度的发育迟缓，主要分为非遗传性因素和遗传性因素两种：

1. **非遗传性因素** 按时间可以分为产前、产时和产后。产前常见的因素包括先天性感染、致畸物或环境毒物（如药物、酒精、铅、汞、辐射、化学致畸物）暴露、孕母的营养状态或应激性事件等；产时因素包括早产、低出生体重、产伤、窒息、缺氧、颅内出血等；产后因素有中枢神经系统感染、低血糖、脑外伤、惊厥后脑损伤、佝偻病、甲状腺功能减退、碘缺乏、营养不良、脑血管疾病、核黄疸、听力障碍、肿瘤以及社会文化经济心理因素等。

2. **遗传性因素** 包括染色体数目和结构异常、单基因病、线粒体病、多基因和/或表观遗传异常等。常染色体显性遗传占 GDD 病因的 13%~39%，新生突变是导致全面发育迟缓的重要病因。常染色体隐性遗传占 GDD 病因的 10%~20%。另外，先天性代谢缺陷疾病多为常染色体隐性遗传的单基因病，占 GDD 病因的 1%~5%[1]。

【诊断】

1. **临床表现** GDD 的临床表现往往是多方面的，包括运动发育、

语言发育、认知和社会交流及日常生活活动能力等方面的落后,且每一方面落后程度可能存在差异。具体表现如下:

(1) 运动发育迟缓:运动发育迟缓是指患儿的竖头、翻身、坐、爬、站、走、跑、跳等粗大运动里程碑发育落后,或抓握、侧捏、感受物品等精细运动里程碑的发育落后,没有达到相应月龄的水平。患儿可以分别存在粗大或精细运动发育迟缓,也可以同时存在。

(2) 语言发育迟缓:是指孩子在语言发育过程中,遵循正常发育顺序,但发育速度落后,未达到其年龄相应的水平。具体表现如下:①应该说话的年龄仍不会用言语表达;②开始说话后,比别的正常孩子发展慢或出现停滞;③虽然会说话,语言表达能力较低;④语言应用、词汇和语法应用均低于同龄孩子;⑤只会用单词交流,不会用句子表达;⑥交流技能低;⑦回答问题的反应差;⑧语言理解困难和遵循指令困难等。

(3) 认知功能发育迟缓:认知功能是人们感知外周世界、适应客观环境的重要保障;是个体认识和理解事物的心理过程,涉及知识的获取、使用和操作等过程。包括知觉、注意、表象、学习和记忆、思维、语言等方面的发育迟缓,可表现为注意障碍、记忆障碍、推理能力降低、判断力差和交流障碍等。

(4) 适应行为能力障碍:社会生活能力又称适应行为,是人适应外界环境赖以生存的能力,也就是个体对其周围的自然环境和社会需要的适应能力,主要包括独立生活能力、运动能力、作业、交往、参加集体活动和自我管理等 6 种行为能力。GDD 患儿存在不同程度的适应行为能力的缺失。

(5) 其他问题:GDD 的患儿可合并有进食困难等吞咽问题及体型瘦小等营养问题[1]。

2. 实验室检查

(1) 实验室检查:需要根据临床表现合理选择血常规、生化、血糖、乳酸、血氨、丙酮酸、同型半胱氨酸、甲状腺功能、TORCH、血尿代谢筛查等检测项目,必要时行遗传学检查。

(2) 影像学检查:

1）头颅影像学检查：是脑发育落后诊断有力的支持，包括头颅 MRI、头 CT 及头颅 B 超等。头颅 MRI 是首选的检查方法，如果需要了解钙化和出血，头颅 CT 要优于 MRI。

2）髋关节超声或 X 线片：粗大运动发育落后的 GDD 患儿可能出现肌肉骨骼系统的损害，要警惕髋关节脱位，6 月龄以下患儿建议选择髋关节 B 超检查，6 月龄以上建议选择髋关节 X 线检查。

（3）其他相关检查：

1）脑电图：普通脑电图检查可以了解脑电背景活动，可辅助了解脑发育情况。共患有癫痫或需要与癫痫鉴别时建议进行长程视频脑电图检查。

2）听力检查：GDD 儿童可能存在脑干水平的听觉处理异常，需完善儿童听性脑干反应检查（auditory brainstem response，ABR）。ABR 能客观地反映婴幼儿脑干功能及发育情况，预测脑干听神经通路的整体功能和成熟程度。

3. **诊断**　GDD 在发育阶段具有以下几个诊断特点：①5 岁以下发育早期的儿童；②有 2 项及 2 项以上标志性的发育指标/里程碑，包括运动、认知、语言、交流能力、社会适应能力和日常生活能力，没有达到相应年龄段应有的水平，明显落后于同龄儿童；③发育量表有 2 个及 2 个以上能区分值低于人群均值 2 个 SD，或智力发育指数（mental development index，MDI）、运动发育指数（psychomotor development index，PDI）低于 70 分；④社会生活适应能力减低，伴有高危因素、脑损伤病史和/或母亲有不良妊娠史；⑤因年龄过小而不能完成一个标准化智力功能的系统性测试，病情的严重性等级不能确切地被评估。

【鉴别诊断】

1. **发育里程碑延迟**　发育里程碑延迟（development delayed milestone，DD）是指婴幼儿运动、语言或认知发育中只有 1 项标志性发育指标没有达到相应年龄段应有的水平。

2. **智力障碍**　如患儿 5 岁后没有达到同龄发育水平，需进行智商和社会适应能力检测，如智商和社会适应能力均显著降低，结合临床可诊断为智力障碍（intellectual disability，ID）。

3. **脑性瘫痪**　患儿存在中枢性运动和姿势发育障碍、活动受限，常常以运动症状为主要表现，并伴有感觉、知觉、认知、交流和行为障碍，以及癫痫和继发性肌肉、骨骼问题，则考虑诊断脑性瘫痪（cerebral palsy，CP）。

4. **孤独症谱系障碍**　患儿存在社交交流、社交互动缺陷及受限的、重复的行为模式、兴趣或活动，考虑孤独症障碍谱系（autism spectrum disorder，ASD）。GDD 和 ASD 经常同时存在。

5. **先天性甲状腺功能减退**　患儿存在特殊面容，表现为智力低下、生长发育迟缓，生理功能低下，血清游离甲状腺素水平低，促甲状腺素水平增高，骨龄落后。

6. **遗传病及遗传代谢性疾病**　GDD 可能是某些遗传代谢病的早期表现，因此，对于 GDD 合并发育倒退、惊厥、肌张力异常、代谢性酸中毒、酮症酸中毒、低血糖、高血氨等代谢紊乱者，需进一步进行遗传代谢谱、基因测序等排除遗传代谢病。

【康复评定】

1. **运动功能评定**　包括粗大运动功能及精细运动功能的评定。可采用 Alberta 婴儿运动量表、皮博迪运动发育评定量表（Peabody developmental motor scale second edition，PDMS-2）来了解运动能区发育水平；对于存在粗大运动功能障碍者可采用粗大运动功能评定（gross motor function measure-88，GMFM-88）评估运动能力。精细运动功能评定（fine motor function measure scale，FMFM）、Carroll 上肢功能评定（Carroll upper extremity fuction test，UEFT）及九孔柱试验（nine-hole peg test，NHPT）评定等可用来进行精细功能能力的评估。

2. **语言及言语功能评定**　儿童的语言能力主要包括语言理解和语言表达两个方面。对于语言能力水平的评估，国内目前常用的量表有如下几种：如对于 2 岁以内年龄段患儿可采用儿童语言早期发展量表（CRADEL）进行评估，对于 1~6 岁年龄段患儿可选用语言发育迟缓检查法（sign-significate relations，S-S）等来进行评定。改良版汉语沟通发展量表短表（simplified short form of mandarin communicative development inventory，SSF-MCDI）包括婴儿表和幼儿表 2 个分量表，婴儿表适用于 8~16 月龄的婴儿,包括 3 个部分:常用的手势、词汇量表和能听懂的短语;幼儿表适用于 16~30 月龄的幼儿,包括词汇量表、句子和语法 2 部分。这些评估和筛查量表可以了解儿童的语言发展水平。

3. **认知功能评定** 韦氏学龄前及幼儿智力量表(Wechsler preschool and primary scale of intelligence,WPPSI)适用于 2.5~6 岁的儿童,该量表能较好地反映智力的整体水平,并通过 11 个分测验,对儿童的言语理解、知觉推理、工作记忆、加工速度进行评估。

4. **适应行为能力评定** 社会生活能力包括 6 种行为能力:独立生活能力、运动能力、作业、交往、参加集体活动和自我管理。可采用婴儿-初中生社会生活能力量表(S-M)评定,该表是世界公认且最常用的适应行为评估量表之一,该行为评定量表涉及了大量的日常生活里的基本的内容,评定常常通过对经常接触儿童的人的询问、调查,能较客观地反映儿童适应行为的现有水平。也可使用改良 Barthel 指数评定基础性日常生活活动和工具性日常生活活动能力评定。这两个评定量表评定方法简单,可信度高、灵敏度高,在临床应用广泛。

5. **发育性量表** 格里菲斯评估量表(Griffiths developmental scales Chinese edition,GDS-C)包含运动技能、个人-社会互动、语言、手眼协调、表现、实际推理等多个评估领域,为 0~8 岁儿童发育评估的金标准;格塞尔发育量表(Gesell developmental schedule,GDS)包含粗大运动、精细运动、应物能、言语、个人-社交等领域的评估,适用于 0~6 岁儿童的发育评估。

6. **其他评定** 全面发育迟缓的患儿可采用体重指数(body mass index,BMI)衡量营养状况,同时监测身高、尺骨长度、体重、头围。如存在吞咽困难或判断存在误吸风险时,应进行吞咽功能评定,目前临床应用最广泛的为洼田饮水试验、吞咽造影检查。对于存在骨代谢异常的患儿需定期骨科及内分泌科门诊随访,定期进行骨质疏松检查。

【**康复治疗**】

康复治疗是全面发育迟缓的主要治疗方法,其治疗原则为:①早期发现、早期干预;②全面评估及管理;③符合儿童发育特点;④综合康复;⑤与日常生活相结合;⑥医教结合;⑦医院、社区、家庭康复相结合。

1. **早期干预**　为婴幼儿及家庭提供预防和矫治措施的综合性服务,以促进这类特殊婴儿的认知、情感、行为和社会适应能力,并支持患儿家庭的社会适应能力。主要干预方式为:

(1) 以游戏为载体,让患儿在快乐的环境中主动接受训练。

(2) 引导式教育:通过娱乐性、节律性意向刺激激发患儿兴趣,引导诱发儿童的学习动机,鼓励和引导孩子主动思考,向往目标,主动积极参与各种训练。

(3) 活动观察训练(action observation therapy,AOT):让患儿主动观察人(微笑、伸舌、点头或面部表情)或物(玩具、个性化和特殊的仪器设备),进行反复主动的模仿训练。

(4) 目标-活动-运动环境(goal-activity-motor environment,GAME)疗法,以家庭为中心,根据父母的问题和要求以及患儿面临的问题制订训练计划,运动训练,家庭教育与丰富的儿童学习环境相结合。

2. **根据功能障碍的能区选择治疗性干预**

(1) 物理治疗(physical therapy,PT):可分为运动疗法和物理因子疗法两大类。

1) 运动疗法:采用主动和被动运动,改善运动组织(肌肉、骨骼、韧带等)的血液循环和代谢,促进神经肌肉功能,提高肌力、肌耐力和心肺功能,减轻躯体畸形和功能障碍。常用的运动学治疗方法有增强肌力训练、软组织牵伸训练、关节活动度训练、平衡功能训练、核心稳定性训练、步行功能性训练。

2) 物理因子治疗(physical modalities):物理因子疗法是使用电、光、声、磁、水、蜡、力等物理因子治疗,对减轻炎症、缓解疼痛、改善肌力、抑制痉挛、提高神经系统兴奋性以及促进局部血液循环障碍等均有较好效果的综合性治疗。目前常用的治疗手段为电子生物反馈治疗、电疗、超声波治疗、冷热疗和水疗等。

(2) 作业治疗(occupational therapy,OT):作业治疗又称职业治疗,是指利用选定和设计的工作活动,对身体、心理、发育等功能障碍或残疾患者进行培训,从而使患者的生活、学习、劳动能力得到恢复、改善和提高,帮助其重新融入社会。主要治疗要点:①保持正常姿势;②促进手的精细功能和上肢功能的发育;③促进感觉、知觉功能的发育;④提高情绪的稳定和社会适应性;⑤增加训练时的趣味性,提高训练的积极性和主动参与性,做到在娱乐中学习等。目前常用的作业疗法包括限制诱导疗法(constraint-induced movement therapy,CIMT)、镜像疗法和双手强化训练等。

1) 限制诱导疗法:主要指通过增加受累侧上肢的使用,同时限制非受累侧上肢使用的干预方法,又称为限制-诱导运动治疗。目前最常用的方法是使用热塑材料制成的夹板,用于限制腕部和手指的运动,但仍可完成一些双侧或单侧支撑的任务,每天 6 小时,持续 3 周,同时促使孩子自发地参与使用单手或双手操作的工作。

2) 镜像疗法:该疗法是根据镜面反射相等的物象,以正常肢体镜像代替患侧肢体,通过视觉反馈进行治疗,达到消除异常感觉或恢复运动的康复目的。

(3) 认知功能训练:认知功能训练包括感知觉训练及记忆力训练。可通过调动各种感觉通道,如通过视觉、触觉、听觉、嗅觉等多感官刺激训练,从他们感兴趣的、注意到的事物开始,有意识地引导他们去观察事物,促进知识发育,加强对外界的感知和认知,丰富信息量,这是促进脑发育和提高认知功能的有效治疗方式之一。可进行一些提高注意力的游戏及训练来提高患儿的注意力水平,通过注意物体之间的联系,发展注意力的稳定性和注意的分配能力。也可以通过反复的听觉和视觉刺激,提高对外界事物的认知,加强自我的记忆能力。

(4) 言语-语言治疗(speech therapy,ST):言语-语言治疗是对各种病因所致的语言障碍、吞咽障碍、语音障碍、认知障碍、交流障碍等进行的治疗。根据能力水平其言语治疗分为前语言能力训练、语言的理解与表达能力训练、词组的理解与表达训练、句子的理解与表达训练、短文的理解与表达能力训练 5 个阶段。具体语言训练方案如下:

1) 改善语言环境:减少手机以及其他电子产品的过度使用,因为儿童长时间处于单向的语言环境并且输入的信息与其功能不匹配,会使得儿童的语言表达和理解落后于同龄人。干预的重要策略之一就是为患儿创造最佳语言学习环境,让儿童在双向交流的环境中学习和使用语言,为儿童语言的发展带来最大助力。

2)游戏治疗:儿童通常把语言学习当作是一种游戏,游戏是儿童最自然的沟通媒介,赋予了儿童学习语言的动力,塑造了语言学习的环境。治疗师或者家长可以利用游戏与儿童进行积极有效的互动,在游戏中学习语言,帮助儿童在自然情境中学习自己所需的知识,提高儿童的语言理解和表达能力。

3)言语训练:言语发声包括呼吸、发声、共鸣、构音、韵律五个部分。任何一个环节的异常都可能引起语音障碍,从而引起了言语交流和表达困难,因此言语训练包括气流练习、发声练习、共鸣练习、口部肌肉力量练习、韵律练习等。气流是发声的动力源,需要锻炼患儿的呼吸控制的能力;发声练习主要集中练习发声与呼吸相协调,让儿童学会恰当地发声;共鸣练习的主要目的是让儿童能够恰当地共鸣发声;口部肌肉力量的练习的主要目的是不同的构音部位能够正确地协调去构建出目标音;汉语的声调具有语义区分特征,因此正确识别和产出四种不同的声调尤其的关键,因此需要集中练习儿童不同声调的掌握程度。

(5)日常生活活动能力康复:主要包括患儿日常生活所需进行活动的康复,最常见的包括对移动障碍、进食障碍、修饰障碍、穿衣、鞋、袜障碍,以及洗澡、如厕等的康复。

(6)中医康复:如推拿、针灸、药浴等传统康复治疗手段,具有舒经活络、增强体质等作用,且副作用少,可以一定程度上促进功能的改善,降低残疾率。

(7)新型康复技术:随着医疗技术的发展,新技术层出不穷,康复机器人、经颅直流电刺激(transcranial direct current stimulation,tDCS)、脑机接口和虚拟现实等技术为特殊障碍儿童的治疗提供了新的思路。

【其他治疗】

到目前为止,少数遗传病有针对性的药物治疗,但是临床上治疗GDD 的药物主要以对症治疗及合并症的治疗为主。对于肌张力增高且影响运动功能的患儿,可考虑抗痉挛药物的使用,包括口服药物(苯二氮䓬类、丹曲林、巴氯芬、替扎尼定)和巴氯芬鞘内注射,或者使用神经肌肉阻滞剂(A 型肉毒毒素)和化学去神经支配药物(苯酚、乙醇)等,具体药物选择需要根据患儿临床情况而定。对于存在专注力及情绪控制障碍的患儿需要专科药物对症处理;对于合并有癫痫的患儿需要服用抗癫痫药;存在骨质疏松儿童需药物抗骨质疏松治疗,包括用维生素 D、钙补充剂和双膦酸盐等相应药物。

【预后及预防】

1. **预后** 部分 GDD 患儿通过积极的早期干预可发展为正常儿,能正常进入社会;大多数 GDD 患儿可发展为智力障碍,还有一部分GDD 患儿可终生合并有肢体运动功能障碍或语言功能障碍,对日常生活活动能力造成了不同程度的影响[1]。

2. **预防** 需要针对病因积极预防,早发现、早干预,以降低疾病的发生率、残疾率和病死率。

(1) 一级预防:目的在于消除引起全面发育迟缓的病因,预防疾病的发生,主要包括:①避免感染;②避免重金属及有毒化学物质的接触;③安全正规接种(病毒、细菌、原虫)疫苗;④卫生教育和营养指导;⑤产前和围产期保健(高危妊娠管理、新生儿重症监护、劝阻孕妇饮酒吸烟、避免或停用对胎儿发育有不利影响的药物);⑥加强锻炼、增强免疫力;⑦对于有遗传病史的家庭做好产前诊断;⑧避免近亲结婚。

(2) 二级预防:目的在于早期发现,早期诊断,早期干预,以免发生残疾或减轻残疾程度,主要包括:①对早产、出生时有产伤、缺氧或颅内出血的患儿积极治疗并进行随访,早期发现,早期干预;②对出生后有中枢感染、脑外伤、甲状腺功能减退、营养不良等患儿积极对症治疗并严密随访。

(3) 三级预防:全面发育迟缓诊断后,应采取综合治疗措施,正确诊治疾病,防治并发症的发生,降低残疾率,提高患儿日常生活活动能力和生活质量,需要社会、学校、家庭各方面协作进行综合预防。包括对患儿的家庭、社会功能方面进行训练,以最大程度提高患儿生活自理能力。

> ➤ 附:全面性发育迟缓诊疗流程图

```
┌─────────────────────────────────────┐
│  有2项及2项以上标志性的发育指标/里程碑落后  │
│  （包括运动、语言、认知、交流、社会适应、  │
│      日常生活能力等方面）              │
└─────────────────────────────────────┘
                 │
┌─────────────────────────────────────┐
│  发育评估有2个及2个以上能区分值低于人群均值2个标准差，或  │
│  MDI、PDI低于70分，及头颅MRI、脑电图、甲状腺功能、血糖、  │
│  乳酸、血氨、丙酮酸、血尿代谢等相关检查的阳性结果  │
└─────────────────────────────────────┘
                 │
        ┌───────────────────┐
        │  伴或不伴有高危因素、脑损伤  │
        │  病史和/或母亲有不良妊娠史  │
        └───────────────────┘
              │          │
    ┌──────────────┐   ┌──────────────┐
    │ 不可鉴别的综合征 │   │ 可鉴别的综合征 │
    └──────────────┘   └──────────────┘
              │         阴性 │
    ┌──────────────────────┐  ┌──────────────┐
    │  染色体微阵列芯片分析       │  │  特定的基因检测 │
    │（chromosome microarray   │  └──────────────┘
    │   analysis，CMA）        │        │ 阳性
    └──────────────────────┘
```

CMA阴性 ／ 临床意义不明确 ／ CMA阳性 ／ 临床治疗及共患病的治疗 ／ 根据病情进行康复评估

根据病情进行康复评估
运动功能、语言及言语功能、认知功能、适应行为能力、发育水平、营养状况、吞咽功能……

脆性X染色体基因检测（阴性） ／ 亲代基因分析数据库检索（阳性） ／ 遗传咨询，临床检查，亲代基因分析（阳性）

二代基因检测

（阴性）

制订合适的康复治疗方案
物理治疗、作业治疗、认知训练、言语-语言治疗、日常生活活动能力训练、中医康复、新型康复技术……

（胡淑珍　余永林）

第二节 发育性协调障碍

【概述】

发育性协调障碍（developmental coordination disorder，DCD）主要指由于运动能力和运动不足导致学习成就受到影响和日常生活能力受限的一组神经发育障碍性疾病，特别需要指出的是这种运动障碍性问题不是由于脑性瘫痪、肌肉萎缩、视觉损伤和智力障碍等神经学意义上损伤而引起的运动功能障碍导致。DCD 是一种临床常见而诊断率极低的发育性疾病，目前国际公认的患病率为 5%~6%[2]。如果存在智力障碍儿童，临床诊断 DCD 时，其运动障碍的严重程度要高于智力所对应的运动功能水平(即智龄大于运动协调龄)。

DCD 的病因尚不明确，近年来认为，其发生与个体、事件以及环境之间的相互作用有关。其中早产被认为是导致 DCD 的最主要原因。

1. 环境因素 肥胖、社会经济和环境压力因素与 DCD 有一定的相关性。

2. 出生和围产期及其他危险因素 如孕早期先兆流产、母亲年龄、妊娠期间压力、围产期缺氧、早产、低出生体重、产后类固醇暴露、慢性肺部疾病和新生儿病理性黄疸等是 DCD 发生的高危因素。

3. 其他因素 DCD 的遗传因素目前尚不清楚。近年来的研究发现 DCD 患儿大脑皮质厚度减少，且额叶、顶叶、小脑区的神经功能网络之间的活动度下降[3,4]。结构弥散磁共振成像显示 DCD 出现脑白质微结构的改变，尤其是皮质脊髓束、丘脑后辐射及顶叶胼胝体区等运动感觉神经束所在区域，DCD 患者的运动感觉神经束结构的完整性欠佳。

【诊断】

1. 临床表现

(1) 动作笨拙或不协调：动作笨拙或不协调(例如笨拙地跑步或笨拙地拿剪刀)，在大运动(物理)技能(如跑步、跳跃、接球、攀爬)、精细运动技能(如书写、整理纽扣、穿珠子、系鞋带)速度和准确性存在困难。在需要身体两侧协调的活动上有困难(例如用剪刀剪东西、跑步、挥动球棒)。平衡、姿势控制能力和运动力量和耐力下降,与朋友完成同样的任务需要更大的努力,容易快速疲劳。

(2) 身体意识差:难以确定自己与物体之间的距离,会不自觉地撞到物体或撞翻物体。

(3) 运动规划困难:很难将动作规划成受控的顺序来完成一项任务,或者很难记住顺序中的下一个动作。

(4) 运动学习困难:学习新的运动技能困难,一旦在一个环境(如学校)学习,在另一个环境(如家庭)可能继续有困难。因此,DCD 儿童需要在每个新环境中再次学习这项任务。

(5) 执行功能困难:很难整理他们的课桌、书包、家庭作业,在数学、拼写或书面语言等学术科目上有困难,这些科目要求书写准确和有组织。

(6) 其他:由于害怕失败或经历反复的失败,可能会避免与同龄人交往。完成任务时容易受挫、容易分心、自尊受挫、被要求参加困难活动时有焦虑情绪。

(7) 共患病:约 40%DCD 儿童会有其他神经发育障碍共发病,主要为学习障碍和注意缺陷多动障碍。其中 30%~50% 共患注意缺陷多动障碍,32% 共患特殊语言损伤和阅读障碍。同时,DCD 儿童出现情绪和行为问题比例较高。此外,DCD 也可共患关节活动过度综合征和偏头痛等疾病。

2. **实验室检查**　应根据临床表现进行有针对性的实验室检查,如进行脑电图、诱发电位、头颅磁共振、遗传学检查等以排除运动障碍是由于其他原因(例如癫痫、脑瘫、偏瘫、肌营养不良或智力缺陷等)引起的。

3. **诊断**

(1) DCD 在 DSM-5 诊断标准中属于神经发育障碍大类下的运动障碍其中一种,具体诊断标准如下:

1) 即使给予技能学习的机会,患者运动协调技能的掌握和执行能力远低于预期年龄水平。

2）日常生活和活动因运动功能障碍而受到明显影响，并影响到患者在学校的学习成绩、入职前及就业后的表现以及休闲/玩耍和娱乐/游戏的表现。

3）通常在发育早期出现。

4）运动技能障碍不能用智力发育迟缓、视力损害等其他影响运动功能的疾病来解释。

（2）以下情况不应诊断为 DCD：

1）无法通过测试评估运动能力（例如，由于智力残疾或其他疾病）。

2）经过全面的评估，包括病史、检查以及教师和父母报告，运动功能障碍可以由包括神经系统、社会心理障碍、中度-重度智力障碍在内的另一种情况解释。

（3）5 岁以下儿童中诊断 DCD 存在很多问题，具体原因如下：

1）存在运动发展迟缓的幼儿可能会表现自发的追赶性运动发育。

2）幼儿在进行运动评估时的配合及表现程度可能会有所不同，导致测试结果的不可靠性以及不良的预测效度。

3）幼儿日常活动技能的获得仍存在变化。

4）尚无可靠数据证实早期干预对预防 DCD 的价值。除 DCD 共患 ASD 的患者以外，早期诊断出的 DCD 病例缺乏稳定性，尽管评估本身可以是可靠的。有随访研究发现，在学龄前期，只有明确（严重）的 DCD 病例才能于 2~3 年后被证实为运动障碍。

5）DCD 的症状应出现在儿童早期，但直到运动难度在一定条件下超出了能力范围时，其症状才可能完全显现。在评估青少年和成人时，这一方面尤其重要。

【鉴别诊断】

1. **脑性瘫痪**　具有非进行性运动障碍、姿势异常、肌力及肌张力改变和反射异常。DCD 的运动异常主要表现在精细动作及运动的协调性异常方面。

2. **进行性肌营养不良**　主要变现为进行性双下肢无力和双侧腓

肠肌肥大,实验室检查提示肌酸激酶显著升高,常有家族遗传病史,肌电图提示肌源性损伤,肌肉活检和基因检查可确诊。

3. **运动发育迟缓**　儿童粗大运动里程碑落后于同龄儿童,可伴有语言和/或认知落后。

【康复评定】

1. **儿童标准运动协调能力评估测试**　儿童标准运动协调能力评估测试(movement asessment battery for children,MABC)是国际上公认的 DCD 首选评估量表,其最新版是 MABC-2,被称为"运动协调能力的 IQ 测试",用以评估 3~16 岁儿童的动作协调能力。共分为 4 个子测验组成,分别对应检测手的灵巧性、球技、静态和动态平衡等能力。

2. **Bruininks-Oseretsky 运动能力测试-2**　Bruininks-Oseretsky 运动能力测试-2(Bruininks-Oseretsky test of motor proficiency-2,BOTMP-2)用于检测粗大和精细运动功能,主要包括用于步态、平衡、双侧协调和力量检测的 4 个子测试,用于上肢协调、反应速度和视觉运动控制的 3 个子测试,和用于上肢速度和灵巧度的 1 个子测试,适用于4.5~14.5 岁的儿童。

3. **发育性协调障碍问卷**　发育性协调障碍问卷(development coordination disorder questionaire,DCDQ)是适用于 5~15 岁儿童的问卷调查,由 15 个项目组成(3 个子测试用于运动控制、精细运动技能和书写以及全局协调)。

4. **其他**　对学习成绩、学业成就正常的 DCD 儿童,不需要进行智商测定。如果存在可疑认知损害的证据,必须进行智商测定,以确保 DCD 患者运动协调能力低于同等智商的标准运动协调能力。

【康复治疗】

DCD 康复训练的形式主要包括两大类[5]:①以运动程序或缺陷为导向的治疗方法(process-oriented therapies,POT),治疗方法包括感觉统合治疗、感觉运动导向治疗和程序导向治疗。主要是纠正运动过程中存在的缺陷,提高运动功能。其中,运动想象训练是目前研究的一个热点,其核心是针对 DCD 儿童存在运动想象能力障碍。②以目

标为导向的训练法(task-oriented intervention,TOI),包括特定的目标干
预和以认知为导向的日常作业训练以及反馈疗法等,这些疗法的核
心是提高运动想象能力。

以《国际功能、残疾和健康分类》(ICF)策略为目标时,干预措施
因此被分为三类:①以躯体功能和结构为导向,活动的目的是考虑到
潜在的功能运动问题,有针对性地改善躯体功能;②以活动为导向,
旨在提高活动表现;③以参与为导向,即在日常生活中为提高活动的
参与度而设计的活动。在确定为以活动为导向或以参与为导向的干
预措施中,主要目的是提高具体活动或参与的表现,而干预措施的内
容为涉及技能表现的直接训练。

1. 以躯体功能为导向的方法　DCD 患儿伴有许多身体功能障
碍相关的症状。早期的治疗方法侧重于改善躯体功能,即假设良好
的躯体功能可改善活动。建议使用与需要改善的日常活动相似的
活动导向法,结合或采用训练活动中含有改善躯体功能的功能导
向法。

2. 以活动为导向或以参与为导向的干预　此类干预方法在
干预过程中更侧重于日常生活活动能力(包括自我护理、游戏、休
闲/体育、艺术和手工、学习、就业准备和工作任务)。干预还应有目
的地泛化(转化应用)到儿童执行日常功能、活动和参与所需的各类环
境中。

必要特征如下:以患儿为导向(制订对患儿有意义的干预策略);
以目标为导向(根据 ICF 青少年版所述制订的活动与参与方案);在具
体任务和环境中(要学习什么,什么情况下学习);积极调动患儿的主
动性;以改善功能为目标,而非以恢复常态水平为目标;家长/照顾者
积极参与,能够使干预效果转化到生活中。

3. 以活动为导向和以参与为导向方法的补充　电子游戏对 DCD
儿童的平衡任务有中等至较大的改善,对此类儿童从椅子上站起和
上下楼梯等功能性任务改善更为明显。但是,尚无进一步研究证明电
子游戏可有效泛化到日常更复杂的任务中。

4. 其他干预方法　运动想象训练是 Wilson 提出的一种新的认知

方法。它运用了内化模式理论,促使儿童在没有明显动作的情况下预测运动结果。经过一段时间的实践,使儿童能够利用视觉和运动内在感觉间的联系,对自身的运动结果做出适当预测;可减少前馈规划中的错误。运动想象训练作为一种学习前馈规划的策略,可适用于部分儿童。

5. **心理干预**　对有社交畏惧、挫败感、缺乏自尊甚至焦虑、抑郁等情绪和行为问题要进行心理学干预。

【其他治疗】

药物治疗常用于有共患病的儿童(如注意缺陷多动障碍),使用哌醋甲酯改善注意力障碍。另外有研究表明哌醋甲酯对多动行为、生活质量、运动症状(书写)和运动协调能力有积极的作用。

【预后及预防】

1. **预后**　对于智力发育正常的儿童,有 2% 的儿童因运动协调障碍造成学习效率降低等不良后果;另有 3% 的儿童日常活动或完成课业时有一定程度的功能性障碍,这些孩子需要比他们正常发育的同龄人提供更高水平的结构性活动和帮助。DCD 患儿体力活动量少,特别是参与集体活动,体力活动的减少会导致 DCD 儿童的自我效能和生活满意度降低,长期随访中可发现 DCD 儿童的行为问题以及社会交往问题持续存在。30%~70% 的 DCD 儿童核心症状持续到成年,直接影响其学业,特别是在阅读和数学方面(即符号和非符号数字的处理)以及学习运动技能和新技能(如驾驶)的成就;间接引起肥胖、心血管疾病和精神疾病,包括执行功能和注意力问题焦虑、抑郁和低整体自尊等远期不良影响。

2. **预防**

(1) 加强围产期保健,对高危儿进行有效评估,预防和减轻脑损伤。

(2) 加强婴幼儿期的粗大运动、精细动作、平衡和运动协调能力的训练;向家庭及学校宣传 DCD 相关知识,早发现,早治疗。

(3) 早发现,早干预,提高 DCD 患儿的预后。

➤ 附:发育性协调障碍诊疗流程图[6]

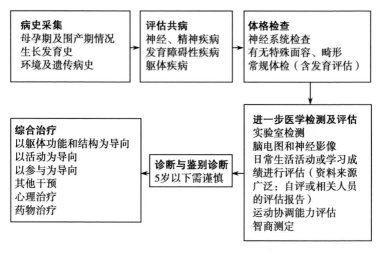

（丁　利　李海峰）

第三节　学习障碍

【概述】

学习障碍(learning disorder,LD),又称"学习技能发展障碍",是儿童期常见的一组异质性综合征,表现在听、说、读、写、数学运算等心理过程的一方面或者几方面存在明显困难,一般认为由于中枢神经系统功能失调所致,可伴随终生,严重影响儿童的学习适应功能。LD全球患病率为5%~15%,已成为学龄儿童常见临床就诊原因之一,通常伴有社会交往、社会认知、自我控制等问题。

LD的病因一般认为是由于遗传、环境及个人心理因素的相互作用影响了大脑结构和功能的差异,从而导致了个人接收、存储、处理、检索或交流信息的能力障碍[7]。

1. **遗传因素**　LD儿童受到家庭遗传因素影响,有35%~45%LD儿童的一级亲属中也有阅读障碍。约有54%的同卵双胞胎和32%的异卵双胞胎会同患阅读障碍。多数LD儿童的父亲或母亲幼年时也曾有学习或行为问题。

2. 发育中的脑损伤 发育中的胎儿或婴幼儿脑部受到损伤,包括产前、产中、产后各阶段对脑发育的不利因素都有可能导致 LD 的发生,如产前母亲营养不良、服药不当、酗酒、吸毒;生产过程中婴儿脑部的出血或缺氧受损,早产,低出生体重,长产程;产后疾病感染,脑血管疾病,意外伤害,严重营养不良,铅、烟草、酒精等毒素暴露等。

3. 大脑皮质功能失调 功能磁共振影像(functional magnetic resonance imaging,fMRI)显示,正常个体在阅读时,左脑前额叶(Broca 区)、左颞叶后方(Wernicke 区)及左枕颞叶区同时运作,而阅读障碍患者则只有前 2 个区域被活化。

【诊断】

1. 临床表现

(1)阅读障碍:是 LD 中最常见的亚型,主要表现为音位意识困难、语音处理困难、单词解码困难、流畅性困难、阅读速度困难、押韵困难、拼写困难、词汇困难、理解困难和书面表达困难等。有阅读障碍的人在准确和流畅地阅读方面存在问题,阅读缓慢而费力,通常很难将文字和语音联系起来,并且可能难以拼写、理解句子和识别他们已经知道的文字。

同时,阅读障碍患者通常会表现出其他症状,可能包括:很难理解别人在说什么;难以组织书面和口头语言;说话语速较慢;难以表达思想和情绪;无论是阅读还是听力,难以学习新词汇;难以学习外语;难以学习歌曲和押韵;无论是默读还是大声朗读阅读速度都很慢;放弃较长时间的阅读任务;难以理解问题和遵循说明;拼写不良;难以按顺序记忆数字;难以区分左右。

(2)书面表达障碍:书面表达障碍主要表现在拼写准确性、语法和标点准确性以及书面表达清晰度或条理性的缺陷上,常同时出现在阅读障碍和数学障碍患者中。常见的书面表达障碍临床表现有:书写时身体和握笔紧绷、笨拙;书写时容易疲劳;逃避书写或绘画任务;难以形成文字形状或文字之间间距不一;难以在线上或空白处书写或绘画;难以在纸上组织思想;难以记下想法;难以掌握语法和句法结构;书写时段落不分明,语义表达不清楚;书写的作品比较简短,组织松散,词汇贫乏;书面观点与口头观点的巨大差距。

（3）数学障碍:表现在掌握数感、数的法则或计算及数学推理上有困难,如对数字的大小与关系理解欠佳,难以计数;数手指来做个位数加法,而无法提取数学法则的记忆运算;难以应用数学概念、法则或按步骤处理计算;难以测量;难以报时或理解事件的时间顺序;难以数钱;难以估算;难以描述数学过程等。

2. **实验室检查** 对疑似 LD 患者,可行脑电图、头颅磁共振、视觉诱发电位、听觉诱发电位、血铅水平等实验室检查,以排除其他疾病。

3. **诊断** 综合《中国精神障碍分类与诊断标准-第3版》(CCMD-3)和 DSM-5,诊断 LD 需满足以下4点:

（1）存在学习和使用如阅读、书面表达、数学等学业技能的困难,且在干预后症状仍持续至少6个月。

（2）受影响的学业技能显著地、可量化地低于个体实际年龄所预期的水平,显著地干扰了学业或职业表现或日常生活的活动,且被个体的标准化成就测评和综合临床评估确认。17岁以上个体,其损害的学习困难的病史可以用标准化测评代替。

（3）学习方面的困难开始于学龄期,但直到那些对受到影响的学业技能的要求超过个体的有限能力时,才会完全表现出来。

（4）学习困难不能用智力障碍、未校正的视觉或听觉的敏感性、其他精神或神经病性障碍、心理社会的逆境、对学业指导的语言不精通,或不充分的教育指导来更好地解释。

【鉴别诊断】

1. **智力障碍** 学习障碍与轻度智力障碍(intellectual disability, ID)都会表现出学业困难,但前者智力功能水平正常,仅表现为基本的学业技能有显著困难,且非一般教育介入能改善;而后者智力功能低下,在生活自理、动作与行动能力、语言与沟通、社会人际交流及情绪表达等各个维度及学科学习方面均较同龄人有显著差距,只有当其学习困难超出通常与智力障碍相关的程度时才能诊断共患学习障碍。

2. **注意缺陷多动障碍**　LD 和注意缺陷多动障碍(attention-deficit hyperactivity disorder, ADHD)的共病率在 31%~45% 之间,鉴别难度较大。ADHD 主要由于注意力不集中、多动冲动而导致学业成绩不良,而非学习学校技能不足导致;如果将任务更换成可以胜任的难度后个体注意缺陷症状得以消失,则不考虑 ADHD 的诊断;反之,如果在简单的任务或游戏中仍不能专注或注意力时间短,或个体学业表现起伏不定,则更倾向于考虑 ADHD 的诊断[8]。

3. **孤独症谱系障碍**　部分 LD 会表现出社交能力的缺陷,需与孤独症谱系障碍(autism spectrum disorder, ASD)鉴别。但 ASD 的核心损害表现为社会交往障碍和狭窄、重复的刻板行为兴趣,而 LD 患者具有情绪感知能力,能自发分享自己的情绪,主动社交,他们所表现出的社交障碍更多的是由于对他人的言语理解不足所造成,在非语言行为的社交如眼神接触、面部表情、肢体动作等方面并没有缺陷[9]。

【康复评定】

LD 常与其他神经系统疾病一起出现,评估应在综合背景下,对学术技能、学业成绩、认知功能、语言能力、情绪和行为症状等多个领域进行。

1. **学术技能评定**　包括听力理解、言语表达、书写、阅读理解、计算和基本推理等方面的能力评定,可使用中文年级认字量表、基础数学概念评量、阅读理解困难节选测验等,亦可使用观察记录、访谈、考试卷、作文等辅助补充标准化测验的不足。目前国内使用较多的为学习障碍筛查量表(the pupil rating scale revised-screening for learning disabilities, PRS),量表总分 <60 分为 LD 可疑儿童,其中言语型得分 <20 分而非言语型得分 ≥40 分,为言语型学习障碍(verbal learning disabilities, VLD);非言语型得分 <40 分而言语型得分 ≥20 分,为非言语型学习障碍(nonverbal learning disabilities, NLD);同时达到言语型得分 <20 分和非言语型得分 <40 分标准,为混合型学习障碍(共患 VLD 和 NLD)。

2. **认知功能评定**　常用瑞文标准推理测验(Raven's standard progressive metrices, SPM)和韦氏智力量表进行。SPM 测验标准分低于 5% 为智力缺陷;最新修订的第 4 版韦氏智力量表包括韦氏儿童智力量表第 4 版(Wechsler intelligence scale for children Ⅳ, WISC-Ⅳ)(6~17 岁)和韦氏学龄前及幼儿智力量表第 4 版(Wechsler preschool and primary scale of intelligence Ⅳ, WPPSI-Ⅳ)(2.5~6 岁)两部分,测得智商≤69 为智力缺陷。

3. **语言功能评定**　较权威的评估有伊利诺斯心理语言能力测验(Illinois test of psycholinguistic abilities, ITPA)、皮博迪图片词汇测验(Peabody picture vocabulary test, PPVT)和语言发育迟缓检查法(sign-significate relations, S-S)。ITPA 是依据语言神经心理机制,为语言矫治而设计研制的,被广泛应用于学习障碍相关领域的临床诊断与研究。较著名的 PPVT 测验则属于言语能力筛查量表,它适用于 2~18 岁范围。国内有 3~9 岁儿童用的修订版。S-S 法则根据语言行为将评定内容分为三部分,即:符号形式-指示内容的关系、促进学习有关的基础性过程和交流态度。S-S 法的结果要与年龄阶段做对比,如实际交流年龄落后,可定义项目结果异常。

4. **情绪和行为功能评定**　较一般人群,LD 患者患焦虑、抑郁和其他精神症状的风险更大。在对儿童进行康复评估时,强烈建议临床医生纳入一项或多项社会情绪和行为功能的测试评定,如阿肯巴克儿童行为量表(Achenbach child behavior checklist, CBCL)。该量表在众多的儿童行为量表中,应用最广泛,具有较好的信度和效度,主要用于筛查儿童的社会能力和行为问题。

对于焦虑、抑郁等不良情绪,常用临床评定量表包括 Hamilton 焦虑量表(Hamilton anxiety rating scale, HAMA);儿童抑郁量表(Children's depression inventory, CDI)、发育和健康状况评定量表(development and wellbeing assessment, DAWBA)、儿童抑郁自评量表(depression self rating scale for children, DSRSC)等。

【康复治疗】

学习障碍目前尚无治愈的方法,但早期干预可以减轻其对儿童的学校表现和生活的影响。干预是对偏离正常或可能偏离正常的儿童所采用的一种特殊教育、训练的手段,可以帮助学习障碍儿童培养强项和弥补弱点。干预措施因儿童缺陷性质及程度而异。目前的研究领域广泛,研究速度发展快,研究主要集中在以下几个方面[10]:

1. **特殊教育服务**　对于学习障碍儿童提供特殊教育服务,使此类儿童在相对宽松的环境中接受教育,教学环境应满足儿童的需求及要求儿童在适合他们的最不严格环境中接受教育。这意味着教学环境应满足儿童的需求和技能,同时尽量减少对儿童学习体验的限制。

特殊教育干预的研究包括家庭教育和学校教育两个方面。家庭教育对于儿童的发展来说是至关重要的,对学习障碍儿童家庭也给予相应支持,帮助父母形成正确的方式对待自己的孩子,专业人员对此类家庭进行指导与训练,开展学习障碍儿童父母心理咨询,帮助其建立恰当的教养态度,接纳、善待学习障碍儿童。由此,改善学习障碍儿童的家庭氛围,消除其不安和恐惧心理,使之有一个适合自己的良好的生活空间。父母注重与儿童的沟通,加强儿童心理健康的保护,有利于促进学习障碍儿童的进步,尤其是心理问题的减少。家庭教育和学校教育对学习障碍儿童能力的提高,又可作用于父母与子女关系,使其明显改善。

学习障碍预防性干预包含干预流程和干预时间两个子模式。干预流程即干预对象、干预内容、干预过程及干预结果。干预时间是以课堂教学为中心,将干预分为超前性与延迟性两类。学校教育鼓励老师对学习障碍儿童进行个别化教育辅导(individualized education programs,IEPs),包括列出儿童学习目标和进行特殊教育服务。目的是要帮助学习障碍儿童尽可能及时掌握每天所学的知识,跟上学校教学进度,提高学习适应性和增加学习兴趣。

2. **心理行为干预**　心理干预是由心理治疗师通过心理咨询与治疗技术,改善学习障碍儿童的情绪、行为以及人际关系问题,提高其心理健康水平。主要包括:认知疗法、行为治疗、生物反馈疗法、漂浮疗法、家庭治疗、沙盘游戏治疗以及音乐治疗。心理干预可以帮助学习障碍儿童掌握认知策略并加以运用,对提高心理健康水平及改善儿童的情绪具有良好效果。

3. 学习方法和行为训练　学习能力不足可能会引起学习障碍，通过评测儿童视知觉能力、语言能力及理解能力等，对儿童进行有针对性的训练，建立有效的奖励机制，调动儿童学习动力，提升学习能力。如听觉辨别、听觉记忆、听觉编程及听觉理解进行听觉能力训练，视觉分辨、视觉记忆、视觉注意力及视觉想象进行视觉能力训练。另外，对于有空间方位感及平衡感、粗大动作及精细动作能力欠佳儿童可以进行相应训练。

4. 学习障碍儿童特定学习障碍的干预措施[11]

（1）阅读障碍：汉语属于表意文字系统，有着独特的表音、表意表现形式。词汇通过视觉输入反馈到心理词典中产生字形表征，字形表征链接到与之相联系的语音表征上，导致语音表征的激活，这是汉字阅读中"字形—语音—语义"的激活进程。阅读障碍主要关注阅读过程中的汉字字形加工、语音意识、语义加工、阅读流畅性及深层次原因等方面，并由此延伸相关的干预研究。干预可以通过一对一个训或小组课的形式对儿童进行循序渐进的阅读指导，强化阅读技巧，以提高儿童口语和书面语表达能力。此外，给阅读障碍儿童比普通儿童更多的时间完成阅读任务，提供有声读物来补充阅读。在进行问题解决时，可以使用录音等技术代替阅读帮助儿童听问题。

1）汉字字形加工干预：汉字字形的加工是汉语阅读的第一步，阅读障碍儿童在汉字阅读过程中不能有效地利用声旁线索。干预者对阅读障碍儿童进行字形加工的指导和干预，能够提高儿童汉字阅读技能。这些干预措施包括：练习识别汉字的结构、学习大多数汉字是有声旁和形旁组成的形声字、学习利用声旁猜测不熟悉的规则形声字整字的读音、学习半规则形声字的读音以及学习不规则形声字的读音。

2）语音意识和构词法的干预：语音意识是指语音编码能力，即把字和词的拼写转化为读音的能力。构词法意识是语素构成词语的方法辨别能力。语音意识和构词法意识的干预可以提高阅读障碍儿童对音位的精细加工能力，有助于儿童的识字和阅读活动。

3）语义加工的干预：语素是跟别的任何一个形式在语音-语义上

没有任何部分相似的语言形式。语素意识是语义加工的基础,是一种判断语言唯一性的能力。语素意识有利于字词的解码、拼写和词汇的记忆,帮助阅读障碍儿童增加对文章的理解力。

4)阅读流畅性的干预:阅读的流畅性是熟练阅读的基础之一。借助于计算机训练,使阅读速度增加,并快速回答问题。阅读加速训练能够提高阅读障碍儿童的阅读速度。

5)其他:另外,可以针对阅读障碍深层次的本质的原因进行训练,如视觉、听觉、注意、工作记忆、背景知识积累、推理以及问题解决的能力。

(2)书写障碍:使用语言转换文本的计算机软件协助儿童进行文字处理。有条件情况下学校可以提供口试,老师可以提供提前印制好的学习材料以减少对儿童的书写需要。职业治疗可以提高有写作问题的孩子的运动技能。

(3)计算障碍:使用视觉提示技术可以画出应用题,并向此类儿童展示如何用不同颜色的笔标注区分问题。计算障碍儿童还可以使用计算机进行计算练习。此外,音乐可以作为记忆辅助工具帮助孩子记住数学概念。

【其他治疗】

改善教养环境,培养良好的亲子关系,帮助儿童制订适当的学习计划,给予正向关注和引导,对于学习障碍儿童至关重要。此外,若同时合并注意力缺陷/多动障碍、抑郁症或严重焦虑症等疾病,需要使用药物等方式治疗。如饮食变化、维生素、神经反馈等可以作为补充和替代治疗,但其有效性待进一步研究。

【预后及预防】

1. **预后**　学习障碍儿童因学习能力落后常产生其他问题,如常受到老师和家长的不理解和批评,从而尚失学习动力和兴趣,诱发习得性无助,产生自卑心理,对学习及其相关活动逃避和恐惧。学习上困难损害儿童自信心,破坏人际关系,使之对老师、同伴及家长产生敌意和逆反心理和品行障碍。后期可能沉迷于网络甚至走上犯罪道路。

2. **预防**　加强围产期卫生保健,对高危儿进行随访管理。对于有可疑学习问题的儿童,应尽早就医,正规干预。尽早寻找营养不良、食物过敏、有毒化学物质及重金属等有害因素。对儿童父母或主要监护人进行健康宣教,进行良好的生活方式,建立和谐的亲子关系,保证儿童充足睡眠时间和体育锻炼时间。

➤ 附:学习障碍诊疗流程图

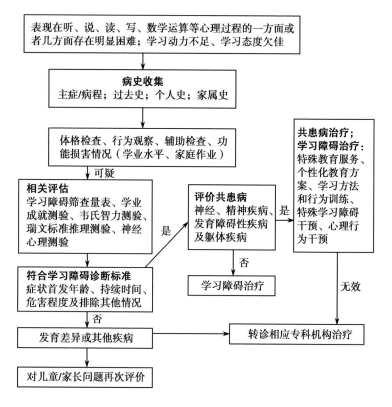

（阮雯聪　李海峰）

第四节　注意缺陷多动障碍

【概述】

注意缺陷多动障碍(attention-deficit hyperactivity disorder,ADHD)

是儿童时期常见的慢性神经发育障碍性疾病之一,主要特征是与发育水平不相符的注意缺陷、多动和冲动行为,易对儿童和青少年的学习、认知、行为、情绪和社交等多方面造成不良影响,甚至导致安全事故、意外伤害和药物滥用的发生率增高。全球儿童报道发病率为5.3%~7.2%。

目前认为 ADHD 是多种遗传、生物、心理和社会因素所致的一种综合征[12]。遗传与早期环境中的风险因素相互作用,影响大脑的结构和功能发育,是导致 ADHD 发生的主要原因,同时也表明了 ADHD 的病因具有高度的异质性。

1. **遗传因素** ADHD 具有高度的遗传性。对于双生子的研究表明遗传的影响占 70%~80%。ADHD 患者的一级亲属患 ADHD 的风险是正常人的 5~10 倍。已知的多种遗传综合征,如脆性 X 综合征、微缺失 22q11 综合征、结节性硬化症和 Williams-Beuren 综合征等均合并有 ADHD 的发生。

2. **环境因素** 环境暴露被认为是 ADHD 的形成原因之一。产前及围产期的危险因素,诸如早产、低出生体重、孕母吸烟、饮酒史、孕期母亲的肥胖及压力以及出生后暴露于污染物、杀虫剂等均被发现与 ADHD 的发生相关。

3. **生物因素** 研究表明,ADHD 患儿全脑容量较正常儿童减少3%~5%;其中前额叶、基底节、小脑容量的减少与 ADHD 的严重程度相关。ADHD 症状是否持续到成年期与上述神经解剖学异常是否持续密切相关。ADHD 患儿尚存在脑内 5-羟色胺与去甲肾上腺素能神经递质间的不平衡。编码儿茶酚胺能和 5-羟色胺能神经递质系统的受体和转运体的基因也在该疾病中起作用。

4. **社会因素** 社会心理压力以及不当的家庭教育很可能是导致ADHD 发生的潜在因素。家庭不和睦、父母教育不当使 ADHD 患儿具有更多的破坏性行为问题。

【诊断】

1. **临床表现** 依据 DSM-5 标准,核心症状表现如下:

(1) 注意缺陷:

1）在学习、工作或其他活动中，经常不注意细节，容易犯粗心的错误；在学习或活动中经常难以集中注意；经常表现在交谈时心不在焉。

2）经常不遵守指示，不完成作业、家务或工作。

3）经常难以组织任务和活动。

4）经常避免、不喜欢或不愿意做需要长时间精神努力的任务。

5）经常丢失任务和活动中必需品（比如教材、铅笔、书籍、工具、钱包、钥匙、文件、眼镜和手机等）。

6）经常容易分心。

7）经常在日常活动中丢三落四。

（2）多动和冲动：

1）经常坐立不安或在座位上扭动。

2）经常擅自离开座位。

3）经常在不适当的场合到处跑或爬。

4）经常不能安静地投入游戏或参加业余活动。

5）经常忙个不停，似有马达驱动。

6）经常话多。

7）经常在问题问完前将答案脱口而出。

8）经常不能耐心地排队。

9）经常打断或打扰别人（比如谈话或游戏中）。

2. 实验室检查

（1）脑电图：ADHD 儿童脑电图异常率较正常儿童高，主要表现为非特异性慢波增多。

（2）智力测试：ADHD 儿童的智力水平大多正常，但部分患儿可有认知能力的缺陷。

（3）影像学检查：脑 CT 和磁共振检查发现 ADHD 儿童可有一些轻微的异常改变，但缺乏特异性。

3. 诊断　根据 ICD-11 标准诊断：

（1）注意缺陷、多动冲动或者两种症状并存至少持续 6 个月。

（2）通常在儿童早期或中期发病（12 周岁前）。

（3）症状影响学习、职业或社会功能。

【鉴别诊断】

活动水平高的正常儿童、生活中特殊变化影响或某些疾病早期均可出现注意缺陷、多动或冲动症状，需注意与 ADHD 鉴别。如虐待、忽视、父母关系不和谐或离婚、家庭经济压力、搬迁、新学校、家庭成员患病等社会环境问题；听力损害、视觉损害、遗传性疾病（如脆性 X 综合征、特纳综合征、神经纤维瘤等）、阻塞性睡眠呼吸暂停、变应性鼻炎、药物不良反应等医学相关的基础问题；脑性瘫痪、抽动障碍、癫痫、肾上腺脑白质营养不良等神经及发育障碍性疾病；还有早期精神分裂症、儿童双相障碍等精神心理疾病等。

【康复评定】

对伴有注意缺陷、多动或冲动症状的 4~18 岁儿童尽早启动筛查和评估。诊断及治疗前可参考筛查量表或诊断性工具进行评估，治疗后可采用疗效评估问卷、不良反应问卷等进行评估。除据情况选择症状、共患病、功能损害评定工具进行评估以外，还应进行认知能力评估，如韦氏学龄前及幼儿智力量表（Wechsler preschool and primary scale of intelligence，WPPSI）、修订版韦氏儿童智力量表（revised Wechsler intelligence scale for children，WISC-R）等进行评估。

儿科临床问卷包括有：

1. **ADHD 诊断量表父母版** 内容涉及注意缺陷、多动-冲动核心症状共 18 个条目，用于 ADHD 症状评定。

2. **困难儿童问卷调查** 困难儿童问卷调查（questionnaire-children with difficulties，QCD）内容涉及清晨或上学前、学校、放学后、晚上、夜晚、总体行为共 6 方面，用于 ADHD 社会功能评定。

3. **康氏儿童行为量表**（Conners child behavior scale） 分为父母量表、教师量表及简明症状量表，内容涉及注意缺陷、多动-冲动和品行问题、学习问题、躯体问题、焦虑问题等方面，用于 ADHD 症状、共患病及功能损害评定。

4. **Swanson、Nolan 和 Pelham 父母及教师评定量表** Swanson、Nolan 和 Pelham 父母及教师评定量表（Swanson，Nolan and Pelham

rating scales，SNAP-Ⅳ）内容涉及注意力缺陷、多动-冲动、对立违抗障碍、品行障碍、焦虑或抑郁以及学习问题共 6 方面，用于 ADHD 症状、共患病及功能损害评定[13]。

【康复治疗】

ADHD 儿童的治疗需根据总体原则和个体情况设定治疗目标、制订长期治疗计划，定期随访、评估，监控治疗效果和不良反应，并按照慢性病管理策略进行管理[14]。治疗中需医务人员、家庭和学校密切合作，如依从性欠佳，则难以达到治疗目标。常需行为干预和药物治疗相结合的综合治疗方法，单一的治疗难以达到显著持久的效果。

非药物干预作为 ADHD 儿童和青少年治疗计划不可或缺的一部分，包括心理教育、心理行为治疗、特殊教育和功能训练，并围绕这些方面开展医学心理学治疗、家长培训和学校干预。

1. 心理教育 指对家长和教师进行有关 ADHD 的知识教育，在开始治疗时，向患儿和家长进行心理教育是治疗实施以及管理的关键。在学校和医院之间建立包含儿童必要信息、简单的行为和治疗观察表格等内容的学校报告卡，以帮助医生随访及评估患儿疗效及相关问题、及时调整治疗方案，积极推行"医教结合"的联动及监测模式，推动教师及相关工作人员共同监测高危儿童、早期识别及转介 ADHD 患儿并参与治疗及疗效监测。

2. 心理行为治疗 指运用行为学技术和心理学原理帮助患儿逐步达到目标行为，是干预学龄前儿童 ADHD 的首选方法。常用的行为学技术包括正性强化法、暂时隔离法、消退法、示范法。治疗方法主要为行为治疗、认知行为治疗、应用行为分析、社会生活技能训练。如果存在家庭或学校问题则可同时进行家庭或学校治疗。

（1）行为治疗：是指有步骤地应用行为矫正和塑造技术针对问题行为进行干预的方式，如合理强化、消退和惩罚等。

（2）认知行为治疗：是结合认知策略和行为学技术的结构化治疗方法。通过矫正认知缺陷，同时采用行为管理技术，改善情绪和行为问题，建立新的认知行为模式。如执行功能训练及情绪调控认知行为治疗。

（3）社会生活技能训练：是针对不良的生活技能和交往技能的训

练,如同伴交往训练等。

(4) 其他方法:需更多研究及循证医学证据进一步支持,如脑电生物反馈、感觉统合训练等。

(5) 家长培训和教师培训:为加强家长和教师培训,使他们深入了解 ADHD 病因、症状等知识,矫正错误观念,并传授 ADHD 患儿管理技巧等。

1) 家长培训:包括一般性培训(如 PTBM)和系统性培训。PTBM是对学龄前 ADHD 患儿以及尚未确诊的 ADHD 样行为儿童推荐的主要干预措施,可在明确诊断前即开始实施。PTBM 有助于父母学习对儿童适龄的发展期望、加强亲子关系的行为以及针对问题行为的具体管理技能。系统性培训为更深入的 ADHD 结构化培训,是治疗 ADHD中的一个重要方面。核心内容是帮助家长理解 ADHD 并适应孩子行为,学习应对问题行为的方法和技巧以及在家庭之外管理 ADHD 患儿。

2) 教师培训:包括针对普通老师讲授儿童心理健康知识(含ADHD 知识),针对学校心理老师培训并使之对有问题的学生能及时进行筛查、干预、转介、管理。教师培训有助于保证学校与家庭的沟通畅通以及保证患儿能够被及时转介到医院诊断、治疗。

【其他治疗】

药物治疗用于由于注意缺陷所导致学习困难,以及多动和冲动导致的行为和社交障碍患儿。6 岁以下儿童原则上不推荐药物治疗。

1. **中枢兴奋剂** 哌甲酯和安非他明为一线治疗药物。推荐缓释剂型的兴奋剂作为大多数儿童和青少年 ADHD 的一线治疗药物。用药前应评估患儿的用药史、药物禁忌、基线年龄的身高及体重、心血管情况。若药物治疗可能影响 Q-T 间期,还需进行心电图检查。此外,有先天性心脏病史或心脏手术史、一级亲属 40 岁以下猝死家族史、劳累时异于同龄儿的呼吸急促或晕厥、心悸、心律失常,以及有心源性胸痛病史的患儿,用药前应参考心脏专科的意见。

2. **非中枢类兴奋药物** 相对中枢兴奋类药物的治疗效果为弱,包括选择性去甲肾上腺素再摄取抑制剂如盐酸托莫西汀,也为一线治疗药物。α_2-肾上腺素能受体激动剂包括可乐定、胍法辛等。托莫西汀不良反应主要包括胃肠道症状(如食欲减退、上腹痛)、嗜睡、头痛、喜怒无常和易怒、心率加快、血压升高,严重的不良反应如自杀、肝脏疾病等比较罕见。镇静、嗜睡和疲劳感是胍法辛常见的不良反应。可乐定引起镇静、头晕和低血压等不良反应发生率更高。

3. **随访** 治疗期间除随访疗效以外,还需随访药物不良反应、定期监测体格生长指标、心率、血压等。症状完全缓解1年以上可考虑减量及停药。

【预后及预防】

ADHD的病程呈慢性过程,60%~80%可持续至青少年期,50.9%持续至成人期。ADHD的预后与病情的轻重程度、是否及时有效地坚持治疗、是否有家族史、是否有共患病以及各种可能的致病因素是否持续存在等相关。大多数症状较轻的患儿,经过适当的治疗后,可表现基本正常,或遗有注意力不集中、冲动、固执、社会适应能力和人际关系差等表现。ADHD持续至成年期的危险因素包括:具有明显的ADHD家族史、共患其他精神障碍、致病因素持续存在。

➤ 附:注意缺陷多动障碍诊疗流程图[12]

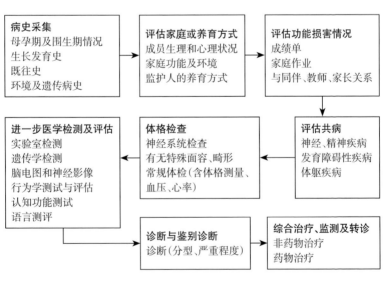

（徐佳露　李海峰）

第五节　智　力　障　碍

【概述】

智力障碍(intellectual disability,ID)是指发育阶段出现的智力功能和适应行为都存在显著限制为特征的障碍,表现在概念、社交和实用的领域中[15]。智力障碍这个术语通常应用于≥5岁的儿童,只有智商和社会适应能力共同缺陷才可诊断。

造成智力障碍的病因很多,主要分为非遗传性因素和遗传性因素两种:

1. **非遗传性因素**　非遗传性因素对轻度智力障碍影响很大[16]。产前常见的因素包括先天性感染、接触致畸物或环境毒物(如药物、酒精、铅、汞、辐射、化学致畸物);产时因素包括早产、低出生体重、产伤、窒息、缺氧、颅内出血等;产后因素有中枢神经系统感染、低血糖、脑外伤、惊厥后脑损伤、佝偻病、甲状腺功能减退、碘缺乏、营养不良、脑血管疾病、核黄疸、听力障碍、肿瘤以及社会文化经济心理因素等。

2. **遗传性因素**　遗传性因素估计占不明原因智力障碍的1/2以上[17],在中重度智力障碍患者中尤为突出,比例达2/3甚至更高[18]。遗传性因素包括染色体数目和结构异常、单基因病、线粒体病、多基因和/或表观遗传异常等。

【诊断】

1. **临床表现**　ID起病于发育年龄,起病时年龄和个体特征取决于病因及脑功能异常的严重程度。较严重的ID患者2岁前出现动作、语言、社交里程碑年龄段的发育落后;而轻度患儿可能在学龄期学习障碍逐渐明显时才被发现。部分5岁以下达到整体发育迟缓标准的缺陷患儿最终会达到ID诊断标准。

当ID与某种遗传综合征相关时,患儿可能存在特殊面容(如唐氏综合征面容)。获得性ID可在发育年龄突然起病于躯体疾病如脑膜炎、脑炎或头部外伤之后。当ID因曾获得的认知技能丧失而引起,如遭受严重颅脑外伤,则需同时诊断 ID 和神经认知障碍。

虽然 ID 通常为非进行性疾病,但在某些遗传病(如雷特综合征)中可存在恶化阶段,某些疾病(如 San Phillippo 综合征)可存在智力进行性损害。潜在的躯体或遗传疾病和共患病(如听力或视力损害、癫痫)可能会影响疾病进程。诊断评估须识别适应性技能的进步是否来自于稳定、泛化了的新技能的获得(该情况下不再符合 ID 诊断),或是因帮助和持续干预偶然出现的(则 ID 诊断仍合适)。具体不同程度智力障碍的临床表现见表 4-1。

表 4-1 不同程度智力障碍的临床表现

	概念领域	社交领域	实用领域
	概念领域包括记忆、语言、阅读、书写、数学推理、获得实用技能、问题解决等能力	社交领域包括对他人思想、感受和经验的觉察,共情,人际交流技能,交友能力,以及社交判断能力等	实用领域包括自我照料管理、工作责任、财务管理、娱乐以及学业和工作任务的组织等
轻度	学龄前儿童可能没有明显的概念化落后,学龄儿童表现为学习技能缺陷,包括阅读、书写、计算、抽象思维、执行功能、记忆等能力落后	在正确感受同伴的社交线索方面存在困难,交流、对话和语言不成熟,情绪调节和行为控制存在困难,社交判断不成熟、易被欺骗	个体在自我照料方面,是与年龄相匹配的。与同伴相比,个体在复杂的日常生活任务方面需要一些支持,如交通工具使用、食物准备等
中度	在所有的发育阶段,个体概念化的技能均显著落后。学龄前儿童表现为语言和学业前技能发育缓慢。学龄儿童的学习技能明显缺陷,在整个教育期间都进展缓慢。日常生活中的概念化任务需要每日、持续的帮助	表现为语言发展落后,不能精确地感受或解释社交线索,社交判断和决定受限等。为了更好地工作,需要较多的社交和交流的支持	在长时间的教育后,个体可以基本照顾自己的需求,包括吃饭、穿衣、排泄和个人卫生,可以参与简单的家务活动

续表

	概念领域	社交领域	实用领域
重度	个体只能获得有限的概念化技能,几乎不能理解书面语言或涉及数字、数量、时间和金钱的概念。照料者在个体的一生中都要提供大量的支持	个体的口语表达能力显著落后,倾向于单字、短语或手势语交流。能理解简单的语言及手势。交流多用于满足社交需要而非用于阐述事件	几乎个体日常生活的所有活动都需要支持,包括吃饭、穿衣、洗澡和排泄。极少数个体存在适应不良行为如自残
极重度	个体仅能够使用一些目标导向的物体进行自我照顾、工作和娱乐。可获得一定的视觉空间技能,然而物体的功能性使用受限	在言语和手势的象征性交流中,个体的理解非常局限。主要是通过非语言、非象征性的交流表达情感和需要	个体日常的身体照顾、健康和安全都依赖于他人,少数个体可以帮助完成简单家务如扔垃圾等

2. **诊断** 智力障碍病因复杂,临床上具有高度异质性。结合我国的医疗现状,提出以下诊断流程建议:

(1) 确认诊断:DSM-5 中智力障碍的诊断标准,必须符合下列 3 项诊断标准:①经过临床评估和个体化、标准化的智力测验确认个体在智力功能方面存在诸如以下方面的缺陷,如推理、问题解决、计划、抽象思维、判断、学业学习和从经验中学习。②适应功能的缺陷导致个人在独立性和社会责任方面的发展水平,以及社会文化方面无法达到社会认可的标准。在没有持续的支持的情况下,适应缺陷导致一个或多个日常生活功能受损,如交流、社会参与和独立生活,且在多个环境中出现,如家庭、学校、工作和社区。③智力和适应缺陷在发育阶段发生。

(2) 排查各种非遗传性病因:在考虑任何实验室检查之前,应首先进行详细的病史采集和全面的体格检查。详细的病史包括:

1) 排查环境因素影响:有无早产、低出生体重、产伤、窒息、外伤、严重中枢神经系统感染、卒中、中毒等继发性病因;母亲妊娠期的营养状态、应激性事件,有无吸毒、保胎、致畸物暴露病史;患儿所处的社会环境、营养状态。

2）起病年龄和病程：反复确认是静止性病程还是进展性病程，对判断先天性和获得性病因有重要提示作用。

3）新生儿筛查病史、既往诊治过程、接受过的各种检查。

4）听力筛查：听觉诱发电位、声阻抗等，特别是语言发育落后的患儿建议常规筛查。

（3）确定是否有提示脑结构异常或者髓鞘发育异常的情况：ID患儿建议行头颅MRI平扫和MRI液体衰减反转恢复序列（FLAIR），考虑遗传代谢病者酌情加做磁共振波谱（magnetic resonance spectroscopy，MRS）。检查指征包括：严重学习困难、抽搐、进展性或退行性神经系统症状、巨颅或小头畸形、局灶性或不对称神经系统症状体征、中重度运动发育落后、痉挛性步态、共济失调、运动障碍等。

（4）排查各种遗传性及代谢性病因：如果常规病史询问和体格检查不能明确病因，头颅影像学检查未见结构异常或所见异常不能解释临床症状，建议在有资质的机构再次采集完整病史、绘制三代（或以上）家系图，进行遗传学检查和评估分析。

1）确定患儿是否存在特定的病因和特定的综合征：根据患儿病史、临床特点提示是否有唐氏综合征、三体综合征等，如果母亲有不明原因死胎、反复流产史、染色体重组的异常家族史，建议进行染色体核型分析。如果临床表现提示Prader-Willi综合征、雷特综合征等，根据具体情况选择相应检查手段，明确诊断后提供遗传咨询。

2）确定患儿是否存在遗传代谢性疾病：如苯丙酮尿症、线粒体病等。临床要注意询问患儿是否已接受新生儿筛查。如有代谢病阳性家族史、家族中有类似情况或不明原因死胎、多器官功能障碍、发育不良、异食症、特殊气味、听力障碍、肝大、发育倒退等高度提示遗传代谢性疾病的，可转诊到有条件的儿童遗传代谢病专科进行评估及检测。

3）对仍不能明确病因的智力障碍或全面发育迟缓患儿，推荐染色体微阵列芯片分析（chromosome microarray analysis，CMA）和脆性 X 综合征检测作为一线检查。目前常用的 CMA 平台为比较基因组杂交芯片(array-CGH)和单核苷酸多态性基因芯片(SNP-array)。CMA 不能检测平衡易位,荧光原位杂交技术(fluorescence *in situ* hybridization,FISH)、多重连接探针扩增(multiplex ligation-dependent probe amplification,MLPA)、定量 PCR(real-time quantitative PCR,qPCR)、低深度全基因组测序(copy number variation sequencing,CNV-seq)、断裂点分析均可以作为必要的辅助检测手段。

4)经过以上遗传学评估仍然没有明确诊断,则再次对患儿的临床及实验室检查结果进行评估。在这一阶段,应考虑单基因缺陷导致的智力障碍或全面发育迟缓,推荐使用基于二代测序的相关方法进行检测,如基因包、全外显子测序(家系)、全基因组测序等相关检查。

(5)重新分析数据、再评估及随访:由于技术限制、患儿选择偏倚、对疾病的认识不全等因素,仍有部分 ID 患儿经现有的诊疗手段无法明确病因,应尽可能保存组织和/或血液标本,待有条件时重新分析数据及进一步病因分析。

(6)评估共患病:各步骤中均需要评估患儿是否存在癫痫、偏头痛、运动障碍、孤独症谱系障碍、注意缺陷多动障碍、抑郁、焦虑、强迫症以及自残行为等共患病。

【鉴别诊断】

1. **神经认知障碍** ID 被归类为神经发育障碍的一种,与以认知功能缺陷为主要特征的神经认知障碍不同。神经认知障碍与 ID 可同时存在(如患有阿尔茨海默病的唐氏综合征患者,或在头部伤害后丧失远期认知能力的 ID 患者)。在这些病例中,ID 和神经认知障碍将同时被诊断。

2. **交流障碍和特发性学习障碍** 此类神经发育障碍主要涉及交流和学习领域,而不表现出智力和适应行为缺陷,但可与 ID 同时存在。若达到诊断标准,可同时诊断 ID 和交流障碍或特发性学习障碍。

3. **孤独症谱系障碍** ID 在孤独症谱系障碍患儿中较常见。孤独症谱系障碍患儿固有的社会交流障碍和行为缺陷将干扰其测试过程中的理解和配合,使 ID 评估变得更为复杂。IQ 得分在孤独症谱系障碍患儿中可能不稳定,尤其是在儿童早期。因此,对孤独症谱系障碍患儿进行恰当的智力功能测评,以及在整个发育阶段适时重新评估非常必要。

【康复评定】

1. **智力功能评定**　智力功能评定主要测验语言和推理能力,能最大限度了解儿童智力潜在能力,在学龄期有较高的灵敏度,但对 7 岁以下儿童的诊断和中度以下分级的智力障碍实用价值较低。目前常用的评估量表如下:

(1) 格塞尔发育量表(Gesell developmental schedule, GDS):该量表包括适应行为、大运动、精细动作、语言及个人社会共 5 个领域,适用于 0~6 岁的儿童。智力发育水平用发育商(DQ)来表示,若 DQ<80 应怀疑有智力发育落后,再结合其他临床指标作出诊断。

(2) 格里菲斯发育评估量表中文版(Griffiths developmental scales Chinese edition, GDS-C):该量表于 2013 年完成中国标准化、常模研究及工具修订,具有优异的效度、信度和反应度,成为儿童发育评估的金标准之一。该量表对运动、个人-社会、听力和语言、手眼协调、表现、实际推理 6 大能力进行评估,能较好地反映整体发育水平及能力的各个侧面。

(3) **韦氏智力量表**:韦氏学龄前及幼儿智力量表(Wechsler preschool and primary scale of intelligence, WPPSI)适用于 4.5~6 岁的儿童,修订版韦氏儿童智力量表(revised Wechsler intelligence scale for children, WISC-R)适用于 6~16 岁的儿童。随着文化和社会生活的进步,该测试目前已更新至第 4 版并在国内广泛使用。该量表能较好地反映智力的整体水平,并通过 11 个分测验,对儿童的言语理解、知觉推理、工作记忆、加工速度进行评估。测试总智商 <70 分考虑智力水平缺陷。

2. **适应行为评定**　适应行为又称社会生活能力,它是指人适应外界环境赖以生存的能力,也就是个体对其周围的自然环境和社会需要的适应能力。评定常通过对儿童的带养人的访问获得,能较客观地反映儿童适应行为的现有水平。对适应行为的评定必须考虑年龄组和文化背景,评估时主要遵循以下两个标准:①个人独立的程度;②满足个人和社会义务和要求的程度。适应行为评定方法种类繁多,目前公认而常用的评定方法有:

(1) 婴儿-初中生社会生活能力量表(S-M):此量表共 132 项,包括 6 个行为领域:独立生活能力、运动能力、作业、交往、参加集体活动和自我管理,适用于 6 个月~14 岁儿童。

(2) 适应行为评定量表(adaptive behavior assessment system second edition,ABAS-Ⅱ):ABAS-Ⅱ中文版适用于 6~18 岁儿童,对沟通、社区应用、学习功能、居家生活/学校生活、健康与安全、休闲、自我照顾、自我管理、社交、工作(或动作技能)等具体适应技能进行评估,能较好反映概念技能、社会技能和实用技能三大适应领域的水平。

(3) 美国智力低下协会(AAMD)适应行为量表(adaptive behavior scale,ABS):此量表包括个体在独立、个人与社会的责任等 9 个行为领域的能力以及个体不良适应行为。

(4) 文兰适应行为量表(Vineland adaptive behavior scale,VABS):量表适用于 0~30 岁的儿童、青年,包括 8 个行为领域:一般、饮食、穿着、运动、作业、自我指导、社会化及实际能力。此量表测量行为领域宽、年龄跨度大,适用于智力障碍儿童干预效果评价。

3. 严重程度分级　智力障碍儿童严重程度分级基于适应功能评判(见表 4-1)。

【康复治疗】

由于 ID 患儿个体能力与环境需求不协调,应为其提供个体化的支持以提升功能水平。同时,由于 ID 患儿的核心表现为适应功能的缺陷,因此通过环境支持改善适应行为对整体提升患儿的生活能力具有重要意义。具体治疗原则为:①早期筛查、早期诊断、早期干预、早期康复;②全面评估、全面康复;③个体化治疗;④家庭、学校、社会共同参与,共同支持。

1. 早期认知训练　通过视觉、触觉、听觉、嗅觉等多感官刺激训练,促进知识发育,加强对外界的感知和认知,丰富信息量,是促进脑发育和提高认知功能的有效治疗方式之一。

2. **言语治疗** 智力障碍儿童在理解与表达上均存在不同程度的障碍,根据能力水平其言语治疗分为前语言能力训练、语言的理解与表达能力训练、词组的理解与表达训练、句子的理解与表达训练、短文的理解与表达能力训练 5 个阶段。

3. **教育干预** 特殊教育是智力障碍儿童的主要康复训练手段。教育的最终目的是提高智力障碍儿童生活自理能力的水平,尽可能减少其功能受限程度,教育重点在于将日常生活情境融入其中,按照正常儿童的发育规律有目的、有计划、有步骤地开展有针对性的教育。建议通过娱乐性、节律性意向激发患儿的兴趣,诱发儿童学习动机,鼓励和引导孩子主动思考,向往目标和积极参与意识。提倡利用环境设施、学习实践机会,最大限度地调动患儿的自身潜力。

轻度智力障碍儿童提倡以在普通学校随班就读的形式进行融合教育,但需要课外特殊训练以使其尽可能融入社会。中重度障碍儿童建议在特殊学校或机构进行生活自理能力、社会适应能力和劳动技能的训练,可考虑在普通学校接受部分文化课教育。极重度智力障碍儿童侧重于掌握简单的交流和基本的生活技能,尽可能提高生活质量。

4. **游戏治疗** 通过游戏让患儿在欢乐愉快的环境中主动接受语言、运动、交流、认知和行为等各种功能训练,在和其他孩子、老师的反复互动过程中学习,使他们的运动能力、认知能力和交流能力等得到全面的提高。

5. **物理治疗** 智力障碍儿童存在运动发育落后,在跑、跳等运动技能、运动速度和平衡协调能力落后于同龄儿。改善其运动功能,有利于扩大其活动范围,获得更多社会技能。智力障碍儿童的物理治疗,应从患儿身体的结构和功能、活动和参与、个人因素、环境因素等方面对其综合评价的基础上实施,治疗应遵循以下原则:①遵循儿童运动发育的规律促进运动发育;②在抑制异常运动模式的同时,进行正常运动模式的诱导;③使患儿获得保持正常姿势的能力;④促进左右对称的姿势和运动;⑤诱发和强化所希望的运动模式,逐渐完成运动的协调性;⑥处理功能障碍;⑦管理肌肉-骨骼系统;⑧根据需求采用目前国内外公认的技术。

6. **作业治疗**　通过日常生活动作的训练,如进食、更衣、书写等,提高智力障碍儿童的精细动作、操作的灵巧性、生活自理能力,从而提高其适应能力。

7. **感觉统合训练**　感觉统合训练是指基于儿童的神经需要,引导对感觉刺激做适当反应的训练,训练内容包含前庭(包括重力与运动)、本体感觉(包括肌肉与感觉)及触觉等多感官刺激的全身运动,其目的不在于增强运动技能,而是改善中枢神经系统处理及组织感觉刺激的能力。

8. **行为管理及家庭教育**　智力障碍儿童合并行为问题的风险较正常儿童高 3~4 倍,合并行为问题的儿童远期在适应技能的获得上相对更落后。行为管理有助于改善其行为问题,训练方法包括减少引发行为问题的诱因,用新的技能代替不良行为(如用手势表示需求代替尖叫)等。

由于儿童智力水平的落后、社会服务的限制、公众歧视的持续存在,智力障碍儿童及家庭面临巨大困境,其父母的身心健康、养育态度、亲子互动、婚姻功能和社会关系均受到威胁。通过视频指导、角色扮演、正念干预等家长教育手段,可以改变消极和强迫性的亲子互动,并有助于预防或减少 ID 儿童行为问题的产生。在学龄前阶段进行行为干预,将对 ID 患儿的父母养育压力及儿童行为问题产生最大益处。

【其他治疗】

ID 共患癫痫的患儿,反复多次的癫痫发作可使患儿的脑损伤进一步加重,应进行系统的药物治疗并规律随访。伴有视觉、听觉功能障碍的患儿应进行佩戴助听器等相应矫治。合并情绪障碍的患儿应同时进行心理咨询、行为引导等。

【预后及预防】

1. **预后**　ID 儿童的预后与病情严重程度、诊断时间、康复治疗开展时间、康复方法等因素密切相关。轻中度 ID 儿童经过积极的综合干预,大部分患儿可参与社会活动,从事一些简单的工作,能够自食其力。重度智力障碍儿童经过综合干预后部分可生活自理。极重度智力障碍儿童经过综合干预能力可有一定程度改善,但生活难以自理,大部分患儿需要终生照顾。

2. **预防** 需要针对病因积极预防,早发现、早干预,以降低疾病的发生率、残疾率,提高日常生活活动能力[19]。

(1) 一级预防:目的在于消除引起智力发育的病因,预防疾病的发生,主要包括:①避免感染;②避免重金属及有毒化学物质的接触;③安全正规接种(病毒、细菌、原虫)疫苗;④卫生教育和营养指导;⑤产前和围产期保健(高危妊娠管理、新生儿重症监护、劝阻孕妇饮酒吸烟、避免或停用对胎儿发育有不利影响的药物);⑥加强锻炼、增强免疫力。

(2) 二级预防:目的在于早期发现,早期诊断,早期干预,以免发生残疾,主要包括:①对早产、出生时有产伤、缺氧或颅内出血的患儿积极治疗并进行随访,早期发现,早期干预;②对出生后有中枢感染、脑外伤、甲状腺功能减退、营养不良、癫痫等患儿积极对症治疗并严密随访;③对发育有落后、特殊面容、学龄期学习障碍的患儿进行全面检查及智力评估,尽早明确诊断并进行干预治疗。

(3) 三级预防:智力发育障碍诊断后,应采取综合治疗措施,正确诊治疾病,防治并发症的发生,降低残疾率,提高患儿日常生活活动能力和生活质量,需要社会、学校、家庭各方面协作进行综合预防。包括对患儿的家庭、社会功能方面进行训练,以最大程度提高患儿生活自理能力。

> 附:智力障碍诊疗流程图[20]

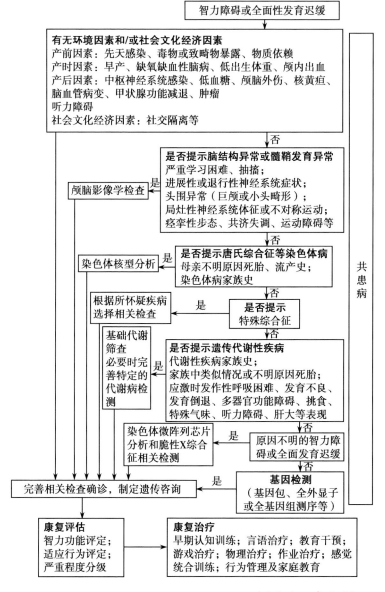

（陶玺宬　李海峰）

第六节　孤独症谱系障碍

【概述】

孤独症谱系障碍(autism spectrum disorder,ASD),是一类以社会交流和社交互动缺陷,及受限的、重复的行为模式、兴趣或活动为主要特征的神经发育障碍性疾病。2020年美国疾控中心发布的研究报告显示美国8岁以上儿童ASD的发病率为1/54。在我国,ASD的患病率约为1%。ASD迄今在临床上尚无特异性生物学标志物可供甄别,也缺乏特异性的治疗方法,形成终生残疾,造成家庭和社会的沉重负担,已成为影响这类儿童健康与发展的公共卫生问题。近年来研究发现,对ASD实施"三早"原则,即早筛查、早诊断和早干预具有重要的意义[21]。

ASD的病因尚不明确,大部分研究认为,其发生是一个涉及多因素的复杂过程,可能是由于外部环境因素(如孕产期因素、营养因素)作用于具有ASD遗传易感性(遗传因素)的个体,导致神经系统发育障碍(神经生理或神经生化因素),从而出现一系列的ASD临床表现[22]。

1. **遗传因素**　研究提示遗传因素在ASD发病中有重要作用。在过去的15年中,已经发现了超过100个基因中常见的及新发的单核苷酸变异与ASD相关,其中一些基因还包含罕见的遗传单核苷酸变异,这些变异有助于识别ASD的风险。

2. **环境因素**　有证据表明,发生ASD的关键时期发生在出生前、出生中和出生后。在一些研究中,高龄产妇年龄(≥40岁)和父亲年龄(≥50岁)与ASD风险独立相关。孕期非特异性因素包括母体代谢条件、体重增加和高血压,更具体的因素(如由于细菌或病毒感染引起的母亲入院,或自身免疫性疾病的家族史),以及产前丙戊酸、沙利度胺暴露也与ASD风险增加相关。早期早产(<32周),极低出生体重儿(<1 500g)与ASD风险的增加独立相关。但仍需更多的实证数据来验证这些因素是否与ASD存在因果关系或能否充当有效的风险标志。叶酸补充剂与降低ASD和一般发育障碍的风险相关,具有显著的基因-环境相互作用。已有研究发现怀孕期间空气污染物

和母体应激物之间存在关联。此外,有多项研究探寻了 ASD 与疫苗接种之间的关联,但至今未找到支持性证据。

3. **神经生物学** 在神经生物学中,ASD 被视为发育早期开始的整体性脑重组所导致的病症。相对于正常发育的儿童,ASD 患者在生命早期大脑加速发育,导致整体大脑连接不足,以及特定区域内的局部过度连接,通常发生在额叶和枕骨区域。有关大脑发育和功能改变的研究进一步阐明了环境敏感性和不同学习方式的差异,这反过来导致在发育期间的大脑重组,导致成年 ASD 的异质性。从细胞水平上看,一些解剖学的研究发现 ASD 存在异常的细胞结构模式,被认为是不正常的局部功能连接的生理基础,而神经炎症反应、神经元迁移障碍和过多的大脑神经元生成和/或凋亡缺陷则可能为这种异常结构模式的神经病理基础。

【诊断】

1. **临床表现** ASD 大多数起病于发育早期即婴幼儿时期,少数患者到青春期或成年时才发病。尽管 ASD 患者在临床上有高度的异质性,部分患者还伴有智力、情绪等其他方面的异常,但有两大核心特征:①社交交流和社交互动缺陷;②受限的、重复的行为模式、兴趣或活动。两大核心症状的严重程度在每个患者可能有明显的差异,因此基于障碍程度的轻重进行了不同亚型的划分。

(1) 社交交流和社交互动缺陷,包括两大方面:社交情感互动缺陷及理解、发展和维持人际关系的缺陷;在社交互动中使用语言及非语言交流行为的缺陷。

1) 社交情感互动缺陷及理解、发展和维持人际关系的缺陷:社交情感互动缺陷是 ASD 患者质的缺陷,主要表现为异常的社交接触,不能正常地来回对话,分享兴趣、情绪或情感的减少和不能启动或对社交互动作出回应;此外,还表现为理解、发展和维持人际关系的缺陷,使其难以调整自己的行为以适应各种社交情境,难以分享想象的游戏,交友的困难,对同伴缺乏兴趣。不能体会他人的情绪和情感行为,不会根据社会场合调整自身行为,不能理解和建立社会规则,不会与他人分享快乐,遇到不愉快或受到伤害时也不会向他人寻求安慰。

2) 社交互动中使用语言和非语言交流行为的缺陷:主要表现为

语言和非语言交流的整合困难,异常的眼神接触和身体语言,或在理解和使用手势方面的缺陷,面部表情和非语言交流的完全缺乏。ASD儿童往往表现有语言发育迟缓,表现为整个语言发育进程中语言习得速度慢,在两三岁时仍然不会说话,或语言能力明显低于其年龄阶段应有的水平,甚至一部分儿童终生无语言表达能力。也有部分儿童出现语言功能倒退,或虽具备语言能力甚至语言过多,但是缺乏语言交流的能力。在增加了 ASD 概念后,语言障碍不再是确定诊断的必需依据,而是疾病程度不同的体现。

(2) 受限的、重复的行为模式、兴趣或活动:

1) 刻板重复的躯体运动、物体使用或言语,出现转圈、嗅味、玩弄开关、来回奔走、固定模式地排列玩具和积木、双手舞动,简单的躯体刻板运动、摆放玩具或旋转物体、模仿言语。

2) 坚持相同性,缺乏弹性地坚持常规或仪式化的语言或非语言的行为模式:将物品放在固定位置,走同一条路线,只吃某几种食物等。对微小的改变极端痛苦,难以改变,僵化的思维模式,仪式化的问候,需要走相同的路线或每天吃同样的食物。

3) 高度受限的固定的兴趣:其强度和专注度方面是异常的,可能对多数儿童喜爱的活动和东西不感兴趣,但是却会对某些特别的物件或活动表现出超乎寻常的兴趣。特别依恋一种东西,如车轮、风扇或其他圆形物体,反复观看电视广告或天气预报、爱听某一首或几首特别的音乐。如对不寻常物体的强烈依恋或先占观念,过度的局限或持续的兴趣。往往在某一段时间有某几种特殊兴趣和刻板行为,并非一成不变。

4) 对感觉输入的过度反应或反应不足或在对环境的感受方面不寻常的兴趣:ASD 儿童存在感知觉过度或迟钝,在视觉、听觉、味觉、嗅觉、痛觉和触觉等多种方面存在异常表现。

2. 实验室检查　可根据临床表现有针对性地选择实验室检查,包括电生理检查(如脑电图、诱发电位)、影像学检查(如头颅 CT 或磁共振)、遗传学检查(如染色体核型、基因芯片、全外显子组或全基因组测序)等。

3. 诊断　临床工作中常用 DSM-5 作为诊断依据,DSM-5 增加了基于社交交流的损害和受限的重复的行为模式的严重程度分级,而且对于障碍程度的划分标准不同于以往的缺陷层级划分,以所需支持的程度为标准,这在一定程度上弱化了"标签"的负面影响,转而关注人与环境的互动,体现了更多人本和生态取向的重要意义,对于指导临床治疗和判断预后有显著意义,也体现个体化治疗的思想。具体来讲,主要划分为需要支持(Ⅰ级)、需要较多支持(Ⅱ级)、需要极大支持(Ⅲ级)(表4-2)。

表4-2　孤独症谱系障碍严重程度等级

严重程度等级	社会交往	局限的、重复的兴趣
三级: 需要极大支持	言语和非言语社会交往能力存在严重缺陷,导致功能严重受损;主动发起社交互动非常有限,极少回应他人的社交提议。 例如,言语中仅有少数用词可以让人理解,极少发起互动。即使参与社交互动,也只能采用异常的途径去达到要求,仅能回应非常直接的社交提议	行为刻板、应对变化极度困难,或其他局限重复的行为显著干扰所有相关领域的功能。改变注意点或活动时特别苦恼和困难
二级: 需要较多支持	言语和非言语社会交往能力有明显缺陷;即使在适当的协助下也表现出明显的社交能力受损;主动发起社交互动有限;对他人的社交提议回应不足或反常。例如,只能说简单句子其互动仅限于狭窄的特殊兴趣、有非常明显的古怪的非言语沟通	行为刻板、应对变化困难或其他局限重复的行为频繁出现,观察者可以不经意就明显注意到,并在多种场景下干扰相关功能。改变注意点或活动时苦恼和困难
Ⅰ级 需要支持	没有适当协助下,社会交往缺陷导致可察觉的功能受损。主动发起社交互动困难,在对他人社交提议的回应上有明显的非常规的或不成功的事例。可能表现出对社交互动的兴趣减低。例如,有能力说出完整的句子,可以参与沟通但与他人往复交谈不够,试图交朋友的途径古怪并通常不成功	行为刻板,导致在一个或几个场景下显著的干扰相关功能。难以在活动之间转换。组织和计划方面的问题妨碍其独立性

患者必须符合以下 5 个标准,其中前两个标准阐述了 ASD 的核心症状:

(1)在多种环境中持续性地显示出社会沟通和社会交往的缺陷,包括在现在或过去有以下表现:

1)社交与情感的交互性的缺陷。

2)社会交往中非言语的交流行为的缺陷。

3)发展、维持和理解人际关系的缺陷。

(2)局限的、重复的行为、兴趣或活动,包括在现在或过去有以下表现的至少两项:

1)动作、对物体的使用或说话有刻板或重复的行为。

2)坚持同样的模式、僵化地遵守同样的做事顺序,或者语言或非语言行为有仪式化的模式。

3)非常局限的、执着的兴趣,且其强度或专注对象异乎寻常。

4)对感官刺激反应过度或反应过低,或对环境中的某些感官刺激有不寻常的兴趣。

(3)这些症状一定是在发育早期就有显示(但是可能直到其社交需求超过了其有限的能力时才完全显示,也可能被后期学习到的技巧所掩盖)。

(4)这些症状带来了在社交、职业或目前其他重要功能方面的临床上显著的障碍。

(5)这些症状不能用智力发育缺陷或全面发育迟缓更好地解释。智力障碍和 ASD 常常并发,只有当其社会交流水平低于其整体发育水平时,才同时给出 ASD 和智力障碍两个诊断。

【鉴别诊断】

1. 语言障碍与社交(语用)交流障碍　在一些形式的语言障碍中,可能同样存在交流问题和一些继发的社交困难。然而,特定的语言障碍通常与异常的非言语交流无关,也没有受限的、重复的行为、兴趣或活动模式。

2. 智力障碍　有智力障碍的个体如果没有发展出语言或符号语言的技能,则难以与 ASD 鉴别。ASD 儿童可能具有正常智力,也有可能合并智力障碍。与具有相同认知水平的 ASD 儿童相比,智障儿童通常具有更好的社交和沟通技巧。

3. **选择性缄默症**　选择性缄默症儿童的早期发育通常是正常的,其能在一些背景和环境下表现出恰当的交流技能。即使在儿童缄默的场所,社交的交互性也未受损,也没有表现出受限的或重复的行为模式。

4. **雷特综合征**　雷特综合征(Rett syndrome,RTT)是一种罕见的神经发育障碍,由大脑发育所需的一个或多个基因突变引起的。几乎仅在女孩中发生。男孩很少受到影响,在正常发育的最初 6 个月后可影响发育,导致社交互动能力受损、语言技能丧失和重复性手部动作。尽管许多症状类似于孤独症谱系障碍,包括社交技巧和沟通困难,但 RTT 是另一种疾病。

5. **注意缺陷多动障碍**　注意的异常(过度关注或容易分神)、多动症状常见于有 ASD 的个体中。但当注意困难或多动超出了和心智年龄相匹配的个体的常见状况时,应考虑合并 ADHD 的诊断。

6. **儿童精神分裂症**　儿童期发病的精神分裂症通常在一个正常或接近正常的发育阶段后出现。前驱期状态是指社交损害、非典型兴趣和信念,这些症状会与 ASD 中的社交障碍混淆。精神分裂症特征中的幻觉和妄想,不是 ASD 的特征。

7. **强迫症**　强迫症是指以反复出现强迫观念和强迫动作为基础特征的一类神经症性障碍。在强迫症中,重复行为的目的是避免或减轻焦虑,表现为强迫观念和强迫行为,这些症状与 ASD 表现出来的刻板和重复行为相似,如仪式行为、对生活中同一性的执着等。但 ASD 存在的社交障碍以及语言功能障碍却是强迫症患者所不具备的。

8. **共患病问题**　ASD 患者通常伴随有其他精神或躯体问题。除核心症状外,ASD 患者的注意缺陷、挑食、情绪发作等问题逐渐受到研究者的重视[23]。当同时满足 ADHD 和 ASD 的诊断标准时,应给予两种诊断。该原则适用于同时存在的 ASD 和发育性协调障碍、焦虑障碍、抑郁障碍的诊断及其他共患病的诊断。此外,与 ASD 有关的常见的躯体疾病,是通过遗传或环境影响而获得的。这些躯体疾病包括癫痫、睡眠问题和便秘。回避性或限制性摄食障碍是 ASD 常见的特征,并可能持续存在极端和有限的食物偏好。

【康复评定】

ASD 的评定包括针对社会交往障碍及刻板行为的儿童行为观察评定,筛查、诊断量表评定等;全面的康复评估通过对其临床核心症状进行评定,掌握每个患儿的特异性表现,是诊断和指导治疗的重要依据。

1. **早期识别和筛查** 美国儿科学会(American Acedemy of Pediatrics, AAP)建议对所有儿童进行 ASD 症状筛查,在所有儿童就诊时进行发育监测,并在 18 月龄和 24 月龄儿童初级保健就诊时进行标准化的孤独症特异性筛查测试。

(1) ASD 早期行为标志:ASD 社交不足行为和部分刻板行为在早期即可出现,早期筛查可以发现这些异常,2 岁或 2 岁前早期诊断可靠。具有强有力的证据可作为 ASD 早期识别的 5 种行为标记,简称"五不"行为。

1) 不(少)看:指目光接触异常,ASD 患儿早期即开始表现出对有意义的社交刺激的视觉注视缺乏或减少,对人尤其是人眼部的注视减少,有研究表明最终诊断为 ASD 的患儿在 24 月龄时对于人眼部的注视时间仅为正常儿童的 1/2。有些 ASD 患儿即使可以对话,但是面对面注视仍然不正常。

2) 不(少)应:包括叫名反应和共同注意(joint attention,JA):幼儿对父母的呼唤声充耳不闻,叫名反应不敏感通常是家长较早发现的 ASD 表现之一,也有证据表明叫名反应不敏感不仅可以从正常儿童中识别出 ASD,也可较好地分辨 ASD 与其他发育问题的儿童;JA 是幼儿早期社会认知发展中的一种协调性注意能力,是指个体借助手指指向、眼神等与他人共同关注两者之外的某一物体或者事件。在对 ASD 患儿的前瞻性研究中发现,在 14~15 月龄即表现出较低与 JA 相关的沟通水平下降,因此 JA 缺陷也是"不应"的表现。

3) 不(少)指:即缺乏恰当的肢体动作,无法对感兴趣的东西提出请求。ASD 患儿可能早在 12 月龄时就表现出肢体动作的使用频率下降,如不会点头表示需要、摇头表示不要、有目的的指向、手势比划等。

4) 不(少)语:多数 ASD 患儿存在语言出现延迟,家长最多关注的也往往是儿童语言问题,尽管语言发育延迟并非 ASD 诊断的必要条件,其他发育行为障碍也多表现有语言发育延迟,但对于语言发育延迟儿童务必考虑 ASD 可能。

5) 不当:指不恰当的物品使用及相关的感知觉异常。ASD 患儿从 12 月龄起可能会出现对于物品的不恰当使用,包括旋转、排列以及对物品的持续视觉探索。比如将小汽车排成一排,旋转物品并持续注视等。言语的不当也应该注意,表现为正常语言出现后言语的倒退,难以听懂、重复、无意义的语言。

(2) 早期筛查[24]:

1) 婴幼儿孤独症筛查量表(checklist for autismin toddler,CHAT):由英国学者发表,评估分两部分进行,包括 A 部分 9 个家长报告项目和 B 部分 5 个评估者观察项目,内容包括了共同注意和假扮游戏,适用于 18 个月以下婴幼儿。

2) 改良婴幼儿孤独症筛查量表(modified checklist for autism in toddler,revised with follow-up,M-CHAT-R/F):M-CHAT 由美国学者 Robins 等于 2014 年改进为 M-CHAT-R/F,适用于 16~30 个月大的儿童,是国际上最常使用的筛查工具之一。

3) 婴幼儿沟通及象征性行为发展量表(communication and symbolic behavior scales developmental profile,CSBSDP):婴幼儿检查表(infant-toddler checklist)包括 25 个问题,由儿童主要照顾者完成,从社会交往、语言、象征性行为 3 个方面评估,最后得出总分,与同性别、月龄的划界分相比较,低于划界分为筛查可疑。适用于 6~24 个月儿童。

4) 孤独症行为量表(autism behavior checklist,ABC):主要用于 ASD 儿童的二级筛查,为家长评定量表,共 5 大部分 57 个项目,适用于 8 个月~28 岁的人群。

5) 幼儿孤独症筛查工具(screening tool for autism in toddlers and

young children,STAT):为目前国际上少数针对 3 岁前孤独症婴幼儿的基于经验的互动式二级筛查工具,可在高风险的发育迟缓婴幼儿中判断是否具有孤独症的高风险,对 24~36 个月的孤独症婴幼儿风险判断有良好的敏感度及精确度。

2. **诊断量表** 经过筛查的 ASD 高风险患者,需要进一步进行诊断量表评估。

(1)儿童孤独症评定量表(childhood autism rating scale,CARS):该量表编制于20世纪80年代初,从 15 个主要方面对儿童进行评估,包括人际关系、模仿(词和动作)、情感反应、躯体运用能力、与非生命物体的关系、对环境变化的适应、视觉反应、听觉反应、近处感觉反应、焦虑反应、语言交流、非语言交流、活动很大、智力功能、总体印象。

(2)孤独症诊断访谈量表(autism diagnostic interview-revised,ADI-R,1994):是针对父母或儿童主要抚养人的一种标准化访谈问卷,ADI-R 目前被认为是诊断效度较好、信度较高的诊断访谈工具。

(3)孤独症诊断观察量表(autism diagnostic observation schedule second edition,ADOS-2):ADOS 是一种半结构化的评估工具,其中设置了大量有关社会互动、日常生活的游戏和访谈,包含了一系列标准化、层层递进的活动和材料。通过观察儿童在游戏中的表现和对材料的使用,重点对他们的沟通、社会交往及使用材料时的想象能力加以评估。ADOS 的一大特点是根据评测对象的语言能力(从无表达性语言到言语流畅)选择适合其发展水平的模块,通过高度结构化的观察和测试,把行为观察标准化、编码化,更有效地探测孤独症核心的缺陷。ADOS-2 增加了"幼儿模板",可用于 12 个月至成年的学龄前儿童、患有 ASD 及其他发展障碍的个体,被誉为 ASD 诊断"金标准"。

3. **行为及发育评估** 常用的行为评估有《孤独症儿童心理教育评核(第 3 版)》(psychoeducational profile third edition,PEP-3)、语言行为里程碑评估及安置计划(verbal behavior milestones assessmentand placement program,VB-MAPP);常用的发育量表有格里菲斯发育评

估量表中文版(Griffiths developmental scales Chinese edition,GDS-C),格塞尔发育量表(Gesell developmental schedule,GDS);常用的智力测验量表有韦氏儿童智力量表(Wechsler intelligence scale for children,WISC)、韦氏学龄前及幼儿智力量表(Wechsler preschool and primary scale of intelligence,WPPSI)、皮博迪图片词汇测验(Peabody picture vocabulary test,PPVT)、瑞文渐进模型测验(Raven's progressive matrices,RPM)等。

【康复治疗】

目前,尚无治疗方法可以治愈 ASD。ASD 儿童的治疗以教育干预为主。因 ASD 患儿存在多方面的发育障碍及情绪行为异常,应当根据其具体情况,采用教育干预、行为矫正、药物治疗等相结合的综合干预措施。干预的目的在于改善核心症状,即促进社会交往能力、言语和非言语交流能力的发展,减少刻板重复行为,同时,提高认知能力和日常生活技能,并最大限度地提高儿童的活动能力和社会参与的能力,改善生活质量,缓解家庭和社会的精神、经济和照顾方面的压力。

教育干预的目的在于改善核心症状,同时促进智力发展,培养生活自理和独立生活能力,减轻残疾程度,改善生活质量,力争使部分患儿在成年后具有独立学习、工作和生活的能力。

1. **干预原则**

(1) 早期长程:应当早期诊断、早期干预、长期治疗,强调每日干预。对于可疑的患儿也应当及时进行教育干预。

(2) 科学系统:应当使用明确有效的方法对患儿进行系统的教育干预,既包括针对 ASD 核心症状的干预训练,也包括促进患儿身体发育、防治疾病、减少滋扰行为、提高智力、促进生活自理能力和社会适应能力等方面的训练。

(3) 个体训练:针对 ASD 患儿在症状、智力、行为等方面的问题,在评估的基础上开展有计划的个体训练。对于重度 ASD 患儿,早期训练时的师生比例应当为 1∶1。小组训练时也应当根据患儿发育水平和行为特征进行分组。

（4）家庭参与：应当给予患儿家庭全方位的支持和教育，提高家庭参与程度，帮助家庭评估教育干预的适当性和可行性，并指导家庭选择科学的训练方法。家庭经济状况、父母心态、环境和社会支持均会影响患儿的预后。父母要接受事实，妥善处理患儿教育干预与生活、工作的关系。

2. 综合干预模式[25]　　在 2001 年美国国家科学研究委员会（National Research Council，NRC）ASD 儿童教育的专家共识中，定义综合干预模型为包含一系列实践以及旨在对 ASD 的核心缺陷实现更广泛的学习或发展影响的模型。在 2008 年，Simpson 按 CTMs 模型理论原则分为 3 类，分别是基于应用行为分析（applied behavioural analysis，ABA）原则的教导主义模型、发展主义模型和自然主义模型。

（1）基于 ABA 理论体系：包含 ABA 模式、关键反应训练（pivotal response treatment，PRT）、基于孤独症研究的教学策略（strategies for teaching based on autism research，STAR）等。

1）ABA 模式：是 Lovaas 教授于 1973 年在 UCLA 首次建立的，基于 ABA 原则，并采用"刺激-反应-强化"的模式来消除 ASD 幼儿及学龄前儿童问题行为和塑造符合社会要求的适应性行为的早期干预治疗。以家庭、诊所和学校为基础，以强化、消退、惩罚、激励等为方法，包含了：①离散试验训练（discrete trial training，DTT）：使用高度结构化和重复化的指令，教授多种领域的技能，如语言、游戏、社交技能、自理能力等。②自然情景训练法（NET）：一组促进儿童技能产生与提高的方法，包括对环境结构的变化、促进互相交流的技巧以及行为方面的能力。提倡培养及抓住儿童的兴趣和积极性，从而培养复杂的技能，尤其是在沟通和社交技能方面。该模型研究广泛，是符合循证医学支持（evidence-based practices，EBP）的干预模型。

2）PRT：是一种遵循 ABA 的科学原理应用于孤独症儿童的方法。PRT 建立在学习者的主动性和兴趣之上，对发展交流、语言、游戏和社交行为特别有效。强调关键性技能的学习，主要包括动机、对多重特性的反应、自我管理、主动性沟通四个领域。这些技能至关重要,因为它是孤独症可以在许多其他领域进行广泛应用的基础技能。

3) STAR:是一项针对 ASD 儿童的日常功能、社交、语言、沟通、游戏、学前准备等全面核心能力障碍的计划。以表现性语言、接受性语言、自发语言、日常例行功能计划、学前概念、游戏和社交技能等方面为课程内容。基于 ABA 原则,包括 DTT、PRT 和功能例程循证支持的干预策略,以教室为教学环境。

(2) 基于发展理论体系:包含早期介入丹佛模式(ESDM)、人际关系发展干预(relationship development intervention,RDI)、地板时光(DIR)模式等。

1) ESDM:一种针对年龄在 12~48 个月 ASD 儿童的早期综合性行为干预方法,原则建立在丹佛模式(DM)、PRT 和 ABA 的理论基础上,方法上融合了以人际关系为中心的发展模式和应用行为分析的教学实践,其目的是改善 ASD 症状,加快儿童在所有领域的发育速度,尤其在认知、社交-情感和语言领域。

2) RDI:是人际关系训练的代表。共同注意缺陷和心理理论缺陷是儿童 ASD 的核心缺陷。RDI 以间接提示、社交分享式语言、事件记忆等激发和强化动机为核心,以学校为教学环境,倡导以游戏为主导,家长引导式参与,注重工具性互动与经验分享互动,发展孤独症儿童的动态与静态社交能力,通过人际关系训练,改善患儿的共同注意能力,加深患儿对他人心理的理解,提高患儿的人际交往能力。

3) DIR:也将人际关系和社会交往作为训练的主要内容,但与 RDI 不同的是,地板时光训练是以患儿的活动和兴趣决定训练的内容。训练中,训练者在配合患儿活动的同时,不断制造变化、惊喜和困难,引导患儿在自由愉快的时光中提高解决问题的能力和社会交往能力。训练活动分布在日常生活的各个时段。该模式侧重人际关系、社交技能、有意义自发地使用语言和交流,以共同关注和促进偶然性相互作用为方法论核心。

(3) 基于社会实用或独特干预体系:包含基于社会实用或独特干

预体系(treatment and education of autistic and related communication-handicapped children,TEACCH)等。以全面改善患儿在语言、交流、感知觉及运动等方面存在的缺陷。旨在围绕 ASD 的核心特征,以 ASD 学生明白的方式组织环境和活动,充分利用学生的视觉优势和特殊兴趣安排教育环境和训练程序,增进患儿对环境、教育和训练内容的理解、服从,来促进儿童参与学习能力,以改善语言、知觉、认知、运动、社交互动及亲子关系。

【其他治疗】

目前尚缺乏针对儿童 ASD 核心症状的药物,药物治疗为辅助性的对症治疗措施。

【预后及预防】

1. **预后** 儿童 ASD 的预后受到多种因素的影响,包括:

(1)诊断和干预的时间:早期诊断并在发育可塑性最强的时期(一般为 6 岁以前)对患儿进行长期密集系统的干预,可最大程度地改善患儿预后。

(2)早期言语交流能力:早期言语交流能力与儿童 ASD 预后密切相关,早期(5 岁前)或在确诊为儿童 ASD 之前已有较好言语功能者,预后一般较好。

(3)病情严重程度及智力水平:ASD 患儿的预后受病情严重程度和智力水平影响很大。病情越重,智力越低,预后越差;反之,患儿病情越轻,智力越高,预后越好。

(4)有无伴发疾病:ASD 患儿的预后还与伴发疾病相关。若患儿伴发脆性 X 染色体综合征、结节性硬化、精神发育迟滞、癫痫等疾病,则预后较差。充分了解影响患儿预后的因素,积极采取治疗措施,对改善患儿病情,促进患儿发展具有重要的意义。

2. **预防** 预防孤独症要从妊娠期开始,因为妊娠和围产期诸多因素造成的大脑损伤与孤独症的发病密切相关。产前应遵照医嘱补充适当的维生素 B_{12}、叶酸等,进行遗传学检查及生产过程中危险因子的预防[26],并加强围产期卫生保健,积极进行优生优育工作。

➤ 附:孤独症谱系障碍诊疗流程图

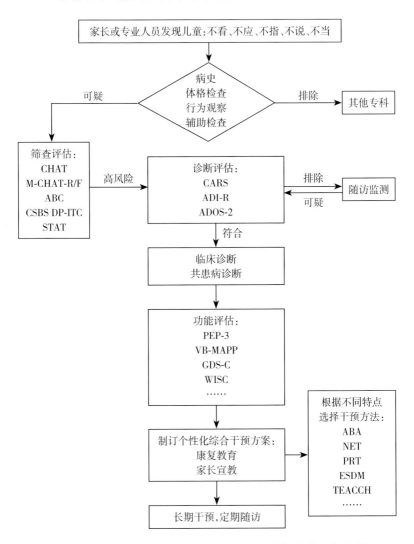

（李晨曦 李海峰）

第七节 发育性语言障碍

【概述】

发育性语言障碍(developmental language disorders,DLD)是最常见的神经发育障碍之一,出现在儿童早期,经常持续到成年。美国言语-语言和听力协会(AHSA)将其定义为"理解和/或使用口头、书面和/或其他符号系统的障碍,涉及语言的形式(音位、形态和句法),语言的内容(语义)和/或语言在交际中的功能(语用学)",并且只有当语言障碍干扰了孩子满足现在或将来社会期望的能力,比如在社会关系、学术成就和未来就业前景方面存在困难时才应该被诊断。国外报道的 DLD 患病率为 7.58%,国内报道上海市的发病率为 7%[27]。

发育性语言障碍可能与遗传、心理、认知、错误的学习模式、年龄、家庭背景、语言环境、饮食习惯、抚养人文化程度等有关,目前多认为是遗传与环境共同作用的结果。DLD 可能是多基因以及多种病因的共同作用造成的大脑到行为的发育路径的复杂改变。

1. 生物因素

(1) 遗传因素:遗传因素被认为是 DLD 发生的重要原因。在 DLD 患者中,其一级亲属的 DLD 患病率为 30%~50%。目前已发现有 5 个候选基因与 DLD 有可靠的联系:位于 7 号染色体上的 *FOXP2* 和 *CNTNAP2*,位于 16 号染色体上的 *ATP2C2* 和 *CMIP*,位于 6 号染色体上的 *KIAA0319*。与 DLD 有关的基因也与许多其他神经发育障碍有关,包括雷特综合征、注意缺陷多动障碍、阅读障碍、孤独症谱系障碍、癫痫、精神分裂症和智力障碍等。

(2) 大脑结构、功能与 DLD 之间的关联:

1) 大脑结构:结构磁共振成像(structural magnetic resonance imaging,sMRI)研究发现原发性 DLD 患者表现出不典型的语言皮层不对称模式,白质体积异常,皮质发育不全,额叶附近脑回或颞叶区域以及涉及语言处理的解剖结构的异常比例。

2) 大脑功能:功能磁共振成像(fMRI)和电生理测量研究发现 DLD

家族成员的双侧颞叶激活包括内侧颞回和颞上沟,比对照组的激活更弱、更局灶性。这种激活的减少被认为与 DLD 患者在解码单词和假词的语音结构方面的困难有关。DLD 患者在涉及记忆和注意的额叶和顶叶区域以及额下回的低激活,与语义处理和语言处理相关。

2. 环境因素 环境因素在调节障碍的发展过程以及障碍对儿童的适应性和幸福感的影响等方面发挥了重要作用。长期以来,家庭社会经济地位(socioeconomic status,SES)与语言发展密切相关,与来自富裕家庭的同龄人相比,来自社会经济地位较低家庭的孩子,他的语言发展速度较慢。因此,低 SES 背景应该提醒临床医生和教育工作者进行语言发育监测和提供语言支持的必要。

另外,社会多元文化是否对语言发育有影响,即接触一种以上的语言是否会导致语言延迟或加剧语言障碍,目前证据非常有限。

3. 认知因素 关于原发性 DLD,也有认知理论试图解释为什么语言能力受到不同程度的损害。主要有以下理论:①低效的听觉处理;②程序性学习缺陷;③限制性容量系统。

4. 行为因素 行为水平即我们观察到的 DLD 的行为特征,包括语言习得的延迟、形态句法中的错误、语法和论述理解差等。

【诊断】

1. 临床表现 语言主要由 3 个方面组成:①形式:包括句法、词法和音韵学;②内容:本质上由语言、词汇知识和对事物和事件的认知组成;③使用:语用学领域,或在社交中使用语言的能力(图 4-1)。

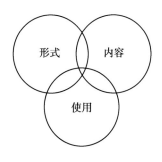

图 4-1 语言的表现形式

原发性 DLD 在语言的形式、内容和使用上具有一些共同的语言特征，这些特征会随着孩子年龄的增长而越来越突出，尽管并非所有的这些表现都会出现在所有被诊断为 DLD 的孩子身上。

(1) 语言形式：语法缺陷是原发性 DLD 的特征。包括省略过去时、第三人称单数和动词使用缺陷等。虽然原发性 DLD 在幼儿时期的自发言语中即会省略语法形态，但以上语法错误通常是在 5 岁时出现，因此，如果年龄较大的儿童常常出现这些语法错误，可作为 DLD 的敏感指标。例如，DLD 儿童在被动句（男孩被女孩亲吻了）、代词指认（在"米老鼠说唐老鸭给它挠痒痒"的句子中，"它"指的是谁）中往往无法很好地理解语句的真实含义。

语言障碍的儿童容易同时出现语音障碍，表现为儿童在说话时的语音和连贯性的错误模式，在大多数情况下，语音障碍没有病理基础。而是源于音系加工的问题，包括语音的辨别和范畴化、产生语音和有意义的音位对比、记忆新的语音序列和操纵语音的能力。因此，患有 DLD 的儿童可能无法识别语句中重要的内容，这对词汇和语法的发展有影响。

(2) 语言内容：DLD 儿童在整个发展过程中词汇量往往很贫乏，但他们的语义困难更超出了他们可以使用的词汇数量。他们学习新单词很慢，很难理解新单词的意义。随着儿童年龄的增长，问题可能由知道多少单词转变为他们对这些单词了解的多少。例如，患有 DLD 的儿童可能没有意识到单词可以有不止一个意思，例如"冷"可以指外界的温度，一种感受，或个人品质的不友好。这种灵活的词汇知识的缺乏可能是笑话、比喻性语言和隐喻性语言理解困难的原因，这些语言都需要深入了解词汇的语义属性和词汇之间的相互关系。

(3) 语用：语用学通常与"社会交往"这一概念联系在一起，是指在不同情境中掌握语言使用及功能的社会规则。一般来说，患有原发性 DLD 的儿童的语用技能被认为是不成熟的，而不是像孤独症谱系障碍那样有质的异常。此外，尽管他们在关于社会理解的各种指标上表现得比同龄儿童更差，但很少像孤独症谱系障碍患者那样严重。

然而,患有 DLD 的儿童可能在理解和语用规则方面有困难。这一规则在对话中包括发起和维持沟通主题,要求和提供说明,话题转换,以及匹配与社会情境相适应的交流风格。与同龄人相比,DLD 儿童从情境中理解情绪等方面可能会受损。DLD 患者在整合语言和语境方面也存在困难,导致难以对话语中的隐含信息进行推断、理解比喻性语言和叙述完整的事情。

语言是传递信息和社会交流的重要媒介,50%DLD 患儿的语言障碍不能随着年龄的增长而改善,这不仅严重影响患儿的语言表达能力,还会对患儿后期正常的生活和学习产生严重的持久性的影响。

2. 实验室检查

(1) 甲状腺功能检查、遗传代谢病串联质谱等血液检查:排除甲状腺功能减退、遗传代谢性疾病等。

(2) 头颅磁共振检查:明确脑发育的情况,筛查语言相关区域是否异常,如额叶、颞叶、角回、边缘系统、外侧裂、左侧 Wernicke、Broca 区灰质密度及体积对照。

(3) 脑电图:明确患者脑细胞是否存在异常放电,P3 脑电波反映听知觉处理能力。

(4) 基因检测:位于 7 号染色体上的 *FOXP2* 和 *CNTNAP2*,位于 16 号染色体上的 *ATP2C2* 和 *CMIP*,位于 6 号染色体上的 *KIAA0319* 与 DLD 有可靠的联系,以及合并其他神经发育障碍疾病的诊断,如雷特综合征、孤独症谱系障碍、智力障碍等。

(5) 脑干听力诱发电位等听力筛查:排除听力缺陷,DLD 患儿频率差异区辨能力较正常儿童低。

(6) 口腔检查:排除口腔结构性因素对语音产生的影响及器质性疾病导致的语音异常及吞咽困难。

3. 诊断　语言障碍的核心诊断特征是由于词汇、句式结构和表述的理解或生成方面的缺陷而导致的语言习得和使用的困难(包括表达性语言障碍和感受性语言障碍)。语言缺陷在口头交流、书面交流或手语中非常明显。

目前对于发育性语言障碍儿童的诊断的金标准尚未有明确的定义,DSM-5关于语言障碍的诊断标准为:

(1) 由于语言的综合理解或生成方面的缺陷,导致长期在各种形式的语言习得和使用中存在持续困难(即说、写、手语或其他),包括下列情况:①词汇减少(字的知识和运用);②句式结构局限(根据语法和词态学规则,把字和词连在一起形成句子的能力);③论述缺陷(使用词汇和连接句子来解释或描述一个主题或系列事件或对话的能力)。

(2) 语言能力显著地、量化地低于年龄预期,导致在有效交流、社交参与、学业成绩或职业表现方面的功能受限,可单独出现或任意组合出现。

(3) 症状发生在发育早期。

(4) 这些困难并非由于听觉或其他感觉的损伤、运动功能失调或其他躯体疾病或神经疾病所致,也不能用智力缺陷(智力发育障碍)或全面发育迟缓来更好地解释。

我国常用的筛查标准为中国精神障碍分类与诊断标准第3版(CCMD-3),表达性语言障碍患儿的筛查标准为2岁时不会说单词,3岁不能讲两个的单词的短句,稍大后仍有词汇量少、语句过短、句法错误等;感受性语言障碍患儿的筛查标准为1岁时对熟悉的名称无反应,2岁时仍不能听从日常生活简单的口令,不理解语法结构、语调和手势。伴有感受性语言损害的儿童比有显著的表达性损害的儿童预后更差,康复治疗更难,并常常存在阅读理解的困难。

临床医生根据现病史、既往史以及标准化量表测试等对儿童整体发育水平和语言能力进行评估。语言评估标准化测试以10百分位以下儿童的得分(相当于标准得分80,或低于标准均值−1.25SD)为评判标准。比如,语言能力标准化测试低于−1.25SD(第10百分位),非语言智力测验的标准分数为87分或以上(1SD以上),并且排除儿童的语言问题是由听力障碍、严重的神经或精神障碍、情绪行为障碍、广泛性发育障碍等引起,即诊断DLD。

【鉴别诊断】

1. 语言的正常变异 语言障碍需要和正常的发育异常相鉴别，且在 4 岁以前很难区分。当评估个体的语言损害时，必须考虑到语言在地域、社会或文化/种族方面的变异（例如方言）。

2. 听觉或其他感觉的损害 作为语言问题的首要病因，需要排除听觉损害。语言缺陷可能与听力损害、其他感觉缺陷或语音-运动缺陷有关。当语言缺陷超出了通常与这些问题有关的缺陷时，才可以诊断为语言障碍。

3. 智力障碍 语言延迟经常是存在智力障碍的特征，直到儿童能够完成标准化测评时才可能给予明确的诊断。只有语言缺陷明确地超出了智力的限制，才可以给予额外的诊断。

4. 神经系统疾病 语言障碍的获得可能与神经系统疾病有关，如癫痫（获得性失语症或获得性癫痫失语综合征（Landau-Kleffner syndrome，LKS）。

5. 语言退化 3 岁前儿童的语音和语言的丧失可能是孤独症谱系障碍或特定的神经系统疾病如 LKS 的标志。在 3 岁以上儿童中，语言丧失可能是惊厥发作的症状，所以诊断性评估对于排除癫痫的存在很有必要。

【康复评定】

1. 评定目的 评估的目的是全面了解患者的功能情况和障碍程度，以确定康复目标和制订康复治疗计划、评估患儿整体的康复疗效、判断儿童的预后情况。

2. 评定内容

（1）发育评定：发育评估主要的目的是诊断儿童整体发育状况。常用的评估量表有格塞尔发育量表（GDS）、格里菲斯发育评估量表中文版（GDS-C）、儿童发育行为评估量表、贝利婴儿发育量表、幼儿韦氏智力量表。

（2）语言评定：儿童的语言能力主要包括语言理解和语言表达两个方面。国内目前常用的量表有语言发育迟缓检查法（S-S）、儿童语言早期发展量表、汉语沟通发展量表、年龄与发育进程问卷（ages and stages questionnaires，ASQ)，这些评估和筛查量表有助于我们了解儿童的语言发展水平。

1）语言理解：常用的评估工具为图片词汇测试（PPVT），主要是评估儿童的词汇水平。

2）语言表达：常用的是 Frenchay 构音障碍评定法，主要是评定儿童的构音器官功能以及言语表达能力。

（3）其他评定：

1）口腔运动能力：临床常用的评估表为儿童口部动作检核表（oral motor assessment checklist，OMAC），主要是评估儿童 3 个维度的能力：头、脸部和口腔构造与功能；进食能力；口腔动作控制。

2）社会生活适应：常用的量表是婴儿-初中生社会生活能力量表（S-M），主要目的是了解儿童的各种生活能力。

【康复治疗】

发育性语言障碍的儿童在语言理解或表达方面表现较弱，因而影响到他们生活和学习能力以及与他人沟通能力和社交能力的发展。3~6 岁是儿童语言发展的关键时期，及早确诊与治疗非常重要。治疗的目的是提升儿童的语言能力，从而加强其学习和社交沟通能力。

1. 改善语言环境　我国比较常见的照护模式为隔代抚养，祖父母或者外祖父母难以有充足的精力与患儿进行有效的沟通交流，同时过度的保护也减少了儿童语言表达的机会。与此同时，手机以及其他电子产品的过度使用，会让儿童长时间处于单向的语言环境并且输入的信息与其功能不匹配，使得儿童的语言表达和理解落后于同龄人。干预的重要策略之一就是为患儿创造最佳语言学习环境，让儿童在双向交流的环境中学习和使用语言，为儿童语言的发展带来最大助力。

2. 游戏治疗　儿童通常把语言学习当作是一种游戏，游戏是儿童最自然的沟通媒介，赋予了儿童学习语言的动力，塑造了语言学习的环境。治疗师或者家长可以利用游戏与儿童进行积极有效的互动，在游戏中学习语言，帮助儿童在自然情境中学习自己所需的知识，提高儿童的语言理解和表达能力。

3. **言语训练**　言语发声包括呼吸、发声、共鸣、构音、韵律五个部分。任何一个环节的异常都可能引起语音障碍,从而引起了言语交流和表达困难,因此言语训练包括气流练习、发声练习、共鸣练习、口部肌肉力量练习、韵律练习等。气流是发声的动力源,需要锻炼患儿的呼吸控制的能力;发声练习主要集中练习发声与呼吸相协调,让儿童学会恰当地发声;共鸣练习的主要目的是让儿童能够恰当地共鸣发声;口部肌肉力量的练习的主要目的是不同的构音部位能够正确地协调去构建出目标音;汉语的声调具有语义区分特征,因此正确识别和产出四种不同的声调尤其的关键,因此需要集中练习儿童不同声调的掌握程度。

4. **词汇理解训练**　词汇是语言理解的一个重要组成部分,词汇的学习需要构建音系表征、语义表征以及两者之间的关系。DLD 儿童因为音系和语义能力的缺陷,在整个发展过程中经常有词汇困难。丰富的生活经历及语言环境及有效的学习策略都可以提高儿童的词汇量。丰富的语言环境为儿童从自己的周围环境中巩固并学习新的词汇提供更多机会。有效的学习策略有助于提高儿童学习词汇的能力,常用的学习策略包括简化词义、结合真实语境、创建语义地图等。简化语义有助于儿童理解复杂词汇;结合真实语境则可帮助儿童理解和应用新习得的词汇;语义地图可辅助儿童从多种途径思考目标词的全部信息,包括具体的信息、功能、属性、近义词等。儿童理解足够多的词汇则可以灵活创造性地运用词汇知识与他人交流。

5. **物理因子治疗**　经颅磁刺激的感应电流能够促进脑组织的血液循环,有益于大脑细胞的发育,可改善损失脑细胞的功能,从而改善脑功能。实验研究发现经颅磁刺激辅助语言训练治疗患儿的临床效果显著。

6. **其他治疗传统中医治疗**　穴位注射通过药物和针刺的双重作用,激发经络穴位之气,从而调整和改善机体的机能与促进语言功能恢复。临床研究发现针刺结合穴位注射治疗儿童语言障碍疗效显著。

7. **随访** 需要对诊断为发育性语言障碍的儿童进行定期随访。儿童未接受专业的康复治疗,定期随访既可以了解儿童的语言发展动态,又可以给予家长进一步的治疗或者干预的意见;若儿童接受了专业的康复治疗,则可以了解儿童的语言进步状况,追踪儿童的预后情况。

【预后及预防】

1. **预后** 多数患有发育性语言障碍的儿童在接受训练后,其语言能力会有显著改善,但康复训练的效果与儿童语言障碍程度有关,部分儿童接受干预后语言问题仍然存在,需要接受长期的干预和训练。DLD 患儿可能会出现学习困难和阅读障碍,其与阅读障碍共病的比例高达 17%~71%。同时,语言问题较严重的儿童有较大的机会出现情绪和行为方面的问题,需为其提供支持和协助。

2. **预防**

(1) 一级预防:控制和消除高风险因素是最具成本-收益的预防措施。

1) 加强围产期保健及高危儿的随访管理,正确开展早期教育,早期筛查。

2) 减少儿童与电子产品接触时间,增加互动式阅读,创造机会与儿童进行交流,营造一个良好丰富的语言环境。

3) 纠正不适当的饮食习惯,比如吃的偏精细、拒绝某些食物、不愿意尝试新食物等影响口部肌肉功能发育的因素,预防不良影响的发生。

(2) 二级预防:针对特定高风险人群,需尽早接受发育评估、定期复诊,务必做到早发现、早诊断、早治疗。

(3) 三级预防:针对儿童的语言障碍给予专业的康复治疗,尽最大可能激发出儿童语言的潜能,提高其生活质量,更好地生活和学习。

> 附:发育性语言障碍诊疗流程图

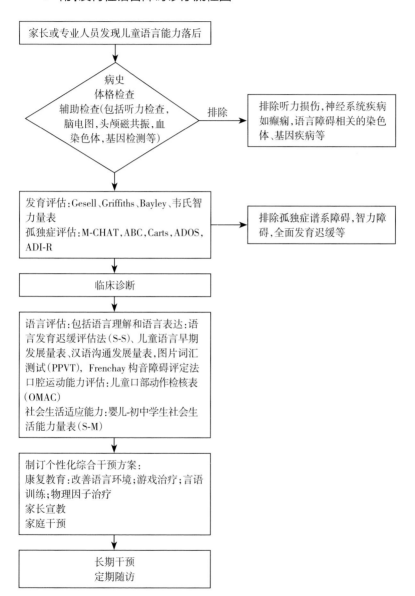

家长或专业人员发现儿童语言能力落后

病史
体格检查
辅助检查(包括听力检查,脑电图,头颅磁共振,血染色体,基因检测等)

排除 → 排除听力损伤,神经系统疾病如癫痫,语言障碍相关的染色体、基因疾病等

发育评估:Gesell、Griffiths、Bayley、韦氏智力量表
孤独症评估:M-CHAT,ABC,Carts,ADOS,ADI-R

→ 排除孤独症谱系障碍,智力障碍,全面发育迟缓等

临床诊断

语言评估:包括语言理解和语言表达:语言发育迟缓评估法(S-S)、儿童语言早期发展量表、汉语沟通发展量表,图片词汇测试(PPVT)、Frenchay构音障碍评定法
口腔运动能力评估:儿童口部动作检核表(OMAC)
社会生活适应能力:婴儿-初中学生社会生活能力量表(S-M)

制订个性化综合干预方案:
康复教育:改善语言环境;游戏治疗;言语训练;物理因子治疗
家长宣教
家庭干预

长期干预
定期随访

(王 慧 赵 茹)

参考文献

[1] 徐艳红,李静,唐久来.儿童全面性发育落后的高危因素、临床特征和预后[J].中华实用儿科临床杂志,2016,31(010):783-786.

[2] 中华医学会儿科学分会神经学组,中国医师协会神经内科分会儿童神经疾病专业委员会.儿童智力障碍或全面发育迟缓病因诊断策略专家共识[J].中华儿科杂志,2018,56(011):806-810.

[3] BLANK R,BARNETT AL,CAIRNEY J,et al. International clinical practice recommendations on the definition,diagnosis,assessment,intervention,and psychosocial aspects of developmental coordination disorder [J]. Dev Med Child Neurol,2019,61:242-285.

[4] GOMEZ A,SIRIGU A. Developmental coordination disorder:core sensori-motor deficits,neurobiology and etiology [J]. Neuropsychologia,2015,79:272-287.

[5] DU W,KE L,WANG Y,et al. The prenatal,postnatal,neonatal,and family environmental risk factors for Developmental Coordination Disorder:A study with a national representative sample [J]. Research in Developmental Disabilities,2020,104(6):103699.

[6] Hua J,Du W,Dai X,et al. International clinical practice recommendations on the definition,diagnosis,assessment,intervention,and psychosocial aspects of developmental coordination disorder - Chinese(Mandarin)translation [J]. Dev Med Child Neurol,2020.

[7] WILSON PH,ADAMS IL,CAEYENBERGHS K,et al. Motor imagery training enhances motor skill in children with DCD:A replication study [J]. Res Dev Disabil,2016,57:54-62.

[8] DANNEMILLER L,MUELLER M,LEITNER A,et al. Physical Therapy Management of Children With Developmental Coordination Disorder:An Evidence-Based Clinical Practice Guideline From the Academy of Pediatric Physical Therapy of the American Physical Therapy Association [J]. Pediatr

Phys Ther,2020,32(4):278-313.

[9] CASE LP,HARRIS KR,GRAHAM S. Improving the mathematical problem-solving skills of students with learning disabilities [J]. J Spec Educ,2016,26 (1):1-19.

[10] LAURA G,MELISSA S,JENNIFER C,et al. Direct Vocabulary Instruction With Two 5th-Grade English-Language Learners With Language-Learning Disabilities:A Treatment Study [J]. Contemporary issues in communication science and disorders:CICSD,2015,42(Fall):191-201.

[11] SQUARZA C,PICCIOLINI O,GARDON L,et al. Learning Disabilities in Extremely Low Birth Weight Children and Neurodevelopmental Profiles at Preschool Age [J]. Front Psychol,2016,7:1-10.

[12] 中华医学会儿科学分会发育行为学组.注意缺陷多动障碍早期识别、规范诊断和治疗的儿科专家共识[J].中华儿科杂志,2020,58(03):188-193.

[13] POSNER J,POLANCZYK GV,SONUGA-BARKE E. Attention-deficit hyperactivity disorder [J]. Lancet,2020,395(10222):450-462.

[14] WOLRAICH ML,HAGAN JF JR,ALLAN C,et al. Subcommittee on children and adolescents with attention-deficit/hyperactive disorder. Clinical Practice Guideline for the Diagnosis,Evaluation,and Treatment of Attention-Deficit/Hyperactivity Disorder in Children and Adolescents [J]. Pediatrics,2019,144(4):e20192528.

[15] American Psychiatric Association. Diagnostic and statistical manual of mental disorders:DSM-5 [M]. 5th ed. Washington D. C. :American Psychiatric Association,2013:33,38-41.

[16] YAQOOB M,BASHIR A,ZAMAN S,et al. Mild intellectual disability in children in Lahore,Pakistan:aetiology and risk factors [J]. J Intellect Disabil Res,2004,48(Pt 7):663-671.

[17] SHASHI V,MCCONKIE-ROSELL A,ROSELL B,et al. The utility of the traditional medical genetics diagnostic evaluation in the context of next-generation sequencing for undiagnosed genetic disorders [J]. Genet Med,

2014,16(2):176-182.

[18] VAN BOKHOVEN H. Genetic and epigenetic networks in intellectual disabilities [J/OL]. Annu Rev Genet,2011,45:81-104.(2011-11)[2018-03-01].

[19] BÉLANGER SA. Canadian Paediatric Society clinical practice recommendations for children and adolescents with attention-deficit hyperactivity disorder [J]. Paed Child Health-Can,2018(7):431-432.

[20] 中华医学会儿科学分会神经学组,中国医师协会神经内科分会儿童神经疾病专业委员会. 儿童智力障碍或全面发育迟缓病因诊断策略专家共识[J]. 中华儿科杂志,2018,56(011):806-810.

[21] 中华人民共和国卫生部. 儿童孤独症诊疗康复指南(卫办医政发〔2010〕123 号)[J]. 中国儿童保健杂志,2011,19(3):289-294.

[22] LORD C,ELSABBAGH M,BAIRD G. Autism spectrum disorder [J]. Lancet,2018,392:508-520.

[23] 车月苹,丁利,阮雯聪,等. 孤独症谱系障碍的共患病与药物治疗[J]. 中国实用儿科杂志,2019,34(8):648-652.

[24] 中华医学会儿科学分会发育行为学组,中国医师协会儿科分会儿童保健专业委员会,儿童孤独症诊断与防治技术和标准研究项目专家组. 孤独症谱系障碍儿童早期识别筛查和早期干预专家共识[J]. 中华儿科杂志,2017,55(12):890-897.

[25] 周豪钦,陈艳妮,郭凤宜,等. 孤独症谱系障碍综合治疗模式介绍及解读建议[J]. 中国实用儿科杂志,2021,36(04):266-274.

[26] SUN X,ALLISON C,WEI L,et al. Autism prevalence in China is comparable to Western prevalence [J]. Mol Autism,2019,10(1):1-7.

[27] MCGREGOR KK. How We Fail Children With Developmental Language Disorder [J]. Lang Speech Hear Serv Sch,2020,51(4):981-992.

第五章　中枢神经系统疾病

第一节　脑　性　瘫　痪

【概述】

脑性瘫痪（cerebral palsy，CP）简称脑瘫，是小儿最常见的运动障碍性疾病，全球范围内报道的发病率为1.5‰~4.0‰。2018年发表的我国12省市小儿脑性瘫痪的流行病学调查发病率为2.48‰。在过去的10年中，脑瘫的早期诊断、预防和治疗方面取得了重大进展。在高收入国家，脑瘫的严重程度正在减轻，发病率也下降了30%。在我国，脑瘫仍是导致儿童肢体残疾的主要疾病之一，严重地影响了小儿身心发育，降低了生活质量，给家庭和社会带来了极大的心理压力和经济负担。

（一）定义

脑瘫是一组持续存在的中枢性运动和姿势发育障碍、活动受限症候群，这种症候群是由于发育中的胎儿或婴幼儿脑部非进行性损伤所致。脑瘫的运动障碍常伴有感觉、知觉、认知、交流和行为障碍，以及癫痫及继发性肌肉骨骼问题。

（二）病因及发病机制

脑瘫的病因十分复杂，很多情况下是产前、产时和产后的单个或多个危险因素相互作用的结果。既往脑瘫的病因研究主要集中于早产、出生窒息、缺氧缺血性脑病、胆红素脑病、宫内感染、胎儿生长受限、绒毛膜羊膜炎等。然而，随着研究的深入发现遗传学因素可能也在脑瘫发病中发挥重要作用。按发生的时间可划分为3个阶段，即出生前、围产期和出生后。

1. 出生前因素

(1) 遗传因素:脑瘫患儿的遗传学机制比较复杂[1],既可见单个基因的突变,亦有拷贝数变异、染色体异常等大片段的基因组变异。另外,脑瘫的发病与一些基因的多态性也密切相关。对脑瘫遗传学的深入研究有利于寻找新的防治方法。

(2) 宫内感染:是指孕妇在妊娠期间受到感染而引起胎儿的感染。流行病学研究表明宫内感染在新生儿脑白质损伤的发生机制中起重要作用,是导致脑瘫的重要病因之一。绒毛膜羊膜炎是脑瘫发生的独立危险因素,母亲合并绒毛膜羊膜炎不仅增加早产儿脑室周围白质软化和脑室内出血的发生率,亦可使足月儿脑损伤的发生率增加 4.5 倍。掌握并阻断宫内感染的关键环节对我们提高孕产质量、降低新生儿残障率有重要意义。

(3) 母体因素:母亲孕期的不良因素和疾病可能与脑瘫的发生相关,主要包括 16 岁以下和 40 岁以上分娩、35 岁以上初产、习惯性流产、先兆流产、多胎、巨大儿、X 线照射、大量吸烟、酗酒、长期服药、与胎儿血型不合、癫痫、糖尿病、高血压、严重贫血、智力障碍、甲状腺功能亢进等。

(4) 胎儿生长受限:胎儿生长受限是脑瘫的主要危险因素之一。脑瘫的风险与胎儿生长发育迟缓的程度呈正比。胎儿生长受限可由许多原因导致,尤其母体因素。

2. 围产期因素

(1) 早产:早产儿器官发育不成熟、耐受缺氧的能力差。其危险性与胎龄呈反比,即胎龄越小,脑瘫的发病风险越高。早产儿脑损伤主要发生在脑白质,称为早产儿脑白质损伤,最主要的类型为脑室内-脑室周围出血和侧脑室旁白质软化(PVL)。

(2) 围产期感染:围产期感染由于病原体不同,可导致不同的疾病和症状,可引起流产、死胎、早产、先天畸形和胎儿生长受限等。围产期感染是脑白质损伤及脑瘫的危险因素之一。围产期感染是足月儿痉挛型脑瘫独立的危险因素,在痉挛型偏瘫中尤其明显。

3. 出生后因素

(1) 窒息和缺氧缺血性脑病：窒息持续的时间与脑损伤的程度呈正相关，脑细胞的不可逆性损伤可在脑细胞缺氧达 4~6 分钟时即可出现；同时，出现脑细胞的缺氧水肿，细胞膜的通透性增高，释放大量的兴奋性氨基酸，增加细胞的氧耗量，进一步加重脑细胞的缺氧性损伤。在所有的出现缺氧缺血性脑病的新生儿中，约有 10% 的患儿可能进一步发展成为脑瘫。对于患有新生儿脑病或窒息的足月婴儿，分娩后 6 小时内开始的亚低温治疗，对神经有保护作用，可预防 15% 的与分娩时缺氧相关的脑瘫。

(2) 胆红素脑病：指高胆红素血症时游离胆红素通过血-脑屏障，沉积于基底神经核、丘脑、丘脑下核、顶核、脑室核、尾状核以及小脑、延脑、大脑皮质及脊髓等部位，发生神经元变性、坏死，神经胶质细胞增生等变化。造成不随意运动型脑瘫以及听神经病。

【诊断】

(一) 临床表现和体征

目前主要按运动障碍类型及瘫痪部位分型(6 型)：痉挛型双瘫(spastic diplegia)、痉挛型四肢瘫(spastic quadriplegia)、痉挛型偏瘫(spastic hemiplegia)、不随意运动型(dyskinetic)、共济失调型(ataxic)、混合型(mixed)。

1. 痉挛型四肢瘫　此型患儿四肢均受累。主要病变在锥体系，在痉挛型脑瘫中属于最为严重的类型。牵张反射亢进是本型的特征。主要表现为肩关节内旋、肘关节屈曲、前臂旋前、腕关节屈曲、手指屈曲、拇指内收、髋关节屈曲内旋、膝关节屈曲、踝关节跖屈(尖足)等异常姿势。多同时存在认知、语言、听视觉障碍及癫痫等，因此，对此类型的脑瘫需要完善脑电图、认知、听视觉测试等多种综合评定。

2. 痉挛型双瘫　主要病变也在锥体系，是临床上最常见的脑瘫类型，以双下肢肌张力增高、肌肉痉挛为主要特征。主要特点为骨盆带及双下肢痉挛，双上肢轻度痉挛和/或不协调。不同部位肌肉痉挛导致各种异常姿势：俯卧位四爬姿势异常/或呈兔跳式，坐位呈 W 坐姿，骨盆后倾，盘腿坐位，出现髋屈曲、内收、内旋、膝过伸或过屈，足内、外翻或内旋、尖足、剪刀步态等。双上肢受累较下肢轻,可表现为肩关节内收、内旋、肘屈曲、拇指内收、双手交互动作或快速轮替动作笨拙。

3. **痉挛型偏瘫**　在脑瘫的各类分型中,痉挛型偏瘫患儿往往临床症状较轻,大部分患儿可以独立行走,并且通常智力不受影响,能够完成学业。主要表现为偏侧肢体运动功能障碍、肌张力增高。然而,由于大部分患儿上肢受累重于下肢,不同程度的上肢功能障碍限制了他们的学习、日常生活与娱乐休闲活动,进一步影响到他们以后的职业生活。因此,对痉挛型偏瘫患儿来说,针对上肢功能障碍尽早进行合适的康复治疗至关重要。

4. **不随意运动型**　主要病变在锥体外系,主要包括手足徐动和肌张力障碍。属于脑瘫中较严重类型,康复治疗的疗效较差。手足徐动最明显特征是非对称性姿势,头部和四肢出现不随意运动,即进行某种动作时常夹杂许多多余动作,四肢、头部不停地晃动,难以自我控制。肌张力障碍可表现为局部肌肉或肌群的突然收缩,常常表现在面部出现愁眉苦脸、挤眉弄眼等表情以及出现手指多余动作等状况,严重时甚至会出现身体体位改变、肢体动作夸张等。

5. **共济失调型**　主要病变在小脑,临床特点是由于运动感觉和平衡感觉障碍造成不协调运动。患儿难以维持身体平衡,可表现为站立不稳而易跌倒;为获得平衡,两脚左右分离较远,步态蹒跚,方向性差。肢体出现不自主颤抖,尤以固定于某一姿势时明显,如站立时双腿抖动、持物时手颤抖等。眼球震颤也较为常见。肌张力偏低,闭目难立征(+)、指鼻试验(+)。

6. **混合型**　同时有 2 种或 2 种以上类型临床表现。大部分为痉挛型与不随意运动型混合。

(二)辅助检查

1. **头颅影像学检查**　婴儿期未闭的前囟可作为超声的天然声窗,无损伤,经济方便,应用超声定期监测脑室系统对其预后的判断具有重要意义。头颅 CT 对于急性出血、颅内钙化具有头颅 MRI 不可比拟的优越性。MRI 检查在软组织的分辨率更高,能够进行准确的空间定位,更直观地显示病灶。大部分情况下优选头颅 MRI。

2. 遗传代谢和凝血机制检查　对无明显高危因素的患儿,需要进行血尿代谢筛查以排除遗传代谢病。影像学检查发现不好解释的脑梗死可做凝血机制检查,但不作为脑瘫的常规检查项目。

3. 脑电图　脑瘫患儿癫痫的发病率明显增高,部分患儿没有临床发作,但存在脑电图异常,所以对脑瘫患儿建议常规进行脑电图检查并动态复查。

4. 脑干诱发电位　疑似有听觉损害者,特别是胆红素脑病病史的患儿,进行脑干听觉诱发电位(brainstem auditory evoked potential, BAEP)检查;疑似有视觉损害者,行视觉诱发电位(visual evoked potential, VEP)检查。

5. 智力、语言、吞咽障碍等相关功能评定　有智力发育、语言、吞咽、营养等障碍者进行智商/发育商、语言量表测试等相关评定。

6. X 线片　对于痉挛型的患儿要定期复查髋关节 X 线片,避免出现髋关节脱位、半脱位。

(三) 诊断标准

脑瘫的诊断要求必须符合以下诊断标准[2],且同时符合脑瘫定义中的各要素。

1. 四项必备条件

(1) 中枢性运动障碍持续存在:婴幼儿脑发育早期(不成熟期)发生:抬头、翻身、坐、爬、站和走等粗大运动功能和精细运动功能障碍,或显著发育落后。功能障碍是持久性、非进行性,但并非一成不变,肌肉、关节的继发性损伤可表现为临床症状加重。

(2) 运动和姿势发育异常:包括动态和静态,以及俯卧位、仰卧位、坐位和立位时的姿势异常,应根据不同年龄段的姿势发育而判断。运动时出现运动模式的异常。

(3) 反射发育异常:主要表现有原始反射延迟消失和立直反射(如保护性伸展反射)及平衡反应的延迟出现或不出现,可有病理反射阳性。

(4) 肌张力及肌力异常:大多数脑瘫患儿肌力是降低的;痉挛型

脑瘫肌张力增高、不随意运动型脑瘫肌张力变化(在兴奋或运动时增高,安静时正常或减低)。可通过检查腱反射、静止性肌张力、姿势性肌张力和运动性肌张力来判断。主要通过检查肌肉硬度、手掌屈角、双下肢股角、腘窝角、肢体运动幅度、关节伸展度、足背屈角、围巾征和跟耳试验等确定。

2. 两项参考条件

(1) 有引起脑瘫的病因学依据。

(2) 有头颅影像学佐证。

【鉴别诊断】

1. 发育落后或障碍性疾病

(1) 发育指标/里程碑延迟:处于发育早期的儿童,包括单纯的运动发育落后、语言发育落后或认知发育落后等。因年龄过小而病情的严重程度不能确切地被评估。与脑瘫的区别是肌张力正常,没有明显的异常姿势和运动模式。

(2) 全面性发育迟缓:5 岁以下处于发育早期的儿童,存在 2 个或 2 个以上发育能区落后,因年龄过小而不能完成一个标准化智力或运动功能的系统性测试,病情严重性等级不能确切地被评估,可暂时诊断为全面性发育迟缓。该病无异常的运动模式。

(3) 孤独症谱系障碍,主要症状为:①社会沟通和交往障碍:一般表现为缺乏交往兴趣,喜欢独自玩耍,不与其他小朋友和成人交往;缺乏与他人的交流或交流技巧,与父母亲之间缺乏安全依恋关系等;言语发育迟缓甚至不发育;言语理解力受损,少语或不语;言语运用能力受损;不会用手势、表情表达自己的要求或态度。②行为方式、兴趣活动方面存在质的缺陷:表现为局限、重复、刻板的方式。患儿的行为或动作重复、刻板、怪异甚至有自伤、自残行为;重复简单的游戏活动,并维持原样不变。根据上述典型症状不难进行鉴别。部分孤独症谱系障碍患儿可伴有运动发育迟缓,但肌张力正常,无异常运动模式及异常姿势。

2. 骨骼疾病

(1) 发育性髋关节发育不良:是儿童骨科最常见的髋关节疾病,

发病率在 1‰ 左右,女孩的发病率是男孩的 6 倍左右。有髋关节外展受限,下肢不等长,跛行及鸭步的表现。骨盆 X 线片、CT 和 MRI 均可鉴别。

(2) 先天性韧带松弛症:早期表现为粗大运动发育落后,关节活动范围明显增大,运动质量受到影响,随年龄增大症状逐渐好转。但肌力、肌张力正常,可有家族史,无异常运动模式。

3. **脊椎及脊髓疾病** 包括脊椎先天畸形、脊髓压迫症、脊髓空洞症等。这些疾病会出现活动受限、肌张力增高等症状,应与痉挛型脑瘫相鉴别。脊髓 MRI 可进行鉴别。

4. **先天性甲状腺功能减退症** 是儿童常见的内分泌疾病,该病存在反应低下、哭声弱、喂养困难、运动发育落后、肌张力低下等表现。但其有眼距宽、舌厚大常伸出口外、表情呆滞、面容水肿等特殊面容,甲状腺功能减退和骨龄落后,可以与脑瘫进行鉴别。

5. **自身免疫性脑炎** 主要症状包括精神行为异常、认知障碍、近事记忆力下降、癫痫发作、言语障碍、运动障碍、不自主运动、意识水平下降与昏迷、自主神经功能障碍等。临床一般呈急性或亚急性起病,迅速进展出现多种症状。部分患儿以单一的神经或精神症状起病,并在起病数周甚至数月之后才进展出现其他症状。抗 NMDAR 脑炎可累及脑干、小脑等,引起复视、共济失调和肢体瘫痪等。与脑瘫的鉴别在于起病形式、特异抗体检测。

6. **周围神经疾病** 是指原发于周围神经系统结构或者功能损害的疾病。儿童常见急性炎症性脱髓鞘性多发性神经病、腓骨肌萎缩症、臂丛神经损伤等,它们均存在运动障碍。病史、神经传导速度和肌电图检查对周围神经疾病的诊断很有价值。

7. **脑肿瘤** 因肿瘤的部位不同,可出现视觉、视野、嗅觉、听觉及肢体运动的障碍。其为进行性发展的疾病,头颅 MRI 可以发现病灶。

8. **脊髓小脑性共济失调** 系以小脑为主的脑组织变性而引起的随意运动失调的一组症候群。主要表现为四肢共济失调,多以下肢为重,应与共济失调型脑瘫相鉴别,前者表现为多在成年期起病,起病隐匿,缓慢进展,随年龄增长逐渐加重。

9. 常见的遗传性疾病

(1) 脊髓性肌萎缩：是常染色体隐性遗传病，其病理改变为脊髓前角细胞变性，临床表现为进行性、对称性、肢体近端为主的弛缓性麻痹和肌萎缩，智力发育正常。肌电图提示脊髓前角病变，基因检测异常。

(2) 进行性肌营养不良：是一组遗传性骨骼肌变性疾病，病理上以骨骼肌纤维变性、坏死为主要特点，临床上以缓慢进行性发展的肌肉萎缩、肌无力为主要表现。根据典型病史、遗传方式、阳性家族史、肌肉萎缩无力分布特点，结合血清肌酶升高，肌电图呈肌源性改变，肌肉活检病理为肌营养不良或肌源性改变的特征，可予鉴别。

(3) 脑白质营养不良：是一组累及中枢神经系统白质伴或不伴周围神经系统异常的遗传性髓鞘病。由于白质纤维束的广泛受累所致儿童早期肌张力低下的表现，随着时间推移大部分逐渐进展为痉挛性截瘫。可能存在吞咽、咀嚼以及呼吸等功能受损，认知功能丧失呈缓慢过程。病程呈进行性加重以及头颅 MRI 提示广泛脑白质异常信号、基因检测异常可予鉴别。

(4) 21-三体综合征：早期可有运动发育落后，但随年龄增长运动功能逐渐恢复正常，以智力落后为主要表现。具有典型的特殊面容，染色体核型分析异常。

(5) 多巴反应性肌张力障碍：是指一种好发于儿童或青少年的以肌张力障碍或步态异常为首发症状的少见的遗传性疾病。发病年龄一般在 4~8 岁，但可以早至婴儿期，晚至成人期。婴儿期起病者较少见，常被误诊为脑瘫或痉挛性截瘫。鉴别点在于其存在晨轻暮重的临床特点，且对小剂量多巴制剂有疗效。

(6) 遗传代谢病：是有代谢功能缺陷的一类遗传病，本病的临床症状多种多样，随年龄不同尚有差异，全身各器官均可受累。大多有神经系统受累的表现需要与脑瘫进行鉴别。根据病史特点、血尿代谢病筛查可予鉴别。

【康复评定】

(一) 肌张力、肌力及关节活动度评定

1. **肌张力评定** 临床上所说的肌张力是指医务人员对被检查

者的肢体进行被动运动时所感觉到的阻力。常用的分级方法有改良 Ashworth 分级和改良的 Tardieu 量表。

（1）改良 Ashworth 分级：应用 MAS 进行评定时需要考虑阻力出现时的角度，并要求将被动运动的速度控制在 1 秒内通过全关节活动范围（详见表 1-10）。

（2）改良的 Tardieu 量表：改良的 Tardieu 量表（modified Tardieu scale，MTS）也是等级量表，评价分为肌肉反应角度 Y 和肌肉反应特性 X 两大部分，通过用特定速度下被动活动目标关节，根据出现抵抗时所处的角度及角度差评定肌肉痉挛程度。

肌肉反应的性质即 MTS 分级（X）分为 0~5 级：0 级，通过被动活动全关节范围没有抵抗；1 级，通过被动活动全关节范围有轻微的抵抗，但没有在某一明确角度出现"卡住"的现象；2 级，被动活动至某一明确角度出现"卡住"的现象，打断了被动活动，但接着就出现"释放"进而顺利通过全关节范围的活动；3 级，被动活动至某一角度容易出现疲劳的肌肉阵挛（阵挛持续时间 <10 秒）；4 级，被动活动至某一角度出现不易疲劳的肌肉阵挛（阵挛持续≥10 秒以上）；5 级，关节无法活动。

肌肉反应时所处的角度 Y：①MTS 关节角度（R1）是在一定体位下采用最快速度（V3）被动活动至目标关节出现"卡住"或出现阵挛的角度；②MTS 关节角度（R2）是在一定体位下采用最慢速度（V1）活动肢体至最大关节活动范围。采用医用角度测量尺测量 R1、R2。根据角度差（R2-R1）的大小可区分痉挛与挛缩成分。

2. **肌力评定**　临床上一般用徒手肌力评定（manual muscle testing，MMT）对脑瘫患儿的肌力进行评定。测试者通过触摸肌腹、观察肌肉的运动情况和关节的活动范围以及克服阻力的能力，来确定肌力的大小（详见表 1-9）。

3. **关节活动度评定**　关节活动度（range of motion，ROM）是指一个关节从起始端至终末端的运动范围（即运动弧）。主动活动度（active range of motion，AROM）的测定由患儿主动收缩肌肉，在无辅助下完成。被动活动度（passive range of motion，PROM）的测定通过外力如检查者辅助下被动完成。关节活动度评定是针对那些引起关节活动受限的运动功能障碍性疾病的首要评定。测量关节活动范围最常用的评定设备是量角器,主要包括通用量角器、电子量角器和小型半圆形量角器等。

(二)运动功能的评定

1. 粗大运动的功能评定　临床上一般选用粗大运动功能分级系统(gross motor function classification system,GMFCS)进行分级,用皮博迪运动发育评定量表(PDMS-2)粗大运动部分、Alberta 婴儿运动量表(Alberta infant motor scale,AIMS)、粗大运动功能评定量表(gross motor function measure,GMFM)评定患儿的粗大运动发育水平。

2. 精细运动的功能评定　临床上一般选用儿童手功能分级系统(manual ability classification system,MACS)进行功能分级,用 PDMS 精细运动部分、精细运动功能评定量表(fine motor function measure scale,FMFM)、上肢技能质量评定量表(quality of upper extremity skills test,QUEST)、墨尔本单侧上肢功能评定量表(Melbourne assessment of unilateral upper limb function,MA)评定患儿的精细运动发育水平。

(三)认知功能评定

临床上一般选用丹佛儿童发展筛查测验(Denver development screening test,DDST)、贝利婴儿发展量表(Bayley scale of infant development,BSID)、0~6 岁儿童神经心理发育量表、格塞尔发育量表(GDS)、斯坦福-比奈智力量表(Stanford-Binet intelligence scale,SBIS)、韦氏儿童智力量表(Wechsler intelligence scale for children,WISC)对患儿进行认知功能评定。

(四)吞咽功能评定

吞咽障碍病因可分为器质性吞咽障碍、神经性吞咽障碍及功能性吞咽障碍。脑瘫所致吞咽障碍多为神经性吞咽障碍。临床常用洼田饮水试验、染料测试、电视荧光吞咽造影检查(video fluoroscopic swallowing study,VFSS)、软管喉内镜吞咽功能评估(flexible endoscopic evaluation of swallowing,FEES)、超声检查等进行吞咽功能的评估。

(五)言语-语言功能评定

语言障碍是指语言的理解、表达以及交流过程中出现的障碍,常见的有构音障碍、语言发育迟缓等。构音障碍评定方法包括中国康复研究中心构音障碍评定法、Frenchay 构音障碍评定法。语言发育迟缓评定常用语言发育迟缓检查法（sign-significate relations，S-S）、皮博迪图片词汇测验（Peabody picture vocabulary test，PPVT）。其中，S-S 法适用于各种原因引起的语言发育迟缓，原则上适合 1.5~6.5 岁的语言发育迟缓儿童，有些儿童的年龄已超过此年龄阶段，但其语言发育的现状如不超过此年龄段水平，也可应用。其检查内容包括符号形式与指示内容关系；基础性过程；交流态度 3 个方面进行综合评价。但以言语符号与指示内容的关系评价为核心，后者的比较标准分为 5 个阶段，见表 5-1。PPVT 适用的年龄为 2.5~18 岁。

表 5-1　符号形式与指标内容关系的不同阶段

阶段	内容
第一阶段	对事物、事态理解困难
第二阶段	事物的基础概念
2-1	功能性操作
2-2	匹配
2-3	选择
第三阶段	事物的符号
3-1	手势符号（相关符号）
3-2	言语符号
	幼儿语言（相关符号）
	成人语言（任意性符号）
第四阶段	词句，主要句子成分
4-1	两词句
4-2	三词句
第五阶段	词句，语法规则
5-1	语序
5-2	被动语态

（六）日常生活活动能力评定

目前常用的评定方法有改良 Barthel 指数（MBI）、儿童功能独立性评定量表（functional independence measure for children，WeeFIM）、儿童能力评估量表（PEDI）。

【康复治疗】

（一）康复治疗原则

1. **尽早进行康复治疗**　大脑在 2 岁前发育最为迅速且代偿能力最强，故这一时期大脑结构和功能易受环境的影响而改变。可在这一时期内进行适宜的刺激，以保证脑的高级功能如运动、感觉、语言等正常发展。一旦发现存在运动发育落后、姿势异常、肌张力异常、反射异常或运动模式异常等发育神经学异常的表现，即应进行早期干预。

2. **综合康复治疗**　脑瘫患儿往往存在除了运动障碍以外的多种功能障碍，在治疗过程中应重视包括感知、认知、语言、社会交往、情绪、情感、行为等的全面发育，采取多种形式的康复手段，避免康复训练方法单一、乏味，应选择适应患儿个体状况、身心发育及生理需求，以功能为核心开展康复治疗。中西医康复治疗理论与技术相结合，使脑瘫儿童在身体、心理、职业、社会等方面的功能达到最大限度地恢复和补偿，尽可能回归社会。

3. **以主动训练为主，注意激发孩子的兴趣**　喜欢游戏是儿童的天性，在康复治疗时可通过设计适当的游戏来激发患儿的积极主动性。主动训练可诱导皮质的功能重组、促进功能代偿、促进代偿神经环路的形成。要采用恰当的主动诱导方法，同时应根据不同年龄阶段儿童发育特点设计训练内容。

4. **医教结合**　是将医疗康复手段与教育方法进行有机结合，在尊重个体差异、面向个体需求的基础上实施的一种教育模式。是目前证明最有效的康复模式之一，它将医疗、训练、教育和环境等有机地结合起来，对运动、认知、语言、交流、行为和心理素质等进行全面的康复。对学龄前期脑瘫患儿进行医教结合，可以为以后的入学打下基础。

（二）康复治疗方法

主要包括运动疗法、物理因子治疗、作业疗法、语言训练、中医康复、药物治疗、手术治疗、矫形器及辅助器具适配等。

1. **运动疗法**　是脑瘫患儿康复治疗中最常见且最为有效的治疗方式。是采用主动和被动运动，通过改善、代偿和替代的途径，旨在改善运动组织（肌肉、骨骼、关节、韧带等）的血液循环和代谢，促通神经肌肉功能，提高肌力、耐力、心肺功能和平衡功能，减轻异常压力或施加必要的治疗压力，纠正躯体畸形和功能障碍。除基础的 Bobath 法、Vojta 法、Rood 法外，目前针对上肢功能的有任务导向训练、手臂双侧强化训练、限制-诱导运动疗法、运动观察疗法等。这些训练可以有效提高神经系统的支配及协调能力，有助于提高患儿的日常生活能力。针对下肢功能的有移动性训练、跑步机训练等。这些治疗方法是基于运动经验的神经可塑性理论，受损肢体高强度的主动运动训练可促进中枢神经系统功能区域重组，代偿受损区域的功能，从而起到改善受损肢体运动功能的作用。因此高强度的主动运动训练是脑瘫儿童运动干预的重点。

2. **物理因子治疗**　是指应用电、光、声、磁和热动力等物理学因素以及现代科学技术方法来治疗疾病的方法。物理因子治疗包括电疗、光疗、温热疗、磁场疗、声波、冲击波、水疗、蜡疗等。主要有消炎、镇痛、镇静与催眠、兴奋神经-肌肉、缓解痉挛、软化瘢痕、消散粘连等作用。

3. **作业治疗**　是应用有目的的、经过选择的作业活动，对由于身体上、精神上、发育上有功能障碍或残疾，以致不同程度地丧失生活自理和劳动能力的患者，进行治疗的过程。目的是使患者最大限度地恢复或提高独立生活、学习以及劳动能力，帮助其重返社会。常用的方法有日常生活活动能力的训练、治疗性作业活动、感觉统合治疗、手的作业治疗、认知能力的作业治疗、压力治疗等。

利用儿童喜欢游戏、喜欢与同伴交流以及喜欢模仿等心理特点，将作业活动设计成不同的小组游戏，使游戏贯穿在训练过程中，从而增加了作业治疗的趣味性，充分调动患儿参与的主动性，不仅能够使患儿享受游戏的快乐,而且达到治疗的目的。

4. 言语-语言治疗　是对各种语言障碍和交往障碍进行评价、治疗和研究的学科。语言是人类社会中约定俗成的符号系统,言语是音声语言形成的机械过程。分为听力障碍所致语言障碍的治疗、儿童语言发育迟缓治疗、儿童语用障碍治疗、儿童失语症治疗、构音障碍治疗、语言流畅性治疗等。

5. 中医治疗　脑性瘫痪在中医属于"五迟、五软"。针灸作为传统医学治疗神经、运动系统疾病的主要方法之一,在改善脑瘫患儿运动障碍和姿势异常方面优势显著。推拿可以起到疏通经络、理筋复位、松解粘连、滑利关节的作用,降低肌张力,提高肌力。中医治疗已经成为我国儿童康复治疗的特色。

6. 药物治疗　局部注射肉毒毒素[3]、鞘内注射巴氯芬、口服地西泮,可有效减轻痉挛。但需注意其不良副作用;局部注射肉毒毒素、口服巴氯芬、加巴喷丁可减轻肌张力障碍和无意识的不随意运动,但可能会导致癫痫发作等不良反应。合并癫痫时口服抗癫痫药物。

7. 手术治疗　对于较为严重的痉挛,口服上述降低肌张力药物疗效欠佳,可以考虑选择性脊神经根切断术,可有效减轻痉挛。但应严格选择适应证。深部脑电刺激有可能会缓解肌张力障碍和其引起的疼痛。肌肉、肌腱和关节矫形手术,可以矫正局部畸形和挛缩,改善功能。

8. 矫形器及辅助器具　矫形器及辅助器具可以稳定患儿的姿势、矫正和预防畸形的发生,以及抑制异常的运动模式,并改善患儿的生活自理能力,提高生活质量。当挛缩开始出现时,应早期采用石膏或矫形器固定,进行姿势管理,系列石膏可以在短期内有效减轻或消除早期/中度挛缩。局部肉毒毒素注射后0~4周应用系列石膏固定,能有效减轻挛缩程度,改善关节活动度并且效果优于单独使用系列石膏。

➤ 附:脑性瘫痪诊疗流程图

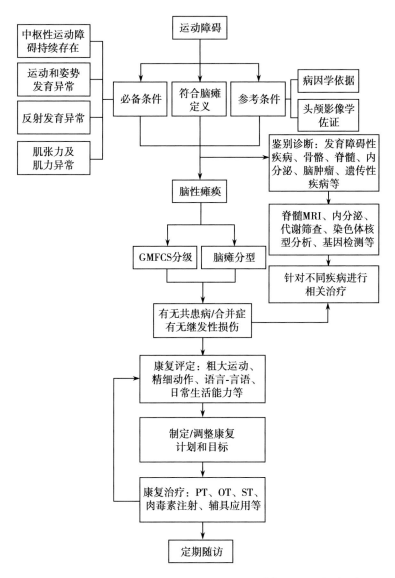

（牛国辉　朱登纳）

第二节　颅 脑 损 伤

【概述】

(一) 定义

颅脑损伤(traumatic brain injury, TBI)是致伤外力作用于头部所导致的颅骨、脑膜、脑血管和脑组织的机械形变(mechanical distortion)引起的暂时性或永久性神经功能障碍,是严重危害人类健康和威胁生命的疾病之一。一旦头部遭受暴力冲击或打击时,将对人体的重要功能造成不同程度的伤害和影响,且恢复较为困难,因此颅脑损伤是造成全球患儿死亡及伤残的一个重要原因,对于颅脑损伤患儿的救治在创伤救治及康复医学领域都占有重要的地位。

(二) 分类

1. **根据颅脑解剖部位**　分为头皮损伤、颅骨骨折与脑损伤,三者可合并存在。①头皮损伤包括头皮挫伤、头皮裂伤、头皮血肿、头皮撕脱伤;②颅骨骨折包括颅盖线形骨折、凹陷骨折、粉碎性骨折、洞形骨折及颅底骨折;③脑损伤又可分为原发性和继发性两类。原发性脑损伤指在头部受到撞击后即刻发生的损伤,包括脑震荡、弥漫性轴索损伤、脑挫裂伤、脑干损伤;继发性脑损伤是在原发性损伤的基础上因颅内压增高或脑受到压迫而出现的一系列病变,包括伤后脑水肿和颅内血肿,颅内血肿按照解剖部位分类分为硬膜外血肿、硬膜下血肿、脑内血肿。

2. **按颅腔内容物是否与外界相通**　分为闭合性颅脑损伤和开放性颅脑损伤。闭合性颅脑损伤是指硬脑膜仍完整的颅脑损伤,虽然头皮和颅骨已有开放性创口,但颅腔内容物并未与外界相通,多为交通事故、跌倒、坠落等意外及产伤等直接或间接作用所致;开放性颅脑损伤是致伤物所造成的头皮、颅骨、硬脑膜损伤致脑组织与外界相通的创伤的统称。

(三) 流行病学特点及病因

1. **发病率**　据文献报道,发达国家的颅脑损伤年发生率高达

(150~250)/10万人。我国颅脑损伤的年发生率为(100~200)/10万人，其中重型颅脑损伤患者占18%~20%，死亡约占30%~50%，对于儿童颅脑损伤尚无具体统计数据。

2. **病因**　导致颅脑损伤的原因包括：交通事故伤、摔伤、高处坠落伤、暴力打击伤、砍伤、火器伤等。在全世界范围内，各种类型的交通事故伤仍然是导致颅脑损伤发生的第一要素。交通事故导致颅脑创伤患者不但伤情重，而且合并全身多脏器损伤的比例高。

(四)后遗症及康复的意义

颅脑损伤是致死致残率极高的常见病，长期昏迷患儿预后不良。急性重型颅脑损伤救治技术的进步，使得颅脑创伤患儿的死亡率急剧下降，但随之而来的问题是部分颅脑损伤患儿经救治后虽可幸存，但常遗留有不同程度的神经功能障碍，诸如意识、运动、感觉、言语、认知功能、排便排尿等方面的障碍。这些障碍都可以影响患儿的生活和工作，给社会和家庭带来一系列的严重问题。因此，对颅脑损伤患儿进行早期和积极的康复治疗，使患者受损的功能得以最大限度地恢复和代偿，对于患儿早日回归社会、减轻社会和家庭的负担是极其重要的。

【诊断】

(一)临床表现

颅脑损伤的临床表现虽因致伤机制、损伤部位和就诊时间不同而有差异，但其伤后的常见症状及体征仍有一定的规律和共性。

1. **意识障碍**　损伤后绝大多数患者都有立即出现的意识丧失，主要是由于外力作用在头部引起广泛的皮层功能障碍或脑干网状结构的功能紊乱，患者意识障碍持续时间长短不一，根据轻重不同可分为嗜睡、昏睡、微意识状态(minimally conscious state，MCS)、植物状态(vegetative state，VS)及昏迷。

2. **头痛、呕吐**　头部外伤后头痛可因头皮、颅骨的创伤而致，也可由蛛网膜下腔出血、颅内血肿、颅内压的高低或脑血管的异常舒缩而引起。频繁呕吐则可能是因颅内压进行性增高而引起。

3. **瞳孔**　动眼神经原发损伤表现为一侧瞳孔散大，光反应消失，患者意识清醒;中脑受损表现为双侧瞳孔大小不等且多变;脑桥损伤表现为双侧瞳孔极度缩小,光反应消失;典型的小脑幕切迹疝表现为一侧瞳孔先缩小,继而散大,光反应差,患者意识障碍加重;若双侧瞳孔散大固定,光反应消失,多为濒危状态。

4. **生命体征** 伤后出现呼吸、脉搏浅弱,节律紊乱,血压下降,一般经数分钟及10多分钟后逐渐恢复正常。如果生命体征紊乱时间延长,且无恢复迹象,表明脑干损伤严重;如果伤后生命体征已恢复正常,随后逐渐出现血压升高、呼吸和脉搏变慢,常提示颅内有继发血肿。

5. **锥体束征等** 根据损伤部位的不同可出现面肌瘫痪、运动性失语、偏身运动或感觉障碍、肢体肌张力障碍、腱反射亢进、病理征阳性等。

(二)婴幼儿颅脑损伤特点

新生儿颅脑损伤几乎都是产伤所致,多因颅骨变形引起颅内出血,且常伴有脑缺氧损伤,可出现囟门张力高或频繁呕吐;婴幼儿以骨膜下血肿较多,且容易钙化而形成骨性凸起。小儿颅骨弹性较大,受外力后变形在先,故较少骨折,易出现乒乓球样凹陷,如果超过弹性限度发生崩裂可造成骨缝分离或骨折。婴幼儿脑挫裂伤后反应重,生命体征紊乱明显,容易出现休克症状,常有延迟性意识障碍表现。小儿颅内血肿临床表现轻,脑疝出现晚,病情变化急骤。

(三)颅脑损伤的类型及临床特征

1. **脑震荡** 是最轻的脑损伤,特点为伤后即刻发生短暂的意识障碍和近事遗忘。病理改变无明显变化,临床表现为短暂性昏迷、逆行性遗忘以及头痛、恶心和呕吐等症状,神经系统检查无阳性体征发现。经治疗后大多可以治愈。

2. **脑挫裂伤** 是外力造成的原发性脑器质性损伤,既可发生于着力部位,也可在对冲部位,临床表现可因损伤部位、范围、程度不同而相差悬殊。主要表现为意识障碍、瘫痪、失语、视野缺损、感觉障碍和局灶性癫痫,颅内压增高表现如头痛、恶心、呕吐等。

3. **弥漫性轴索损伤** 是头部遭受加速性旋转外力作用时,因剪应力而造成的以脑内神经轴索肿胀断裂为主要特征的损伤,常与其他颅脑损伤合并,死亡率高。临床表现为意识障碍及瞳孔和眼球运动改变,如单侧或双侧瞳孔散大,广泛损伤者可有双眼向损伤对侧和向下凝视。

4. 颅内血肿　按部位可分为硬膜外血肿、硬膜下血肿和脑内血肿。

(1)硬膜外血肿:是位于颅骨内板与硬脑膜之间的血肿,好发于幕上半球凸面,可出现不同程度的意识障碍。神经系统体征在单纯的硬膜外血肿早期较少出现,仅在血肿压迫脑功能区时,才有相应的阳性体征。若血肿不断增大引起颞叶钩回疝时,患者则不仅有意识障碍加深,生命体征紊乱,同时将相继出现患侧瞳孔散大,对侧肢体偏瘫等典型征象。

(2)硬膜下血肿:是指颅内出血血液积聚在硬脑膜下腔,在颅内血肿中发生率最高。神经系统体征也与血肿压迫功能区或脑疝表现相关。

(3)脑内血肿:临床表现以进行性意识障碍加重为主,与伴有脑挫裂伤的复合性硬膜下血肿症状很相似,其意识障碍过程受原发性脑损伤程度和血肿形成的速度影响。

(四)颅脑损伤后遗症

颅脑损伤的患儿经过一段时间的治疗,在经过恢复期后,仍遗留有某些症状,我们把这些症状称为颅脑损伤后遗症。通常将颅内存在着某些病理变化的称为器质性颅脑损伤后遗症,这些器质性病理变化主要包括:颅内未清除的血肿、神经纤维的损伤、脑缺血、脑室塌陷、静脉窦及静脉内血栓形成、颅骨缺损、头皮、脑膜及脑组织粘连、颅内外动脉的栓塞、扩张和炎症等。

颅脑损伤后遗症的临床表现包括不同程度的神经功能障碍。诸如意识、运动、感觉、言语、认知功能、排便排尿等方面的障碍。意识障碍包括嗜睡、昏睡、昏迷、VS、MCS 等;运动障碍包括肢体瘫痪、肌张力异常等导致运动功能残疾;言语认知障碍则包括脑外伤后失语及感觉、记忆、注意、推理、反应和执行能力下降等。

（五）辅助检查

1. 影像学检查　颅脑损伤患儿根据损伤类型不同,影像学表现多样,主要应用颅脑 CT,颅脑 MRI 仅对于等密度的硬膜下血肿、轻度脑挫裂伤、小灶性出血、外伤性脑梗死初期及位于颅底、颅顶或后颅窝等处的薄层血肿敏感性较高。静息态功能性磁共振成像(fMRI)的默认网络(DMN)连接强度与慢性意识障碍(prolonged disorders of consciousness,pDOC)患者的意识水平显著相关,后扣带回区域的激活强度可区别 MCS 与 VS,并可间接提示患者预后水平。

2. 神经电生理学检查　包括脑电图和诱发电位。

（1）脑电图:颅脑损伤后脑电图改变一般与脑实质损伤程度密切相关,异常脑电图改变如弥漫性波幅降低,频率变慢,δ 波及 θ 波增多,暴发性慢活动以及散在尖波、棘波等都表明脑部严重挫伤和继发性脑水肿。如脑电图异常表现持续不恢复,提示有某种持续性器质性损害,有继发癫痫发生的可能。另外,对于植物状态的患儿,脑电图则可评估预后,当脑电图记录一直为低电压或脑电静息,则表示预后差。

（2）诱发电位:颅脑损伤中经常用到的有躯体感觉诱发电位(somatosensory evoked potential,SEP)、脑干听觉诱发电位(BAEP)。颅脑损伤患儿 SEP 通常表现为峰间期延长或波幅明显降低,对于已经发展到 VS 的患儿,N20 消失是预后差的指标,预示患者结局不良。BAEP 在颅脑损伤患儿中主要用于对昏迷的评价,波形严重异常或消失是不良预后的稳定预测因子。失匹配负波(mismatch negative,MMN)是听觉事件相关电位的重要成分,它是一个大脑前额以及中央分布的负波成分,反映了一种听觉早期的差异自动检测机制的激活,是判断 pDoC 患儿预后的一个重要指标。

【鉴别诊断】

1. 颅内肿瘤　无外伤史,起病缓慢,逐渐出现颅内压增高症状,头颅 CT 及 MRI 扫描可见肿瘤征象。

2. 高血压脑出血　无外伤史,常有高血压病史,急性发病,病情变化快,头颅 CT 见血肿多位于基底节区、丘脑等高血压脑出血的好发部位。

【康复评定】

(一) 意识障碍及颅脑损伤严重程度的评定[4]

1. 意识障碍评定　颅脑损伤后会发生各种异常意识状态,准确判断颅脑损伤患儿的意识状态需要非常高的专业水准,同时也取决于评估时患儿的生理和心智力。诊断直接影响治疗策略的选择,因此准确区分患儿处于何种意识状态相当重要。

(1) 昏迷:颅脑损伤患儿可有持续数周的昏迷,表现为无意识运动、临床观察不到睁眼及自主行为反应,但多可在损伤后 2~4 周内脱离昏迷。病因、身体状况和年龄都是影响预后的因素。若 3 天内无瞳孔或角膜反射、疼痛刺激时肢体反应刻板或缺乏、脑电图表现为等电位或者暴发抑制模式,则提示预后不良。昏迷恢复后患儿可能会处于植物状态、微意识状态或更为罕见的闭锁综合征。

(2) VS:指尽管无意识,但保存自主调节功能(循环和温度等)及睡眠-觉醒周期的状态。诊断标准为:①认知功能丧失,无意识活动,不能执行命令;②保持自主呼吸和血压;③有睡眠-觉醒周期;④不能理解或表达语言;⑤能自动睁眼或在刺激下睁眼;⑥可有无目的性眼球跟踪运动;⑦丘脑下部及脑干功能基本保存。植物状态又有持续性植物状态和永久性植物状态之分,持续性植物状态(persistant vegetative state,PVS)指植物状态持续 1 个月以上;永久性植物状态(permanent vegetative state)指创伤性损伤后植物状态持续 12 个月、非创伤性损伤后持续 3 个月以上。由于植物状态明显的贬义,最近提出用"无反应觉醒综合征"(unresponsive wakefulness syndrome)取代"植物状态"一词。

(3) MCS:指患儿是觉醒的,可显示波动的可重复的意识征象。这些患儿可表现出情感和定向行为反应,如遵嘱活动、使用物件、痛觉定位、视物追踪或凝视目标,然而,在不同的时间段这些行为呈现波动,使得监测意识更加困难。出现功能性交流和/或正确使用物品后,即定义为脱离 MCS。尽管 MCS 预后好于 VS,但有部分患儿会长期停滞于此状态而无法完全地恢复意识。

VS 和 MCS 统称为慢性意识障碍(pDOC)。

2. **闭锁综合征** 闭锁综合征(lock-in syndrome, LIS)是一种特殊的状态,不属于意识障碍,但由于患儿四肢瘫痪、无法运动或说话,仅能凭借眼球垂直运动和眨眼与外界交流,有时表现极似意识障碍而被误诊。闭锁综合征多由于选择性核上运动传出功能丧失,导致四肢及后组脑神经瘫,但不伴意识或认知障碍。脑桥基底部病变患儿因大脑半球和脑干被盖部网状激活系统无损害,因此意识保持清醒,对语言的理解无障碍,由于其动眼神经与滑车神经的功能保留,故能以眼球上下示意与周围的环境建立联系。但因脑桥基底部损害,双侧皮质脑干束与皮质脊髓束均被阻断,展神经核以下运动性传出功能丧失,患儿表现为不能讲话,有眼球水平运动障碍,双侧面瘫,构音、吞咽运动均有障碍,不能转颈耸肩,四肢全瘫,可有双侧病理反射。因此,虽然意识清楚,但因身体不能动,不能言语,常被误认为昏迷。

3. **颅脑损伤严重程度的评定** 颅脑损伤严重程度主要通过意识障碍的程度反映,昏迷的程度和持续时间是判断颅脑损伤严重程度的指标。为评估颅脑损伤患儿意识水平和作出精确诊断,已提出和应用了很多评定量表。

(1) PVS疗效临床评分量表(2011年修订版):行为学观察是发现颅脑损伤患儿意识迹象的主要手段,2011年修订的PVS疗效临床评分量表应用5项临床评分(肢体运动、眼球运动、听觉功能、进食、情感)对PVS患儿量化疗效。具体见表5-2。

表 5-2 PVS 疗效临床评分量表(2011 年修订版)

评分	肢体运动	眼球运动	听觉功能	进食	情感	备注
0分	无	无	无	无	无	
1分	刺激可有屈伸反应	眼前飞物有警觉或有追踪	对声音刺激能睁眼	能吞咽	时有兴奋表现(呼吸、心率增快)	
2分	刺激可定位躲避	眼球能持续追踪	对声音刺激能定位,偶尔能执行简单指令	能咀嚼可执行简单指令	对情感语言(亲人)出现流泪、兴奋、痛苦等表现	MCS

评分	肢体运动	眼球运动	听觉功能	进食	情感	备注
3分	可简单摆弄物体	固定注视物体或伸手欲拿	可重复执行简单指令	能进普食	对情感语言（亲人）有较复杂的反应	
4分	有随意运动，能完成较复杂自主运动	列举物体能够辨认	可完成较复杂指令	自动进食	正常情感反应	

注：MCS，微小意识状态，表示初步脱离植物状态。总的疗效评分：Ⅰ植物状态，疗效：提高0~2分，无效；≥3分，好转；≥5分，显效；≥6分，MCS。Ⅱ初步脱离植物状态：微小意识状态（MCS）。Ⅲ脱离植物状态。

（2）格拉斯哥昏迷量表：国际上普遍采用格拉斯哥昏迷量表（Glasgow coma scale，GCS）来判断急性损伤期的意识状况。具体见表5-3。

表5-3　格拉斯哥昏迷量表（GCS）

项目	试验	患儿反应	评分
睁眼反应	自发	自己睁眼	4
	言语刺激	大声向患儿提问时患儿睁眼	3
	疼痛刺激	捏患儿时能睁眼	2
	疼痛刺激	捏患儿时不睁眼	1
		如因眼肿、骨折等不能睁眼	C
运动反应	口令	能执行简单口令	6
	疼痛刺激	捏痛时患儿拨开医生的手	5
	疼痛刺激	捏痛时患儿撤出被捏的手	4
	疼痛刺激	捏痛时患儿身体呈去皮层强直	3
		（上肢屈曲，内收内旋；下肢伸直，内收内旋，踝屈曲）	

续表

项目	试验	患儿反应	评分
	疼痛刺激	捏痛时患儿身体呈去大脑强直	2
		(上肢伸直,内收内旋,腕指屈曲;下肢去皮质强直)	
	疼痛刺激	捏痛时患儿毫无反应	1
言语反应	言语	能正确会话,并回答医生他在哪,他是谁及年和月	5
	言语	言语错乱,定向障碍	4
	言语	说话能被理解,但无意义	3
	言语	能发出声音但不能被理解	2
	言语	不发声	1
		因气管插管或切开而无法正常发声	T
		平素有言语障碍史	D

GCS 总分为 15 分,根据 GCS 计分及昏迷时间长短分为:

轻度脑损伤:13~15 分,昏迷时间在 20 分钟以内。

中度脑损伤:9~12 分,伤后昏迷时间为 20 分钟~6 小时。

重度脑损伤:≤8 分,伤后昏迷时间在 6 小时以上;或在伤后 24 小时内出现意识恶化并昏迷 6 小时以上。

尽管 GCS 评分被广泛应用,但因不同评分者间评分尺度不一致,对眼外伤、气管切开或使用呼吸机的患儿难以评定,因而准确性受到质疑。

(3) 昏迷恢复量表(修订版):昏迷恢复量表(修订版)(coma recovery scale revise,CRS-R)为颅脑损伤后意识障碍的鉴别诊断、预后评估及制订合理治疗计划提供依据。量表由 6 个分量表,共 23 个条目组成,包括听觉、视觉、运动、口部活动、交流和觉醒功能。具体见表5-4。

表 5-4 昏迷恢复量表(修订版)(CRS-R)

项目	患儿反应	评分
听觉	对指令有反应	4
	可重复执行指令	3
	声源定位	2
	对声音有眨眼反应	1
	无	0
视觉	识别物体	5
	物体定位(够向物体)	4
	眼球追踪性移动	3
	视觉对象定位(>2秒)	2
	对威胁有眨眼反应(惊吓反应)	1
	无	0
运动	会使用物品	6
	自主性运动反应	5
	能摆弄物体	4
	对伤害性刺激定位	3
	回撤屈曲	2
	异常姿势(屈曲/伸展)	1
	无	0
言语反应	表达可理解	3
	发声/发声动作	2
	反射性发声运动	1
	无	0
交流	功能性(准确的)	2
	非功能性(意向性的)	1
	无	0
唤醒度	能注意	3
	睁眼	2
	刺激下睁眼	1
	无	0

分量表评分由低到高的顺序,对应了从脑干、皮层下到皮层的功能水平。每部分的最低分意味仅有生理反射,而最高分代表认知的调制能力。量表定义了具体的感觉刺激方式和行为反应的判断标准,以保证评分的规范化和标准化。效度分析表明,CRS-R 能够从患儿中鉴别出 MCS 和 VS,这对预后判断和制订恰当的干预策略是至关重要的。

另外常用的评定量表还有无反应状态整体分级量表(full outline of unresponsiveness scale,FOUR)、威塞克斯脑损伤矩阵量表(Wessex head injury matrix,WHIM)等。

(二) 语言及吞咽功能评定

1. **语言障碍评定**　伤前语言发育已经成熟的颅脑损伤患儿语言障碍的特点是:①言语错乱:在失定向阶段主要为错乱性言语,表现为失定向,对人物、时间、地点等不能辨认,答非所问,但没有明显的词汇和语法错误,不配合检查,且意识不到自己回答的问题是否正确;②常见构音障碍;③失语:除非直接伤及言语中枢,真正的失语较少见,在失语者中约有 50% 为命名性失语。另外对复杂资料理解差也很常见。

对颅脑损伤患儿首先应进行失语症和构音障碍筛查,对存在或可疑存在失语症和构音障碍者需进一步进行失语症和构音障碍检查,部分患儿需进行吞咽障碍评价、肺活量检查。目前对于颅脑损伤患儿语言功能评定常采用汉语体系标准化的语言发育迟缓检查法(S-S),包括理解能力、表达能力、基本操作能力、交流态度等四项能力。构音障碍常采用 Frenchay 构音障碍评定法评定,分为 8 个部分,包括反射、呼吸、唇、颌、软腭、喉、舌、言语。每一细项按损伤严重程度分为 a~e 级,a 级为正常,e 级为严重损伤。

2. **吞咽功能评定**　关于吞咽障碍的评定方法则有触摸吞咽动作、反复唾液吞咽试验、饮水试验、摄食-吞咽过程评定及吞咽造影检查等特殊技术检查等。

(三) 认知功能评定

认知功能属于大脑皮质的高级活动的范畴,主要涉及记忆、注意、理解、思维、推理、智力和心理活动等。颅脑损伤患儿认知功能障碍主要包括意识改变、记忆障碍、听力理解异常、空间辨别障碍、失用症、失认症、忽略症、体象障碍、皮质盲和智力障碍等。认知功能评定常用于了解颅脑损伤的部位、性质、范围和对心理的影响。了解损伤以后,有哪些行为改变和功能障碍,哪些功能依然完好,从而为了解脑功能和行为、行为与脑相互之间的关系,以及临床诊断、制订治疗和康复计划、评估疗效、评估脑功能状况和能力鉴定等提供帮助。目前儿童神经发育、认知和智力评定相关量表有丹佛儿童发展筛选测验(DDST)、格塞尔婴幼儿发展量表(GDS)、韦氏学龄前及幼儿智力量表(WPPSI)及修订版韦氏儿童智力检查修订版(WISC-R)等进行评估。

(四)运动障碍评定

颅脑损伤患儿可导致多种多样的运动障碍。肌张力异常会影响运动控制,肌力下降、关节活动受限会影响运动功能,另外还有平衡与协调障碍、共济失调、震颤、运动反应迟钝等。目前肌张力评定最常用的量表是改良 Ashworth 痉挛评定量表;常用的肌力测定方法有徒手肌力测试(MMT)、等长肌力测试(IMMT)、等张肌力测试(ITMT)、等速肌力测试(IKMT);共济运动较常用的评定方法有指鼻试验、对指试验、轮替试验等。

(五)日常生活活动能力评定

颅脑损伤患儿多伴有认知障碍,所以在评定日常生活能力时,宜采用包含有认知项目的评定,常用的量表有 Barthel 指数(BI)、改良 Barthel 指数(MBI)、功能独立性评定(Wee-FIM)。

【康复治疗】

颅脑损伤患儿的康复应是全面康复,从急诊手术室、ICU 阶段开始,一直到康复中心、社区康复和患儿家庭康复治疗,应帮助患儿安排从康复机构到社区的过渡。颅脑损伤患儿的康复治疗可以分为急性期、恢复期和后遗症期三个阶段,不同时期康复的目标及侧重点有所不同。在每个阶段都应该帮助患儿及家庭面对伤病现实、精神和社会能力方面的变化。

(一)急性期康复治疗[5]

1. **早期康复的时机** 一般来说,一旦患儿病情(包括基础疾病、原发疾病、合并症、并发症等）稳定 48~72 小时后，颅内压持续 24 小时稳定在 2.7kPa（20mmHg）以内，即使患儿仍处于意识尚未恢复的状态，也应考虑康复介入。

2. 营养支持疗法 给予颅脑损伤患儿高蛋白、高热量饮食，避免低蛋白血症，提高机体免疫力，促进创伤及神经组织修复和功能重建。所提供热量应根据功能状态和消化功能逐步增加，同时保持水和电解质平衡。当患儿逐渐恢复主动进食时，应鼓励和训练患儿吞咽和咀嚼功能。对预计 12 周内不能自主进食的患儿经皮内镜下胃造瘘术比长期鼻饲更好。

3. 药物治疗 可适当选用改善脑细胞代谢及神经营养药物。伴蛛网膜下腔出血者可适当应用止血剂。因出血、脑水肿引起颅内压增高者，需应用脱水药物减轻脑水肿，如甘露醇、呋塞米等，必要时行手术减压。

4. 高压氧治疗 对于生命体征稳定，颅内无活动性出血，无未处理的脑疝、脑室外引流，无严重肺损伤及脑脊液漏的颅脑损伤后意识障碍患儿应早期进行高压氧治疗，并且开始时间越早效果越佳。高压氧能使脑组织的氧含量增加，增强氧的弥散功能，有利于缺氧损害的脑细胞功能的恢复，促进脑干网状结构上行激动系统的兴奋性和侧支循环开放，有利于神经修复、改善认知。空气加压舱，治疗压力为0.15MPa，治疗期间患儿戴面罩吸纯氧 60 分钟，中间休息 10 分钟改吸舱内空气，升、降压时间各需 30 分钟，患儿均在其家长陪同下入舱。每日 1 次，10 次为 1 个疗程，每疗程间隔 4~5 日。

5. 电刺激治疗 对于生命体征稳定、颅内无活动性出血，无严重心血管疾病伴心功能不全，无外伤后频发癫痫或有癫痫病史的颅脑损伤后意识障碍患儿应尽早应用电刺激治疗方法。不同方式的电刺激可通过增强脑电活动、保持脑皮质兴奋状态、提高脑病灶的局部血流量等达到改善患儿意识水平的作用。

6. 肺的康复管理 昏迷、pDoC 及不配合患儿的被动肺康复技术主要有：气道清洁、球囊扩张技术、正压通气、胸壁关节松动术、排痰训练、体位引流、物理因子及电刺激治疗等；意识清醒且能有效配合患儿的主动肺康复技术有:呼吸模式训练、抗阻呼吸训练、咳嗽训练等。

7. 合理体位及预防并发症　让患儿处于感觉舒适、对抗痉挛模式、防止挛缩的体位。头的位置不宜过低,以利于颅内静脉回流;偏瘫侧上肢保持肩胛骨向前、肩前伸、肘伸展,下肢保持髋、膝微屈,踝中立位。要定时翻身、变化体位,预防压疮、肿胀和挛缩。可使用气垫床、充气垫圈,预防压疮、呼吸道感染、深部静脉血栓形成等发生。每日至少1次全身热水擦身,大小便后用热毛巾擦干净。

8. 尽早活动　颅脑损伤患儿一旦生命体征稳定、神志清醒,应尽早帮助患儿进行深呼吸、肢体主动运动、床上活动和坐位、站位练习,循序渐进。大年龄段患儿可应用起立床(tilt table)对患儿进行训练,逐渐递增起立床的角度,使患儿逐渐适应,预防直立性低血压。在直立训练中应注意观察患儿呼吸、心率和血压的变化。应让患儿在其能耐受的情况下站立足够长的时间,以牵拉易于缩短的软组织,使身体负重,防止骨质疏松及尿路感染。

(二) 恢复期康复治疗

1. 运动障碍的康复　运动发育的规律是抬头→翻身→坐起→坐位平衡→坐到站→立位平衡→步行。颅脑损伤患儿的运动功能的康复要结合这一运动发育规律。运动功能训练最常用 Brunnstrom 技术或 Bobath 技术。Brunnstrom 技术强调在早期(Brunnstrom Ⅰ~Ⅲ)利用姿势反射、联合反应、共同运动引导患者的运动反应,后期(Brunnstrom Ⅳ~Ⅴ)再从中分离出正常运动的成分,最终脱离异常运动模式,向功能性运动模式过渡。Bobath 技术主要是通过抑制不正常的姿势、病理反射或异常运动,尽可能诱发正常运动。同时,可利用本体感觉性刺激和局部皮肤刺激,促进较弱的肌肉收缩;神经肌肉电刺激刺激无力肌运动;口服肌松药物(如巴氯芬等)、局部注射肉毒素、矫形支具应用、手术治疗等改善肌痉挛和关节挛缩。

2. 认知障碍、知觉障碍的康复

(1)认知障碍的康复:颅脑损伤患儿经常伴有记忆困难、注意力不集中、思维理解困难和判断力降低等认知障碍,认知功能训练是提高智力的训练,应贯穿于治疗的全过程。主要有记忆训练、注意力训练、思维训练等。

(2) 知觉障碍的康复:知觉障碍训练疗法有 3 种,即功能训练法、转换训练法和感觉运动法,以前者最常用。

3. 语言及吞咽障碍的康复　语言障碍训练可根据患儿言语功能障碍的类型选择不同的训练方法。构音障碍的训练主要侧重于发音器官的肌肉收缩和协调性训练;失语症的患儿主要侧重于语言的应用功能的训练,这主要包括听、说、读、写等方面,而且都涉及语言记忆的练习。存在吞咽障碍的颅脑损伤患儿可通过改变食物性状、体位变换、软腭冷刺激、吞咽相关肌群训练及构音器官的训练改善吞咽功能。

4. 心理康复　颅脑损伤患儿大多会出现各种心理及情绪问题,应指导家长针对患儿不同的心理状态进行相应的心理护理和行为矫治。健康的家庭环境,增加与同龄儿交往,以及尽早进行心理行为干预是防治心理行为疾病的关键。

5. 日常生活活动能力的恢复　加强如厕、洗澡、上下楼梯等日常生活自理能力的训练,部分严重功能障碍的患儿,需要配置一些生活辅助器具,必要时进行生活环境改造。

6. 物理因子治疗　通过蜡疗、水疗、功能性电刺激、肌电生物反馈和低中频电刺激等提升上肢的伸肌和下肢屈肌的肌力,改善患儿的伸肘、伸腕、伸指功能,以及屈膝和踝背伸功能。

7. 中医康复治疗　主要包括针灸疗法、推拿疗法、穴位注射等,促进认知和运动功能恢复,缓解痉挛,提升肌力。

8. 辅助器具的应用　矫形器可以纠正颅脑损伤患儿的异常姿势,辅助器具在颅脑损伤患儿康复治疗或生活、学习中都不可缺少,两者合理联合应用可以提高临床疗效、改善患儿运动功能和提高生活质量。

9. 高压氧治疗　颅脑损伤患儿意识障碍程度与认知障碍密切联系,高压氧对于颅脑损伤患儿的定向力、记忆力、计算能力及近期记忆均有康复作用,其中近期记忆改善最为明显。

(三) 后遗症期康复治疗

1. 患儿家属的教育,家庭康复指导 患儿家人的参与,是持续进行最为现实、最为可靠的方法。指导家属正确的肢体功能位摆放及维持性训练方法、吞咽及言语功能恢复方法、辅助器具的正确使用方法、日常生活活动能力训练方法等,让家属在治疗师治疗之余自行给患儿康复训练,可明显增加康复效果。

2. 日常生活能力训练 利用家庭或社区环境继续加强日常生活活动能力的训练,强化患儿自我照料生活等能力,逐步与外界社会直接接触。学习乘坐交通工具、购物等。

3. 辅助器具的适配 有些患儿需要应用矫形器改善功能。对运动障碍患儿可能使用各种助行工具;自理生活困难时,可能需要各种自助辅具。

4. 继续强化认知、心理等功能训练 恢复期康复治疗基础上继续加强患儿认知、心理等功能训练,使患儿重拾信心,尽快重返家庭和社会。

5. A 型肉毒毒素注射的合理应用 颅脑损伤患儿大多数会出现肌张力增高,患儿病情稳定后可根据综合评定结果行靶肌肉 A 型肉毒毒素注射以缓解各靶肌肉肌张力,改善患儿存在的坐位、立位、行走及上肢功能障碍,从而有助于恢复肢体功能。目前肉毒素注射方式主要有徒手注射、超声引导下注射、电生理监测下注射,建议应用超声引导下注射。

(四) pDoC 的促醒

pDoC(包括 VS 和 MCS)是患儿没有认知的体征,语言刺激时眼睛可睁开,尽管有睡眠-觉醒周期、正常的血压和正常的呼吸,但患儿不能进行功能性交流及产生有组织的、分离的运动反应。鉴于很多 pDoC 患儿有回到清醒状态的可能,其促醒意义重大,pDoC 患儿的促醒过程是一个复杂的综合康复过程,但目前缺乏确切而有效的治疗方法,临床对其促醒治疗的研究与尝试一直在进行[6]。

1. 药物应用 pDoC 患儿可使用药物治疗,常用的药物有中枢神经兴奋剂、改善脑细胞代谢类药物、促神经再生和神经功能恢复类药物等。近期研究发现 GABA 能系统药物如唑吡坦、巴氯芬,5-羟色胺能系统药物如舍曲林、阿米替林、地昔帕明,多巴胺能系统的药物如金刚烷胺、左旋多巴、溴隐亭等均有促醒作用。以上药物会影响一个或者几个神经通路,但其作用机制至今未明确阐明。金刚烷胺是最近美国医学实践指南中推荐的唯一一种治疗脑损伤后 4~16 周无反应觉醒综合征和 MCS 患者的药物,但在儿童中的应用研究较少。

2. 多重感官刺激 多重感觉刺激(包括听觉、视觉、触觉、嗅觉、味觉等)可帮助慢性意识障碍患儿觉醒、恢复意识。具体方法有:①音乐疗法:选择播放患儿病前熟悉的和喜欢听的音乐曲目及儿歌;②亲情疗法:家属可挑选 1~2 个患儿喜欢和关心的话题讲给患儿听,也可挑选讲故事、读报纸给患儿听的形式唤起患儿的记忆;③视觉刺激:经常播放患儿病前喜欢看的视频或动画;④肢体运动和皮肤刺激:通过肢体的被动活动和肢体皮肤刺激对大脑有一定的刺激作用。可由治疗师或患儿家属对患儿的四肢关节进行被动活动,并且从患儿远端皮肤至近端的皮肤进行刺激,刺激的方法可选用柔软的毛刷或牙刷轻轻地刷动。多重感官刺激是基于脑的可塑性及感觉剥夺原理,通常是给患儿呈现各类环境刺激,以期增强意识水平,让患儿跟随程序化的刺激,进而优化他们对环境的反应,还可以构建丰富的外部环境,潜在地影响患儿脑的结构和功能,即脑的重塑;另外感官刺激还能够避免因感觉剥夺而减缓患儿的意识恢复。

3. 高压氧治疗 高压氧治疗在 pDoC 促醒治疗中也发挥了一定作用,建议在 pDoC 早期 1~3 个月开始实施,具体见本节急性期康复治疗部分。

4. 神经调控技术 神经调控是通过植入或非植入的神经控制器,以人工电信号替代或补充脑的自然电信号,调控神经元或神经网络兴奋性,恢复受损神经功能的技术。神经调控可以分为侵入性和非侵入性两类。

(1) 侵入性神经调控:主要包括脑深部电刺激(deep brain stimulation,DBS)、上颈段脊髓电刺激(spinal cord stimulation,SCS),此类神经调控主要适用于突发意识障碍且符合 MCS 诊断的患者,患病时间须超过

3个月,且连续4周以上意识无进行性提高或恶化者。对于外伤患者,建议手术时间延至伤后6个月,连续8周无意识改善,且无严重并发症及手术禁忌证者[7]。

（2）非侵入性神经调控：主要包括经颅磁刺激（transcranial magnetic stimulation,TMS）、经颅直流电刺激（trans-cranial direct current stimulation,tDCS）、经颅交流电流刺激（transcranial alternating-current stimulation,tACS）、右正中神经电刺激（right median nerve electrical stimulation,RMNS）、经耳迷走神经电刺激（transcutaneous auricular vagus nerve stimulation,ta-VNS）以及低强度聚焦超声刺激（low intensity focused ultrasound pulse,LIFUP）等。以上非侵入性神经调控的调控原理、调控参数、作用靶点及适用意识障碍类型各不相同,在应用时我们不仅要结合客观准确的评估手段,进行个体化的调控方式、作用靶点选择以及刺激参数配置,也要整合不同调控方式的优势,研究协同调控方案,以取得更好的临床调控效果。

5. 康复护理　患儿营养的支持、防压疮的护理、胃肠道及膀胱功能的恢复、对家属的宣教及心理支持都应贯穿在整个康复过程中。

6. 传统医学疗法　主要包括针刺疗法、推拿疗法、穴位注射等。

7. 脑机接口　脑机接口（brain computer interface,BCI）是一种大脑与外界环境进行通信的系统,其独立于外周神经和肌肉活动,可将大脑活动直接转化为计算机命令。即通过侵入式、部分侵入式及非侵入式脑机接口采集人类准备移动身体时大脑发出的电信号,然后翻译成动作指令,从而实现大脑与外部设备的信息连接。BCI技术的发展将帮助部分患儿通过不借助运动系统的旁路方式表达自己的想法和愿望。

pDoC诊疗过程中应该遵循四大基本医学伦理原则:尊重自主性、不伤害原则、有利原则和公正原则。在损伤早期（28天内）作出放弃治疗的建议时需十分慎重,稳定期后的诊疗策略应该充分考虑患儿的意识状态、身体状况及家长意见。尝试新的临床干预手段时,应提供充分的证据支持与相关研究报告、完善的研究方案与风险控制方法,充分告知家长治疗实施的证据、局限性及潜在风险和危害。患儿进入慢性阶段后需通过有经验的中心对病情进行系统性评估,向患儿家长说明患儿预后,如可能成为永久性残疾,需制订长期的生活辅助照料计划。

> ➤ 附:颅脑损伤诊疗流程图

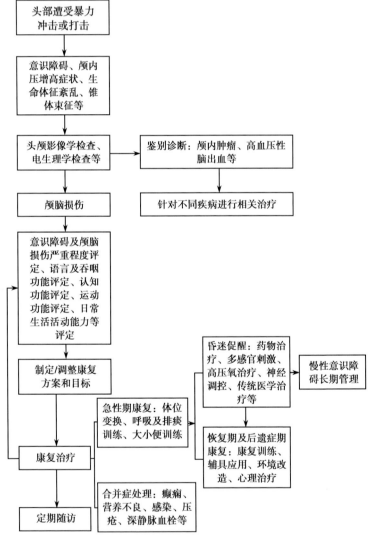

（杨永辉　朱登纳）

第三节　中枢神经系统感染疾病

中枢神经系统感染疾病指各种生物性病原体(包括病毒、细菌、螺旋体、寄生虫、立克次体和朊蛋白等)引起的中枢神经系统炎症性疾病,具有发病急、进展快、病情危重的特点,是神经系统常见的疾病之一。

【概述】

(一) 定义及分类

1. **细菌性脑膜炎**　又称化脓性脑膜炎,是由各种细菌引起的中枢神经系统感染性疾病,是小儿时期常见的中枢神经系统感染性疾病。细菌性脑膜炎多见于 5 岁以内,尤其是婴幼儿。近年来,该病的治疗虽有很大进展,但仍有较高的死亡率和致残率,早期诊断和及时治疗是改善预后的关键。

2. **病毒性脑(膜)炎**　是指由各种病毒感染所引起的脑实质和/或脑膜病变。以抽搐、意识障碍、精神行为异常、局灶神经系统症状等脑实质受累表现为主称为病毒性脑炎;以头痛、呕吐及脑膜刺激征阳性为主要表现,而没有明显脑实质受累表现,称为病毒性脑膜炎;脑实质和脑膜受累症状均很突出,即为病毒性脑膜脑炎。

3. **结核性脑膜炎(tuberculous meningitis,TBM)**　是由结核分枝杆菌引起的脑膜非化脓性炎症,常累及蛛网膜、脑实质以及脑血管等。

4. **真菌性脑膜炎**　是指真菌通过受损的血-脑屏障,或经邻近器官(鼻旁窦、眼眶、耳)及神经干逆行进入颅内造成的感染,除累及脑膜外,还可侵犯脑实质、脊髓及血管。

(二) 病因及发病机制

1. **细菌性脑膜炎**　病原与患儿的年龄、免疫功能和地区有关。最常见的病原菌是肺炎链球菌、无乳链球菌、大肠埃希氏菌。3 月龄内主要病原菌为大肠埃希氏菌、B 族溶血性链球菌、肺炎链球菌;3 月龄以上以肺炎链球菌最常见。经有效的脑膜炎疫苗接种后,细菌性脑膜炎在2月龄以上的儿童中发病率明显下降,但<2月龄的婴儿中并没有明显改善[8]。多数细菌性脑膜炎是由于体内感染灶(如上呼吸道、皮肤)的致病菌通过血行播散至脑膜。由细胞因子介导的炎症反应在脑脊液无菌后仍可持续存在,这可能是化脑发生慢性炎症性后遗症的原因之一。少数化脑可由于邻近组织感染扩散引起,如鼻窦炎、中耳炎、乳突炎、头面部软组织感染、皮毛窦感染、颅骨或脊柱骨髓炎、颅脑外伤或脑脊膜膨出继发感染等。此外,脉络丛及大脑皮质表面的脓肿破溃也可引起细菌性脑膜炎。

2. **病毒性脑(膜)炎** 我国最常见的病原体是肠道病毒、腮腺炎病毒、单纯疱疹病毒[9]。但临床上仅约1/4的病例可查出确切的致病病毒。病毒自呼吸道、肠道或经由昆虫叮咬侵入人体后,即在淋巴系统繁殖、通过血液循环感染各种脏器,在入侵中枢神经系统前可有发热等全身症状;在脏器中繁殖后的大量病毒则可进一步播散至全身。神经系统受累是由于病毒迅速增殖,直接破坏神经组织;患者神经组织对病毒抗原的剧烈反应导致的脱髓鞘病变和血管、血管周围损伤及其所造成的供血不足。

3. **结核性脑膜炎** 是由结核分枝杆菌感染所致,常为粟粒性结核病的一部分,通过血行播散而来,婴幼儿中枢神经系统发育不成熟、血-脑屏障功能不完善、免疫功能低下,容易发病。它可由于脑实质或脑膜的结核病灶破溃、结核菌进入蛛网膜下腔及脑脊液中所造成。偶也见于脊椎、颅骨或中耳与乳突的结核灶直接蔓延侵犯脑膜。

4. **真菌性脑膜炎** 以隐球菌最常见,其次为曲霉菌、念珠菌,而组织胞浆菌、球孢子菌、暗色真菌、毛霉菌、镰刀菌、放线菌等十分罕见。通常继发于身体其他部位的真菌性感染,特别是全身性免疫缺陷性疾病和慢性衰竭性疾病,皮肤和黏膜是感染的最初部位,常常经上呼吸道侵入体内。

【诊断】

(一) 临床表现和体征

1. **细菌性脑膜炎**

(1)感染症状:高热、头痛、精神萎靡、疲乏无力、关节酸痛等。小婴儿常表现为拒食、嗜睡、易激惹、烦躁哭闹、目光呆滞等。

（2）脑膜刺激征：表现为颈项强直，Kernig 征和 Brudzinski 征阳性。但新生儿、昏迷患儿脑膜刺激征常常不明显。

（3）颅内压增高：表现为剧烈头痛、喷射性呕吐等。婴儿可因前囟及颅缝未闭出现前囟饱满且紧张，颅缝增宽，而颅内压增高症状较轻。重症患儿可有呼吸循环功能受累、昏迷、去脑强直甚至形成脑疝。

（4）惊厥：20%~30% 的患儿可出现全身性或部分性惊厥，惊厥的发生与脑实质的炎症、脑梗死及电解质代谢紊乱等有关。

（5）局灶体征：部分患儿可出现局灶性神经受累的症状。

2. 病毒性脑（膜）炎

（1）急性或亚急性起病：常表现为发热、恶心、呕吐，年长儿有全身不适、头痛、肌痛、嗜睡、腹痛和腹泻等症状。婴儿则表现为不安、易激惹。

（2）不同程度的意识障碍：轻者仅表现为淡漠、嗜睡，重者有神志不清、谵妄、昏迷。较大儿童可出现精神异常、情绪障碍等。

（3）颅内高压征：表现为剧烈头痛、喷射性呕吐、颈项强直等。

（4）脑实质的损害：可导致全身性或局限性的抽搐。重症患儿可因广泛脑实质坏死和脑水肿引起颅内压增高，甚至脑疝形成而死亡。

3. 结核性脑膜炎　根据临床表现，病程大致可分 3 期：

（1）前驱期（早期）：1~2 周。小儿主要呈现少言、懒动、易倦、烦躁、易怒等性格改变症状；可有发热、食欲缺乏、盗汗、消瘦、呕吐便秘等。年长儿可自诉头痛，多较轻微或非持续性，婴儿则表现为蹙眉皱额，或凝视、嗜睡等。

（2）脑膜刺激期（中期）：1~2 周。因颅内压增高致剧烈头痛、喷射性呕吐、嗜睡或不安、惊厥等；体检可见明显脑膜刺激征，颈项强直。婴儿则表现为前囟膨隆、颅缝裂开。此期可出现脑神经障碍，最常见者为面神经瘫痪，其次为动眼神经和展神经瘫痪。部分患儿出现脑炎体征，如定向障碍、运动障碍或语言障碍。

（3）昏迷期（晚期）：1~3周。以上症状逐渐加重，频繁发作阵挛性或强直性惊厥；继而由半昏迷进入昏迷。患儿极度消瘦，呈舟状腹。常出现水、盐代谢紊乱。颅内压急剧增高可导致脑疝死亡。

4. 真菌性脑膜炎 儿童隐球菌脑膜炎通常起病隐袭，进展缓慢。早期可有不规则低热或间歇性头痛，后来变为持续并进行性加重。常以发热、头痛、颈项强直等脑膜刺激征及颅内压异常增高为主要临床表现，颅内压增高是隐球菌脑膜炎最常见、最严重的临床表现，是导致高病死率、高致残率的重要因素。

（二）辅助检查

1. 细菌性脑膜炎

（1）脑脊液检查：包括脑脊液常规、生化、病原学检查，有助于诊断与鉴别诊断。治疗过程中病情评估，可作为疗程参考指标之一。典型化脓性脑膜炎的脑脊液压力增高、外观混浊；白细胞总数明显增多，多在 $1\ 000 \times 10^6/L$ 以上，分类以中性粒细胞为主；糖含量明显降低，常在 1.1mmol/L 以下；蛋白质含量增高，多在 1g/L 以上。脑脊液沉渣涂片找菌是明确细菌性脑膜炎病原的重要方法，将脑脊液离心沉淀后涂片、革兰氏染色，其检菌阳性率可达 70%~90%。脑脊液培养是确定病原菌的可靠方法。

（2）头颅影像学检查：对于下列患者，在腰穿以前必须进行头颅影像学检查：①有局灶性神经功能损害（排除脑神经麻痹）；②新发的癫痫发作；③严重意识障碍（Glasgow 昏迷评分 <10 分）；④严重免疫低下状态，如接受器官移植受体或人类免疫缺陷病毒（HIV）感染患者。对于缺乏上述特征者，不建议在腰穿之前进行头颅影像学检查。头颅影像学检查有助于了解颅内病变情况，发现并发症；必要时进行鼻窦及颅底高分辨 CT，脊髓 MRI 平扫增强扫描有助于明确是否合并其他基础疾病，如脑脊液鼻漏及耳漏、局部窦道、骨质破坏、硬膜下积液等[10]。

（3）血常规：白细胞总数明显增高，分类以中性粒细胞为主。感染严重时白细胞总数也可减少。

（4）外周血培养：血培养对于确定细菌性脑膜炎致病菌和筛选敏

感抗菌药物有重要意义。但是，如果检查前使用了抗菌药物，总体阳性率会显著下降。

2. 病毒性脑（膜）炎

（1）脑脊液检查：多数压力增高，外观清亮，白细胞总数为0至数百×10^6/L，病初多以中性粒细胞为主，以后以淋巴细胞为主，蛋白质大多正常或轻度增高，糖含量正常。脑脊液直接涂片无细菌发现。

（2）病毒学检查：发病早期应收集大便、咽分泌物和脑脊液等作病毒学诊断。病毒性脑膜炎脑脊液中病毒培养的阳性率虽高于脑炎，但仍有约1/3的病例无法肯定致病病毒。血清学检查包括病毒鉴定、病毒抗原检测、特异性病毒抗体（IgM或IgG）检测等，第一次应在病初取血，第二次在病程2~3周取血。

3. 结核性脑膜炎

（1）脑脊液检查：对结核性脑膜炎早期诊断至关重要，应尽早进行。典型结核性脑膜炎脑脊液压力增高，外观呈毛玻璃样，一般为(50~500)×10^6/L，以单核为主；早期也可以多核细胞占优势；脑脊液糖和氯化物低、蛋白含量增高。

（2）头颅影像学检查：头颅影像学对结核性脑膜炎的诊断及显示并发症有重要价值，并且具有无创、快速的优势。CT的典型病变为基底脑膜强化、梗死及脑积水等。MRI更易发现脑膜强化和梗死，灵敏度更高。MRI还可识别脑膜粟粒样结节及视交叉蛛网膜炎和结核瘤。

4. 真菌性脑膜炎

（1）脑脊液检查：隐球菌抗原检测及脑脊液墨汁染色是快速鉴定新型隐球菌脑膜炎的主要方法，血清及脑脊液隐球菌抗原检测的敏感度和特异度均可达到100%。脑脊液压力常增高，有轻度或中度淋巴细胞增多，多为(10~500)×10^6/L，蛋白含量增高，糖含量减少。脑脊液经离心沉淀后涂片做墨汁染色。检出隐球菌可确定诊断。

（2）头颅影像学检查：头颅CT和MRI可帮助诊断较大的肉芽肿病灶或软化坏死灶，也可发现梗阻性脑积水。

（三）诊断标准

1. 细菌性脑膜炎　需要通过脑脊液检查来证实。脑脊液培养阳性结果对于明确病原体有重要意义，并且体外药敏试验可更好地指导最佳抗生素的选择。当脑脊液培养阴性时，革兰氏染色、乳胶凝集、免疫层析抗原测试和 PCR 检测可提供额外的信息。如果没有脑脊液检查，血清炎症指标对诊断可能提供支持性依据。

2. 病毒性脑（膜）炎　目前诊断可采用国际脑炎协作组的标准，主要标准（必须有）：脑病表现。精神意识状态改变持续 >24 小时，包括意识水平下降或改变、嗜睡或人格改变，无其他导致脑病的原因。次要标准：有 2 条为可能脑病；≥3 条为很可能脑炎。①明确记录的发热≥38℃（起病前 72 小时或起病后 72 小时）；②既往已存在的发作性疾病不能完全解释的全面性或局灶性癫痫发作；③新出现的局灶神经系统表现；④脑脊液：有核细胞数 >5 × 10^6/L；⑤神经影像学：脑实质异常，且为既往没有，或起病时表现是急性的；⑥脑电图符合脑炎改变，且无其他可解释的原因；⑦除外各种脑病：外伤性、代谢性、肿瘤、乙醇滥用、脓毒症及其他非感染性原因所致的脑病。

3. 结核性脑膜炎　本病早期临床表现缺乏特异性，病原学诊断困难，误诊率、病死率和致残率都很高。根据结核性脑膜炎量化诊断标准，将诊断分为确诊的结核性脑膜炎、很可能的结核性脑膜炎和可能的结核性脑膜炎，可作为临床诊断的重要参考依据。

4. 真菌性脑膜炎　目前国内外均缺乏儿童隐球菌脑膜炎的临床诊断标准。因此，强调对于免疫功能正常，临床表现为亚急性或慢性脑膜炎者；或有发热、头痛等疑似中枢神经系统感染的免疫功能受损者，均应考虑真菌性脑膜炎的可能，应积极进行相关实验室检测，做到早期诊断。本病确诊主要依赖实验室证据，隐球菌培养是诊断隐球菌脑膜炎的金标准，但存在培养周期较长（7~10 天）、假阳性率高等缺点。

【鉴别诊断】

1. 各种病原体引起的中枢神经系统感染　细菌性脑膜炎、病毒性脑膜炎、隐球菌脑膜炎、结核性脑膜炎等颅内感染,鉴别主要是依据病史、脑脊液检查。细菌性脑膜炎:一般急性起病,脑脊液外观混浊;白细胞总数明显增多,多在 $1\ 000 \times 10^6/L$ 以上,分类以中性粒细胞为主;糖含量明显降低,蛋白质含量增高。病毒性脑膜炎:一般起病较急,早期脑膜刺激征较为明显;脑脊液外观无色透明,白细胞数 $(50\sim200) \times 10^6/L$,以淋巴细胞为主,蛋白含量一般不超过 $1.0g/L$,糖和氯化物含量正常。结核性脑膜炎:起病多较缓慢,有结核接触史,结核中毒症状,结核菌素试验可阳性,多有原发结核感染灶。脑脊液外观呈毛玻璃样,白细胞数为数百个 $\times 10^6/L$,淋巴细胞为主,蛋白明显增高,糖、氯化物明显降低。隐球菌脑膜炎:起病更缓慢、病程更长,多有长期使用广谱抗生素和/或免疫抑制史。病初多无明显发热。高颅压症状显著,头痛剧烈,与脑膜炎其他表现不平行;视力障碍和视神经盘水肿较常见,症状有时可自行缓解。脑脊液呈蛋白细胞分离,糖显著降低,脑脊液墨汁涂片可找到厚荚膜圆形发亮的菌体,核菌素试验阴性。

2. **自身抗体相关免疫性脑炎**　如抗 N-甲基-D-天冬氨酸受体(NMDAR)脑炎、抗髓鞘少突胶质细胞糖蛋白(MOG)抗体相关脑病等。对于病原不明的临床诊断病毒性脑炎患者,如果随后病程及临床表现不典型、抗病毒治疗疗效不佳或者急性期好转后再次加重者,均应高度重视自身免疫脑炎的可能性,并及时进行相应的免疫学检测。当患儿临床以抽搐和精神症状为主要改变时,需要进行鉴别;及时进行相应的免疫学检测可以鉴别。

3. **脑肿瘤**　当出现颅内多发病灶、肉芽肿样改变时,需要和中枢神经系统肿瘤相鉴别。脑肿瘤一般无发热史,少见抽搐、昏迷,高颅压症状与脑膜刺激征不相平行,脑脊液改变较轻微,脑部 CT 或 MRI 检查有助于诊断。

【康复评定】

(一)意识障碍的评定

意识障碍是中枢神经系统感染常见的症状,按以觉醒度改变为主的意识障碍分为嗜睡、昏睡、昏迷;按以意识内容改变为主的意识障碍分为意识模糊、谵妄状态；按特殊类型意识障碍分为去皮质综合征、植物状态、微意识状态及无动性缄默症。它们在意识、睡眠周期、脑干功能、运动功能、视觉功能、感情等方面存在区别，植物状态和微意识状态又称为慢性意识障碍。意识障碍的评定常用的有格拉斯哥昏迷量表（GCS）、昏迷恢复量表（修订版）（CRS-R）等。

（二）运动功能、认知功能、吞咽功能、语言-言语功能等其他功能评定

详见本章第一节。

【康复治疗】

（一）康复治疗原则

1. **尽早康复介入**　若患儿存在意识障碍、运动功能、认知功能、吞咽功能等功能障碍，在病情允许的情况下康复介入的时间越早越好。康复治疗的时间一般选择在患儿生命体征相对稳定、炎症得到有效控制、神经学症状不再发展 48 小时内开始。

2. **避免加重病情**　急性期康复应以不影响临床治疗为前提，采用合适的康复治疗的频率和强度；以临床治疗为主，康复治疗为辅；与临床医师充分沟通，共同协作，做好疾病风险管理。

3. **全面系统康复**　患儿可能存在多种功能障碍，应综合使用物理治疗、作业治疗、言语-语言治疗、吞咽治疗、假肢矫形器治疗、药物治疗等全面系统的康复治疗措施，以最大程度地促进患儿功能的恢复，提高日常生活活动能力和生活质量。

4. **个体化的治疗**　患儿的受累部位及程度不一样，疾病的时程不同，个体对治疗的敏感程度不同，所以需要对每个个体进行准确的评估，制订符合个体特点的康复治疗。

（二）不同时期的康复治疗

1. **急性期**　保持合理体位，肢体被动运动，各关节全范围的被动运动，维持肌张力和关节活动度，预防关节挛缩，每天 2~3 次。意识障碍时可采用电动充气减压气垫，可每 2 小时翻身一次，注意观察足跟、肘关节和骶尾部等骨凸出处的皮肤有无压疮。肢体按摩，促进血液淋巴回流,减轻水肿。尽早进行患肢的被动及主动活动,尽早离床活动,预防深静脉血栓。可辅助帮助意识的恢复或言语功能以及认知功能的康复治疗和训练。也可酌情使用热疗、电刺激、按摩、振动等物理因子治疗。经口进食时应注意有无呛咳、咀嚼及吞咽困难,进食后注意保持口腔清洁。对于有意识障碍、不能经口进食的患儿,应注意患儿的营养支持。针灸等传统医学技术也可用于促进意识的恢复、瘫痪肢体的功能恢复或言语功能的康复。高压氧治疗可增加血氧含量,提高血氧张力,对急性缺血性脑损害有明显的保护作用。

2. **恢复期**　此期患儿可能会存在不同程度的功能障碍,如意识障碍、运动障碍、认知障碍、听觉与视觉障碍、语言障碍等。其中运动和认知障碍是最常见的功能障碍。正确和全面的综合康复以及环境、心理、社会因素的影响格外重要,特别是有目的、有计划的社区和家庭康复治疗,对功能恢复的作用日益显露。康复内容包括有:精细动作训练(如手功能训练,手眼协调),日常生活能力训练的高级复杂技能部分(大龄患儿),姿势、体位转移,步行训练,如厕、洗澡、物品使用,语言训练,认知训练等。

3. **后遗症期**　此期患儿会遗留不同程度的功能障碍。此期康复目的为:针对儿童的现有残余功能进行训练,尽可能使其达到最佳水平,防止功能退化;康复的长期目标是达到生活自理、独立生活、接受教育并尽可能回归社会。

(三) 共患病/合并症处理

中枢神经系统感染疾病的共患病/合并症主要有癫痫、营养不良、感染、压疮、深静脉血栓等。需要针对不同的合并症进行相关处理。

(四) 慢性意识障碍的长期管理

常用的有药物治疗、多感官刺激、高压氧治疗、神经调控、传统医学治疗等。详见本章第二节。

(五) 具体的康复治疗方法

1. **物理因子治疗**　病情稳定即可开始,脑部病灶可采用脑电治疗、经颅磁刺激治疗等。肢体可采用超短波治疗、功能性电刺激疗法、低中频电刺激疗法、肌电生物反馈、蜡疗等。

2. **运动疗法**　主要运用神经发育疗法和神经生理学疗法，以抑制异常姿势，促通正常运动模式，促进主动运动，增加关节活动范围，进一步促进患儿的功能康复。

运动训练大体按照翻身→坐起→坐位(坐位平衡)→双膝立位平衡→单膝跪位平衡→站起→立位(站立平衡)→步行来进行。根据患儿病情决定从哪个水平开始训练。

3. **作业治疗**　根据患儿的功能状况选择合适的作业活动，提高手的精细动作及协调能力，提高日常生活活动能力。

4. **认知训练**　采用计算机化的认知障碍康复训练。计算机辅助训练模式采用专门设计的认知康复训练软件，其具有针对性、科学性；训练难度可自动分等级，循序渐进，具有挑战性；训练题材丰富，针对性强，选择性高；训练指令准确、时间精确、训练标准化；评估或训练结果反馈及时，有利于患儿积极主动参与。

5. **言语-语言治疗**　治疗前要通过标准的语言功能评定，掌握患儿语言障碍类型及程度，以便明确治疗方向。治疗内容要适合患儿的文化水平及兴趣，先易后难，由浅入深，由少到多，要逐步增加刺激量。分为听觉障碍所致语言障碍的治疗、儿童语言发育迟缓治疗、儿童语用障碍治疗、儿童失语症治疗、构音障碍治疗、语言流畅性治疗等。

6. **针灸治疗**　针灸治疗则通过调节脏腑、疏通经络、化痰逐瘀以起到利咽开舌的作用。以头皮针为主，配合体针、耳针。特别是对意识障碍、神经源性直肠、神经源性膀胱、吞咽障碍等症状有独特的作用。

7. **矫形器及辅助器具**　可以稳定患儿的姿势、矫正和预防畸形的发生，以及抑制异常的运动模式，并改善患儿的生活自理能力，提高生活质量。

8. **音乐疗法**　音乐可以通过人的听觉作用于人的大脑边缘系统及脑干网状结构，调节大脑皮质，使人体的内脏活动及情绪与行为有良好的协调作用。主要采用以聆听为主的被动音乐治疗。被动音乐疗法注重治疗师的引导作用,强调欣赏音乐的环境设置。

➢ 附:中枢神经系统感染疾病诊疗流程图

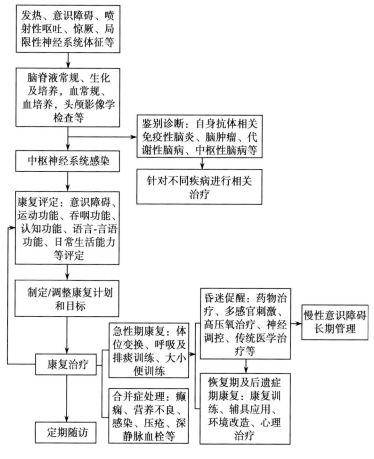

（牛国辉　朱登纳）

第四节　脑血管疾病

【概述】

(一)定义

脑血管疾病是指脑血管破裂或血栓形成,引起出血或缺血性损伤为主要临床表现的一组疾病,又称脑血管意外或脑卒中。类似成年人脑卒中,儿童脑卒中(childhood stroke)可分为缺血性脑卒中(ischemic stroke,IS)和出血性脑卒中(hemorrhagic stroke,HS),前者包括了动脉性缺血性脑卒中(arterial isehemic stroke,AIS)和颅内静脉系统血栓形成(cerebral venous thrombosis,CVT),后者一般是指自发性脑出血(spontaneous intracerebral hemorrhage,SIH)和非创伤性蛛网膜下腔出血(subaraehnoid hemorrhage,SAH)等。儿童脑卒中是美国儿童十大死亡原因之一,可出现严重并发症,并给社会和家庭带来沉重的经济负担。近年来,人们开始更多地关注儿童脑卒中的研究进展情况。本节重点讲 AIS 和 SIH。

(二)流行病学特征

儿童脑卒中的发病率在各个国家存在着区别。其中 IS 和 HS 发病率也存在差异。美国儿童脑卒中(28 天~15 岁)年发病率为 2.3/10 万,法国儿童脑卒中(0~16 岁)年发病率为 13/10 万,而中国香港儿童脑卒中(30 天~15 岁)年发病率为 2.1/10 万。其中 AIS 较 HS 更为多见[11]。

(三)病因及发病机制

AIS 的常见病因有:①心脏疾病:先天性心脏病是最常见的危险因素。栓塞被认为是最主要的卒中发病机制,但很少能发现心内血栓;其他病理生理机制包括缺氧、发绀、红细胞增多症,这些因素可能会导致高凝状态并降低血液携氧能力,进而增高卒中风险。②血管病变:壁间动脉瘤、烟雾病、川崎病和结节性动脉周围炎等不同原因所致的血管病变均可致缺血性脑卒中。③血液系统及代谢性疾病:镰状细胞性贫血(sickle cell anemia,SCD)、阵发性睡眠性血红蛋白尿症以及其他原发性血液系统疾病均会增高卒中风险。另外，其他罕见的代谢性疾病，如同型半胱氨酸尿症、Fabry 病及线粒体脑病伴乳酸酸中毒和卒中样发作（mitochondrial encephalopathy lactic acidosis stroke like episode, MELAS）也会增高卒中风险。④感染：细菌性或病毒性中枢感染伴脑动脉炎可引起血管闭塞。⑤外伤：头部外伤是导致儿童脑卒中发病的另一重要因素。儿童发生颅脑外伤时，由于颈部支撑较弱，颈部血管及位于大脑中部的穿支小血管易受损，易引起小的血管阻塞，梗死灶大多发生在基底节区[12]。

SIH 常见病因：主要为血管畸形破裂和凝血功能异常，Broderick 等及 Al-Jarallah 等报道血管畸形可占儿童颅内出血病例的 38%~74%，其中动静脉畸形最为常见（14%~46%），其次为海绵状血管瘤（20%~25%）及动脉瘤（5%）。Jordan 等曾报道，凝血功能障碍可占发生儿童自发性脑出血病因的 10%~30%，欧美国家主要包括血小板减少症、血友病和血红蛋白病等特殊的凝血功能障碍疾病；而在亚洲地区，维生素 K 依赖因子缺乏引起的颅内出血可高达 76.6%，与新生儿出生后未预防性注射维生素 K 有关[13]。

【诊断】

（一）临床表现

儿童脑卒中临床表现与类型和年龄相关。IS 患儿在婴儿期主要表现为嗜睡、呼吸暂停或肌张力减退等；幼儿期主要表现为一般情况的恶化，哭闹增加，嗜睡，烦躁不安，喂养困难，呕吐，四肢发冷，败血症样症状等；年长儿童主要出现偏瘫、感觉障碍（偏身麻木）和视觉障碍（偏盲）等。HS 在婴幼儿期表现为烦躁和囟门隆起等颅内高压症状；年长儿童主要出现突然急性发作的头痛、颈部疼痛、假性脑膜炎或畏光等表现。两者均常见癫痫发作。

（二）辅助检查

1. 头颅 CT　对于急性偏瘫的小儿，首选的影像学检查方法为 CT，主要用于鉴别出血性及缺血性脑血管病。脑梗死在 24 小时内，CT 检查可不被发现，或仅显示模糊的低密度区；24 小时后 CT 检查可显示清楚的低密度区，其特点是低密度区的范围与闭塞血管供血区相一致,同时累及灰质和白质;脑梗死后 2~3 周,CT 扫描病灶可出现边缘模糊的等密度改变;脑梗死后期,坏死组织清除,可形成囊腔,CT 显示密度更低。

头部 CT 往往是确诊颅内出血的首要方法。蛛网膜下腔或硬膜下出血急性期在 CT 扫描上表现为脑池、脑沟及蛛网膜下腔或硬膜下的高密度改变。脑实质出血急性期在 CT 扫描上亦呈高密度改变,亚急性期 CT 平扫发现病变周围有水肿,增强扫描显示水肿周围环状强化。凝血功能障碍所致的出血多为多个解剖部位同时出血,即脑实质内出血伴有硬膜下、蛛网膜下腔及脑室内出血,且大多病例出血呈不均匀混杂密度,结合其 CT 值,可认为出现液-血平。血管畸形破裂出血多为单个解剖部位出血,其出血部位与畸形血管位置吻合,常位于脑实质及脑室内,呈不规则高密度影。

2. 头颅 MRI　MRI T_1WI、T_2WI 及弥散加权图像(DWI)诊断缺血性脑血管病较为敏感,特别是基于水分子弥散运动的 DWI 可对常规影像学检查方法检测不到的脑缺血灶作出早期的诊断。梗死后由于细胞毒性水肿,梗死区含水量增加,呈 T_1 低、T_2 高信号改变。此后由于血-脑屏障破坏、新生毛细血管和血液灌注过度,增强扫描可表现为脑回状、条状、环状强化。梗死 1 天后至第 1 周末,水肿进一步加重,占位效应更明显。脑梗死后期,小的病灶可以不显示,主要表现为局灶脑萎缩;大的病灶形成软化灶,T_1、T_2 与脑脊液信号相类似。

MRI 在出血几小时内 T_1WI 和 T_2WI 像上都不能明确显示病变,因此不用 MRI 作为脑出血急性期诊断工具。在以下两种情况 MRI 可以显示其极大的优越性:①吸收期后的出血病灶,用 MRI 可以敏感地显示。②诊断出血的特殊病因如:动静脉畸形(AVM)在 T_1WI、T_2WI 像上均呈低信号,其形态多样,可表现为蜂窝状、圆形、弧线形等低信号的畸形血管团;海绵状血管瘤:在少量的反复出血后,根据不同时期出血成分的沉积及血栓的形成等,在 T_1 加权呈低信号或混杂信号,T_2 加权呈高信号或混杂信号,周围有一圈低信号环,T_2 加权表现特征性的"爆米花样"或"桑葚样"的改变,即结节状不均匀高信号周围伴有低信号环。

3. 磁共振血管造影和血管计算机断层扫描 磁共振血管造影（MRA）和血管计算机断层扫描（CTA）是儿童 AIS 常用的检查，其中脑部 MRA 可作为儿童 AIS 一线血管影像检查，但 MRA 对颅外动脉夹层，特别是后循环及小血管炎等很难确诊。CTA 可用于不适于 MRA 检查的大血管的检查。MRA、CTA 适用于动脉夹层、烟雾病（Moyamoya）及血管炎、动静脉畸形、动脉瘤等的检查。

4. 全脑数字减影血管造影 全脑数字减影血管造影（DSA）可以直观显示病变血管的影像学证据，是目前最准确的方法。但它属于有创性检查，并且需要全麻和注射造影剂，有一定风险，与成人相比，儿童血管造影技术难度较大。脑血管造影是目前诊断 AVM 最可靠、最准确的方法，典型表现为动脉期可见粗细不等、纡曲的血管团，有时可表现为网状或血窦状，供血动脉多增粗，引流静脉早期显现。

5. 其他辅助检查 结合临床特点进行血常规、抗凝血酶、蛋白 c 活性、游离和总蛋白 S、V 因子 Leiden 变异和/或功能活性蛋白 C 检测、凝血酶原基因 G20210A 变异、同型半胱氨酸水平、5,10-亚甲基四氢叶酸还原酶、脂蛋白（a）、狼疮抗体、抗心肌磷脂抗体、血红蛋白电泳（镰状细胞贫血筛查）等检查。

【鉴别诊断】

1. 中枢神经系统感染 根据脑脊液检查出现细胞数、糖和氯化物的异常以及脑脊液病原学检查，可作出鉴别诊断。

2. 颅内占位病变 小儿颅内肿瘤恶性较多，位于中线及后颅窝者多，故早期即可引起脑脊液循环梗阻而致颅内压增高。呕吐是儿童颅内肿瘤最常见的症状，呈喷射状，与饮食无关，多伴有头痛。婴幼儿仅表现为阵发性烦躁和哭闹不安或用手抓头、击打头部及头围增大等。进行头颅 CT、MRI 检查可确诊。

【康复评定】

IS 和 HS 患儿的功能障碍与原发病严重程度相关，康复评定针对患儿功能障碍进行相关评估，包括意识、运动功能、认知功能、吞咽功能、语言-言语功能、日常生活能力、营养状态等评定,选用合适的评估方法和量表,详见本章第二节颅脑损伤康复评定部分。

【康复治疗】

(一) 原发病治疗

1. **病因治疗**　找到原发病因者,进行病因治疗。

2. **对症支持治疗**　保护脑细胞、减轻脑水肿、控制血压、抗癫痫治疗。

3. **抗血小板治疗**　主要用于缺血性卒中,常用药物为阿司匹林。

4. **抗凝治疗**　目的在于限制已经存在的凝血块扩大化,同时阻止更多的血栓形成。对于没有任何病因的动脉缺血性卒中患儿,推荐使用抗凝治疗 5~7 天。

5. **溶栓治疗**　儿童缺血性卒中的确诊时间往往超过 24 小时,溶栓时间无法明确界定,且因其可引起出血故未得到推广应用。

6. **腰椎穿刺**　反复腰穿放脑脊液适用于脑室及蛛网膜下腔出血,可减少脑积水的发生,并可迅速缓解蛛网膜下腔出血引起的高颅压,减轻脑膜刺激征,但如有脑疝的早期征象,则禁忌腰穿,以免诱发脑疝。

7. **手术治疗**　对于脑出血患儿,如出血量较大,脑实质严重或出现脑疝等危险证候,应早期进行手术,清除血肿。一般病例则应待病情平稳后再行脑血管造影及手术,包括清除血肿和局部畸形血管的处理等,一般以发病后 2 周左右为宜。

(二) 康复治疗

脑卒中后一旦病情稳定则需康复介入,但需避免过早的主动活动使原发的神经病学疾病加重,通常在生命体征稳定 48 小时内,且原发神经病学疾病无加重或有改善的情况下逐步进行。

1. **早期康复**　由于儿童生长发育的特殊性,早期康复干预对患儿发病后异常姿势的控制、运动系统畸形的预防都有重要的作用。要根据婴幼儿发育的现状,对儿童的康复治疗使用不同的治疗技术以求得更佳的疗效。目前婴幼儿期的治疗采用的技术多以小儿脑瘫早期的治疗技术为参照,多通过各种手法引起各种反射以达到治疗效果。年长儿由于已能理解治疗意图,故此期可使用主动性的运动疗法,参照成人中枢神经损伤的治疗技术,此期治疗以运动控制技术为主。目前在儿童领域应用较多的治疗技术包括 Bobath 法、Vojta 法、引导式教育等;随着年龄的增加,儿童认知能力会增强,体格发育日益接近成年人。故一些成人脑血管病使用的方法理念也可以在年长儿中使用。这些方法除了 Bobath 法外,主要有 Brunnstrom 运动疗法、Rood 感觉运动治疗方法、神经肌肉本体感觉易化技术、运动再学习方案等。

其他康复治疗包括物理因子疗法、作业治疗、语言治疗、传统治疗(针灸、推拿等)。

2. **中期康复**　此期的主要康复目标是加强肢体精细、稳定、协调性运动,改善步态,恢复实际步行能力,提高肌力与耐力。婴幼儿应按发育阶段安排训练内容,注意运用视觉、听觉、触觉等引起患儿兴趣的方法和一些简单的游戏引发患儿产生正常生理动作。儿童除了按发育阶段安排训练内容外,也可参照成人的许多训练方法和内容进行,如运动再学习法、减重训练等。此期应注意按循序渐进的原则进行训练。训练量应由少到多,训练难度应由简单到复杂。此期的重点是分解高难度动作(如上下楼梯、步行等),科学进行训练,注意强调正确的动作模式,尽量用患侧完成日常生活的动作,力量耐力的训练要结合日常生活动作。

3. **后期康复**　儿童由于不同发育阶段的生理特点,后遗症的出现会明显影响尚未发育的器官的各项正常功能,所以对儿童后遗症期也应长期干预,直到发育结束,以便尽可能纠正异常,促进患儿的正常发育。此期的目标是调动残存的肢体功能,尽可能提高患儿的日常生活自理能力,防止各种并发症和二次损伤的出现。此期的治疗应加强健侧肢体的代偿功能,学会正确使用各种支具及辅助器具,适当使用矫形器。患侧肢体功能虽不能恢复,但仍需要加强患侧肢体的被动活动,防止关节、肌腱、韧带挛缩造成的关节活动范围受限。并注意在训练运动时确保患儿的安全。

> ➤ 附:脑血管疾病诊治流程图

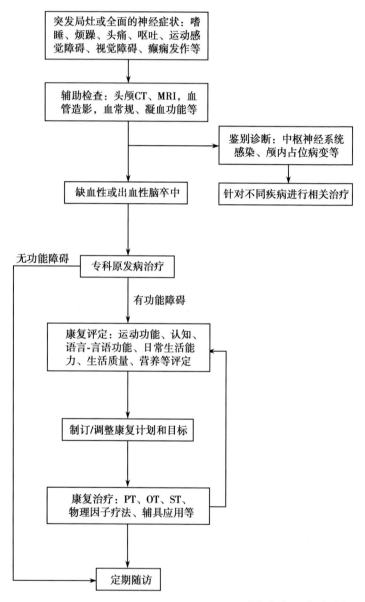

（张广宇 朱登纳）

第五节　小 头 畸 形

【概述】

(一) 定义

小头畸形(microcephaly)是一组以头围减小为主要临床特征的神经系统发育障碍性疾病。小头畸形是儿科常见的神经系统畸形,尤其在智力障碍儿童中更为常见。

(二) 病因及发病机制

小头畸形的病因多样,环境因素与遗传因素均可单独或共同作用而致病。大致可分成两类:一类是由遗传因素引起,即染色体畸形(11/22-三体综合征、13-三体综合征、Pallister-Killian 综合征等[14])或*MCPH1-25* 基因突变所致;这些基因在物种间高度保守,在脑进化过程中发挥作用。基因编码的蛋白与多种细胞过程有关,如着丝粒完整性、染色质重塑、中心粒生物发生、中心体成熟等,基因突变产生的异常蛋白会导致细胞周期调控失衡和异常的有丝分裂,从而导致小头畸形的发生。另一类是由环境因素引起,即胎儿在妊娠早期受到各种有害因素影响,包括营养不良、中毒、物理或化学影响以及宫内感染(弓形虫病、风疹、疱疹、梅毒、巨细胞病毒及艾滋病毒)所导致。环境因素在患儿出生前、出生后均可发挥作用,导致神经元产生、增殖、移行失败或白质髓鞘化障碍、细胞坏死等,造成头围发育缓慢。

【诊断】

(一) 临床表现和体征

小头畸形既可以单独存在,也可以与许多遗传性综合征联合出现,其临床表现差异较大,可无明显大脑功能受损表现,亦可出现多动症、注意力不集中、表达性语言障碍和癫痫、听觉障碍、易怒易冲动等症状,甚至出现自残行为。与同年龄、同性别和同种族的人相比,患者大脑结构正常但头颅整体体积较小,原发性小头畸形出生后其智力退化及脑容量不足水平相对静止,继发性小头畸形往往出现进行性脑退化。

根据小头畸形出现的时间,可分为原发性小头畸形与继发性小头畸形;根据是否合并其他畸形,分为孤立性小头畸形和综合征性小头畸形;根据身高、体重是否受累,分为匀称性小头畸形和非匀称性小头畸形。原发性小头畸形又称为真性小头畸形或常染色体隐性遗传小头畸形(autosomal recessive primary microcephaly, MCPH)。MCPH是排除了继发因素及非遗传性小头畸形,由 *MCPH1-25* 基因突变导致的一类常染色体隐性遗传疾病。

(二)辅助检查

1. **头颅 MRI** 可以形态正常,也可存在胼胝体发育不全、小脑或脑干发育不全、脑室周围神经元异位和侧脑室增大等异常。

2. **基因检测** 临床表现的多样化提示小头畸形具有遗传异质性。到目前为止,已有多个与小头畸形相关的基因(*MCPH1-25*)被报道。应根据患儿的病史及临床特征选择不同的检测方法,如染色体核型分析、染色体微阵列、全外显子检测、基因拷贝数变异检测等。

3. **病原体检测** 包括弓形虫、风疹病毒、巨细胞病毒和单纯疱疹病毒感染的检测。

4. **代谢性疾病筛查** 应重点关注苯丙酮尿症、磷酸甘油脱氢酶缺乏症和 2 型戊二酸尿症,这些都是导致继发性小头畸形的原因。

(三)诊断标准

临床上将头围小于同性别、同年龄组正常均值 2 个 *SD* 以上,或小于第 3 个百分位者诊断为小头畸形。

MCPH 目前临床的诊断标准为:①MCPH 为先天性疾病,出生时头围测量小于正常同龄儿 4 个 *SD*;②非进行性智力退化,一般不伴有其他的神经异常症状,如癫痫、肌肉痉挛等,若出现神经异常症状,则不能作为排除标准;③体重、身高、外貌基本正常,基因组检查及大脑结构无异常,但对于 MCPH 变异个体,常存在身高发育不足、脑室周围神经元异位。

【鉴别诊断】

狭颅症,又称颅缝早闭,由于在生长发育过程中颅缝过早闭合,以致颅腔狭小不能适应脑的正常发育,可表现为颅内压升高、发育迟缓、智力障碍、精神活动异常、癫痫发作等症状。主要鉴别在于小头畸形无颅缝早闭造成的尖头、塔状头、舟状头或扁头等畸形,无颅内压增高。

【康复评定】

康复评定根据患儿功能障碍进行相关评估,包括运动功能、认知功能、语言-言语功能、日常生活能力等评定,详见本章第一节脑性瘫痪康复评定部分。

【康复治疗】

小头畸形的康复治疗,主要是针对患儿所表现出来的运动障碍、言语障碍以及认知障碍。治疗原则为早期发现、早期治疗,促进正常运动的发育、抑制异常运动和姿势,最大程度地提高生活独立性水平、改善社会功能和提高生活质量。

1. **运动疗法**　内容丰富,有多种训练形式。包括渐增阻力技术、关节活动技术、关节松动技术、协调性训练、平衡训练、减重步态训练、核心稳定性训练等,通过多次反复强化训练,从而提高肌力、核心稳定性及平衡能力。

2. **作业治疗**　日常生活活动能力的训练、治疗性作业活动、感觉统合治疗、手的作业治疗、认知能力的作业治疗,从而改善患儿心理,恢复患儿手的功能,提高患儿生活自理能力。

3. **言语-语言治疗**　包括前语言技巧的训练、语言理解与表达训练、构音器官运动、口腔感知觉训练等。

4. **认知能力训练**　包括感知觉刺激、计算力训练、注意力训练、记忆力训练、其他认知能力训练等。

5. **针灸**　具有疏通经络、调和阴阳、扶正祛邪的作用。头部选取的穴位有四神聪穴、智三针、颞三针、脑三针;体针选取的穴位有曲池、外关、合谷、足三里、三阴交、太冲。

6. **医教结合**　目前证明最有效的康复模式之一,它将医疗、训练、教育和环境等有机地结合起来,对运动、认知、语言、交流、行为和心理素质等进行全面的康复。医学与教育学是不同的学科,医院与学校也是不同的部门,协调两者的关系,使其扬长补短,最大程度地作用于特殊儿童的发展,是至关重要的。

➤ 附:小头畸形诊疗流程图

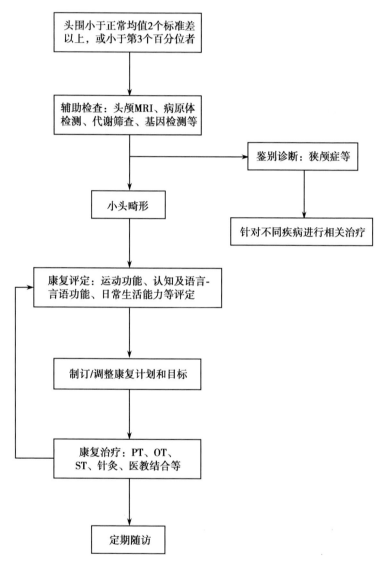

（牛国辉　朱登纳）

第六节　脑　积　水

【概述】

脑积水是指颅内蛛网膜下腔或脑室内的脑脊液异常积聚,使其一部分或全部异常扩大。脑积水不是一种单一的疾病改变,而是诸多病理原因引起的脑脊液循环障碍。任何能导致脑脊液产生、循环、吸收过程异常的病因均可引发脑积水。

(一) 流行病学特点及病因

1. **发病率**　脑积水的发病率根据发病原因的不同报道各异,国外有报道脑积水在普通人群中总体发病率达 1%~1.5%,并且随人口数量的增长而递增。先天性脑积水方面,有报道美国先天性脑积水发病率为 2%~8%;我国代礼等报道 1996—2004 年围产儿先天性脑积水的发病率为 7%,死亡率高达 87.75%。

2. **病因**

(1) 脑脊液分泌过多:包括脉络丛增生,各种炎症所致的血管出血导致组织水肿渗出等。单纯性脑脊液分泌增多病因未明。

(2) 脑脊液循环障碍:是脑积水的主要病因。发生于脑脊液循环通路中的任一部位的梗阻均可导致循环障碍,继而发生脑积水,梗阻部位可见于侧脑室、室间孔、中脑导水管、第四脑室及其出口。梗阻原因多见于占位性病变如肿瘤等的压迫,也可见于先天畸形如中脑导水管生长性狭窄、正中孔闭锁综合征等。

(3) 脑脊液吸收不良:包括炎症、外伤、出血等所致的脑脊液吸收受阻、蛛网膜下腔吸收障碍等。

(4) 先天性脑积水:多因遗传或各种原因引起的先天性神经系统畸形、宫内感染、出血、血管内疾病等导致脑脊液循环异常而出现。

(二) 分类

脑积水的分类按流体动力学分为交通性和梗阻性脑积水;按时限进展分为先天性和后天性脑积水,急性和慢性脑积水,进行性和静止性脑积水;按病理生理分为高压力性、正常压力性、脑萎缩性脑积水。

先天性脑积水也称原发性脑积水,其在发生、发展过程中主要表现为脑室系统病理性的扩大、脑室周围白质轴突的破坏、神经元间传导通路的改变、神经递质的变化以及下丘脑和小脑的继发损害等。不同类型的脑积水对患儿影响不同,所需干预措施亦不相同,需对患儿进行个体化评估及治疗。

(三)发病机制

1. **脑脊液动力学**　脑脊液循环动力学研究是理解脑积水病理生理和制订治疗策略的基础。但需要注意的是,在新生儿和婴儿中影像上呈现梗阻性脑积水者并不能排除同时并存吸收异常,如第三脑室扩张伴有导水管未见流动信号提示导水管狭窄,但实际可能远比这复杂,包括不可见的脑脊液吸收异常。

2. **脑组织结构改变**　先天性脑积水造成的脑组织结构改变表现为脑室系统的扩大,脑室表面室管膜内层的损坏,同时脑室周围白质内的小血管受压迫,继发各种神经胶质细胞的反应性改变,包括星形细胞和小胶质细胞的活化和增生、轴突伸长和损坏、神经元之间联系的减少等。

3. **脑血流及生化改变**　脑积水导致的轴突损伤可间接造成脑白质内小血管受压变形,毛细血管显著减少,产生脑血流的改变,进而引起一系列的生化改变的发生。如葡萄糖利用率局灶性的增加、氧化应激反应包括脂质过氧化和蛋白质亚硝基化的出现、钙依赖性蛋白水解酶的激活等。

【诊断】

脑积水的诊断依靠病史采集、体格检查与辅助检查,其中,颅脑CT及MRI检查是诊断脑积水的主要辅助检查手段和客观指标[15-18]。

(一)临床表现

由于婴幼儿颅骨较软,囟门及颅骨骨缝未闭合,临床表现与年长儿童有所不同。

1. **婴幼儿脑积水**

(1)头围及前囟增大:婴儿出生后数周或数月内头颅进行性增

大,与躯干比例失调,与面部不相称,前额凸出、下颌小、颅骨非常薄,可伴有头皮浅静脉怒张、头皮发亮等。前囟门可呈膨隆状而不凹陷,看不到正常波动。

(2) 落日征:脑积水可使第三脑室后部的松果体隐窝显著扩张,压迫中脑顶盖部或由于脑干的轴性移位,产生向上凝视麻痹现象,使婴儿的眼球不能上视。

(3) 头颅照透性:重度脑积水脑组织厚度不足 1cm 时,用强光手电筒直接接触头皮,可照透对侧。

(4) 视乳头萎缩:以原发性视神经萎缩多见。

(5) 神经功能失调:脑室系统进行性扩张时,可出现明显脑萎缩,晚期可出现锥体束征、腱反射亢进、痉挛性瘫痪、去大脑强直等,智力亦明显落后。

2. 儿童脑积水

(1) 急性脑积水:头痛、恶心、呕吐、视力障碍等颅内压增高表现。

(2) 慢性脑积水:双侧颞部或全头颅的疼痛、恶心、呕吐、视乳头水肿或视神经萎缩、智力发育及肢体功能障碍。

(3) 正常颅压脑积水:运动障碍程度不一,可有走路缓慢、步态不稳发展到不能行走,智力下降,学习能力差等。

(4) 静止性脑积水:临床表现类似正常颅压脑积水,由于脑室容积保持稳定或缩小,未再出现新的神经功能损害,智力运动发育可随年龄增长而不断改善。

(二) 辅助检查

1. 脑室穿刺测压　高于正常值(小儿 40~110mmH$_2$O),临床常以侧卧位腰穿测蛛网膜下腔压力代表脑室内压力,梗阻性脑积水严禁做腰蛛网膜下腔穿刺测压。

2. 头颅 CT

(1) 梗阻性脑积水:可见脑室扩大,双额角径或颅内径(Evans 指数)>0.33 是诊断脑积水的标志性指标;额角变锐 <100°;颞角宽度 >3mm;脑室边缘模糊,室旁低密度晕环;基底池、脑沟受压或消失。

(2) 正常压力性脑积水:脑室扩大伴额角变钝。

（3）脑外积水：双侧额部（前部半球间裂）蛛网膜下腔增宽≥5mm；脑池增宽；轻度脑室扩大；增强 CT 显示静脉穿过蛛网膜下腔。

3. 头颅 MRI

（1）梗阻性脑积水：T_1 相矢状位显示导水管梗阻，幕上脑室扩大；胼胝体变薄，向上拉伸；穹窿、大脑内静脉向下移位、第三脑室底疝入扩大的蝶鞍。T_2 相显示脑脊液样的指纹状高信号向脑室外延伸到脑组织，间质水肿在脑室角周围明显；脑室内脑脊液形成湍流；导水管流空消失。增强 T_1 相显示软脑膜血管淤滞，类似于脑膜炎改变。心电门控相位对比 MRI 电影为在导水管中无明显脑脊液流动。

（2）正常压力性脑积水：脑室扩大；额角颞角扩大不伴海马萎缩；基底池、外侧裂扩大，脑沟正常；脑脊液电影可显失脑脊液流速增加。

（3）脑外积水：蛛网膜下腔增宽伴穿行血管；在所有序列蛛网膜下腔内均为脑脊液信号。

4. 其他特殊检查　包括颅脑超声检查、神经电生理检查、脑室造影等。

【鉴别诊断】

主要与巨脑症、婴儿硬膜下血肿或积液、颅内肿瘤、维生素 D 缺乏性佝偻病等鉴别，随着辅助检查技术的提高，颅脑 CT 或 MRI 检查均可较易作出诊断。

【康复评定】

（一）头围评定

头围反映脑及颅骨的发育，脑积水可有头围明显增大。测量方法：采用软尺测量，小儿取立位、坐位或仰卧位，将软尺 0 点固定于头部一侧眉弓上缘，软尺紧贴头皮绕枕骨结节最高点及另一侧眉弓上缘回至 0 点即为头围的长度。

（二）运动障碍评定

脑积水患儿运动障碍表现多样，脑室系统进行性扩张时，可出现明显脑萎缩，晚期可出现锥体束征、腱反射亢进、痉挛性瘫痪、去大脑强直等。

运动功能评估根据年龄可选用 Alberta 量表、贝利婴儿发展量表及皮博迪运动发育评定量表(PDMS-2)等量表进行评定。肌张力和肌力的异常会影响运动控制,还可表现为平衡与协调障碍、共济失调、震颤等。常用的肌力测定方法有徒手肌力测试、等长肌力测试、等张肌力测试、等速肌力测试等;肌张力评定最常用的量表是改良 Ashworth 痉挛评定量表;共济运动较常用的评定方法有指鼻试验、对指试验、轮替动作等。

(三)认知及语言功能评定

慢性脑积水患儿可有明显脑功能损害,影响儿童智力语言发育。

1. **认知功能评定**　主要涉及记忆、注意、理解、思维、推理、智力和心理活动等。认知功能评定可为了解脑功能和行为之间的关系,以及临床诊断、制订治疗和康复计划、评估疗效、评估脑功能状况和能力鉴定等提供帮助。

目前关于儿童神经发育、认知和智力评定量表有丹佛儿童发展筛选测验(DDST)、格塞尔婴幼儿发展量表(GDS)、韦氏学龄前及幼儿智力量表(WPPSI)及修订版韦氏儿童智力量表(WISC-R)等。

2. **语言障碍**　评定语言障碍可表现为:①言语错乱:在失定向阶段主要为错乱性言语,表现为失定向,对人物、时间、地点等不能辨认,答非所问,但没有明显的词汇和语法错误,不配合检查,且意识不到自己回答的问题是否正确;②构音障碍;③失语:除非有相关损伤直接伤及言语中枢,脑积水并发失语者少见。

评定时应首先进行失语症和构音障碍筛查,对存在或可疑存在失语症和构音障碍者需进一步进行失语症和构音障碍检查,部分患儿需进行吞咽障碍评价、肺活量检查。评定方法常采用汉语体系标准化的语言发育迟缓检查法(S-S)。构音障碍常采用 Frenchay 构音障碍评定法评定。

(四)意识障碍评定

严重急性脑积水可导致不同类型意识障碍,按意识水平可分为嗜睡、昏睡、昏迷,按意识内容可分为意识模糊、谵妄。意识丧失超过 28 天的意识障碍称为慢性意识障碍,包括植物状态和微意识状态。常用评定量表包括 PVS 疗效临床评分量表、格拉斯哥昏迷量表(GCS)、昏迷恢复量表(修订版)(CRS-R)、无反应状态整体分级量表(FOUR)等。

(五)日常生活活动能力评定

常用的量表有 Barthel 指数(BI)、改良 Barthel 指数(MBI)、功能独立性评定(Wee-FIM)等。

(六)营养状况评定

包括患儿总体蛋白质储存的评定、骨骼肌容量与脂肪厚度的评定、骨骼肌营养状态的评定、全身营养状态的评定及体重的评定等。

(七)脑积水术后评定

应在术后不同时间(术后 24 小时内,术后 2 周,术后 3 个月、6 个月、12 个月)以及症状有变化时行头颅影像(CT 或 MRI)检查。腰骶腹腔分流应行腰椎 X 线片检查,判断腰大池段的位置。对分流术的疗效评价是一个长期和综合分析的过程,要结合患者脑积水的类型、手术方式、术后影像学、术后并发症、临床症状和体征、运动功能、认知功能、神经电生理(如肌张力)、排尿功能、日常生活能力等诸多方面对患者进行术后短期疗效和长期随访的评价。

【康复治疗】

脑积水的康复治疗目的为预防或治疗因颅内压增高或脑组织结构的病理改变引起的神经功能损伤,原则是解除病因和解决脑室扩大兼顾,综合考虑患者的个体因素,采取个体化治疗。

(一)手术治疗

1. 适应证及禁忌证

(1)适应证:①新生儿和儿童脑积水为脑室扩大并有颅内压增高、脑功能损害的临床表现;②无症状且脑室大小稳定不再增大的儿童脑积水,要考虑儿童认知功能有无损害,积极手术治疗对改善儿童神经功能有明确益处;③颅内出血后和脑脊液感染继发脑积水,在血性脑脊液吸收后,有脑脊液感染者采用静脉用抗生素,待脑脊液感染控制后(接近或达到正常脑脊液指标),可行分流术;④肿瘤伴发的脑积水,对伴有脑积水的第三和第四脑室内肿瘤,如估计手术不能全部切除肿瘤,或不能解除梗阻因素,做术前脑室-腹腔分流术有助于肿瘤切除术后安全度过围手术危险期;⑤伴有神经功能损害的正压性脑积水;⑥脑外积水的处理原则:狭义的脑外积水见于 1 岁以内的婴幼儿,表现为双额蛛网膜下腔增宽,前囟张力正常或轻度饱满。如无颅内压增高的表现,绝大多数患儿在 1.5 岁以后积液逐渐消失,无须特殊治疗。

(2) 禁忌证:①颅内出血急性期;②颅内感染,有脑脊液感染或感染病灶;③头皮、颈部、胸部、腹部等术区皮肤有感染;④腹腔内有感染。

2. 手术方式的选择　常用术式包括脑室-腹腔分流术(V-P)、腰池-腹腔分流术(L-P)、脑室-心房分流术(V-A)、第三脑室底造瘘术等,需小儿神经外科医师根据患儿脑积水的类型、影像学特点及是否合并相关禁忌证综合选择。

(二) 术后康复治疗

脑积水患儿的术后康复在术后病情稳定后即应开始,可以分为急性期、恢复期和后遗症期三个阶段,从神经外科病房开始,至儿童康复中心以及出院后的社区康复和家庭康复。不同时期康复的目标及侧重点各有不同,应注意的是无论哪个阶段都应该帮助患儿及家庭进行指导,适应疾病对运动、精神和社会能力等的改变。

1. 急性期康复

(1) 康复时机:一般来说,脑积水术后颅内压增高症状明显缓解、无颅内感染等严重术后并发症的患儿,术后病情稳定后 48 小时内即可开始康复介入。即使病情较重患儿,甚至意识障碍尚未恢复,也应及早考虑康复介入。

(2) 康复疗法:①营养支持:根据术后胃肠道通气情况选择肠内及肠外营养,应注意给予高蛋白、高热量饮食,保持水和电解质平衡。当患儿主动进食时,应同时训练患儿吞咽和咀嚼功能。②肺功能康复:被动肺康复技术包括气道清洁、球囊扩张技术、正压通气、胸壁关节松动术、排痰训练、体位引流、物理因子及电刺激治疗等;意识清醒且能有效配合患儿的主动肺康复技术有呼吸模式训练、抗阻呼吸训练、咳嗽训练等。③合理体位、尽早活动:术后应让患儿处于感觉舒适、对抗痉挛模式、防止挛缩的体位,应定时翻身、变换体位,预防压疮、肿胀和挛缩。可使用气垫床、充气垫圈,预防压疮、呼吸道感染、深部静脉血栓形成等发生。若生命体征稳定、神志清醒,应尽早帮助患儿进行深呼吸、肢体主动运动、床上活动和坐位、站位练习,循序渐进。④其他:对于合并意识障碍患儿,若术后生命体征稳定,无严重心肺疾病伴心功能不全、癫痫等并发症,可采取电刺激治疗、高压氧治疗等,改善意识状态。

2. 恢复期及后遗症期康复

(1) 运动障碍的康复:遵循儿童运动发育规律进行,根据患儿能力水平开展床上及床边训练、坐位训练、站立和站立位平衡训练、步行训练、上肢和手功能训练等,综合应用神经促进技术、肌力训练、肌肉牵张训练、拮抗肌肉痉挛训练、平衡功能训练、日常生活能力训练、精细运动功能训练、局部注射肉毒素等方法改善运动障碍。

(2) 认知及语言障碍的康复:认知障碍训练包括记忆力训练、注意力训练、思维能力训练等,治疗方法包括 PQRST 法、头词记忆法、编故事法、挑选和猜测训练、物品分类法和数字排序法等。语言障碍训练包括失语症训练、构音障碍训练等,失语症训练方法包括听理解训练、语言训练、命名训练、自发口语训练、阅读训练等,构音障碍训练方法包括呼吸训练、发音节奏和语调训练、共鸣训练等。

(3) 心理障碍的康复:主要为支持性心理治疗方法,指导家长针对患儿不同的心理状态进行相应的心理护理和行为矫治,保持健康的家庭环境,增加与同龄儿交往。

(4) 日常生活活动能力的康复:加强如厕、洗澡、上下楼梯等日常生活自理能力的训练,根据功能障碍的严重程度配置生活辅助器具,必要时进行生活环境改造。

3. 康复过程中分流管的管理 儿童脑积水分流术需在体内留置分流管,因此康复过程中需联合神经外科医师做好分流管的管理。分流管阻塞、感染和分流过度是小儿脑积水分流术三大并发症,康复过程中注意避免及减少这些并发症。

（1）切口及皮肤护理：术后早期康复时要保持切口敷料清洁干燥，拆线后亦应保持皮肤清洁，尤其是分流管皮下行经处的皮肤（如头颈部、胸腹部皮肤）保持完整，避免抓挠、揉搓等，康复过程中应防止因外力原因使皮肤破损而导致分流管外露现象。

（2）分流管管理：为防止分流疗效不佳或分流过度现象，目前神经外科已普遍采用可调压分流管，可调压式分流管压力选择范围较大，并且可以根据颅内压力的大小设置合适的分流阀压力，术后康复过程中应结合神经外科医师意见，注意观察分流管压力变化，根据患儿情况随时调整分流阀压，防止分流不足导致的颅内高压和分流过度引起的颅内低压。

（3）其他：术后康复过程中应避免头部剧烈活动，防止由于头部向两侧过度扭转运动时分流管产生的牵拉作用使腹腔端自泵头处脱离或断裂，导致手术失败。康复过程中可适当让患儿变换体位，使分流管随肠蠕动自由伸直，防止扭曲、打折等。

（三）脑积水非手术治疗及康复

1. **药物治疗**　仅适用于早期或病情较轻，发展缓慢者。对脑膜炎等颅内感染引起的脑积水，可用地塞米松鞘内注射或口服，对早期患者可能有效。限制饮水，应用利尿剂或脱水剂，如乙酰唑胺、氢氯噻嗪、氨苯蝶啶等药物，以减少脑脊液分泌和增加水排泄，对暂时性脑积水也有一定帮助，适用于不能手术治疗的病例，或作为术前准备。

2. **康复疗法**　根据患儿合并的功能障碍进行康复治疗，早期综合康复治疗对脑功能的恢复、改善预后具有重要的作用。具体康复疗法可见本节脑积水术后恢复期及后遗症期康复治疗部分。症状较轻者应加强家庭康复训练，按照小儿神经发育规律进行训练，包括抬头、翻身、坐、爬行、站立、行走等大运动，同时兼顾精细动作、言语认知、社会适应性等方面的训练。

➢ 附:脑积水诊疗流程图

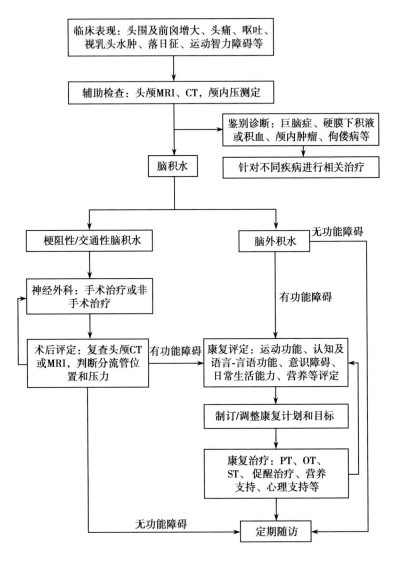

（杨 磊 朱登纳）

第七节 颅 内 肿 瘤

【概述】

儿童颅内肿瘤在儿童肿瘤中发病率仅次于白血病而居于第二位,在全年龄组颅内肿瘤中,儿童期患病占 15%~20%。儿童脑肿瘤主要包括神经胶质瘤、颅咽管瘤、颅内畸胎瘤、生殖细胞瘤等。

(一) 流行病学特点

1. **发病率** 儿童颅内肿瘤是最常见的儿童期实体性肿瘤,国外报道占全部儿童肿瘤的 18.6%,国内为 13.5%,总体发病率低于成年人。每年新增发病数 2~5 人/10 万人,由于 CT 和 MRI 等技术的应用,儿童颅内肿瘤发病率呈增高趋势。儿童颅内肿瘤的 5 年生存率约为67%,占儿童肿瘤死亡率的 30%,是肿瘤死亡首因。儿童颅内肿瘤可发生在任何年龄,学龄期高发。

2. **肿瘤类型及部位** 儿童颅内肿瘤类型与年龄有关,1 岁以内的婴儿以侧脑室和第三脑室肿瘤多见。学龄期则中线和后颅窝肿瘤多见,如鞍区颅咽管瘤、松果体区肿瘤和第四脑室髓母细胞瘤等。儿童髓母细胞瘤是儿童中枢神经系统发病率最高的肿瘤类型[19]。成人颅内肿瘤70%~75% 位于幕上,但儿童脑肿瘤常发生于小脑幕下的脑干和小脑,以及包括蝶鞍区、第三脑室、松果体区等部位在内的颅内中线结构。

(二) 病因及发病机制

儿童颅内肿瘤的病因可能与胚胎残余组织、遗传因素、理化因素、病毒感染等相关,具体致病机制仍不十分清楚。

【诊断】

儿童颅内肿瘤的诊断较成人困难,由于小儿不能用语言正确表达自己对症状的感受、查体不合作易漏掉阳性体征、婴幼儿头颅代偿性增大使高颅压症状出现较晚,故诊断发现较晚,常在外伤后行头颅CT 或 MRI 时偶然发现。

儿童颅内肿瘤好发于中线及后颅窝,可引起脑脊液梗阻而导致颅内压升高,常见的症状和体征有:

1. 呕吐　是儿童颅内肿瘤最常见的表现,多发生在清晨,为喷射状。少数呕吐可先于头痛,即颅内压不增高但反复呕吐,这是因为肿瘤刺激第四脑室底的呕吐中枢所致。

2. 头痛　婴幼儿表现为烦躁不安,用手挠头或阵发性哭闹。

3. 视神经盘水肿　儿童可因颅缝尚未完全闭合,代偿性的头颅增大导致其发生率并不高。

4. 视力减退和视野缺损　引起视力减退的原因多数为颅内压增高所致视神经继发性萎缩,也有部分是由于鞍区肿瘤直接压迫神经,造成原发性视神经萎缩。儿童视力减退易被忽视,一般直到看不清楚玩具或黑板上的字迹时才会被家长和老师发现,但此时已属晚期。

5. 头颅增大和破瓮音　小儿颅骨多为纤维性闭合,在颅内压增高的情况下,颅缝会裂开,头颅代偿性增大,叩诊时可闻及破瓮音。

6. 颈抵抗　颅内压增高或肿瘤位于后颅窝的肿瘤常使小脑扁桃体下疝到枕骨大孔以下,刺激颈神经根造成颈部疼痛和颈抵抗,严重时可有强迫头位,有此体征患儿应及时处理,避免因发生脑疝而出现病情的急剧变化。

7. 其他　可有肿瘤引起继发性癫痫发作,后颅窝或脑干肿瘤会出现走路不稳等共济失调症状,鞍区肿瘤或松果体区肿瘤会出现如生长发育停滞或性早熟等内分泌功能异常症状,鞍上生殖细胞瘤首发症状为多饮、多尿等。

【鉴别诊断】

对于有头痛、呕吐、头围增大和走路不稳等的儿童,需要提高警惕,行头颅 CT 或 MRI 辅助检查,并注意与先天性脑积水作鉴别,后者头围增大发生早,增长迅速,前囟不闭合,头皮静脉怒张,落日征阳性。

【康复评定】

(一)肿瘤评定

1. 病理分级　根据肿瘤细胞的分化程度来确定其恶性程度,临床上常用四级法或三级法。四级法根据未分化癌细胞的数量,将肿瘤病理分级为Ⅰ级(0~5%)、Ⅱ级(25%~50%)、Ⅲ级(50%~70%)、Ⅳ级(70%~100%);三级法则是将肿瘤分为高度分化、中度分化及低度分化三级,恶性程度依次递增。

2. **临床分期** 多数采用国际抗癌联盟所规定的癌症 TNM 分期法,此分期法只适用于过去未曾进行过治疗的患儿,病变的范围仅限于临床检查所见,不包括手术的发现。各种肿瘤的 TNM 分期标准各异,在临床上随着肿瘤的进展,综合 T、N、M 分期,常将肿瘤分为 I、II、III、IV 期。

(二) 运动障碍评定

颅内肿瘤及肿瘤治疗后可合并多种多样的运动障碍。粗大运动功能根据年龄可选用 Alberta 量表、贝利婴儿发育评定量表、皮博迪运动发育评定量表(PDMS-2)及平衡功能评定(Berg 量表)等量表进行评定。肌张力评定常用改良 Ashworth 痉挛评定量表;肌力测定常用方法有徒手肌力测试(MMT)、等长肌力测试(isometric muscle test,IMMT)、等张肌力测试(isotonic muscle test,ITMT)、等速肌力测试(isokinetic muscle test,IKMT);共济运动较常用的评定方法有指鼻试验、对指试验、轮替动作等。

(三) 认知障碍评定

包括记忆、注意、理解、思维、推理、智力和心理活动等。常用儿童神经发育、认知和智力评定量表有丹佛儿童发展筛选测验(DDST)、格塞尔婴幼儿发展量表(GDS)、韦氏学龄前及幼儿智力量表(WPPSI)及修订版韦氏儿童智力量表(WISC-R)等。

(四) 语言障碍评定

语言功能评定常采用汉语体系标准化的语言发育迟缓检查法(S-S),包括理解能力、表达能力、基本操作能力、交流态度等四项能力。构音障碍常采用 Frenchay 构音障碍评定法评定,包括反射、呼吸、唇、颌、软腭、喉、舌、言语等 8 个部分。脑肿瘤或肿瘤术后患儿应进行失语症和构音障碍筛查,对存在或可疑存在失语症和构音障碍者需进一步进行失语症和构音障碍检查,部分患儿需进行吞咽障碍评价、肺活量检查。吞咽障碍的评定方法则有触摸吞咽动作、反复唾液吞咽试验、饮水试验、摄食-吞咽过程评定及吞咽造影检查等特殊技术检查等。

(五) 疼痛评定

一般通用的疼痛评定法多采用目测类比评分法(visual analogue

scale, VAS),也可用 McGill 疼痛问卷法、口述分级评分法、数字疼痛评分法等对疼痛进行评定。疼痛分级可依据患儿的用药种类和方法分为 0~4 级：0 级，不需任何镇痛剂；1 级，需非麻醉性镇痛剂；2~4 级，分别需口服、口服与/或肌内注射、静脉注射麻醉剂。

（六）营养状况评定

包括患儿总体蛋白质储存的评定、骨骼肌容量与脂肪厚度的评定、骨骼肌营养状态的评定、全身营养状态的评定及体重的评定等。

（七）日常生活活动能力评定

常用的日常生活活动能力评估量表有 Barthel 指数（BI）、改良Barthel 指数（MBI）、功能独立性评定（Wee-FIM）等。肿瘤患儿也可用Karnofsky（KPS）和 Zubrod-ECOG-WHO（ZPS）对患儿活动状况进行分级评定。

（八）心理障碍评定

对于大年龄的患儿，从疑诊开始，到确诊及治疗前后都可能发生比较剧烈的心理变化和心理反应过程，相继出现震惊、恐惧、否定、抑郁、焦虑、悲观等情绪、个性及行为改变，使患儿不能正确对待疾病，不能适应病后的现实，以致消极对待治疗。临床上肿瘤患儿的心理状态大部分表现为抑郁、焦虑，可用 HAMD、HAMA 和焦虑自评量表（self-rating anxiety scale, SAS）进行评定。

（九）生活质量评定

对患儿进行生活质量的评定，不仅有助于评价患儿肿瘤及疼痛的治疗效果，进行疗法的选择，也有利于抗癌药、镇痛剂、止吐药的筛选及评价，有助于了解治疗后患儿的远期生存状态。临床上生活质量的评定内容主要包括身体状态评价、生活质量各要素的单独评价及生活质量的综合评价等。

【康复治疗】

（一）肿瘤治疗

儿童颅内肿瘤以手术切除为主，根据病理类型及分级，术后可辅以放射治疗、化疗或免疫治疗。

1. **手术治疗**　手术的原则：①尽可能行肿瘤全切除；②保证术后

能缓解颅内高压;③手术应解除或至少部分解除对重要神经结构的压迫;④不能全切除的肿瘤,应尽量多切除以达到充分内减压,为后期放、化疗创造条件;⑤对脑脊液循环梗阻者,手术主要目的是解除梗阻,恢复循环通畅;⑥手术可明确肿瘤的组织学类型。

2. **放射治疗** 髓母细胞瘤、生殖细胞瘤对放疗敏感,应列为术后常规辅助治疗;各种类型胶质细胞瘤对放疗也有一定效果,未能完全切除的肿瘤也可使用。颅咽管瘤、星形细胞瘤等较良性的肿瘤术后放疗能延缓肿瘤的复发[20]。

3. **化学治疗** 化疗原则上是用于恶性肿瘤术后,与放疗协同进行,复发颅内恶性肿瘤也是化疗的指征。化疗应用的原则为:①明确肿瘤化学治疗的基本目标;②选用敏感的抗肿瘤药物,使用可耐受的足够剂量;③了解抗肿瘤药物联合应用的基本原则;④减少抗肿瘤药物的毒副作用与耐药性。

(二)康复治疗

应根据儿童颅内肿瘤及其治疗所造成的功能障碍进行评估和治疗,改善患儿预后,提高生活质量。在肿瘤治疗期内或在刚结束治疗时即尽早进行预防性的干预[15]。

1. **运动障碍康复** 针对肿瘤带来的中枢神经系统改变、肌肉改变、代谢和内分泌改变等,主要保持适当的小强度的耐力性和力量性训练、牵张训练以及关节活动度训练,活动方式综合应用神经促进技术、肌力训练、肌肉牵张训练、拮抗肌肉痉挛训练、平衡功能训练、精细运动功能训练等方法。需特别注意的是活动时一般要避免涉及肿瘤侵犯的部位以及手术切口,避免暴力进行关节活动度的训练,同时避免对肿瘤部位进行手法治疗和理疗。

2. **认知和语言障碍康复** 对患儿的认知干预应在治疗早期开始,包括选择合适的手术方式、调整放疗方式、采用低毒性的药物进行化疗等,以尽量减少它们对患儿认知功能的影响。在患儿接受手术、放疗、化疗等治疗之后,对其进行理解表达、操作性课题、交流训练和认知训练如注意力、记忆力、理解力、判断力和思维能力训练等。语言障碍训练包括失语症训练、构音障碍训练等。

3. 疼痛康复　疼痛可加重肿瘤本身带给患儿的心理负担,加重忧虑和抑郁,影响患儿的生活质量,影响机体免疫功能而促进肿瘤生长和转移。因此,缓解疼痛十分必要。临床上根据不同情况,应谨慎选用药物、放疗、化疗、激素、理疗、手术、心理疗法等控制癌痛。

4. 营养支持　由于肿瘤细胞本身就要消耗大量的营养物质,加上治疗肿瘤所采用的手术、放疗、化疗等的影响,患儿往往存在食欲减退、营养补充不足等状况,导致营养不良、体质虚弱、抵抗力下降。因此,颅内肿瘤患儿的营养支持是康复的重要组成部分。为了减轻消化道负担,患儿的进餐可采用少量多次的方法,对有吞咽或咀嚼障碍的患儿,可采用流质或半流质的食物,必要时也可采用鼻饲或静脉营养的方法来补充人体所必需的能量和营养物质。

5. 日常生活活动能力康复　可给予吃饭、如厕、穿脱衣物、洗澡、上下楼梯等日常生活自理能力的训练,根据功能障碍配置生活辅助器具,必要时进行生活环境改造。

6. 合并症康复　对于长期卧床或不活动的患儿,在开始恢复运动时要注意防止直立性低血压,治疗时应保持充足的营养和水分摄入,积极防治泌尿系统感染、肺部感染、下肢静脉血栓形成等。

7. 心理治疗　儿童颅内肿瘤的预后相对较差,小年龄的患儿尚不能理解罹患肿瘤的各种后果,能在家长和医务人员的诱导下遵照医嘱接受各种检查和治疗。对于大年龄的患儿,肿瘤的存在往往会使其产生消极、悲观的情绪;与此同时,手术、放疗及化疗带来的疼痛及其他副作用也会加深患儿的恐惧、忧伤情绪,并因此造成性格改变,丧失治疗信心,形成病理心理和病理生理之间的恶性循环,严重影响治疗效果。因此在儿童颅内肿瘤的康复治疗中,心理治疗是十分必要的,在患儿进行颅内肿瘤的治疗过程的前、中、后期均应根据不同的情况进行心理治疗。通过细致观察儿童外部的心理现象,准确地掌握患儿日常生活规律,不断满足患儿的生理需要,尽量做到完善的心理护理,对促进肿瘤患儿的康复有着极为重要的意义。

8. 舒缓治疗　儿童舒缓治疗适用于患有恶性肿瘤等不断进展的危重疾病的儿童及其家属,亦称为姑息治疗。儿童舒缓治疗为儿童提供包括身体、心理、社会和灵性方面的整体照护并为其家庭提供必要的支持,治疗目标是在疾病不断进展的同时尽量给孩子最好的生活质量。舒缓治疗的关键是适当管理症状以及为孩子、家庭、学校和社区提供情感、精神和社会层面的支持。儿童舒缓治疗可在活动中心和临床关心病房进行,还包括在治疗期间和患儿去世后对患儿家庭进行悲伤和痛苦情绪的支持。

➤ 附:颅内肿瘤诊疗流程图

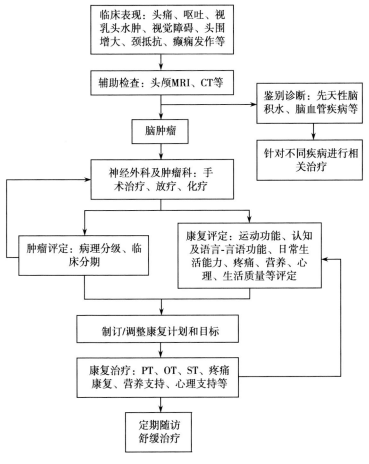

（杨 磊 朱登纳）

第八节　脊髓损伤和脊髓炎

【概述】

脊髓损伤是由于各种原因引起的脊髓结构和功能的损害,造成损伤平面以下不同程度的运动、感觉及自主神经功能障碍。外伤性脊髓损伤和脊髓炎是儿童脊髓损伤的常见病因。

(一) 外伤性脊髓损伤[21,22]

1. 流行病学特点及病因　外伤性脊髓损伤发生率达 23.6/10万~418.7/10 万,因各国情况不同而不同。其中,中国外伤性脊髓损伤年患病率为 2.37/10 万~6.06/10 万,澳大利亚为 37/10 万~68.1/10 万,欧洲地区为 28/10 万~31.6/10 万,北美地区为 72.1/10 万~418.7/10 万。儿童脊髓损伤占全部脊髓损伤的 0.3%~9.47%。外伤性脊髓损伤的主要原因是交通事故和高处坠落,而国内各种运动性损伤所占比例越来越高,如舞蹈下腰动作等。

2. 分类

(1) 根据损伤程度分类:①完全性脊髓损伤:即脊髓损伤平面以下所有感觉和运动均消失;②不完全性脊髓损伤:损伤平面以下尚有一些感觉和运动功能存在,根据脊髓横断面损伤的部位和临床表现的不同分为中央束综合征、半切综合征、前束综合征、后束综合征等。

(2) 根据脊髓是否暴露分类:闭合性脊髓损伤和开放性脊髓损伤。

3. 发病机制

(1) 脊髓震荡:脊柱受压后出现的暂时性脊髓功能障碍,约占脊髓伤的 1%,功能障碍多是不完全性的,感觉和膀胱功能一般正常。脊髓神经细胞和传导束并无破坏,在肉眼和显微镜下未见明显的病理改变。十几分钟至数小时后,脊髓功能可完全恢复或近于正常。

(2) 脊髓挫裂伤:是脊髓受到了实质性的损伤,肉眼和显微镜下可看到小的点状出血、水肿及血栓形成,甚至软化和坏死。软脊膜的完整性未受到破坏时称之为脊髓裂伤。脊髓挫裂伤的晚期,坏死的组织吸收形成小的假性囊肿,损伤处纤维组织和神经胶质增生,形成纤维胶质瘢痕,脊髓损伤病变处萎缩变细。临床表现因损伤的部位和严重程度不同而不同。

(3)脊髓压迫:是指脊柱骨折移位,椎骨的压缩骨折,脱位的椎体、关节突骨折、椎板、碎骨片、血肿和/或破碎的椎间盘韧带等挤入椎管内直接压迫脊髓,出现震荡或挫裂伤。及时解除压迫后脊髓的功能可望部分或全部恢复。如果脊髓受压时间过长,血液循环出现障碍,进而发生软化、萎缩及瘢痕形成,即使再解压,瘫痪也难以康复。

(4)脊髓休克:是指脊髓损伤后损伤平面以下立即出现肢体的弛缓性瘫痪,肌张力消失,各种感觉和反射消失及大小便失禁的一种临床现象。脊髓休克是由于损伤的脊髓失去高级中枢调节的结果。

(5)脊髓断裂:是指脊髓的连续性出现了中断,可为完全性或不完全性。不完全性常伴有脊髓挫裂伤。

(6)脊髓中央出血坏死:是脊髓损伤后继发的一种重要病理过程。其在受伤时脊髓损伤程度并非极其严重,但在原发性损伤的基础上释放出一些神经介质,引起脊髓中央微血管的梗阻,使短期内脊髓中心部分出现大面积的出血坏死,亦称为"损伤性自体破坏"。这种病变是进行性的,一般损伤后 2~3 天内破坏达到高峰,3 周后坏死渐变为修复。

(二) 脊髓炎

1. **流行病学特点及病因** 脊髓炎是由于各种生物源性感染如病毒、细菌、螺旋体、立克次体、寄生虫、支原体等,或感染后、接种后所诱发的脊髓灰质和/或白质的炎性病变。儿童临床最常见的脊髓炎为急性横贯性脊髓炎(acute transvers myelitis, ATM),好发于冬春季,发病率为 0.134/10 万~0.46/10 万,儿童占 20%~30%,儿童发病高峰年龄为 3 岁以下及 5~17 岁。

2. **分类** 根据病因,可以将脊髓炎分成感染性脊髓炎、感染后脊髓炎和接种后脊髓炎、原因不明性脊髓炎。根据起病的情况,可以将脊髓炎分成急性脊髓炎(1 周内病情达高峰)、亚急性脊髓炎(2~6 周)和慢性脊髓炎(超过 6 周)。

3. **发病机制**　脊髓炎各型中,临床最常见的是急性非特异性脊髓炎,指原因不明的急性或亚急性脊髓横贯性炎性损害,发病机制尚不清楚,目前多认为本病系自身免疫性疾病,可由感染、受凉、免疫接种等诱发。急性脊髓炎脊髓硬膜充血、混浊,受累的脊髓节段肿胀、变软,脊髓灰质与白质之间界限不清,并有点状出血。镜检急性期脊髓和脊膜充血,血管周围有炎症细胞浸润,神经元肿胀,虎斑消失,胞核移位,尼氏小体溶解,脊髓软化坏死。晚期神经细胞萎缩消失,神经纤维髓鞘脱失和轴索变性,胶质细胞增生,形成纤维瘢痕,最后脊髓萎缩变细。

【诊断】

(一)外伤性脊髓损伤

1. **高颈段($C_1 \sim C_4$)损伤**　病变上下肢均呈上运动神经元瘫痪。$C_1 \sim C_2$的损伤严重者多立即死亡;$C_3 \sim C_4$的损伤可使膈神经和其他呼吸肌支配神经麻痹,导致患者呼吸困难,损伤平面以下肢体呈痉挛性瘫痪,括约肌功能障碍;上颈段内的三叉神经脊髓束损伤时会出现面部"洋葱皮样"感觉障碍;自主神经损伤时,可出现排汗和血管运动功能障碍导致的持续性高热或单侧或双侧的 Horner 综合征。

2. **颈膨大($C_5 \sim T_2$)损伤**　肋间神经麻痹时可出现呼吸困难,双上肢呈下运动神经元瘫痪,双下肢呈上运动神经元瘫痪,损伤平面以下的深浅感觉消失,自主神经和括约肌功能障碍。

3. **胸部中下段($T_3 \sim T_{12}$)损伤**　病变双下肢呈上运动神经元损伤。有一明确的感觉障碍平面,平面以下的感觉和运动消失,脊髓休克期后可出现"集合反射"(表现为刺激下肢出现肌肉痉挛、膝髋关节屈曲、下肢的内收、腹肌收缩、反射性排尿和出汗、立毛反射);胸段损伤时可出现交感神经功能障碍。

4. **腰膨大($L_1 \sim S_2$)损伤**　病变双下肢呈下运动神经元损伤,出现下肢的松弛性软瘫,腹壁反射存在,膝腱反射消失。

5. **脊髓圆锥损伤**　内有排尿中枢,损伤后出现神经源性膀胱、小便失禁和直肠括约肌松弛;会阴部马鞍形感觉消失,肛门反射消失,膝腱及跟腱反射存在,可无肢体瘫痪。

6. 马尾神经的损伤 多为不完全性损伤,表现为下肢的软瘫,腱反射消失,感觉障碍不规则,括约肌障碍明显。

(二) 急性横贯性脊髓炎

病前数日或 1~4 周常有发热、全身不适或上呼吸道感染症状,可有过劳、外伤及受凉等诱因。本病呈急性起病,首发症状为先感觉肢体麻木或疼痛,数小时后出现肢体无力,或以肢体无力起病,1~2 天症状达高峰;ATM 少数可呈卒中型发病,即突然出现肢体无力瘫倒,症状很快达高峰;也偶有起病较缓,1~2 周症状达高峰。

1. 运动障碍 几乎与感觉障碍同时出现。运动障碍大多对称,也可累及一侧,或双侧病情程度不一。若病变部位较高,可出现呼吸肌麻痹、吞咽困难等。以胸髓受损害后引起的截瘫最常见,如颈髓受损则出现四肢瘫,并可伴有呼吸肌麻痹。早期脊髓休克阶段,病变水平以下呈弛缓性瘫痪,通常经过 2~3 周,逐渐过渡到痉挛性瘫痪,肌张力逐渐升高,尤以伸肌张力增高较明显,深反射逐渐活跃或亢进,病理反射阳性,与此同时肌力也可能开始有所恢复,一般常需数周、数月,但最终常残留一些体征。

2. 感觉障碍 脊髓损害平面以下躯干和肢体的所有感觉均有障碍,严重者所有感觉完全消失,系由双侧脊髓丘脑束和后索受损所致。在感觉缺失区上缘 1~2 个节段可有一感觉过敏带。根据脊髓受损程度的不同,可表现为双侧感觉缺失的严重程度可不对称。若仅一侧脊髓受累,则表现为病变水平以下对侧肢体痛、温觉缺失,同侧深感觉缺失。

3. 自主神经障碍 急性期多有尿潴留或便秘,脊髓休克期过后逐渐出现尿失禁,部分病例最终成为自主性膀胱。随损害节段的不同,可出现其他自主神经功能障碍,如 Horner 综合征、血管舒缩异常、汗液分泌及营养障碍以及内脏功能异常等。在脊髓休克期,由于骶髓排尿中枢及其反射的功能受到抑制,排尿功能丧失表现为尿潴留,且因膀胱对尿液充盈无任何感觉,逼尿肌松弛,而呈失张力性膀胱;当膀胱过度充盈时,尿液呈不自主地外溢,称为充盈性尿失禁。脊髓休克期过后,因骶髓排尿中枢失去大脑的抑制性控制,排尿反射亢进,

膀胱内的少量尿液即可引起逼尿肌收缩和不自主排尿,称之反射性
失禁。如病变继续好转,可逐步恢复随意排尿功能。此外,脊髓休克
期尚有大便秘结、损害平面以下躯体无汗或少汗、皮肤干燥、苍白、发
凉、立毛肌不能收缩;休克期过后,皮肤出汗及皮肤温度均可改善,立
毛反射也可增强。

(三) 辅助检查

1. **电生理学检查** 运动诱发电位能很好地反映皮质脊髓束的功
能状态,对评价脊髓功能起到一定的作用。运动神经传导速度和躯体
感觉诱发电位可以作为比较好的评估指标。

2. **脊髓 CT 和 MRI** 能清晰显示病变情况,如脊柱和脊髓损伤
程度及病变累及节段等。

3. **超声检查** B 超可了解有无肾输尿管扩张积水、膀胱壁的厚
度、剩余尿量和膀胱颈口开放情况等。

4. **静脉尿路造影检查** 静脉尿路造影检查(intravenous urography,
IVU)可了解双肾功能和形态。膀胱排尿造影可了解有无膀胱输尿管
反流。IVU 和膀胱造影还可显示膀胱的形态。

5. **尿动力学检查** 尿动力学检查可客观反映神经源性膀胱尿道
功能障碍类型和严重程度,是制订正确治疗方案的基础;同时也是评
估疗效和长期跟踪随访的主要依据。

【鉴别诊断】

主要与脊髓肿瘤、先天性脊柱畸形等鉴别,可根据病史及脊髓 CT
或 MRI 等辅助检查明确诊断。

【康复评定】

(一) 脊髓受损情况的评定

美国脊柱损伤委员会(American Spinal Injury Association, ASIA)
于 1982 年首次提出脊髓损伤神经功能分类标准,并和国际脊髓学会
(International Spinal Cord Society, ISCOS)共同推荐为国际标准。2013
年 ASIA 再次对检查表进行了修改,是脊髓损伤的常用评定量表。

1. **损伤水平的评定** 神经损伤水平是指保留身体双侧正常运动
和感觉功能的最低的脊髓节段水平。运动平面是通过身体两侧各 10

个关键肌的检查进行确定(表 5-5)。根据身体两侧具有 3 级及以上肌力的最低关键肌进行确定(仰卧位徒手肌力检查),其上所有节段的关键肌功能须正常(MMT 为 5 级)。感觉平面是通过身体两侧各 28 个关键点的检查进行确定(表 5-6)。根据身体两侧具有正常针刺觉(锐/钝区分)和轻触觉的最低脊髓节段进行确定。身体左右侧可以不同。

表 5-5　人体 10 组关键肌

神经节段	关键肌
C_5	肘屈肌(肱二头肌、肱肌)
C_6	腕伸肌(桡侧腕长、短伸肌)
C_7	肘伸肌(肱三头肌)
C_8	指屈肌(指深屈肌,至中指)
T_1	小指展肌(小指展指)
L_2	髋屈肌(髂腰肌)
L_3	膝伸肌(股四头肌)
L_4	踝背伸肌(胫骨前肌)
L_5	蹈长伸趾肌(蹈长伸肌)
S_1	踝跖屈肌(腓肠肌、比目鱼肌)

表 5-6　28 个关键感觉点

神经节段	检查部位
C_2	枕骨粗隆外侧至少 1cm(或耳后 3cm)
C_3	锁骨上窝(锁骨后方)且在锁骨中线上
C_4	肩锁关节顶部
C_5	肘前窝的外侧面(桡侧)(肘横纹近端)
C_6	拇指近节背侧皮肤
C_7	中指近节背侧皮肤

神经节段	检查部位
C_8	小指近节背侧皮肤
T_1	肘前窝的内侧面(尺侧)(肱骨内上髁近端)
T_2	腋窝顶部
T_3	第 3 肋间
T_4	第 4 肋间隙(乳线)
T_5	第 5 肋间隙(在 T_4 与 T_6 之间)
T_6	第 6 肋间隙(胸骨剑突水平)
T_7	第 7 肋间隙(在 T_6 及 T_8 之间)
T_8	第 8 肋间隙(在 T_6 及 T_{10} 之间)
T_9	第 9 肋间隙(在 T_8 及 T_{10} 之间)
T_{10}	第 10 肋间隙(脐)
T_{11}	在 T_{10} 及 T_{12} 之间
T_{12}	腹股沟韧带中点
L_1	在 T_{12} 及 L_2 之间
L_2	大腿前内侧,腹股沟韧带中点(T_{12})和股骨内侧髁连线中点处
L_3	股骨内髁
L_4	内踝
L_5	第 3 跖趾关节背侧
S_1	足跟外侧
S_2	腘窝中线
S_3	坐骨结节
S_{4-5}	肛门周围 1cm 范围内,皮肤黏膜交界处外侧(作为一个平面)

2. **损伤严重程度的评定** 采用 ASIA 的损伤分级进行评定(表 5-7)。

A 级:平面以下深浅感觉完全消失,肌肉运动功能完全丧失。

表 5-7　ASIA 损伤分级

分级	损伤程度	临床表现
A	完全性损伤	骶段 S_{4-5} 无任何运动及感觉功能保留
B	不完全性损伤	神经平面以下,包括骶段 S_4~S_5 存在感觉功能,但无任何运动功能
C	不完全性损伤	神经平面以下有运动功能保留,1/2 以上的关键肌肌力 <3 级
D	不完全性损伤	神经平面以下有运动功能保留,1/2 以上的关键肌肌力 ≥3 级
E	正常	感觉和运动功能正常

B 级:损伤平面以下运动功能完全消失,仅存某些(包括骶区)感觉。

C 级:损伤平面以下仅保留部分运动功能,但残留的运动功能无实用价值。

D 级:损伤平面以下保留有实用价值的运动功能,能活动下肢,在借助或不借助辅助具时,很多患者可恢复步行能力。

E 级:不存在肌力减低、感觉障碍、括约肌功能障碍等神经异常表现,可能存在异常病理反射。

3. 脊髓休克的评定　球海绵体反射是判断脊髓休克是否结束的指征之一,此反射的消失为休克期,反射的再出现表示脊髓休克结束。但需注意的是正常人有 15%~30% 不出现该反射,圆锥损伤时也不出现该反射。具体检查方法:用戴手套的示指插入肛门,另一手刺激龟头(女性刺激阴蒂),阳性时手指可以明显感觉肛门外括约肌的收缩。脊髓休克结束的另一指征是损伤水平以下出现任何感觉运动或肌肉张力升高和痉挛。

(二) 运动功能的评定

1. 运动评分　脊髓损伤的运动功能肌力评定不同于单块肌肉,需要综合评定。按照 ASIA 脊髓损伤神经功能分类标准,选取 10 块肌肉,评定时分左右两侧进行。评分标准:采用 MMT 法测定肌力,每一块肌肉所得分即测得的肌力级别,分为 1~5 分不等,如测得肌力为 1 级则评 1 分,肌力为 5 级则评 5 分。每个肢体总分为 25 分,上肢总分为 50 分,下肢总分为 50 分,共 100 分。评分越高,肌肉功能越好,据此可评定运动功能总得分。

2. **痉挛评定** 目前临床上多采用改良的 Ashworth 量表(MAS)。评定时检查者徒手牵伸痉挛肌进行全关节活动范围内的被动运动,通过检查者感受到的阻力及阻力变化情况把痉挛分为 0~4 级。此外,下肢痉挛的评定还可用改良的 Tardieu 量表(MTS)。

(三)感觉功能评定

采用 ASIA 的感觉指数评分(sensory index score,SIS)评定感觉功能,选择 C_2~S_5 共 28 个节段的关键感觉点,分别检查身体双侧各点的轻触觉和针刺觉(锐/钝区分),感觉正常得 2 分,异常(减退或过敏)得 1 分,消失为 0 分。每种感觉一侧总分为 56 分,左右两侧为 112 分。两种感觉得分之和最高可达 224 分。分数越高表示感觉越接近正常。

(四)日常生活活动能力(ADL)评定

四肢瘫痪患儿用四肢瘫功能指数(quadriplei inex of funcin,QIF)来评定,截瘫患儿可用改良的 Barthel 指数(MBI)评定。

【康复治疗】

脊髓损伤和脊髓炎的康复治疗主要是为了促进肢体功能的康复,对于生命体征平稳的患儿,应早期即行康复介入,能较好地改善预后。早期宜进行瘫痪肢体被动运动,配合推拿按摩、理疗、针灸等;并保持瘫痪肢体于功能位,防止屈曲挛缩。当肌力开始部分恢复时,应鼓励患儿进行肢体主动运动,促进肌力恢复[15]。

(一)急性期的康复

患儿生命指征和病情基本平稳即可开始康复训练。急性期主要采取床边训练方法,预防失用综合征的发生,如骨质疏松、肌肉萎缩关节挛缩等,为恢复期的康复治疗创造更有利的条件。

1. **体位摆放** 患儿卧床时应注意肢体保持良好的功能位置,防止关节挛缩和肌肉萎缩,同时给予患儿输入最佳的触压觉信息和本体感觉。

2. **体位变换** 对于大年龄卧床患儿应定时变换体位,防止压疮形成。对于脊髓损伤早期患儿,体位转换中需注意操作不当对患儿造成继发性的损伤;而对于关节稳定性改善的患儿,则应尽可能发挥其病损肌肉的残存肌力。

3. **关节被动运动**　对瘫痪的肢体进行关节被动运动训练,防止关节挛缩和畸形的发生。在被动运动过程中,速度应缓慢,力量在患儿可接受范围内由小到大,防止关节被动运动引起肌肉和肌腱的拉伤、关节脱位和半脱位、骨折等并发症的发生。

4. **坐起训练**　对脊髓损伤后脊柱稳定性良好患儿应尽早(伤后/术后1周左右)开始坐位训练,根据患儿病情及耐受情况不同逐渐增加坐起时间。一般情况下,从平卧位到直立位需1周左右的适应时间,期间避免引起直立性低血压等不良反应,适应直立位后即可考虑进行站立训练,适应时间长短与损伤平面相关。

5. **站立训练**　站立训练时应保持脊柱的稳定性,佩戴腰围训练起立和站立活动。

6. **呼吸及排痰训练**　对颈髓损伤造成呼吸肌麻痹的患儿,应注意训练其腹式呼吸功能。同时注意训练患儿的咳嗽、咳痰能力以及进行体位性排痰训练,以促进呼吸功能恢复和预防及治疗呼吸系统并发症。

7. **大小便功能障碍的处理**　脊髓损伤后可发生神经源性膀胱及神经源性肠道,出现尿失禁、尿潴留、大便失禁或大便排空困难等问题。

(1) 神经源性膀胱:早期留置尿管,休克期结束后根据患儿病情即开始进行导尿管夹管训练,并逐渐增加夹管时间,以后采用间歇清洁导尿术。制订个体化饮水计划尽早建立起排尿节律。采取定时按摩腹部耻骨上区,改变呼吸方式,屏息增加腹压,反复挤捏阴茎、牵拉阴毛等扳机点法,神经肌肉电刺激及磁刺激等膀胱训练法,促进尿液尽早正常排出。

(2) 神经源性肠道:定时排便,尽可能采用蹲位等使肛门直肠角增大的体位排便,按摩腹部,手指直肠刺激促进直结肠反射的建立,避免刺激性食物,增加糙米、蔬菜等膳食纤维量高的食物,适量摄入亲水性食物。便秘可采用润滑剂、缓泻剂与灌肠等方法处理。

(二)恢复期及后遗症期的康复训练

患儿因病情不同,进行康复训练的时间并不固定。一般患儿的神经损害或压迫症状得以稳定、骨折部位得到固定、呼吸平稳后即可进入康复训练。

1. **肌力训练** 肌力 3 级及以上的肌肉，可以主动运动训练；肌力 2 级的肌肉主动运动加上助力运动训练；肌力 1 级或 0 级的肌肉，只能采用功能性电刺激治疗及被动活动训练。肌力训练的目标是使病损肌肉肌力达到 3 级以上。完全性脊髓损伤患儿肌力训练的重点是肩和肩胛带的肌肉，特别是背阔肌、上肢肌肉和腹肌；不完全性脊髓损伤，应对肌力残留肌肉一并训练。脊髓损伤患儿为了应用拐杖、轮椅或助行器，在卧床、坐位时均要重视训练肩和肩胛带肌肉的肌力，包括上肢支撑力训练、肱三头肌和肱二头肌训练和握力训练。应用低背轮椅的患儿，还需要训练腰背部肌肉的肌力。卧位时可采用举重和支撑训练，坐位时可利用支撑架拉伸训练。

2. **垫上训练** 包括以下几方面：

（1）翻身训练：适用于早期未完全掌握翻身动作技巧的脊髓损伤患儿练习。利用损伤平面以上肢体带动损伤平面以下的肢体完成翻身运动。建立翻身能力后，逐渐减少损伤平面以上肢体肌群的主动运动量，增加损伤平面以下肌群的主动运动量。训练中应注意保证脊柱的稳定性。

（2）牵伸训练：主要帮助降低肌肉张力，对缓解痉挛有一定作用。主要牵伸下肢的内收肌、腘绳肌和小腿三头肌及跟腱。

（3）垫上移动训练：训练患儿利用残存的肌力完成仰卧位翻身、俯卧位翻身、滚动、爬行和坐位抗重力移动能力。

（4）手膝位负重及移动训练：主要作用是训练患儿利用残存肌力完成室内的移动，为了使患儿尽早适应周围环境的变化，在此过程中应尽量选取日常生活活动的环境。

3. **坐位训练** 坐位训练前，患儿需要有一定的躯干控制能力和肌力，双侧髋、膝关节需要一定的活动范围，特别是髋关节活动范围须接近正常。坐位训练可分别在长坐位和端坐位两种姿势下进行。在坐位平衡训练中，还需逐步从睁眼状态下的平衡训练过渡到闭眼状态下的平衡训练。在此过程中，除了患儿抗重力能力训练和姿势稳定性训练外,为了提高患儿的躯干控制能力和运动控制能力,还须增加患儿本体感觉输入训练。

4. **转移训练**　转移是脊髓损伤患儿为提高生活自理能力必须掌握的技能,完成转移需要相关肌群肌力达到 2~3 级。转移训练应在患儿安全范围内,尽可能自主使用辅助器具,让患儿通过这种方式获得主动移动的能力。

5. **步行训练**　包括以下几方面:

(1)治疗性步行:一般适合于 T_6~T_{12} 平面脊髓损伤患儿,佩戴骨盆托矫形器或膝踝足矫形器,借助双腋杖进行短暂的步行训练。

(2)家庭功能性步行:一般适合于 L_1~L_3 平面脊髓损伤的患儿,可在室内行走,但步行距离不能达到 900m。

(3)社区功能性行走:L4 以下平面脊髓损伤患儿穿戴踝足矫形器,能独立进行日常生活活动,能上下楼,能连续走 900m。

6. **轮椅训练**　坐位训练完成以后,可以独立坐 15 分钟以上,即开始进行轮椅训练。良好轮椅操纵的前提是上肢肌肉具有一定的力量和耐力。轮椅训练包括:向前、向后驱动,左右转训练,旋转训练,上下斜坡训练,前轮翘起行走训练,跨越障碍训练,上下楼梯训练,越过马路不平处的训练,过狭窄处的训练及安全跌倒和重新坐直的训练。注意每次坐 30 分钟,必须侧倾躯干或用上肢撑起躯干,离开椅面减轻臀部压力,避免坐骨结节发生压疮。

7. **辅助器具的应用**　分为以下几个方面:

(1)常用辅助器具:对于脊髓损伤的患儿应根据其损伤平面及残存功能,尽早使用辅助器具,训练患儿使用轮椅、电动轮椅、腋杖、手杖等辅助器具完成维持姿势、移动、进食、清洁等各种日常生活活动能力。对于尚无法站立的脊髓损伤患儿,可给予站立架辅助进行站立训练。对于能站立尚无法行走或者行走姿势异常的患儿可给予助动功能步行器,更好地纠正生物力线,不限制患儿活动范围,使脊髓损伤患儿步行功能得到更大改善。

(2)矫形器:应用矫形器可以抑制脊髓损伤患儿异常肌张力,防止肌肉萎缩和关节变形。适当的下肢矫形器为很多截瘫患儿站立步行所必需。根据患儿脊髓损伤水平和残存功能不同,可在综合评定的基础上给患儿使用各种类型的矫形器,以支撑患儿完成抗重力姿势维持及抗重力运动。

(3)康复机器人:康复机器人从不同角度分类较多,按照针对的身体部位,可分为上肢机器人、下肢机器人及手部机器人;按照功能目的可粗略地分为辅助/替代型和训练/治疗型等;按照物理移动方式,可分为固定式和移动式;按照人机结合的方式,可分为外骨骼式和嵌合式。

8. 日常生活活动能力的训练　包括自理活动,如穿衣、梳洗、吃饭、洗澡等。日常生活活动能力训练应与手功能作业训练结合进行,包括手功能重建后技巧性功能活动在日常生活中的泛化以及对环境改变的适应。

9. 物理因子治疗

(1)高压氧疗:高压氧能在多方面减轻外伤性脊髓损伤后的应激反应,从而促进神经功能的恢复,伤后早期急救时可尽早行高压氧疗。

(2)电疗:经皮脊髓电刺激可以增强慢性脊髓损伤患者的自发运动、肌肉力量和功能,可促进神经功能恢复。功能性电刺激辅助下的运动疗法,能实现肌肉重塑,改善骨骼肌失用性萎缩,从而促进脊髓损伤患者的功能康复。

(3)水疗:利用温水浮力、阻力、静水压力、热能传递及改变溶质等多个方面设计训练方案进行康复训练的治疗技术,可在一定程度上帮助提高肌力、关节活动灵活性和心血管功能。

10. 心理治疗　帮助患儿在社会心理方面适应,在其无助时提供必需的社会医疗支持和帮助其重塑自信,形成新的生活方式和对社会的重新认识,重新设计未来的计划,帮助患儿在社会中找到自己应有的位置。帮助患儿尽可能回归到正常的社会生活中去。

11. 环境改造　应针对脊髓损伤患儿残存的功能和患儿需参加的社会学习活动进行环境改造,不同年龄阶段患儿个体化改造,为患儿参加各种社会学习活动创造便利条件。如床、起居室、洗浴移动和地面等,根据具体情况进行改造。使患儿生活的家庭环境达到尽可能的无障碍化。

12. **其他**　脊髓损伤患儿根据条件和恢复情况,可进行文体训练及适龄课程教育。

(三)合并症的处理

脊髓损伤后最主要的致死并发症是压疮并发败血症、尿路感染并发肾功能不全、呼吸系统及心脏并发症。深静脉血栓形成、痉挛、关节挛缩、异位骨化也不少见,因此对合并症的处理很重要。

1. **呼吸系统感染**　呼吸系统并发症是脊髓损伤患儿早期死亡的主要原因。为预防呼吸系统感染,应定时翻身叩背,变换体位,进行呼吸与排痰训练,必要时可给予血气分析、肺部体征检测及痰培养等,甚至气管切开。

2. **压疮**　也叫褥疮,是脊髓损伤最容易出现的并发症。压疮的形成是因为长期卧床或久坐轮椅,致使身体局部过度受压引起血液循环障碍,造成皮肤和皮下组织的坏死。压疮分度为:Ⅰ度,有红斑出现,仅限于表皮;Ⅱ度,皮肤破溃,累及真皮;Ⅲ度,累及皮下组织,但在筋膜之上;Ⅳ度,深达肌肉和骨。处理压疮的关键是预防压疮的发生。

3. **深静脉血栓**　脊髓损伤患儿大多伴双下肢运动功能障碍,失去了正常的肌泵作用,有的患儿需要长期卧床,这就使得下肢静脉回流减慢、出现淤滞,进而出现血栓。未发现和处理的深静脉血栓可导致肺栓塞和突然死亡。因此,需要早期诊断,及时采取治疗措施。如果发现深静脉血栓需立即应用低分子量肝素溶栓。预防深静脉血栓主要是加强功能尚存肌肉的主动和被动活动,以及完全瘫痪肌肉的按摩和各关节的活动(禁忌按摩已形成血栓处肌肉)。目前常用的物理预防方法主要有下肢加压弹力袜、间歇充气加压装置、持续被动活动装置和肌肉电刺激等。

4. **神经源性膀胱和神经源性肠道**　详见急性期的康复中大小便的处理。

(四)康复护理

对于脊髓损伤,不论是急性期、恢复期及后遗症期的功能锻炼和功能重建,还是各期并发症的防治,都需大量有效的康复护理工作配合。

1. **关节活动**　康复护士需配合康复医师及治疗师定时对患儿进行全身各关节全范围的活动,预防关节僵硬和挛缩。

2. **康复指导**　指导家属及患儿进行各项功能的训练,例如指导患儿练习床上坐起,使用轮椅助行器的方法和上下床时的移动方法等。

3. **并发症及心理护理**　针对各种并发症,呼吸护理、皮肤护理及排便护理等方面制订出周密的护理计划,严格执行有效的护理方案,使患儿在身体、活动、精神状态和社会参与水平上的功能获得最大限度的恢复,尽最大可能保存残余功能。心理护理对脊髓损伤患儿也十分重要,需要多与患儿进行沟通和交流,减少不良情绪,增强康复诊疗的信心。

➢ 附:脊髓损伤与脊髓炎诊疗流程图

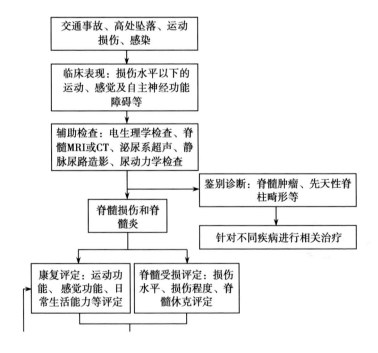

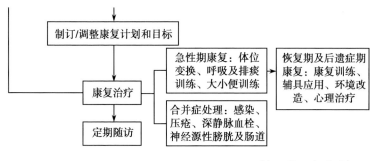

（杨 磊 朱登纳）

参考文献

[1] 中华医学会儿科学分会康复学组.脑性瘫痪的病因学诊断策略专家共识
[J].中华儿科杂志,2019,57(10):746-751.

[2] 唐久来,秦炯,邹丽萍,等.中国脑性瘫痪康复指南(2015):第一部分[J].
中国康复医学杂志,2015,30(7):747-754.

[3] 中华医学会儿科学分会康复学组.儿童脑性瘫痪肉毒毒素治疗专家共识
[J].中华儿科杂志,2018,56(7):484-488.

[4] SCHNAKER C.昏迷和意识障碍[M].武汉:湖北科学技术出版社,2015.

[5] 中华医学会神经外科学分会,中国神经外科重症管理协作组.中国重型
颅脑创伤早期康复管理专家共识(2017)[J].中华医学杂志,2017,97
(21):1615-1623.

[6] 中国医师协会神经修复专业委员会意识障碍与促醒学组.慢性意识障碍
诊断与治疗中国专家共识[J].中华神经医学杂志,2020,19(10):977-982.

[7] 中华医学会神经外科学分会功能神经外科学组,中国医师协会神经调控
专业委员会,中国神经科学学会意识与意识障碍分会.慢性意识障碍的
神经调控外科治疗中国专家共识(2018年版)[J].中华神经外科杂志,
2019,35(5):433-437.

[8] 张林妹,周水珍.儿童中枢神经系统感染治疗疗程与腰椎穿刺检查系列
建议之二——细菌性脑膜炎治疗疗程与腰椎穿刺检查建议[J].中国实
用儿科杂志,2020,35(01):4-6.

［9］张建昭,姜玉武.儿童中枢神经系统感染治疗疗程与腰椎穿刺检查系列建议之一——病毒性脑(膜)炎治疗疗程与腰椎穿刺检查建议［J］.中国实用儿科杂志,2020,35(01):1-4.

［10］中华医学会儿科学分会神经学组.儿童社区获得性细菌性脑膜炎诊断与治疗专家共识［J］.中华儿科杂志,2019,57(08):584-591.

［11］彭雅妮,张新萍,肖政辉.儿童缺血性脑卒中的危险因素及临床特点［J］.中国中西医结合儿科学,2019,11(2):155-157.

［12］王雅洁,邹丽萍.儿童动脉缺血性卒中研究进展.中国小儿急救医学［J］,2015,25(12):898-902,906.

［13］赵雪灵,梁平,翟瑄,等.213例儿童自发性颅内出血的临床分析［J］.重庆医科大学学报,2020,45(1):134-138.

［14］VON DER HAGEN M,PIVARCSI M,LIEBE J,et al. Diagnostic approach to microcephaly in childhood:a two-center study and review of the literature［J］. Dev Med Child Neurol,2014,56(8):732-741.

［15］李晓捷.儿童康复学［M］.北京:人民卫生出版社,2018.

［16］朱登纳,杨永辉,杨磊.儿童脑积水及脑外伤术后康复［J］.中国实用儿科杂志,2018,33(8):589-592.

［17］中华医学会神经外科学分会,中华医学会神经病学分会,中国神经外科重症管理协作组.中国特发性正常压力脑积水诊治专家共识(2016)［J］.中华医学杂志,2016,96(21):1635-1638.

［18］中国医师协会神经外科医师分会.中国脑积水规范化治疗专家共识(2013版)［J］.中华神经外科杂志,2013,29(6):634-637.

［19］中国抗癌协会小儿肿瘤专业委员会.儿童髓母细胞瘤多学科诊疗专家共识(CCCG-MB-2017)［J］.中国小儿血液与肿瘤杂志,2018,23(4):169-174.

［20］中华医学会放射肿瘤治疗学分会.胶质瘤放疗中国专家共识(2017)［J］.中华放射肿瘤学杂志,2018,27(2):123-131.

［21］曹烈虎,牛丰,张文财,等.创伤性脊柱脊髓损伤康复治疗专家共识(2020版)［J］.中华创伤杂志,2020,36(5):385-392.

［22］佟安妮,张军卫.儿童创伤性脊髓损伤研究进展［J］.中国康复理论与实践,2020,26(4):377-381.

第六章　神经根、周围神经及肌肉疾病

第一节　吉兰-巴雷综合征

【概述】

吉兰-巴雷综合征(Guillain-Barré syndrome, GBS)是一类以急性对称性弛缓性肢体瘫痪为临床特征的自身免疫性周围神经病,以往被称为格林-巴利综合征[1]。是由于机体对位于髓鞘、轴索、郎飞结或神经节细胞的某些核心抗原不耐受而导致的,但免疫发病机制尚未明了。2019年中国GBS诊治指南将GBS分为急性炎性脱髓鞘性多发神经根神经病(acute inflammatory demyelinating polyradiculoneuropathy, AIDP)、急性运动轴索性神经病(acute motor axonal neuropathy, AMAN)、急性运动感觉轴索性神经病(acute motor and sensory axonal neuropathy, AMSAN)、Miller-Fisher综合征(Miller-Fisher syndrome, MFS)、急性泛自主神经病和急性感觉神经病(acute sensory neuropathy, ASN)等亚型[2]。

【诊断】

1. 临床表现

(1)任何季节、任何年龄均可发病。

(2)发病前4周内常常有上呼吸道、胃肠道感染,或疫苗接种、手术等前驱事件。

(3)病程多呈单时相,自限性,急性或亚急性起病,病情常在2周内达到高峰,瘫痪进展不超过4周,多数在数周或数月内完全恢复。

(4)主要核心症状是双下肢对称性弛缓性瘫痪,严重者出现呼吸肌麻痹,导致呼吸困难和周围性呼吸衰竭。部分患者伴有后组脑神经麻痹,表现为声音低哑、饮水呛咳、吞咽困难。感觉障碍相对较轻,表现为神经根痛和皮肤感觉过敏,常在起病数日内消失。可出现多汗、便秘、血压增高、心律失常等自主神经功能障碍[3]。

2. **实验室检查**

(1) 脑脊液检查:GBS 的特征之一是脑脊液蛋白-细胞分离现象,多数在发病 1 周后脑脊液蛋白含量逐渐增高,2~3 周达高峰,4 周后逐渐下降;葡萄糖和氯化物正常;白细胞数一般 $<10 \times 10^6/L$[4]。

(2) 神经电生理检查:不仅可以检测到周围神经传导功能异常,而且有助于病理分型和病情恢复的监测[5]。

(3) 神经活体组织检查:神经活检并非诊断所必需的,主要用于不典型患儿的鉴别诊断。

3. **诊断**　吉兰-巴雷综合征病程具有自限性,常有前驱感染史,急性或亚急性起病,病情进展不超过 4 周。运动障碍表现为对称性弛缓性肢体瘫痪,严重者可出现呼吸肌麻痹或脑神经麻痹,可伴有感觉障碍和自主神经功能障碍。腱反射减弱或消失。脑脊液检查出现蛋白-细胞分离现象。神经传导功能测试提示周围神经传导功能异常[6]。排除其他可能的原因,即可诊断该病。

【鉴别诊断】

GBS 需要与其他急性弛缓性瘫痪疾病鉴别。

1. **类脊髓灰质炎综合征**　由其他肠道病毒引起的急性弛缓性瘫痪,表现为肢体不对称瘫痪,脑脊液中可有白细胞增多,周围神经传导功能正常,急性期粪便可分离致病病毒,可与 GBS 鉴别。

2. **急性横贯性脊髓炎**　在脊髓休克期可表现为四肢弛缓性瘫痪,但其同时存在感觉功能障碍和括约肌功能障碍,而且周围神经传导功能正常,可与 GBS 鉴别。

3. **低钾性周期性瘫痪**　常染色体显性遗传病,表现为发作性骨骼肌弛缓性瘫痪,无感觉障碍,血清钾降低,补钾治疗有效,肌电图提示肌源性损害,可与 GBS 鉴别。

【康复评定】

1. 肢体运动功能评定

（1）神经肌肉疾病运动功能评定量表（motor function measure，MFM）[7]：根据适用年龄不同分 MFM-32（6~60岁）和 MFM-20（2~7岁），对于4岁以上的患儿考虑到资料随访的完整性，可使用 MFM-32，其中无法完成或由于各种原因无法测评的项目，可在评估记录表中备注。MFM 包括3个分区，每分区包括0、1、2、3四级评分，按照启动任务及动作完成度情况，评定结果包括3个分区分值和总分，由各区实际得分除以总分再乘以100，以百分比形式表示相应各分区和整体运动能力，最终转换分值越高，表明运动能力越高（表6-1）。

表6-1 神经肌肉疾病运动功能评定量表（MFM）

分区	评估内容
D1区	站立和转移
D2区	躯干与近端运动功能
D3区	远端运动功能

（2）Hughes 评定量表[8]：评定肢体运动功能以便了解神经肌肉损伤程度。包括0~6七个等级评分，其评分可判断病情程度，Hughes 评分≤3分病情较轻，≥4分病情较重。同时也是评定 GBS 患儿残疾程度最常用的量表（表6-2）。

表6-2 Hughes 评定量表

评分	肢体运动功能
0	正常
1	轻微症状或体征，可跑动，从事体力劳动
2	可独立行走5m，不能从事体力劳动
3	借助拐杖或助行器行走5m
4	仅在床上或座椅上行动
5	需要辅助通气治疗
6	死亡

2. **肌力评定** 常用的评定有徒手肌力检查(manual muscle testing, MMT)和(medical research council,MRC)量表[9]评定,MRC 量表由英国医学研究理事会制定,基于 Lovett 分级的基础对运动幅度的程度和施加阻力的程度进一步细分,对 2、3、4、5 级用"+"和"−"再分级。

3. **心肺功能评定** 包括心功能评定、肺功能评定、呼吸功能评定、咳嗽能力评定。

(1)心功能评定:评定方法包括主观感觉分级、超声心动图以及心脏负荷运动试验。心脏负荷运动试验中最常用的是心电运动试验,包括平板试验、踏车运动试验、6 分钟步行试验等方法。

(2)肺功能评定:主要包括肺容积、肺通气量、运动气体代谢测定以及呼吸困难分级,如 Borg 呼吸困难量表等。

(3)呼吸功能评定:包括呼吸频率及节律、呼吸运动模式、胸廓活动度及对称性、呼吸肌评定、是否使用呼吸机及呼吸机参数等。

(4)咳嗽能力评定:评估方法简单便捷,咳嗽流速及呼吸压力检查反映患者咳嗽能力,包括咳嗽流速 PCF、最大吸气压 MIP 及最大呼气压 MEP。正常 PCF>360L/min,PCF>270L/min 能够咳嗽,PCF<160L/min 不能咳嗽;MEP>60cmH$_2$O 能够咳嗽,<45cmH$_2$O 不能咳嗽。

4. **吞咽功能评定** 包括饮水吞咽试验、反复唾液吞咽测试、吞咽造影检查以及简易吞咽激发试验,简易吞咽激发试验尤其适用于配合度差和长期卧床的患儿。

5. **疼痛评定** 疼痛感受与个体主观性高度相关,不同年龄段儿童的认知及言语理解、表达能力的不同,选择的疼痛评估方法亦不同。

(1)学龄前期:该年龄段儿童言语表述能力差,抽象思维能力尚未发育成熟,对直观、图像的方法更易理解,可采用面部表情测量图、加拿大东安大略儿童医院疼痛评分、小儿疼痛问卷以及疼痛行为观察量表等。

(2)学龄期:学龄期儿童具有较好的认知及表达能力,能够很好地区分文字、语言等代表的疼痛严重程度,量化疼痛指数,视觉模拟量表是目前最常用、最敏感可靠的疼痛评定方法,此外还有数字评分法以及 Wong-Baker 面部表情量表等。

6. 日常生活能力评定　可选择改良 Barthel 指数评分法以及功能独立评定量表 FIM 等评估量表。

7. 心理障碍评定　患儿疾病发生后可出现一系列心理变化,如恐惧、焦虑、抑郁、悲观等情绪以及性格行为的改变及睡眠障碍。躯体疾病和心理障碍往往相互影响,所以早期认识和诊治其并发的心理障碍至关重要。临床上可用汉密尔顿焦虑量表、汉密尔顿抑郁量表、匹兹堡睡眠质量指数量表等。

8. 预后评定

(1) 运动功能预后评定:GBS 预后运动功能恢复评定表用于运动功能恢复情况的评定,等级越高,恢复效果越好(表 6-3)。

表 6-3　GBS 运动功能预后评定

恢复等级	评定标准
0 级	肌肉无收缩
1 级	近端肌肉可见收缩
2 级	近、远端肌肉可见收缩
3 级	所有重要肌肉功能抗阻力收缩
4 级	进行所有运动,包括独立性的或协同运动
5 级	完全正常

(2) 感觉功能恢复评定:GBS 感觉功能预后评定表是用于感觉功能恢复情况的评定,等级越高,恢复效果越好(表 6-4)。

表 6-4　GBS 感觉功能预后评定

恢复等级	评定标准
0 级	感觉无恢复
1 级	支配区皮肤深感觉恢复
2 级	支配区浅感觉和触觉部分恢复
3 级	皮肤痛觉和触觉恢复且感觉过敏消失
4 级	到 S3 水平外,两点分辨觉部分恢复
5 级	完全恢复

（3）呼吸衰竭风险评定：Erasmus 吉兰-巴雷综合征呼吸衰竭评分量表（the Erasmus GBS respiratory insufficiency score，EGIRS）[10] 是根据机械通气患儿所具有的特点设计出预测呼吸功能不全的简易评分工具。总分共 0~7 分：0~2 分为低危，3~4 分为中危，5~7 分为高危。入院时得分越高，行机械通气的可能性越高。根据病后 1 周内的临床资料预测呼吸衰竭风险，以明确患儿需要辅助呼吸的概率，既突出预测机械通气的危险因素，又设定较合理的危险分层。其中入院时的 MRC 总分包括上臂外展、前臂屈曲、伸腕、下肢屈曲、伸膝、踝背屈 6 个肌群的分数之和（表 6-5）。

表 6-5　Erasmus 吉兰-巴雷综合征呼吸衰竭评分量表

评估内容	级别	分值
发病到入院时间间隔	>7 日	0
	4~7 日	1
	≤4 日	2
入院时面部和/或球部无力	无	0
	有	1
入院时 MRC 总分	51~60	0
	41~50	1
	31~40	2
	21~30	3
	≤20	4

（4）Erasmus 吉兰-巴雷综合征预后量表（the Erasmus GBS outcome score，EGOS）和改良 Erasmus 吉兰-巴雷综合征预后量表（mEGOS）[10]：EGOS 可在患儿入院 2 周后用以预测其发病 6 个月时的行走能力。该量表纳入患儿年龄、前驱腹泻史及运动功能评估。mEGOS 是在 EGOS 基础上采用医学研究理事会 MRC 肌力评分，预后预测时间提前到入院 1 周时进行，适用范围更广。

（5）GBS 残疾评定：Hughes 从患儿总体运动功能进行评定，经过多次修订成为 GBS 患儿残疾程度最常用的量表。

【康复治疗】

1. 病因治疗

（1）一般治疗：

1）心电监护：对有明显的自主神经功能障碍者，如直立性低血压、高血压、心动过速、心动过缓，应给予心电监护并须及时采用相应措施处理。

2）呼吸道管理：对病情进展快，有呼吸肌麻痹和后组脑神经麻痹的患儿应注意保持呼吸道通畅，严密观察病情，若有明显呼吸困难，血氧分压明显降低，应尽早进行气管插管或气管切开，借助呼吸机辅助通气。

3）营养支持：有吞咽困难和饮水呛咳，需给予鼻饲，以保证营养，防止电解质紊乱。

4）其他对症处理：①患儿如出现尿潴留，可留置尿管以帮助排尿；②对有神经痛的患儿，适当应用药物缓解疼痛；③如出现肺部感染、泌尿系统感染、压疮、下肢深静脉血栓形成，注意给予相应的积极处理，以防止病情加重。

（2）药物治疗：

1）丙种球蛋白：对于发病 2 周以内，病情较重或有明显加重趋势的 GBS 患儿，应尽快给予静脉注射免疫球蛋白（intravenous immunoglobulin，IVIG）。IVIG 治疗方案：400mg/（kg·d），1 次/d，静脉滴注，连续 5 天。对于病程 2 周以上，或症状轻微的患者，可根据个体情况判断是否采用免疫治疗。

2）血浆交换：可以有效清除血浆内致病炎性因子和抗原抗体免疫复合物等，每次血浆交换量为 30~50ml/kg，在 1~2 周内进行 3~5 次。

3）糖皮质激素：大量的临床研究已证实糖皮质激素对本病无明显疗效，不推荐使用。

4）神经营养：可应用 B 族维生素治疗，包括维生素 B_1、维生素 B_6、维生素 B_{12} 等。

2. 康复治疗

（1）急性期康复治疗：患儿生命体征稳定时即可介入康复治疗，早期介入康复与并发症的预防可以明显降低伤残后遗症。

1）体位摆放：良好的功能位置摆放可以防止关节挛缩和肌肉萎缩，定期翻身改变体位，加强拍背助于排痰，进行膀胱和肠道管理，减少和预防压疮、深静脉血栓、关节挛缩、直立性低血压、尿路感染及坠积性肺炎等并发症的发生。

2）运动疗法：①关节活动度训练：病情稳定后适度的关节活动度训练可维持全关节活动范围，预防关节挛缩；②感觉刺激：输入触压觉和本体觉信息；③等速肌力训练：增加肌肉力量，早期目标是使受累肌肉肌力达到3级以上；④电动起立床：逐渐递增起立床角度，使患儿逐步适应，预防直立性低血压，使身体负重，牵拉易于短缩的软组织。

3）物理因子治疗：①气压治疗：改善肢体淋巴及静脉回流，预防水肿及深静脉血栓；②电刺激：预防肌肉萎缩，促进肢体血液循环。

4）呼吸训练：GBS患儿呼吸肌麻痹引起通气不足、肺炎甚至呼吸衰竭要行气管切开及应用呼吸机，对上述症状应进行适当的呼吸功能训练预防肺功能损伤，包括辅助咳嗽训练、腹式呼吸训练、缩唇呼吸训练等。①辅助咳嗽训练患儿取半卧位或坐位，稍弯腰手放在剑突下，深吸气后短暂屏气再暴发地咳嗽，将痰咳出；②腹式呼吸仰卧位，一手放在腹部，一手放在胸部，鼻腔吸气同时隆腹，呼气时腹肌和手同时下压腹腔；③缩唇呼吸训练即用鼻吸气，缩唇吹口哨样缓慢用口呼气，呼气须按节律进行，吸、呼时间比1∶2或1∶3，尽量呼出全部气体[11]。

5）传统康复疗法：推拿治疗配合针灸，疏通经络，改善血供，营养神经；穴位敷贴治疗，改善肺功能等[12]。

（2）恢复期康复治疗：

1）运动疗法：①肌力训练及关节稳定性训练：增强关节稳定性及周围肌群肌力；②悬吊训练：提高核心肌群肌力；③体位转换：促进体位转换自如；④平衡训练及协调性训练：促进坐位立位平衡建立及

步态协调;⑤步行训练:纠正异常步态;⑥儿童上下肢主被动训练仪（MOTO）:增加双下肢肌力及协调性。

2）物理因子治疗:神经肌肉电刺激（低频脉冲电）等物理因子治疗刺激神经肌肉兴奋性;水疗、肌电生物反馈、功能性电刺激等改善肢体运动功能等。

3）作业治疗:主要包括感觉功能、上肢运动功能及日常生活活动能力训练,如上肢控制训练、手部感知觉训练、手功能训练、手眼协调精细运动、书写训练及 ADL 训练等。

4）吞咽训练:合并吞咽障碍的 GBS 患者,严重至影响进食,甚至导致营养不良,需早期进行吞咽功能训练。①唇功能训练:冰块对口唇进行冷刺激,夹压舌板增加唇闭合力度;②颊肌、咀嚼肌功能训练:可用吹气球、吹口哨和口腔按摩来训练颊肌、咀嚼肌;③舌肌运动训练:让患儿伸舌及侧顶颊部,或以舌尖舔吮口唇周围;④咽收肌运动训练:吹吸动作或假声训练促进上咽缩肌的收缩;⑤喉上提肌群运动训练:使患儿头前伸,使颏下肌伸展,在颏下施加阻力,嘱患儿低头,可抬高舌背,可增加食管上括约肌开放的被动牵张力;⑥改变饮食的性质、吞咽时的体位和姿势,调整吞咽动作[13]。

5）日常生活活动能力训练:加强如厕、洗澡、上下楼梯等日常生活活动能力的训练,对部分患者必要时需配置生活辅助器具及进行环境改造。

6）传统康复疗法:主要是推拿疗法及针灸疗法促进运动功能恢复。

7）辅助器具的应用:辅助器具在 GBS 患儿康复中的作用不可少,改善患儿运动功能和提高生活质量。如矫形器、日常生活类辅具,姿势保持辅具以及轮椅、助行器等移动类辅具[14]。

8）心理康复:患儿常有恐惧、焦虑、抑郁、悲观等情绪以及性格行为的改变及睡眠障碍。应指导家长针对患儿不同的心理状态进行相应的心理疏导及行为矫正[15]。

9）家庭康复训练:使家长充分认识患儿的障碍,帮助父母制订有效的家庭康复训练计划和方案,在家中进行有针对性的训练,最大可能地开发患儿潜能。

➢ 附:吉兰-巴雷综合征诊疗流程图

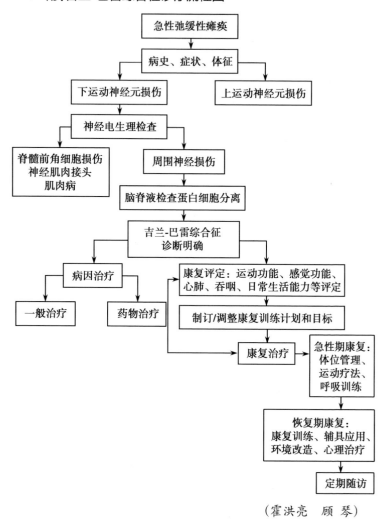

（霍洪亮 顾琴）

第二节 面神经麻痹

【概述】

面神经麻痹（facial paralysis）是指急性起病，非对称性面神经受累导致患侧面部表情肌肌群功能障碍的一种疾病。根据损害部位分为中枢性和周围性,本节主要介绍周围性面神经麻痹[16]。

【诊断】

1. **临床表现**

(1) 急性起病,多见一侧受累,少数可见双侧受累。

(2) 发病前无明显诱发因素,部分患儿有呼吸道感染病史。

(3) 主要表现为患侧额纹消失、眼睑闭合不严、鼻唇沟变浅或消失、口角歪向健侧,患侧角膜反射减弱,舌前 2/3 的味觉丧失,可伴有同侧耳后疼痛或乳突压痛,听觉过敏,泪液和唾液分泌障碍。

(4) 检查时让患儿闭眼、皱眉、示齿、鼓腮等动作,发现完成动作困难。

2. **诊断标准**

(1) 急性起病,数天内症状达到高峰。

(2) 患侧面部表情肌肌群功能障碍,表现为患侧额纹消失、眼睑闭合不严、鼻唇沟变浅或消失、口角歪向健侧,患侧角膜反射减弱,舌前 2/3 的味觉丧失。

(3) 排除引起周围性面神经麻痹的其他疾病。

3. **辅助检查**

(1) 肌电图检查:面神经 MCV 减慢,面肌 EMG 动作电位波幅降低或消失,面神经传导测定有助于判断面神经暂时性传导障碍或永久性失神经支配。

(2) 影像学检查:影像学不作为该病常规检查项目,但怀疑颅内器质性病变时应行头颅 MRI 或 CT 检查,明确有无颅内病变压迫面神经导致麻痹。

【康复评定】

1. **House Brackmann(H-BGS)面神经功能分级评估标准**[17]
H-BGS 是一种六分类的面神经功能分级系统。评价方法相对简单,结果直观明了,但对于面神经功能的变化不够敏感(表 6-6)。

表 6-6　House Brackmann 面神经功能分级评估标准

分级	表现				
	面部外观	静止时	运动时		
			额肌	闭眼	嘴角
Ⅰ（正常）	正常	正常	正常	正常	正常
Ⅱ（轻度）	轻度面肌无力，可有轻度联带运动	面肌对称张力正常	皱额正常	稍用力完全闭眼	轻度不对称
Ⅲ（中度）	明显面肌无力，无面部变形，可有联带运动，面肌挛缩或痉挛	面肌对称张力正常	皱额减弱	用力后完全闭眼	最大用力后轻度不对称
Ⅳ（中重度）	明显面肌无力或/和面部不对称	面肌对称张力正常	皱额不能	闭眼不完全	最大用力后不对称
Ⅴ（重度）	仅有轻微的面肌运动	面肌不对称	皱额不能	闭眼不完全	轻微运动
Ⅵ（完全麻痹）	无运动	无运动	无运动	无运动	无运动

2. Sunnybrook（多伦多）面神经评定系统[17]　Sunnybrook（多伦多）面神经评定系统从静态和动态两方面较细致地评定了面神经功能。在动态评定中又按照不同的部位将联动的严重程度进行了分级。得分在 0~100 分，分值越高，表示面神经功能越好。与 H-BGS 面神经功能分级系统相比，它更加细致，对恢复期面神经功能的评价更加准确。它分为两个表格（表 6-7A、B）。

表 6-7A　Sunnybrook（多伦多）面神经评定系统（表 A）

部位	静态时与健侧比较（每项评分只能选择一种）	
眼（睑裂）	正常	0
	缩窄	1
	增宽	1
	做过眼睑整形手术	1

续表

部位	静态时与健侧比较（每项评分只能选择一种）	
颊（鼻唇沟）	正常	0
	消失	2
	不明显	1
	过于明显	1
嘴	正常	0
	口角下垂	1
	口角上提	1

静态分 = 总分 ×5

表 6-7B　Sunnybrook（多伦多）面神经评定系统（表 B）

标准表情	与健侧相比随意运动的对称性					联动分级			
	无运动（完全不对称）	轻度运动	有运动但有错乱的表情	运动接近对称	运动完全对称	没有联动	轻度联动	明显联动但无毁容	严重的毁容性联动
抬额头	1	2	3	4	5	0	1	2	3
轻轻闭眼	1	2	3	4	5	0	1	2	3
张嘴微笑	1	2	3	4	5	0	1	2	3
耸鼻	1	2	3	4	5	0	1	2	3
唇吸吮	1	2	3	4	5	0	1	2	3
随意运动分 = 总分 ×4						联动分 = 总分			

注：最后得分 = 随意运动分－静态分－联动分。

3. 面肌 MMT 检查(表 6-8)

表 6-8　面肌 MMT 检查

	分级评定标准
0	仰卧位,扬眉,前额无运动,无皱眉运动,眼闭合,龇牙咧嘴无肌肉收缩
1	仰卧位,扬眉,前额可见轻微额肌收缩,可见轻微皱眉运动,眼能大部闭合,呲牙可见轻微肌肉收缩
2	仰卧位,扬眉,额肌收缩明显,出现明显额横纹,皱眉运动明显,眉间皮肤有皱褶,眼能闭合或用力才能闭合,呲牙,口周围肌明显收缩
3	坐位或立位,能完成扬眉、皱眉、闭眼、呲牙等运动,但比健侧明显力弱
4	坐位或立位,能完成扬眉、皱眉、闭眼、呲牙等运动,并能抗轻微阻力,和健侧对比稍弱
5	坐位或立位,面部肌肉运动和健侧完全相同

【鉴别诊断】

儿童急性起病的面神经麻痹需与引起周围性面神经麻痹的其他疾病相鉴别。

1. **莱姆病**　本病由螺旋体感染所致,患儿可有一侧或双侧面神经麻痹,同时伴有头痛、肢体疼痛、皮肤红斑等。脑脊液检查可见单核细胞和蛋白增多,并有特异性螺旋体 IgM 抗体增高。

2. **颅后窝病变**　脑桥小脑角肿瘤、脑桥肿瘤、脑干炎等均可导致周围性面神经麻痹。根据患侧同时存在三叉神经、展神经麻痹及对侧肢体锥体束征等表现很容易鉴别。

3. **先天性面神经麻痹**　因先天性面神经管狭窄引起,出生后即有面神经麻痹表现,常伴有患侧听力减退或耳畸形等,根据病程和起病方式不难鉴别。

4. **歪嘴哭综合征**　由于染色体 22q11.2 微缺失导致,临床上出现口角降肌、口、腭、耳、心脏以及其他多系统畸形。患儿生后即出现在哭时有歪嘴现象,表现为一侧口角下拉,系口角降肌发育不全导致,无面神经麻痹的其他表现,肌电图检查亦无面神经瘫痪表现,可明确鉴别。

【治疗】

治疗原则为立即采取措施改善局部血液循环,减轻面神经水肿,促进面神经功能的恢复。

1. 病因治疗

(1) 一般治疗:寻找病因,去除原发病,如耳源性病变、感染性病变等所致的周围性面神经麻痹。远离风寒,避免再受凉,注意饮食调养,适当增加营养,积极创造条件减少患儿的心理障碍,减少用眼,使用眼药水以起到营养、消炎、润滑作用。对于中枢性面神经麻痹,同样需要寻找病因,如颅内肿瘤、脑外伤、中枢感染等。

(2) 药物治疗[18]:

1) 糖皮质激素:急性期可应用糖皮质激素,减轻面神经水肿,降低后遗症风险,部分轻症患儿无需激素治疗可自行恢复。

2) 抗病毒治疗:对于急性期的患儿,可以根据情况尽早联合使用抗病毒药物和糖皮质激素,特别是对于面肌无力严重或者完全瘫痪者,但不建议单独使用抗病毒药物治疗。抗病毒药物可以选择阿昔洛韦或伐昔洛韦,疗程 7~10 天。

3) 神经功能修复治疗:维生素 B 族药物,如维生素 B_1、维生素 B_{12}、神经生长因子等。

(3) 外科手术治疗:儿童面神经麻痹,不建议进行外科手术减压治疗,首先缺乏手术减压治疗有效性的循证医学依据,其次存在听力丧失的风险。

2. 康复治疗

(1) 物理治疗:

1) 急性期:急性期一般为发病后 5~7 日,切忌强刺激治疗,以免加重神经水肿。可选用超短波、微波无热量或激光等局部治疗消除炎性水肿。

①超短波:一般置于患侧乳突区与耳前区(或对侧面部)无热量,每日 1 次,每次 15 分钟,10~15 次为 1 个疗程;②激光:放置于患侧茎乳孔、太阳穴区,距离 20~30cm,治疗剂量 5~8Ma,每日 1 次,每次 5~10 分钟,10 次为 1 个疗程;③磁疗法:以茎乳孔为中心沿面神经分

布区直接照射,照射距离 30cm,每日 1 次,每次 20 分钟,7 次为 1 个疗程[19]。

2) 恢复期:恢复期重点是产生相应肌肉收缩,促进神经功能恢复,改善面肌运动功能。可采用低中频电疗、红外线、可见光、蜡疗等温热疗法,也可进行局部微热量短波电疗。①直流电离子导入治疗常用 1% 碘化钾、0.25% 加兰他敏或 0.05% 新斯的明,每日 1 次。②低中频电疗法:贴片置于患侧地仓、颊车、阳白、四白等穴位,每日 1 次,每次 20 分钟,10~15 次为 1 个疗程。若出现面肌抽动,应立即停止治疗。③温热疗法:红外线、TDP 等照射面部和乳突部,每日 1 次,每次 20~30 分钟,15~20 次为 1 个疗程。

(2) 运动疗法[20]:面神经麻痹主要累及的表情肌为眼轮匝肌、颧肌、口轮匝肌、颊肌、提口角肌、额肌等,进行这些肌肉进行运动疗法,可提高面部神经肌肉功能。训练时应根据患儿的不同症状进行相应的功能训练,每日 2~3 次,每个动作训练 10~20 次。

表情肌的康复训练主要包括抬眉、皱眉、闭眼、示齿、吹口哨、鼓腮、努嘴、耸鼻等动作促进面肌运动功能恢复。进行增强面肌肌力的训练:①肌力为 0 级,做各种表情肌被动运动;②肌力为 2~3 级,患儿对着镜子做抬眉、皱眉、闭眼、鼓腮、示齿等主动动作,以及患侧咀嚼口香糖锻炼面肌;③肌力为 4~5 级,进行抗阻训练。

(3) 传统医学治疗:

1) 针灸法:选穴太阳、阳白、地仓透颊车、牵正、合谷、翳风、足三里,配穴皱眉困难选择攒竹、阳白透鱼腰;闭眼不能可选丝竹空透瞳子髎;鼻唇沟浅选迎香[21]。

2) 按摩法[22]:揉患侧面部、颊部,使面肌放松后,然后拇指或示指点按上述针灸穴位,最后沿口角、耳后、眉弓、发际方向施加推法。

(4) 其他康复治疗:

1) 面肌挛缩者可做镁离子导入,痉挛肌肉运动点阻滞疗法,如注射苯酚溶液、肉毒毒素以及射频电凝。

2) 若眼部不能闭合,在睡眠、红外线治疗或遇强风时应戴眼罩。

3) 肌内效贴:可减轻水肿、增加淋巴回流、增加感觉输入、促进局部循环及瘫痪侧肌肉收缩等,尽管有文献报道肌内效贴对于周围性面神经麻痹有辅助治疗作用,但是作为现代康复方法是否可以应用,仍缺少循证医学证据。

➤ 附:面神经麻痹诊疗流程图

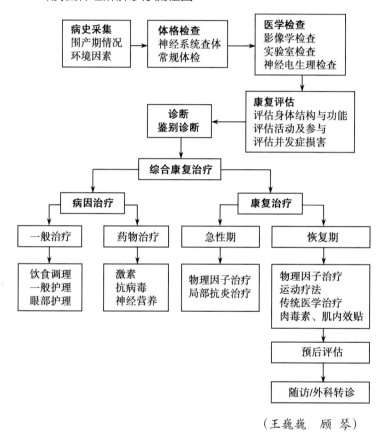

（王巍巍　顾琴）

第三节　分娩性臂丛神经损伤

【概述】

分娩性臂丛神经损伤(obstetrical brachial plexus palsy,OBPP),指在分娩过程中胎儿的臂丛神经因受到头肩分离暴力作用而发生的牵拉性损伤,少数由急产、子宫强烈收缩、先天性臂丛神经发育不全等因素引起。OBPP 多为不完全性损伤,主要表现为患侧上肢肌力、肌张力减低,同时也可能导致感觉异常甚至丧失。臂丛神经是上肢神经的总源,由 C_5~T_1 神经根组成[23]。臂丛在尚未形成神经干之前,神经根的分支有肩胛背神经(支配菱形肌)、胸长神经(支配前锯肌)、膈神经(支配膈肌),后于锁骨水平形成 3 个干,C_5 与 C_6 组成上干,C_7 组成中干,C_8~T_1 组成下干,上干分支有肩胛上神经(支配冈上肌与冈下肌)。三干均分为前后支,按照与腋动脉的关系,锁骨下部由 3 个后支合成后束,上、中干的前支合成外侧束,下干的前支为内侧束,终末分支有肌皮神经、腋神经、桡神经、尺神经、正中神经。

分娩性臂丛神经损伤是多因素共同作用的结果,其病因可分为:新生儿因素、母系因素、分娩方式及产程因素、其他等[24]。

1. **新生儿因素** OBPP 的发生率随着新生儿出生体重的增加而上升[25],锁骨骨折、肩难产与胎儿超重(>4.0kg)有密切联系。但有研究证明,75% 的 OBPP 患儿体重 <4.5kg[26]。胎位异常也是一个重要因素。头位分娩时,肩难产是臂丛神经损伤的主要原因;臀位分娩时,若胎臀以外展方式娩出致臂丛神经下干处于紧张状态,或后出头娩出困难、强力牵拉胎儿肩颈部均可造成臂丛神经牵拉性损伤[27]。

2. **母系因素** 母系因素包括妊娠期糖尿病、孕前或孕期体重增加过多、产龄 >35 岁、骨盆解剖异常及初产等,这些因素均可增加巨大儿及肩难产的发生率。

3. **分娩方式与第二产程异常** 分娩方式、第二产程进展异常与分娩性臂丛神经损伤密切相关。经阴道分娩时,头位分娩的肩难产、胎方位判断错误、臀位分娩时手法不正或后出头娩出困难、强力牵拉胎儿肩颈部,都可致臂丛神经受损。在臀位阴道分娩中,若第二产程达 1 小时以上,新生儿 OBPP 发生率将显著增加[26]。

4. **其他因素** 在分娩过程中助产技术使用不当,包括胎头吸引术及产钳助产术,可造成患儿臂丛神经损伤[28]。子宫肌瘤等子宫异常可导致慢性子宫内位置不正和压迫,引起神经受压、缺血进而造成神经损伤[29]。

【诊断】

1. **分娩史及临床表现**　分娩方式、巨大儿、不当的助产技术等是目前公认的发生 OBPP 的高危因素。婴儿出生后观察比较其两侧手臂,如发现活动程度和姿势不对称,一侧上肢活动较对侧明显减少,肌力减弱或无力,垂腕、垂指,手臂不能外展和外旋,始终无主动活动,新生儿期单侧手臂拥抱反射或抓握反射不能引出等,一定程度上提示可能发生了 OBPP。

OBPP 的神经损伤分类(分型、分度)对治疗时机和治疗方案的选择非常重要。OBPP 按照传统的分型方法可分为三型:上干型(Erb 瘫痪),下干型(Klumpke 瘫痪),全麻痹型(Seeligmuller 瘫痪)。1987 年 Narakas 在其著作中引入 Tassin 于 1984 年根据神经损伤特点对 OBPP 的四型分类法:Ⅰ型为典型的 Erb 损伤,因颈 5、6 神经根损伤,表现为肩外展外旋肌、肘屈曲和前臂旋后肌肉麻痹。此型损伤的预后最好,80% 的病例能够自然恢复;Ⅱ型为颈 5、6、7 神经根损伤,除了Ⅰ型的肌肉麻痹外,还有伸腕伸指肌麻痹,预后比较差,通常 70% 的病例能够恢复屈肘和伸腕伸指功能;Ⅲ型为颈 5、6、7、8 和胸 1 神经根损伤,上肢肌肉完全麻痹,无 Horner 综合征。此型症状虽重,多数病例却能恢复满意的手功能;Ⅳ型为颈 5~8 和胸 1 神经根损伤,上肢肌肉完全麻痹,常伴 Horner 综合征,表明为撕脱性损伤,其预后最差。

Sunderland[30]根据神经损伤的组织病理学特点,将周围神经损伤分为 5 度,即Ⅰ度(传导阻滞,短时间内可完全恢复)、Ⅱ度(轴突断裂,束膜、外膜完整)、Ⅲ度(神经纤维断裂,即轴突和内膜损伤,束膜、外膜完整)、Ⅳ度(神经束断裂,即轴突、内膜和束膜损伤,但外膜完整)、Ⅴ度(神经干完全断裂)。

Tassin 分型和 Sunderland 分度的关系:Tassin Ⅰ型的病理学特点相当于 Sunderland Ⅰ~Ⅱ度。Tassin Ⅱ型相当于 Sunderland Ⅱ~Ⅲ度。Tassin Ⅲ型,如损伤累及 C_5~C_6 神经根,相当于 Sunderland Ⅳ~Ⅴ度;损伤累及 C_7 神经根,相当于 Sunderland Ⅲ度;损伤累及 C_8 和 T_1 神经根,相当 Sunderland Ⅰ~Ⅱ度。Tassin Ⅳ型的病理学特点是,神经损伤累及 C_5~C_6 神经根的为断裂伤,累及 C_7~C_8 神经根的为撕脱伤,累及 T_1 神

经根的为不全损伤[31]。

2. **影像学检查**

(1) X线检查:在新生儿分娩出现肩难产等情况时,为抢救新生儿用力牵拉肩部,强使胎儿娩出骨盆出口时两肩剧烈向内压造成肋骨、锁骨、肱骨骨折,导致臂丛神经近端损伤[32]。对患儿进行颈部、肩部及上肢的X线检查很重要,可发现是否存在肋骨、锁骨、肱骨骨折。

(2) 磁共振:磁共振成像是唯一能显示臂丛神经椎管外部分的影像学方法。以冠状位可见椎动脉的层面及其邻近的前1~2个层面最易观察,可以大致了解神经的损伤程度及连续性是否存在(图6-1);是否合并有其他的损伤(如肌肉损伤或者血肿)。因此,磁共振成像可以直接观察椎管内外臂丛神经的变化并作出较准确的诊断,可清楚地显示是否存在神经节前损伤,为早期诊断及手术治疗提供依据[33]。

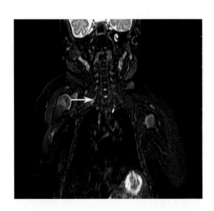

图 6-1 臂丛神经磁共振成像

MR 平扫冠状面显示:于 T_2WI 压脂序列见右侧臂丛神经局部增粗,信号增高,呈线样高信号影(白箭)

(3) 脊髓造影计算机断层扫描:臂丛神经节前与节后损伤的准确判定对预后及手术方式的选择具有重要意义,而脊髓造影计算机断层扫描可清晰显示椎管内臂丛神经前、后支,尤其是 $C_{5~8}$ 神经,椎管神经前、后支充盈缺损的消失是判定臂丛神经节前与节后损伤的可靠指标。其缺点为有创性检查,需麻醉才可实施。

3. **神经电生理检测**　对可疑OBPP的患儿需行神经电生理检查,进一步确定臂丛神经的损害部位,即根、干、束或周围神经,判断其损害严重程度。在新生儿,因肌肉神经损伤约需10天才出现肌动描记的变化,故于生后48小时内进行肌电图检查可区分神经损伤是发生在产前还是分娩时。在临床上我们建议患儿出生3~4周后行神经肌电图检查,以提高诊断的准确率。对于OBPP患儿,早期肌电图检查不仅对诊断、判断预后有意义,也对OBPP的鉴别诊断,减少医疗纠纷有意义[34]。

对臂丛神经损伤的治疗和预后判断上,是否合并根性撕脱非常重要,当合并根性撕脱时,预后很差。神经传导检查可以根据感觉神经电位存在与否和波幅高低,及肌电图对一些特殊的近端肌肉(菱形肌等)和椎旁肌的检查来判断是否有根性损害及损害的位置。肌电图的检查重点是看轴索的连续性是否存在,如果检查发现所检肌肉运动神经动作电位消失,出现肌肉失神经电位,大力收缩时无运动单位电位出现,提示轴索连续性中断,即完全断裂,需考虑外科手术探查等。

4. **彩色多普勒超声**　彩色多普勒高频超声能够精确辨认神经组织结构,良好地显示臂丛神经干的位置和形态,当临床怀疑臂丛神经损伤需要了解损伤部位时,彩色多普勒超声可以对神经干进行追踪扫查,依据解剖定位和人体左右对称的特点,判断有无神经干水肿、卡压、断裂等征象,也可对外科修复过的神经损伤进行跟踪观察,为临床提供良好的定位指征[35]。

【鉴别诊断】

1. **脑性瘫痪**　脑瘫患儿出生时常有颅内缺氧及出血史,神经系统后遗症除可表现为单瘫外,还可表现为四肢瘫、偏瘫、截瘫等,其受累肌群常呈肌张力增高、腱反射亢进等上运动神经元受损表现,神经电图大多正常;而OBPP常表现为单侧上肢受累,其瘫痪肌群呈下运动神经元受损表现(肌张力下降、腱反射减低),神经电生理检查除失神经电位及募集反应减少外,潜伏期及波幅亦有明显异常。但脑瘫的肌张力增高是逐渐的过程,有时有少数患者两者合并存在,此时的鉴别诊断较困难。

2. **骨关节损伤**　分娩时胎位异常或助产技术不当可造成肩关节脱位、锁骨骨折、肱骨上端骨折等,患儿可表现为肩关节功能障碍,此时应检查是否同时有屈肘障碍,单一的肩关节活动障碍以骨关节损伤常见,合并屈肘障碍则以臂丛损伤多见。出生后 2 周在 X 线片上发现锁骨或肱骨上段骨痂,即可明确诊断。

【康复评定】

OBPP 的评估量表用于评估损伤的程度,预测潜在的恢复并决定治疗。常用的量表主要集中在关节活动度和肌力。为了克服评估新生儿运动功能的困难,Curtis 等提出了主动运动量表(the active movement scale, AMS)(表 6-9)。随着婴儿成长,整个肢体功能变得至关重要,改良 Mallet 量表(表 6-10)为肩关节、肘关节或上肢神经丛功能提供了一个可量化的评估。对于肘部功能,Gilbert 和 Raimondi 提出了肘部恢复量表(表 6-11)。对于手功能,Raimondi 提出了评估神经修复后手功能的量表(表 6-12)。

表 6-9　主动运动量表

项目	肌力分级
消除重力	
无肌肉收缩	0
肌肉收缩,无关节运动	1
关节运动≤1/2 最大活动范围	2
关节运动 >1/2 最大活动范围	3
最大活动范围	4
抵抗重力	
关节运动≤1/2 最大活动范围	5
关节运动 >1/2 最大活动范围	6
最大活动范围	7

表 6-10 改良 Mallet 量表

评分	肩外展	肩外旋	手触口	手触颈后	手触脊柱	手触腹
I	无活动	无活动	无活动	无活动	无活动	无活动
II	<30°	0°	不能	不能	不能	不能
III	30°~90°	<20°	困难	困难	S_1 水平	手触腹部伴屈腕
IV	>90°	>20°	容易	容易	T_{12} 水平	手触腹部无屈腕
V	正常	正常	正常	正常	正常	正常

表 6-11 Gilbert-Raimondi 量表

肘关节功能	评分
屈肘	
无/微弱	1
不全	2
正常	3
伸肘	
无	0
不全	1
正常	2
伸肘受限	
<30°	0
30°~50°	−1
>50°	−2

表 6-12　Raimondi 量表

手功能	评分
手无主动活动或手指微屈曲；但无拇指对捏；可有一些知觉	0
主动屈指受限，伸腕伸指不能；可有拇指对捏	I
主动屈腕，被动屈指	II
主动完全屈腕屈指并完成部分对掌，手内肌平衡，无主动旋后；有良好性姑息手术的可能性	III
主动完全屈腕屈指及伸腕，但无伸指，对掌功能佳，有部分旋转功能	IV
IV+ 主动伸指和完全的旋转功能	V

　　感觉功能评定　虽对于婴幼儿评定受限，但对 OBPP 后遗症期的儿童有一定的参考价值。感觉功能检查包括痛觉、触觉、温觉、两点辨别觉及其改变范围，判断神经损伤程度。一般检查痛觉及触觉即可。注意感觉为单一神经或其他神经重叠，可与健侧皮肤比较。实物感与浅触觉为精细感觉，痛觉与深触觉为粗感觉，感觉功能障碍程度可用六级分级表（表 6-13）来评估。神经修复后，粗感觉恢复较早较好。

表 6-13　感觉功能障碍分级

分级	表现
S0	神经单独分布区感觉完全丧失
S1	深部痛觉恢复
S2	浅感觉和触觉有一定程度恢复
S3	浅感觉、触觉都有恢复，且感觉过敏消失
S3+	除达到 S3 外，两点辨别觉部分恢复
S4	感觉恢复正常

【康复治疗】

　　OBPP 的康复管理目标是最大程度的恢复神经功能，预防肌肉萎缩、关节挛缩，在婴幼儿早期加强并促进感官意识。OBPP 的康复治疗包括运动疗法、物理因子治疗、作业治疗、高压氧、中医治疗(针灸、按摩、电针等)、辅具佩戴等。

1. 运动疗法　依据患者臂丛神经损伤的不同类型及患肢肌力差异,选用适宜方法:

(1) 上干型可采用肩前屈、肩外展、肩外旋,肘关节屈、伸及前臂旋前、旋后。

(2) 下干型可采用肘关节屈、伸及前臂旋前、旋后,腕关节屈伸、握拳、掌指关节及指间关节伸展,拇指对指对掌及外展。

(3) 全臂丛型可采用前臂中立位及旋后位手臂上举,肘关节伸直肩后伸及外旋、肘关节屈伸,前臂旋前和旋后,腕关节屈伸、握拳,掌指关节、指间关节伸展,拇指对指对掌及外展。

以上每个动作 30 次 1 组,1 日 2~3 组。

神经松动术:患儿仰卧位,头偏向对侧,治疗师立于其患侧,一只手握住患手,用大腿支持其患侧上臂。根据损伤的神经不同,神经松动的方法不同:

1) 正中神经:逐渐做肩外展并外旋,伸肘并做一定程度的旋后,腕背伸,前臂旋后,伸患指。

2) 桡神经:逐渐做肩外展,伸肘并做一定程度的旋前,腕关节掌尺屈。

3) 尺神经:一只手支持屈曲的患肘,另一只手使患腕桡背伸,手指伸直,内旋患肩,逐渐屈肘,并前臂旋前去触摸患者同侧耳朵。

4) 腋神经:逐渐做肩外展并外旋。

5) 肌皮神经:逐渐做肩外展并外旋,伸肘并一定程度的旋后。

以上动作均持续 1 秒,然后放松,根据病情可以选择张力手法或滑动手法,每天 1 次,每次 5 分钟。训练过程中要注意选取适当运动量和训练节奏,预防代偿运动,防止畸形发生[36]。

2. 物理因子治疗

(1) 电疗:神经肌肉电刺激、中频电疗等电疗法可加速神经的再生和传导功能的恢复,同时肌肉收缩的泵效应可改善局部血液循环,电极贴片可置于三角肌、肱三头肌、前臂肌群等,以能引起手部肌肉收缩的强度为输出强度,若在患儿能耐受的最大强度内仍未能引出肌肉收缩,则以该最大强度为输出强度,治疗时间 20 分钟,每日 2 次。

(2)肌电生物反馈疗法:可分为放松性训练及兴奋性训练,前者可缓解肌肉痉挛,后者可提高肌肉的收缩能力,治疗电极放置在三角肌、肱三头肌、肱二头肌、桡侧伸腕肌、指伸指屈肌群的肌腹处,调节电流强度(一般为 20~50mA),均以患儿耐受程度为限,频率 30Hz,每次刺激时间为 10 秒,间歇 5 秒后予下一次刺激,反复 30 次,每次刺激均需诱发出肘关节屈曲和腕关节伸展方可达到干预效果,刺激肩关节外展及前屈时家长可协助患儿完成动作,每周 6 次。

(3)低强度激光疗法:常用的激光器为 He-Ne 激光器、半导体激光器,能加速神经组织损伤的修复,输出功率一般为 15~20mW,照射臂丛神经损伤区域约 15 分钟,每日 1~2 次。

(4)低强度超声波疗法:低强度超声波可提高周围神经兴奋性,加快神经传导,减轻神经的炎症反应,促进周围神经损伤的愈合,并改善结缔组织的伸展性,输出功率 30mW/cm^2,频率 1.5MHz,脉冲宽度 200 微秒,治疗时间为 15 分钟,1 次/d。

(5)蜡疗:可缓解 OBPP 患儿的关节挛缩以及术后瘢痕增生,但皮肤感觉障碍者及小婴儿需慎用。

(6)水疗:水的浮力及冲击作用可提高神经兴奋性,有利于患肢功能训练。

3. **作业疗法** 当患肢的基本功能逐渐恢复,可开始进行作业治疗。在制订方案时,应帮助患儿恢复已丧失的功能进而达到生活、学习等方面的自理,若患儿的功能障碍不能完全恢复,在作业治疗方案的制订中应该有针对性地利用患者的残存功能提高患者自理能力。儿童运动发育规律和生活技能的正常程序是进食、修饰、大小便控制、转移、卸装、着装、淋浴,因此作业治疗应按此顺序,开展治疗-游戏-教育相结合的治疗措施,内容应为患儿能够完成的 80%以上的作业活动,随着患儿作业能力的提高逐渐增加作业的强度和难点。

作业治疗的重要工具是游戏,游戏活动有利于患儿将所学技能转移应用到实际生活中,而且游戏需要儿童调动自己的各种感官来参与,有利于儿童的感觉功能整合。在制订游戏计划时,要考虑游戏环境、游戏体位、玩具的选择。游戏环境包括建筑环境、游戏用具、环境刺激、在场人员等;体位摆放时需避免患儿连续处于某一体位超过20分钟,且一旦患儿平衡能力建立,应鼓励其不停变换体位;玩具的选择是在对患儿功能评定的基础上,玩一种玩具的时间不宜太长,需5~10分钟或玩腻前更换。游戏一般可有橡皮筋弹指运动、分指扳指运动、掷橡皮球或保健圈等,每组动作20~30次,1日2~3组。肌力达3级时,加大训练量和难度,采取抗阻力练习方法进行增强肌力的训练,每次以肌肉略感疲劳为度,同时练习一些精细动作如:系扣、分拣玻璃球等,每组动作20~30次,1日2~3组;也可做日常生活活动能力的训练,包括更衣、进餐、入浴、刷牙、拧毛巾等,每日2~3次,每次30分钟。上述治疗每周治疗5天,4周为1个疗程,连续治疗3个疗程评估效果。对OBPP患儿来说,若上肢运动控制不良,需用吸盘、夹子、防滑垫等固定玩具;若抓握能力差,可通过加装延伸装置或用泡沫塑料等将把手加粗帮助抓握;若由于肌张力变化不能持续抓握玩具,则可将玩具绑在手上。

4. 感觉功能训练　对于OBPP患儿,感觉功能的恢复也至关重要。神经损伤的修复过程中,通过注意、生物反馈、综合训练和回忆,加强大脑对感觉再学习、再认识的过程,从而恢复感觉功能。感觉再训练的重点是根据神经恢复的进程给予分级刺激,如触觉定位、移动性触觉、持续触觉、持续压力、震动,通过形状、质地、物体识别的触觉辨别训练,要求患者一天中短时间训练3~4次,先用健侧,后用患侧,先睁眼后闭眼,训练过程中要注意感觉过敏。可采用Rood手法进行控制感觉输入诱发肌肉兴奋及活动训练,如痛觉明显予以速度稍慢扫刷、轻触、轻叩及力量偏小的关节挤压训练,痛觉减退后可考虑予以速度稍快扫刷、重触、重叩、关节挤压及关节牵伸训练;利用感觉再输入原理,采用按摩球、毛刷、算盘珠、砂粒等各种质地物体对患肢进行感觉刺激训练。

5. 辅助器具

（1）矫形器的佩戴：矫形器可维持各关节处于正确的位置，通过持续的静力性牵伸，促使肌肉的生长和降低牵张反射的反应性，最终达到预防及纠正关节挛缩畸形的目的。上肢矫形器可分为肩矫形器、肘矫形器、腕手矫形器、手部矫形器，其中肩外展固定矫形器一般应将肩关节保持在外展 70°~90°，前屈 15°~30°，肘关节屈 90°，而对于全臂丛神经麻痹可使用功能性上肢矫形器。对于腕手矫形器，一般维持腕关节背屈 30°，伴有约 10° 的尺侧倾斜，掌指关节屈曲 30°~45°，近侧指间关节屈曲 60°~80°，远端指间关节轻度屈曲约 10°~15°，手指分开，拇指表现外展对掌位。矫形器的配制要注意重量宜轻，尺寸合适。每天至少佩戴 10 小时，可在睡眠时佩戴。

（2）肌内效贴：肌内效贴可通过加强松弛的肌肉，从而支撑肌肉正常活动，改善肌肉收缩功能；通过减轻异常肌张力，重新调整关节，帮助筋膜和肌肉功能重建；还可以增强感觉输入，通过增加贴扎区域周边的感觉反馈，加强本体感觉输入。在贴扎之前用酒精棉做皮肤表面的清洁擦拭，每 2 天更换肌贴一次。如果贴布边缘皮肤发痒发红可以在旁边涂抹抗过敏的药膏。具体贴扎方法[37]：

1）患儿取端坐肩关节外展位，采用三爪贴布对患侧的三角肌进行贴扎，起始端三头分别在锁骨外侧、肩峰和肩胛冈，终止端在肱骨体外侧三角肌粗隆。

2）患儿取端坐肘关节屈曲位，用 X 形贴布对肱二头肌进行贴扎，起始端两头分别在肩胛骨盂上结节和肩胛骨喙突，终止端两头分别在桡骨粗隆和前臂筋膜。

3）患儿取端坐前臂旋后位采用 Y 形贴布对旋后肌进行贴扎，起始端两头分别在肱骨外上髁和尺骨外侧缘的上部，终止端在桡骨上部前面。

4）对感觉障碍的上臂及前臂桡侧和虎口区域采用 I 形贴布进行贴扎。

5）如已出现屈曲挛缩，可采用系列固定逐渐改善关节活动范围。

6. 高压氧 高压氧近年被应用于改善微循环及修复受损神经，研究证明其对 OBPP 患儿有效[38,39]，可提高血管周围组织氧弥散距离，通过 α-肾上腺素样的作用使血管收缩，减少局部的血容量，减轻组织水肿，同时组织高氧状态可有效提高代谢产物的清除效率，从而促进损伤修复的作用。患儿在行高压氧治疗前，需完善中耳分析、眼底检查、心脏超声等除外禁忌证，另患儿需在进氧舱前 1~2 小时内禁食水，以减少治疗中出现呕吐误吸，发生窒息的可能。

7. 重复性磁刺激 重复性磁刺激是一种安全、无创的非侵入性治疗技术。研究证明重复性磁刺激具有促进周围神经再生的作用，磁场对受损神经的刺激作用表现为改变靶神经元的突触可塑性和连接性[40]。婴幼儿正处于神经生长发育的关键期，神经可塑性更强，重复性磁刺激对神经再生的影响可能更为显著。目前研究普遍认为高频率、高强度的磁刺激可增加兴奋性突触后电位总和，导致刺激部位神经元异常兴奋。高强度及高频重复性磁刺激对周围神经损伤进行治疗时，可将磁刺激线圈（"8"字或圆形）置于上臂与侧胸壁之间，根据经验选择刺激强度，常为 30% 最大输出量（因患儿年龄过小，不能十分准确地测定其运动阈值），频率 30Hz，每串 15 个脉冲，串间歇 39 秒，总时间约 15~20 分钟。

8. 中医疗法 中医学认为分娩性臂丛神经损伤是由于产时外伤造成恶血内留，经络淤滞，气血运行不畅，筋脉失养而发，针灸、电针治疗能有效通经活络，经筋推拿起到舒筋活络通经、解痉散结、强筋壮骨的功效，防治可能出现的继发性肌肉骨骼病变。

（1）推拿：主要对患侧上肢和颈肩部（手三阳经循行部位及臂丛神经支配区为主）进行推拿，患儿取侧卧位，先拿捏三角肌、肱二头肌、肱三头肌，点中府、肩髃、肩井穴，再拿捏胸锁乳突肌、斜方肌；患儿再取俯卧位，先揉颈部项韧带及两侧，点哑门、风池穴，然后轻揉 T_1~T_7 两侧，再揉、擦肩背部，捏冈上肌、冈下肌；最后患儿取仰卧位，一手扶肩，一手扶肘，做上臂上举、内收、外展、旋转运动，并适当地活动关节、抖动患肢。上述动作共约 20 分钟，1 次/d，5 次/w。

（2）针灸：家长将患儿抱入怀中或取仰卧位，暴露患肢，皮肤消毒后用无菌针灸针进针,选 1 寸毫针,行平补平泻手法,以手阳明经为主(可取穴位有肩前、肩后、肩髃、臂臑、手五里、曲池、手三里、内关、臂中、支正、阳谷、合谷、外关、间使、极泉、青灵、腕骨穴等)。每次根据肌肉情况取穴 10 个左右,留针约 30 分钟。

(3) 电针:治疗取穴位肩髃、肩贞、臂臑、曲池、手三里、少海、外关、阳溪、合谷等穴位,先将腧穴常规消毒后,左手示指或拇指紧按腧穴,右手持 1 寸毫针刺入穴内 0.3~0.5mm 深度,候气至,使针下沉紧,并施予补法,针尖顶着有感应的部位推弩守气,使针继续下沉紧,然后将电针仪器上一对输出的 2 个电极分别连接在肩髃与曲池穴上,另一对电极连接在手三里与合谷穴上,调节强度旋钮,以患儿能够耐受为度,持续通电 30 分钟,1 次/d,5 次/w。

【其他治疗】

1. 药物治疗 在臂丛神经损伤中,可同时经口服、局部注射或联合直流电离子导入 B 族维生素类药物,直接或间接为髓鞘再生提供原料,对不完全损伤患儿有确切疗效[41]。

神经生长因子在周围神经系统神经元的正常分化、发育、成熟、维持功能和存活、损伤修复的过程中具有神经元营养和促突触生长的双重效应,在确诊 OBPP 3 个月内应尽早应用。而当后期关节发生挛缩时,可应用 A 型肉毒毒素[37]有效地调节患侧手臂发生的肌肉失衡,对有神经支配的肌群注射 A 型肉毒毒素可平衡跨关节力量、增加被动活动范围并改善关节位置。

2. 手术治疗 未经规范系统康复治疗的 OBPP 患儿,或患儿神经电生理检查提示完全损伤,或根性损伤,均应行手术治疗[42]。手术处理可分为一期和二期两个阶段[43],初次手术是指臂丛受累部分的神经外科探查(神经松解手术,臂丛神经直接吻合或神经移植)和重建,二次手术是骨科手术,可提供稳定肩关节的活动和患肢活动范围的改善。肩关节活动范围减小,外旋功能下降通常是骨科手术干预的适应证,手术处理的目标是改善患肢功能,手术治疗后,也应尽快进行综合康复治疗。

➤ 附:分娩性臂丛神经损伤诊疗流程图

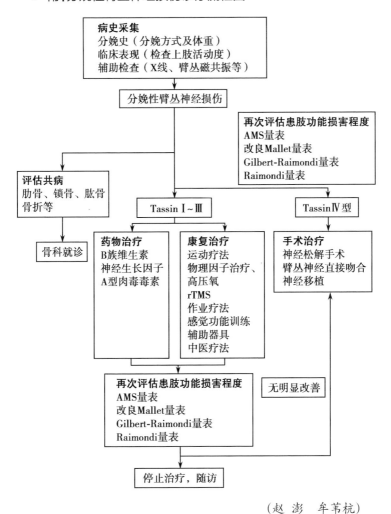

（赵　澎　牟苇杭）

第四节　周围神经病

【概述】

周围神经病（peripheral neuropathy，PN）是由多种病因引起的常见的神经系统疾病之一，常引起运动、感觉和自主神经功能障碍和结构改变，患者主要表现为四肢麻木、无力、运动发育落后、腱反射减弱、肌张力低下、共济失调、视力下降等。

　　周围神经病的定位诊断并不难，但其病因诊断则相对复杂。周围神经病按病因分类常见的有营养代谢性、炎症性、变性病、肿瘤性、感染性、内分泌性、血管炎性、遗传性、中毒性及外伤性等，其发病机制因病因不同而不同。分类依赖于解剖结构、病理和临床特征。按周围神经损害的基本病理，可分为主质性（病变原发于轴突、神经纤维）及间质性神经病（病变位于神经纤维之间的支持组织）。按临床病程，可分为急性、亚急性、慢性、复发性或进行性神经病等；按突出症状分为感觉性、运动性、混合性、自主神经性等；按病变的解剖部位分为神经根病、神经丛病和神经干病。单神经病是指只有一根周围神经受损，多数性单神经病是指两根以上周围神经受损，往往是不对称的。运动、感觉、反射及自主神经功能障碍的区域取决于每根受累周围神经的解剖分布。对称性多发性神经病指感觉、运动及自主神经纤维同时受损，临床表现为四肢远端呈对称性"手套"或"袜套"形的感觉减退或消失，肌力减退，伴有不同程度的肌肉萎缩，受损部位腱反射减弱或消失，并有出汗异常、皮肤和指甲的营养改变等。多发性神经病又称为末梢神经病，以往也称为周围神经炎、末梢神经炎。

　　目前国内外尚无研究明确指出周围神经病的发病率、发病年龄及性别特点，仅 Lubec 等[44]在对 171 例周围神经病患者的临床资料分析中提出患者的发病年龄在 28~93 岁，男女比例约为 1.3∶1。诊断上除详细的病史及体格检查外，还需要依赖必要的辅助检查。神经电生理检查（肌电图）能客观地判断周围神经是否受损，进一步区分髓鞘及轴索受损类型，故有助于周围神经病的诊断、鉴别诊断、预后及疗效的评估。其他辅助检查还包括脑脊液细胞数及蛋白水平、血生化、影像学、免疫球蛋白及神经抗体检查、肌肉或神经活检、基因检测等，均可从不同角度协助周围神经病的定位诊断及定性诊断。治疗上以病因治疗为主，辅以维生素 B 族、理疗等治疗方法。此外，随着科研的进展，神经生长因子、血管内皮生长因子等也被应用治疗周围神经病。

【诊断】

1. **临床表现**[45]　患者依据病因、受累范围及解剖基础分类(图6-2),运动、感觉和自主神经功能障碍可以同时或相继或单独出现,表现为单神经病、多发单神经病、多发性运动神经病、多发性感觉神经病等。①运动障碍:肢体对称性或非对称性无力,轻重不等,可表现为单侧上/下肢、偏侧肢体、双上肢/下肢、四肢等为特征的轻瘫甚至全瘫,肌张力低下,腱反射减弱或消失。慢性、隐匿性起病的患者有时可见肌肉萎缩,上肢以骨间肌、蚓状肌、鱼际肌,下肢以胫前肌、腓骨长肌多见,甚至可出现垂腕、垂足、肢体挛缩及畸形等客观体征。②感觉障碍:受累肢体感觉异常,如针刺感、蚁走感、烧灼感、触痛等,与此同时或稍后出现肢体远端对称性深浅感觉减退或缺失,呈或长或短

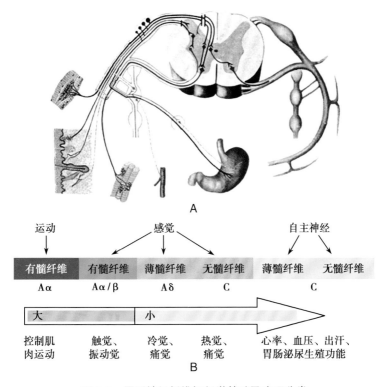

图6-2　周围神经纤维解剖学基础及病理分类

的手套-袜套样分布。③自主神经功能障碍:肢体末端皮肤对称性薄、光亮或脱屑、变冷、苍白或青紫、汗多或无汗、指/趾甲粗糙、松脆,甚至溃烂。

2. **疾病分类** 主要根据病因不同进行分类,常见的有以下几种:

(1) 吉兰-巴雷综合征(Guillain-Barré syndrome, GBS)(详见本章第一节)。

(2) 慢性炎性脱髓鞘性多发性神经根神经病(chronic inflammatory demyelinating polyradiculoneuropathy, CIDP)[46]。

CIDP 是一类由免疫介导的运动感觉周围神经病,见于各年龄段,好发于 20~60 岁,也有儿童发病甚至新生儿发病的报道。CIDP 无性别倾向,男女发病比例相近。CIDP 起病隐匿,症状进展常在 8 周(或 2 个月)以上。但仍有约 18% 的患者呈急性或亚急性起病,症状进展较快,在 4~8 周内即达高峰,且对激素治疗敏感,这部分患者目前仍倾向归类于 CIDP,称作急性起病的 CIDP(acute onset CIDP, A-CIDP)。多伴有脑脊液蛋白-细胞分离,电生理表现为周围神经传导速度减慢、传导阻滞及异常波形离散,病理显示有髓纤维多灶性脱髓鞘、神经内膜水肿、炎症细胞浸润等特点。CIDP 属于慢性获得性脱髓鞘性多发性神经病(chronic acquired demyelinating polyneuropathy, CADP),是 CADP 中最常见的一种类型,CIDP 包括经典型和变异型,后者包括纯运动型(pure motor CIDP)、纯感觉型(pure sensory CIDP)、远端获得性脱髓鞘性对称性神经病(distal acquired demyelinating symmetric, DADS)、多灶性获得性脱髓鞘性感觉运动神经病(multifocal acquired demyelinating sensory and motor neuropathy, MADSAM,或 Lewis-Sumner 综合征)、局灶型(focal CIDP)等。大部分患者对免疫治疗反应良好。CIDP 可分为慢性进展型和缓解复发型。发病年龄轻的,缓解复发型多见,预后较好。发病年龄大的,慢性进展型多见,预后较差。

(3) 遗传性周围神经病(hereditary motor and sensory neuropathy, HMSN):HMSN 又称夏科-马里-图思病(Charcot-Marie-Tooth disease, CMT)或腓骨肌萎缩症,是一组最常见的在遗传和临床上都具有高度异质性的家族性周围神经病,约占全部遗传性神经病的 90%。该病发病率约为 10.30 人/10 万人,主要分为 CMT1(脱髓鞘型)、CMT2(轴索病变型)、CMT3(中间型神经传导速度)和 CMT4(隐性遗传型)四种类型。大多数病例在婴幼儿期起病,表现为走路姿势异常、肢体远端肌肉萎缩、双足畸形形成足下垂。临床表现为对称性四肢远端无力、肌萎缩,缓慢进展加重,多无主观感觉异常。不同亚型患者可伴有如下一种或多种临床表现:智力低下、共济失调、眼肌麻痹、青光眼、白内障、视神经萎缩、听力下降、声带麻痹、呼吸、自主神经功能损害、肌张力低下、脊柱侧弯、关节畸形、锥体束受累等。该病临床表现严重程度差异很大,即使在同一家系也如此,从无症状到严重足下垂均存在。腓肠神经活检可见大直径有髓神经纤维密度不同程度减低,无髓纤维密度也不同程度减低但轴索相对保存。肌电图表现为末端潜伏期明显延长,神经传导速度 <38m/s,均提示脱髓鞘病变(图 6-3)。基

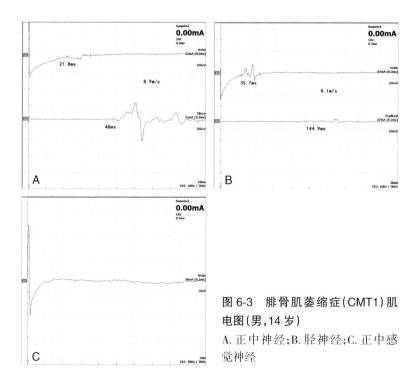

图 6-3 腓骨肌萎缩症(CMT1)肌电图(男,14 岁)

A.正中神经;B.胫神经;C.正中感觉神经

因检测可以确诊,PMP22、MZP、GJBl、MFN2 和 GDAP1 是最重要的致病基因。

(4) 代谢性周围神经病:代谢性周围神经病类型很多,常见的有糖尿病性、营养缺乏性(如维生素 B_{12} 缺乏、酒精中毒性)、肝病性、尿毒症性、甲状腺功能减退或亢进性等。①糖尿病周围神经病(diabetic peripheral neuropathy,DPN):是指在排除其他原因的情况下,糖尿病患者出现周围神经功能障碍的症状和/或体征。其发病率为 5%~9%,且发病率与病程有关,对于病程超过 15 年以上的糖尿病患者其发病率几乎达 50% 以上。临床主要表现为肢体麻木、钝痛或灼痛、伴有温觉减退,具有下肢重于上肢,远端重于近端的特点,而肌力、腱反射和其他感觉受累不明显,仅在严重病例才出现不同程度的改变。此外,DPN 常伴有自主神经症状。因 DPN 早期常以感觉小纤维受损为主,且常规肌电图检查结果为阴性,而近 10 年 SSR 检测的研究及普及,对小纤维神经损伤敏感性高、重复性好,常与 NCV 联合用于 DPN 的早期诊断(图 6-4)。②酒精中毒性周围神经病(alcoholic peripheral neuropathy):在排除其他原因的情况下,长期饮酒者出现的周围神经病变。在慢性嗜酒者中,可有 25%~66% 的患者出现周围神经病变。临床上常以感觉障碍起病,出现肢体疼痛、手足麻木等,继之可出现肢体无力,与其他代谢性周围神经病相同,下肢症状重于上肢,远端

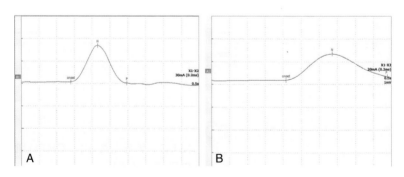

图 6-4 糖尿病 SSR 表现(男,11 岁)
A. 上肢 SSR;B. 下肢 SSR

重于近端,感觉受累先于运动。另可伴有自主神经症状如心悸、多汗、皮肤干燥、发凉等。其他代谢相关的周围神经病,可以通过各自特征性实验室结果予以早期诊断。

(5)副肿瘤性周围神经病:副肿瘤性周围神经病中最常见的肿瘤是肺癌。肿瘤患者中各种原因所致的周围神经病的发生率为1.7%~16%,一般认为是与癌肿抗原起交叉性自身免疫反应的抗体有关。目前研究较多的是亚急性感觉周围神经病,女性多见,临床主要表现为进行性加重的不对称性感觉异常和疼痛,深感觉受累多见。但临床上较常见的是感觉运动性神经病,其临床表现与GBS相似。因周围神经病常先于肿瘤出现,而多数患者出现神经系统表现时原发肿瘤尚处于易治疗阶段,因此副肿瘤性周围神经病的诊断对肿瘤的早期诊断与治疗至关重要。

3. **辅助检查**[47]

(1)神经电生理检查:神经电生理检查是诊断本病最为客观、关键的检查指标,常进行以下5项检查:①运动/感觉神经传导(NCV)检测:分别检测每位受试者右/左侧正中神经、尺神经、腋神经、胫神经、腓总神经、股神经及腓肠神经。检测指标包括起始潜伏期、波幅(CMAP)、运动感觉传导速度、波形时限,满足以下其中一条即判断为异常:运动神经传导速度<90%LLN(低限值);CMAP<10%LLN;末端潜伏期>110%ULN(高限值);近端CMAP/远端CMAP比值<0.5。不同病因的周围神经病NCV表现不同,见图6-5、图6-6。②F波:主要反映运动神经传导通路,特别是神经根的功能。分别检测正中神经、尺神经、胫神经的F波潜伏期及检出率,潜伏期>120%ULN和/或检出率低于50%为异常。③A波:是常规运动神经传导中出现的一种迟发性反应,出现时间介于F波与M波之间,A波主要作为脱髓鞘标志运用于多发性周围神经病中,诸多文献报道A波的出现提示AIDP,对AIDP的早期诊断价值高于F波及NCV检测,且A波的出现与短期预后明显相关(图6-7)。④交感皮肤反应(sympathetic skin response,SSR)检测:主要反映薄髓或无髓小纤维的功能,故对感觉神经小纤维的诊断敏感性较高。检测指标包括起始潜伏期、波峰(N1)潜伏期及波谷（P1）潜伏期（图 6-8、图 6-9）。符合以下任一项者为异常：潜伏期≥健康对照组 $\bar{x}+2s$；波形分化不良。⑤针形肌电图：为有创性操作，通过将肌电针插入肌肉组织中，收集运动单位电位（MUP），主要用于鉴别下运动单位是否受损，并可除外其他类型的肌肉疾病，与上述肌电图检测指标综合分析。

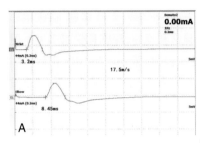

图 6-5 线粒体周围神经病 NCV 表现（男，2 岁 4 个月）
A. 正中神经；B. 胫神经；C. 正中感觉神经

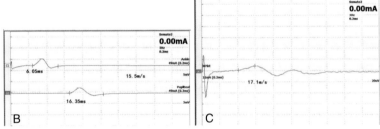

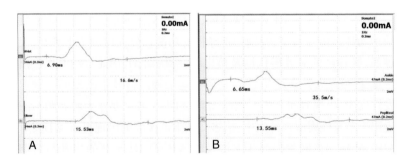

图 6-6 吉兰 - 巴雷综合征 NCV 表现（男，3 岁）
A. 正中神经；B. 胫神经

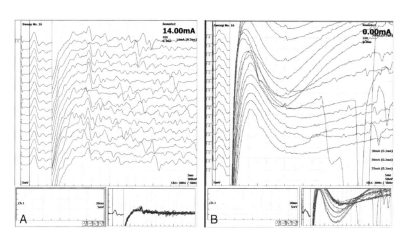

图 6-7　AIDP,A 波(女,3 岁)

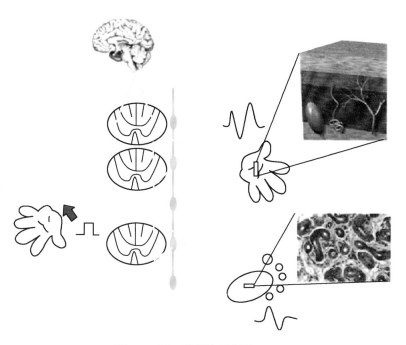

图 6-8　SSR 的通路示意图

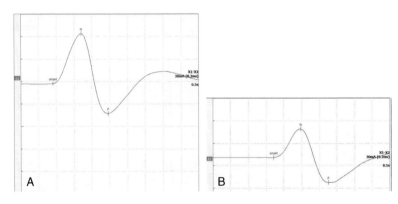

图 6-9　周围面神经麻痹 SSR（男，10 岁）

A. 上肢 SSR；B. 下肢 SSR

（2）实验室检查：方便、简单、易行。主要分为：①脑脊液检测：患者可有脑脊液蛋白含量增高，细胞计数一般正常；②血常规、生化测定：包括血糖、电解质、血脂、肝肾功能、乳酸、血氨、维生素 B_{12}、甲状腺功能、免疫球蛋白等测定，鉴别代谢性、内分泌相关性周围神经病；③血液及脑脊液神经抗体检查：对怀疑某些与免疫相关的周围神经病进行相关抗体检测，比如 GM1、GD1a、GalNAc-GD1a、GM1b、GD1b、GD3、GQ1b、GT1a、AQP4、MOG、M 蛋白血症等，明确免疫相关病因，进而免疫治疗。

（3）影像学检查：行不同序列（T_1、T_2、flair）头颅 MRI 检查，明确是否合并中枢神经系统脱髓鞘病变，同时对某些病因有一定的提示意义。

（4）肌肉或神经活检：为有创性检测。对某些慢性、隐匿性起病的周围神经病，可以考虑肌肉或神经活检，明确病理类型进而明确病因。

（5）基因检测：为未来精准化诊断方式，但价格昂贵且阳性率较低，故对怀疑与遗传相关的周围神经病时，可以考虑。

4. 诊断标准　详细询问病史，根据起病年龄、起病形式、典型的运动、感觉及自主神经受损的症状及体征，结合神经电生理、神经病理、实验室检查等辅助手段可诊断为周围神经病，判断何种病因后进一步根据病因分类，诊断流程见文末流程图。

【鉴别诊断】[48]

诊断本病并不困难。然而,仍需要与下列疾病鉴别:

1. **急性横贯性脊髓炎**　是脊髓的一种非特异性炎症病变,多在各种感染后发病,受累节段以胸髓最常见,可引起双侧完全对称性截瘫、传导束感觉障碍及尿便潴留等自主神经功能障碍,锥体束征阳性(脊髓休克期,锥体束征阴性),脊髓磁共振可见脊髓长节段 T_1、T_2 异常信号,周围神经传导正常。

2. **急性脊髓灰质炎**　由脊髓灰质炎病毒引起的急性传染病,多发生在 5 岁以下的儿童,临床特征为分布不规则和轻重不等的弛缓性瘫痪,无感觉障碍,急性期脑脊液细胞及蛋白均增高,周围神经传导正常,粪便病毒分离出脊髓灰质炎病毒,血清特异性抗体阳性可助于诊断。

3. **周期性瘫痪**　无发热,突发四肢近端对称性无力,瘫痪,进展迅速,可遍及全身,无感觉障碍,发作时血钾低,补钾后迅速恢复,但可复发,常有家族史。

4. **重症肌无力**　由自身抗体介导的获得性神经-肌肉接头传递障碍的自身免疫性疾病,临床特征为全身骨骼肌均可受累,表现为波动性无力和易疲劳性,症状呈"晨轻暮重",活动后加重、休息后可减轻。重复神经电刺激出现递减现象,Ach 抗体阳性及新斯的明试验阳性可助于鉴别。

5. **先天性肌病**　是一组由基因突变所导致的病程相对静止的肌肉病,起病缓慢,临床表现为不同程度的肌无力和肌张力低下,肌肉病理改变为特异性肌纤维结构异常,肌电图提示肌源性损害。

【康复评定】[49,50]

1. **功能评定**　①肌力评定:常用的评定有徒手肌力检查(MMT)和 MRC 肌力评定,MRC 量表是神经科医生常用的徒手肌力检查分级量表。共分为 0~10 分 11 个评分等级,即对 3、4、5 级再分级:5、5−、4+、4、4−、3+、3、3−、2、1、0。对 MRC 的调整包括添加 5−(微弱的可测力弱),3+(短暂抗阻,肢体很快掉落)和 3−(抗重力,不全范围关节运动)。②关节活动范围评估:常用的仪器为量角器,有双臂关节量角器、方向盘量角器及关节图。③吞咽功能测定:洼田饮水试验是经典的临床评定方案,应用较广泛(表6-14)。吞咽造影检查:是目前临床上最可信的吞咽功能评定方法。调制不同黏度的造影剂,让患儿于不同体位下吞服,在荧光屏幕下摄录整个吞咽过程,可以分析舌、咽、软腭、喉等部位的活动状况,也可以对吞咽障碍进行明确的定位,指导临床吞咽障碍的康复治疗。吞咽激发试验:该评定无需患儿任何主动配合和主观努力,尤其适用于配合度差和长期卧床的患儿。将0.4ml蒸馏水用注射针筒注射到患儿咽部上部,观察患儿的吞咽反射和从注射到发生反射的时间差。注射后3秒内能够诱发吞咽反射,则判定吞咽正常;超过3秒为异常。

表6-14　洼田饮水试验

分级	表现
1级(优)	能顺利地1次将水咽下
2级(良)	分2次以上,能不呛咳地咽下
3级(中)	能1次咽下,但有呛咳
4级(可)	分2次以上咽下,但有呛咳
5级(差)	频繁呛咳,不能全部咽下

2. **疼痛评定**　疼痛严重程度评定主要包括自我报告和行为观察量表评定。自我报告需要患儿有一定的认知能力,能够理解其疼痛严重程度,可通过连续的指标测量。对于年龄较小的患儿,通常使用基于年龄的疼痛评分表来评定疼痛。①量表评定:Wong-Baker面部表情量表适用于年龄较小的患儿(3~8岁),基于一系列呈现痛苦或疼痛增加的面部表情使疼痛指数进行量化,疼痛指数为10,分为0~5等级,2分1个等级。0级表示不痛,微笑表情;5级表示剧烈疼痛,不能忍受,哭泣表情。视觉模拟量表(VAS)是一种简单有效的评定疼痛强度的方法,是目前最常用的疼痛强度评定方法。VAS一般适用于8岁以上患儿,能正确表达自己的感受和身体状态。采用10cm长的直线,两端分别表示"无痛(0)"和"极痛(10)"。患儿根据自己感受疼痛的程度,在直线的某一点标记,然后使用直尺测量从"无痛"起点到患儿确定点的直线距离,用测到的数值表达疼痛的强度。一般重复2次,取平均值。②行为观察:以图形为基础的疼痛定位工具用以可靠

地定位年龄较大患儿(平均年龄为 10 岁)的疼痛部位,包括青少年和小儿疼痛评定工具以及小儿疼痛问卷,通常采用身体的图形轮廓,让患儿将自己感受到疼痛的区域涂上颜色。疼痛行为量表可对疼痛引起的行为变化做定量测定。疼痛行为主要包括 10 种:言语性的发音性主诉,非言语性的发音主诉,因为疼痛每天躺着的时间,面部扭曲,站立姿势,运动,身体语言(抓、擦疼痛部分),支撑物体,静止运动,治疗。量表将 10 种疼痛行为按严重程度和出现的频率做三级评分(0 分,0.5 分,1 分),各项行为指标的总分即为其疼痛行为的得分。

3. 社会适应能力评定或社会功能评定　①日常生活活动能力评定:反映人们在家庭、工作场所及社区中的最基本能力。可使用改良 Barthel 指数评分法进行评定,主要包括进食、床与轮椅转移、个人卫生、如厕、洗澡、步行、上下楼梯、穿衣、大便控制、小便控制 10 项内容,评定方法简单,可信度高、灵敏度高,在临床应用广泛。总分 100 分,分数越低,表示残疾程度越重。②婴儿-初中生社会生活能力量表(S-M):适用于 6 个月~15 岁患儿社会生活能力的评定。③儿童功能独立检查量表(WeeFIM):是针对残疾儿童行动、自理、认知、社交等功能的专业评定量表,可通过现场或询问看护者来进行评估。主要评估对象是 6 个月~7 岁正常儿童以及 6 个月~21 岁功能残障或发育落后者。包括 18 个项目,分为 3 个区,6 个板块:自理区、移动区、认知区。每个项目分 1~7 级,1 级为完全依赖辅助,7 级为完全独立。

【康复治疗】

1. 病因治疗　根据不同病因采用不同方法。如铅中毒应立即脱离中毒环境、阻止毒物继续进入体内,及时应用特殊解毒剂治疗。异烟肼中毒除立即停药,加大输液量、利尿、通便外,大剂量维生素 B_6 的应用具有重要的治疗意义。酒精中毒者,禁酒是治疗的关键,并应用大剂量维生素 B_1 肌内注射。糖尿病性者应调整控制糖尿病的药物用量、严格控制病情发展。因营养缺乏及代谢障碍或感染所致者,应积极治疗原发疾病。

2. 免疫球蛋白　应用 IVIG 治疗能清除体内自身反应性 T 细胞,可减轻免疫系统对自身组织的攻击、损伤程度,缓解病情,缩短疾病周期,显著提高治愈率。

3. 血浆置换　通过正常人血浆或血浆代用品置换患者血浆,以清除血浆中的抗体、免疫复合物、代谢产物,起效快,近期疗效好,但不持久,适用于危重症 GBS 患者。

4. 糖皮质激素　在治疗上指南推荐,而不作为常规推荐,但有研究指出激素治疗轻、中型 GBS 有一定效果,且鉴于我国医疗、经济条件以及就诊时间的限制,糖皮质激素仍被广泛应用。

5. 对症治疗　各种原因引起的多发性神经炎,均应早期足量地应用维生素 B_1、维生素 B_2、维生素 B_6、维生素 B_{12} 及维生素 C 等,尚可根据病情选用 ATP、辅酶 A、肌苷等药物。神经性疼痛控制药物治疗包括三环类抗抑郁药(TCAs),去甲肾上腺素再摄取抑制剂(SNRsI)或钙通道调节剂(如加巴喷丁和普瑞巴林)应该考虑为一线治疗。

6. 肢体康复治疗[51]

(1) 急性期:应卧床休息,适当增加营养,勤翻身,随时按摩瘫痪肢体,早日做被动或主动锻炼,防止肌肉萎缩。还包括呼吸训练、体位排痰训练、精细功能的训练、骨质疏松的管理、营养的支持管理,也可使用物理因子治疗,如早期超短波、微波治疗。有垂手、垂足时可用夹板或支架固定于功能位置,以防止肢体发生挛缩或畸形。

(2) 恢复期:可用理疗、针灸、按摩及穴位注射等方法,以促进肢体功能恢复。①肌力康复:训练的目标是消除或减轻功能障碍。肌力 3 级及以上的肌肉可以进行主动运动训练,可仰卧位做上肢的上举及各个角度的控制性训练,下肢可做抬腿、屈伸训练,也可以完成一些抗阻训练,包括借助外界物品和在治疗师的帮助下完成某项抗阻运动。肌力 2 级的肌肉进行主动运动加上助力运动,包括上下肢平移、关节的屈伸训练等,可通过治疗师给予帮助。肌力 1 级或 0 级的肌肉只能采用功能性电刺激治疗及被动活动训练。②关节活动度康复:对受累的肢体关节进行全关节活动范围各轴向被动活动,以维持关节的活动度,维持肌肉长度及肌张力,每天 1~2 次,每次各个关节在各轴向活动 20 次即可,以防止关节挛缩和畸形的发生。在被动运动过程中,速度应缓慢,力量应由小到大,防止关节被动运动引起肌肉拉伤、肌腱拉伤、关节脱位和半脱位、骨折等并发症。③大小便康复：对于小便不能自排的患儿，应留置导尿管，每天给予膀胱容量压力测定及膀胱功能训练，以评定及促进膀胱功能的恢复，当膀胱内压达 15cmH₂O 时，可考虑拔除导尿管，也可以进行导尿管夹闭训练，逐渐增加夹管时间，同时保证每天进水量达到同龄儿进水量标准。对于大便失禁的患儿，应给予腹部按摩，促进直肠反射，也可以进行肛周皮肤按摩，促进肛门括约肌肌力恢复，同时进行缩肛、提肛训练来进行排便功能的恢复。大便不能排出的患儿应给予药物辅助通便。④吞咽功能康复，常用的训练方法有：a. 唇功能训练让患儿对镜独立紧闭口唇练习，或用压舌板放于双唇间练习，要求双唇夹住压舌板，训练改善口腔闭合功能，减少食物或水从口中漏出。同时做缩唇展唇训练，加强唇力量。b. 颊肌、咀嚼肌功能训练可用吹气球、吹口哨和口腔按摩来训练颊肌、咀嚼肌。c. 舌肌运动训练让患儿伸舌及侧顶颊部，或以舌尖舔吮口唇周围。d. 咽收肌运动训练可做吹吸动作或假声训练，可明显促进上咽缩肌的收缩。e. 喉上提肌群运动训练可以使患儿头前伸，使颏下肌伸展 2~3 秒，然后再颏下施加阻力，嘱患儿低头，可抬高舌背，可增加食管上括约肌开放的被动牵张力。改变饮食的性质、吞咽时的体位和姿势、调整吞咽动作、心理支持、护理干预等也能提高吞咽功能。⑤疼痛康复：可采用物理因子治疗缓解疼痛，治疗师采用解释、鼓励和安慰等手段也能一定程度缓解患儿的疼痛。对于有心脏起搏器植入、金属内固定、局部皮肤破溃的患者应禁忌电疗。严重感觉障碍的患者应慎用电疗及冷疗。此外还可以进行作业疗法、触觉训练等。

【预后及预防】

1. **预后**　不同病因导致的周围神经受损预后不同，例如遗传性及副肿瘤性周围神经病预后差，代谢及感染性周围神经病预后相对好。本病易复发，但仍存在临床治愈患者。病情稳定者，生存期限不受限，小部分患者经治疗后可完全缓解。

2. **预防**　加强健康教育，提高患者自我护理能力。积极控制高血压和高血脂，改变生活方式，控制体重，避免吸烟和过度饮酒。治疗目标以缓解症状、提高生存质量、延长寿命、降低死亡率为主。糖尿病等代谢性周围神经受损早期发现空腹血糖受损以及糖耐量异常的患者,并进行积极干预,其他病因导致的周围神经受损在积极控制原发病因的基础上,对症支持治疗。

➢ 附:周围神经病诊疗流程图

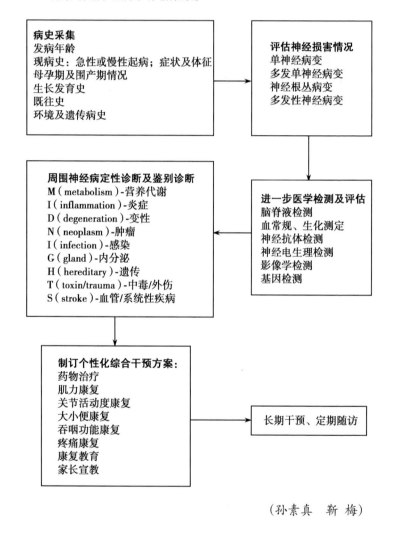

（孙素真　靳　梅）

第五节　进行性肌营养不良

【概述】

进行性肌营养不良症（progressive muscular dystrophy，PMD）是指以缓慢进行加重的对称性肌无力及肌萎缩为主要临床表现的遗传性肌肉变性疾病，遗传方式为常染色体显性遗传、常染色体隐性遗传和伴 X 染色体隐性遗传，电生理主要表现为肌源性损害，组织学检查可见广泛肌纤维萎缩伴坏死、再生、结缔组织及脂肪增生。根据起病年龄、病肌分布、遗传方式、病情进展等可将 PMD 分为假肥大型肌营养不良（包括 Duchenne 型肌营养不良和 Becker 型肌营养不良）、面肩肱型肌营养不良、肢带型肌营养不良、Emery-Dreifuss 型肌营养不良、先天性肌营养不良、眼咽型肌营养不良、远端型肌营养不良等多种类型。

【诊断】

1. **临床表现**

（1）假肥大型肌营养不良：Duchenne 型肌营养不良（Duchenne muscular dystrophy，DMD）是我国最常见的 X 连锁隐性遗传性肌肉疾病，患者 3~5 岁隐匿起病，早期主要表现为下肢近端和骨盆带肌肉萎缩和无力，小腿腓肠肌假性肥大（图 6-10），背部伸肌无力导致腰椎前

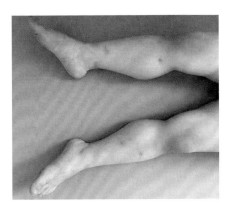

图 6-10　腓肠肌假性肌肥大

凸,臀中肌无力导致行走时骨盆向两侧上下摆动呈"鸭步"以及典型Gower征,症状加重可出现跟腱挛缩、足下垂,可有肩胛带肌受累表现为"翼状肩胛",患者12岁左右失去独立行走能力,晚期可出现全身骨骼肌萎缩、内脏平滑肌损害、心肌损害、呼吸肌萎缩,通常死于呼吸衰竭或心力衰竭。除运动功能受损外,可合并智力发育迟缓以及注意缺陷多动障碍(attention deficit hyperactivity disorder,ADHD)表现。

Becker型肌营养不良为X连锁隐性遗传,多于5~15岁起病,临床表现与Duchenne型肌营养不良相似,首先累及骨盆带肌及下肢近端肌群,伴腓肠肌肥大,逐渐波及肩胛带肌,病情进展缓慢,病情较轻,患者12岁尚能行走,通常不累及心肌。两者均伴有肌酸激酶及乳酸脱氢酶显著增高,肌电图为肌源性损害,肌肉MRI呈现"蚕食现象"。

(2)面肩肱型肌营养不良:常染色体显性遗传,无性别差异。面部和肩胛带肌首先受累,患者面部表情减少,鼓腮、吹口哨困难,眼睑闭合无力,口轮匝肌假性肥大导致嘴唇增厚呈现"肌病面容",三角肌可见肥大,肩胛带肌和上臂肌肉萎缩明显,可不对称分布。病情进展可缓慢累及躯干肌和骨盆带肌,可出现腓肠肌假性肥大、听力障碍和视网膜病变。肌电图为肌源性损害,血清肌酸激酶正常或仅轻度升高。

(3)肢带型肌营养不良:呈常染色体显性遗传或隐性遗传,有散发病例报道。青少年或成年期起病,以肩胛带和骨盆带肌不同程度的无力、萎缩为主要表现,病初腰椎前凸、鸭步,下肢近端无力、爬楼困难,逐渐发生肩胛带肌萎缩、抬臂困难、翼状肩胛,伴血清肌酸激酶正常至显著升高,肌电图为肌源性损害。

(4)Emery-Dreifuss型肌营养不良:X连锁隐性遗传,5~15岁缓慢起病,疾病早期出现肌腱挛缩,伸肘受限、双足下垂、颈部前屈受限、脊柱强直等,主要为肱二头肌、肱三头肌、胫前肌、腓骨肌受累,随后扩展至骨盆带肌和下肢近端肌肉,无力伴肌萎缩,无腓肠肌假性肥大,可伴心脏传导障碍,如窦性心动过缓、心肌损害。缓慢进展,病情轻重不一。

2. 辅助检查

（1）血清酶学检测：假肥大型和肢带型血清肌酸激酶、乳酸脱氢酶水平显著增高（可至正常值的 20~100 倍），但在疾病晚期，因患者肌肉严重萎缩，各型患者均可出现血清肌酸激酶水平明显下降甚至正常。

（2）肌电图检查：典型肌源性损伤表现，三角肌或股四头肌针电极检查在静息时可见纤颤波或正锐波，轻微收缩时可见运动单位时限缩短、波幅下降、多相波增多，大力收缩时可见强直样放电、病理干扰相。神经传导速度不受累。

（3）肌肉活检：可用于排除其他类型肌病及确定肌病的各种类型，病理改变表现为广泛肌纤维萎缩伴坏死、再生、结缔组织及脂肪增生，免疫组化染色可检测肌细胞中特定蛋白，如假肥大型中的肌营养不良蛋白、肢带型中的肌聚糖蛋白等。

（4）基因检测：通过 MLPA、NGS 等方法发现基因突变从而确诊疾病。假肥大型基因位于 Xp21，面肩肱型基因位于 4q35，眼咽型致病基因位于 14q11.2-13，Emery-Dreifuss 型致病基因位于 Xq28。

（5）其他检查：心电图、超声心动图、胸部 X 线可协助发现早期心脏受累，肌肉磁共振成像可发现受累肌肉不同程度水肿、脂肪浸润和纤维增生，呈"蚕食现象"。

【康复评定】

进行性肌营养不良的核心症状为显著的运动障碍，康复评估主要针对患者运动功能及日常生活能力。

1. 运动功能测试

运动功能测试（motor function measure，MFM）主要用于评估运动障碍的严重程度及监测疾病进展。MFM-20 适用于年龄较小（2~7 岁）的患儿[52]，共 20 项；MFM-32 适用于 6~60 岁可步行或不可步行患者，共 32 项。MFM 量表包括 3 个分区：D1 区，站立和转移；D2 区，躯干与近端运动功能；D3 区，远端运动功能。每项进行 0、1、2 和 3 四级评分：0 分，不能启动任务或不能维持初始姿势；1 分，启动任务；2 分，部分完成任务，或全部完成任务但完成质量不高（代偿动作，姿势保持时间不足，缓慢，运动控制不良）；3 分，完全且以正确的方式完成任务,动作是可控、熟练、有方向的,且以恒定的速度完成。评估结果包括 3 个分区分值和总分,以百分比的形式分别表示相应分区和整体运动能力,由该区实际得分除以该区总分再乘以100。MFM-32 得分是用 32 项的总分除以 96,再乘以 100。MFM-20的得分是用 20 项的得分除以 60,再乘以 100。各项分值越高,表示患儿的运动能力就越高。

2. **计时功能测试** 计时功能测试(timing function test,TFTS)包括 6 分钟步行试验、卧立位时间测试、4 阶梯试验时间测试及 10m跑或走时间测试等可用于步行功能和有氧运动能力的评价,尤其对学龄前患儿病情进展监测更有帮助[53]。6 分钟步行试验(6-minute walking test,6MWT)是评价患者有氧运动能力的经典方法,具有良好的可重复性和可行性[54]。测试选取受试者在 6 分钟所能行走的距离为参数,共测量 3 次,取其平均值。在儿童和青少年中,6MWT 与年龄、身高、体重、下肢长度、体重指数等因素均有关。该试验可反映患者步行耐力和完成日常体力活动的功能代偿能力水平。还可通过由卧位站起、由坐位站起、跑/走 10m、上 4 级台阶所需时间等功能测试来评价其运动功能。

3. **北极星移动评估量表** 北极星移动评估量表(north star ambulatory assessment,NSAA)适用于可以行走的 Duchenne 型肌营养不良患者。NSAA 量表包含 17 个项目,内容包括抬头、从地面坐起和站起、从椅子起、保持站立、左右脚跨越、单腿站、足跟站、步行和跑跳等,此外还包括 2 项不纳入评分的计时测试(从地面站起和 10m 跑)[54]。采用 3 级评分法:0 分,不能独立完成目标;1 分,改变活动完成的方式,但未借助其他帮助能独立完成目标;2 分,正常,无明显活动改变。原始分满分为 34 分。通过查询转换表可以把原始分转换为具有线性特性的分值(0~100 分),原始分和线性分的分值越高,表示患儿的运动能力越高[55]。NSAA 可以纵向评估患者运动功能随时间变化,作为基础功能评估,应每 6 个月进行一次。

【鉴别诊断】

该类疾病需和其他引起肌无力或肌萎缩的疾病相鉴别。

1. **运动神经元病**　脊髓性肌萎缩(spinal muscular atrophy,SMA)是由运动神经元存活基因(SMN1)纯合缺失或突变导致脊髓前角运动神经元变性所致的疾病,呈常染色体隐性遗传,主要表现为肢体近端对称性、进行性肌无力及肌萎缩,可引起反复呼吸道感染、咳嗽乏力,绝大多数患者死于严重肺部感染和呼吸衰竭。SMA Ⅲ型多在18个月后发病,患者可独立行走,病情进展缓慢,血清肌酸激酶正常或轻度升高,肌电图提示广泛神经源性损害,基因检测可发现SMN1基因突变,不难鉴别。肌萎缩侧索硬化症患者手部肌肉萎缩无力需与远端型PMD鉴别,但前者除肌萎缩外还存在肌张力增高、腱反射亢进、病理征阳性等上运动神经元损害表现,肌电图呈明显的神经源性损害。

2. **重症肌无力**　主要与眼咽型相区别,但重症肌无力表现为晨轻暮重,症状具有波动性,重频试验可见衰减,新斯的明试验阳性,溴吡斯的明治疗有效,不难鉴别。

3. **慢性多发性肌炎**　慢性多发性肌炎肢体对称性无力需与肢带型鉴别,但前者无遗传倾向,进展较快,通常伴有肌肉疼痛、肌酶升高、组织学检查提示肌肉炎性改变,糖皮质激素治疗有效,可鉴别。

4. **糖原累积症Ⅱ型(晚发型)**　假肥大型骨盆带肌无力需与其鉴别。糖原累积症Ⅱ型又称庞贝病(Pompe disease),是一种因溶酶体酸性α葡萄糖苷酶(GAA)缺乏而引起的罕见的溶酶体贮积病,呈常染色体隐性遗传[56]。晚发型发病年龄 >1 岁。患者通常始发于下肢的近端无力,病情进展相对缓慢,以骨骼肌症状为主,大部分患者最终丧失运动功能。心肌很少受累,最终可出现呼吸肌衰竭。其临床具有一定的异质性,肌无力症状包括肌疲劳、肌肉痉挛、肢带型肌无力、中轴肌无力、呼吸肌无力。还可以出现消瘦、舌体肥大、心肌病、脊柱畸形、胃肠道症状、尿便障碍、听力障碍、认知障碍等系统症状。该疾病患者的血清肌酸激酶通常轻度升高,肌电图出现强直样放电,肌肉活检发现空泡性肌病的空泡内出现大量糖原沉积,对鉴别诊断具有重要价值,基因诊断可确诊。

【康复治疗】

1. **康复治疗目的和原则** 提高和维持肌力,早期储备,避免或减少失用性肌无力、疲劳和疼痛;尽可能保留和促进抗重力体位、移动能力及上肢功能;尽可能减少失用和不良适应性改变(挛缩、畸形和脊柱侧弯);合理选择和使用支具、辅助具;提高和维持体力,鼓励兴趣性活动,融入生活;改善心肺功能;注意营养管理,改善吞咽。

2. **物理治疗** 主要包括牵伸训练、关节活动度训练、肌力训练及有氧运动训练。肌肉伸展性和关节活动性管理的目标是预防或尽可能减轻关节挛缩和畸形。关节无法进行全范围关节活动、长期处于静止位置、关节肌肉力量不平衡和肌肉纤维化改变导致关节肌肉伸展性降低和关节挛缩。在治疗师的指导下,日常的预防性家庭牵伸计划应该在丧失被动活动范围之前开始[6]。建议在有挛缩或畸形风险的部位进行拉伸。踝关节、膝关节和髋关节的规律牵伸应在诊断后不久开始并持续到成年,上肢的牵伸在失去行走后尤为重要[57]。牵伸方法通常包括被动牵伸、主动-助力牵伸、主动姿势性牵伸等,有效的牵伸应该 4~6 天/周,每次牵伸至最大角度维持 10~15 秒,每天牵伸 10~20 分钟[57-59]。站立和行走也是对牵伸治疗的必要补充。

对运动的监测和指导可防止不必要的久坐或不活动的生活方式、相关的社会孤立及超重问题。而对于 PMD 患儿,运动强度要以不感到过度疲劳为度,避免进行肌肉的离心运动或训练,以及高阻力运动或力量训练[57]。早期步行阶段,可行主动运动和抗阻运动,游泳是被高度推荐的,可持续到成年[57]。蹬脚踏车为亚有氧活动形式亦被推荐[6]。晚期独走阶段,以主动运动为主,可通过游泳、慢走、体操等活动进行有氧训练。随着运动障碍的逐渐加重,不能独走患者可依据肢体肌无力程度及呼吸肌受累状况选择运动方式,能主动运动时选择主动运动方式,当主动运动不能完成时,可进行被动活动,也可以采用功能性电刺激治疗促进肌肉力量恢复,可在恰当的适应设备和辅助技术的支持下进行安全的物理运动(如维持坐位、站立及行走等)以维持活动耐力[53]。治疗强度一般为每周 5 次,每次 30 分钟。如患儿运动后 30 分钟内出现肢体无力,运动后 24~48 小时出现肌痛、肌红蛋白尿、肌肉痛性痉挛、四肢沉重感及长时间的呼吸急促,均提示运动强度过大,应降低运动强度[53,58]。

3. **作业治疗**　患儿的上肢功能受到影响时,在关节牵伸治疗的基础上应行手功能训练。主要包括手精细功能的训练、日常生活活动能力训练、辅助设备使用训练、环境设施的改造等[53]。

4. **辅助支具**　包括踝足矫形器(ankle-foot orthoses,AFO)、膝踝足矫形器(knee-ankle-foot orthoses,KAFO)、系列固定、站立设备及手动和机动移动设备[57]。矫形器应被视为治疗性而非功能性工具,坚持间歇、渐进、结合病情的原则应用。在可独走阶段早期,可夜间使用 AFO,具有最好的耐受性;在独走晚期或不能移动阶段,建议使用膝关节带锁的 KAFO,动力站立-驱动电动轮椅现在经常被用来代替膝-踝-足矫形器来支持站立的灵活性;在不能移动阶段,可以在不活动时使用腕或手夹板来伸展腕、指屈肌/伸肌;在晚期和不能移动阶段,建议使用辅助设备如个性化定制的轮椅或辅助站立设备,以维持良好的对位、对线,必要时使用胸部支具,维持躯干的稳定性;有条件者建议使用特制电动轮椅和康复机器人来满足患者的日常生活需要[53,57,58]。

5. **呼吸道管理**　呼吸道并发症是 PMD 患者死亡的主要原因,包括呼吸肌疲劳、黏液堵塞、肺不张、肺炎和呼吸衰竭。预期的管理方法包括监测呼吸肌功能和及时使用肺容量补充,辅助咳嗽,夜间辅助通气,以及随后的日间通气[8]。这些核心疗法可减少呼吸并发症,提高生活质量,延长生存期。

早期独走期患儿如出现肺功能受损可采用以下方法:吹气球、吹蜡烛、大声朗诵和唱儿歌等游戏来进行呼吸肌训练,也可通过深呼吸帮助肺部充分充气,并通过膈肌神经肌肉康复技术来训练膈肌;通过主动或被动的肋间肌牵伸和肋骨活动来完成胸廓顺应性训练;咳嗽和排痰训练,胸部叩击、胸壁震荡和体位引流等促进气道分泌物的清除。呼吸干预主要发生在移动功能丧失之后[59,60]。

随着肺活量减少,患者出现胸壁僵硬、顺应性下降和肺容量限制。为了保持肺顺应性,当肺活量低于预期值的 60% 时,可以通过自动充气人工通气袋或机械充气-排气装置来实现肺容积复张,每天进行 1~2 次肺深部充气[59,60]。手动和机械辅助咳嗽的适应证包括：出现呼吸道感染，面临肺不张、肺炎、呼吸灌注不匹配和发展为呼吸衰竭的风险；FVC 低于预期值的 50%；峰值咳嗽流量 <270L/min；最大呼气压 <60cmH$_2$O[53,59,60]。室内空气下，当动脉血氧饱和度低于 95% 时，应增加辅助咳嗽的频率。

在不能移动的晚期，患者需要辅助通气以延长生存期。当患者出现通气不足或睡眠呼吸障碍的体征或症状（包括疲劳、呼吸困难、早晨或持续头痛、夜间频繁醒来或难以唤醒、嗜睡、注意力难以集中、醒来时伴有呼吸困难和心动过速，以及经常做噩梦），或当患者的 FVC 低于预期值的 50%，或最大吸气压的绝对值 <60cmH$_2$O 时，应开始夜间辅助通气。如清醒状态下或日间 PetCO$_2$ 或 PtcCO$_2$>45mmHg，或清醒状态下有呼吸困难，日间也需辅助呼吸治疗[59,60]。

6. 心功能不全的管理 血管紧张素转换酶抑制剂或血管紧张素受体拮抗剂被用做治疗进行性肌营养不良相关心脏病的一线疗法，对于年龄 <10 岁且心血管磁共振成像或超声心动图无异常证据的无症状个体推荐使用血管紧张素转换酶抑制剂或血管紧张素受体拮抗剂[59]。无论年龄大小，当出现心力衰竭症状或影像学检查/超声心动图发现异常如左室射血分数降低、心室尺寸异常或心肌纤维化时，均应开始进行药物治疗[59,61]。

PMD 患者有发生心律失常的风险，包括心房颤动或扑动、室性心动过速和室性颤动，必要时可使用标准的抗心律失常药物或电除颤治疗[59,61]。

7. 吞咽和营养管理 PMD 患者通常有胃肠或营养问题，包括体重增加或减少、饮食或营养不平衡、体液不平衡、骨密度低、吞咽功能障碍和下颌挛缩[57]。营养失衡会影响呼吸系统、骨骼肌和心脏系统。营养管理的目的是通过定期评估生长和体重，预防超重或肥胖以及营养不足或营养不良；促进健康、均衡的饮食，以最佳的热量、蛋白质、液体和微量营养素摄入，特别是钙和维生素 D 的摄入。如有吞咽困难，应联合言语吞咽治疗师，制订吞咽训练计划。对于存在便秘、胃食管反流和胃肠动力方面的问题以及患者需要放置胃造口管时，应联合胃肠病专家进行干预治疗。胃造口管放置的适应证包括营养不良，口服热量摄入的干预效果不佳，中度或重度吞咽困难，以及不能维持足够的水合作用[53,57,62]。

吞咽训练常用方法：唇功能训练，加强唇力量，如紧闭口唇练习或缩唇展唇训练；颊肌、咀嚼肌功能训练，如吹气球、吹口哨和口腔按摩；舌肌运动训练，如伸舌顶颊部或舌尖舔口唇；咽收缩肌运动训练，如吹吸动作或假声训练；喉上提肌群运动训练，使患儿头前伸，使颈下肌伸展2~3秒，然后在颈下施加阻力，嘱患儿低头，抬高舌背。也可通过改变食物性质、减少一口进食量、减慢进食速度、使用辅助进食工具以及吞咽咳嗽训练等改善吞咽功能。

8. 骨骼健康和骨质疏松症管理　DMD患者尤其是接受糖皮质激素治疗易合并骨质疏松，表现为低创伤性椎体或长骨骨折。20%~60%DMD患者有低创伤性肢体骨折（通常是股骨远端、胫骨或腓骨），而高达30%的患者有症状性椎体骨折[59]。而椎体骨折通常是无症状的，其真实患病率可能比现有的报道要高。如果不及时治疗，椎体骨折可导致慢性背部疼痛和脊柱畸形，而腿部骨折可导致过早不能行走。也有患者因长骨骨折后的脂肪栓塞综合征而死亡的报道。

目前应对所有DMD患者例行脊柱X线片检查，对有症状的椎体骨折（轻、中、重度）和无症状的中、重度椎体骨折患者，都应及时转诊骨质疏松专家进行治疗[51]。最近关于骨质疏松症所致儿童骨折治疗的综述一致认为，应采用静脉注射而非口服双膦酸盐作为一线治疗[63,64]。对于双膦酸盐治疗剂量，长期治疗的剂量滴定，治疗停止的时间，以及监测治疗的安全性和有效性，应咨询骨质疏松专家[59]。对于轻度无症状骨折应密切监测其症状学或是否存在进行性高度下降，以确定是否静脉双膦酸盐治疗。

9. 心理健康管理　DMD患者越来越多地被认为有认知和社会发展迟缓的风险。研究表明DMD患者中，智力残疾（17%~27%）、学习障碍（26%）、孤独症谱系障碍（15%）、注意缺陷多动障碍（32%）和焦虑（27%）的发病率很高[65]。应加强对这些疾病的适当筛选和评估，并行必要的干预措施。应定期筛查心理健康和生活质量，对患儿进行心理疏导,避免心理行为问题影响生活质量。同时加强对患者家属进行心理健康教育。建议由精神心理医生进行正式的年度评估,以评估个人、父母和兄弟姐妹的心理健康状况。在需要对心理障碍进行正式治疗时,应采用标准的循证做法。必要时行药物干预治疗,需联合精神科、心理科医师共同制订治疗方案。

【药物治疗】

1. **糖皮质激素**　　长期应用糖皮质激素可以延缓肌力减退、延长行走时间,有助于保持上肢功能和呼吸功能,降低因脊椎侧弯而行外科手术的风险,且对心肌有保护作用,可以降低各种原因导致的病死率。但长期应用糖皮质激素亦有不良反应,包括肥胖、骨质疏松、生长抑制等。因此,应规范糖皮质激素治疗的开始时间、药物剂量、增量或减量条件,还应注意预防与治疗药物不良反应。目前泼尼松和泼尼松龙是最常用激素治疗药物,推荐治疗剂量为 $0.75mg/(kg \cdot d)$。2017 年美国食品药品监督管理局(Food and Drug Administration,FDA)批准新型糖皮质激素地夫考特治疗 5 岁以上 DMD 患者。临床试验显示,分别用 $0.9mg/(kg \cdot d)$ 地夫考特、$1.2mg/(kg \cdot d)$ 地夫考特、$0.75mg/(kg \cdot d)$ 泼尼松经过 52 周治疗后,地夫考特的疗效和安全性显著优于泼尼松[66]。

2. **新兴的治疗方法**　　2014 年 8 月,Ataluren 获得欧盟委员会的上市许可,用于治疗因 *DMD* 基因无义突变使异常终止密码子提前出现,导致核糖体合成缩短的、无功能的抗肌萎缩蛋白的 DMD 患者,约占 DMD 患者的 11%[67,68]。2016 年 9 月,美国 FDA 批准使用 Eteplirsen,该药物通过加速批准途径,针对约 13% 的易发生 51 外显子跳跃的 *DMD* 基因突变的患者。Ataluren 和 Eteplirsen 是第一批获得监管部门批准的突变特异性疗法[69]。其他的营养不良恢复疗法也在开发中,有些已经接近或正在监管审查中,正在进行试验的治疗药物包括针对肌生成抑制素药、抗炎和抗氧化药、减少肌肉纤维化药、改善血管扩张药、改善线粒体功能药以及调节内源性营养药物[70]。在没有完成临床研究和监管部门批准的情况下,这些药物都还不能临床应用于 DMD 患者。

> ➤ 附:进行性肌营养不良诊疗流程图

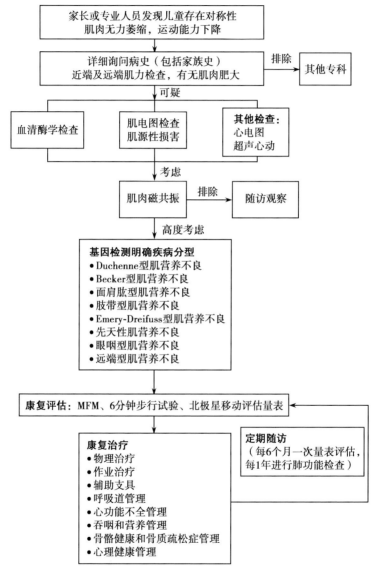

（赵 澎 宋佳丽）

第六节 重症肌无力

【概述】

重症肌无力（myasthenia gravis，MG）是由自身抗体介导的获得性神经-肌肉接头（neuromuscular junction，NMJ）传递障碍的自身免疫性疾病。自身抗体包括乙酰胆碱受体（acetylcholine receptor，AChR）抗体、肌肉特异性受体酪氨酸激酶（muscle-specific receptor tyrosine kinase，MuSK）、低密度脂蛋白受体相关蛋白4（lowdensity lipoprotein receptor-related protein 4，LRP4）及兰尼碱受体（RyR）等相关抗体。

重症肌无力为自身免疫性疾病，与自身免疫功能障碍有关，患者神经肌肉接头的突触后膜相应受体被自身抗体攻击而引起肌无力症状，与遗传因素也密切相关。本病主要为体液免疫介导的疾病，其发病机制为在补体参与下，体内产生的AChR抗体与突触后膜的AChR产生免疫应答，使AChR受到破坏，以致不能产生足够的终板电位，突触后膜传递障碍而产生肌无力。此外，针对突触后膜其他组分，包括肌肉特异性受体酪氨酸激酶（muscle-specific receptor tyrosine kinase，MuSK）、低密度脂蛋白受体相关蛋白4（lowdensity lipoprotein receptor-related protein 4，LRP4）及兰尼碱受体（RyR）等抗体陆续被发现参与MG发病，这些抗体可干扰AChR聚集、影响AChR功能及NMJ信号传递。患者常合并其他自身免疫性疾病，如甲状腺功能亢进、甲状腺炎、系统性红斑狼疮、类风湿关节炎和天疱疮等。家族性重症肌无力的发现及与人类白细胞抗原（HLA）的密切关系，提示重症肌无力的发病与遗传因素有关。

重症肌无力全球患病率为（150~250）/百万[71]，预估年发病率为（4~10）/百万。我国MG发病率约为0.68/10万，女性发病率略高；住院死亡率为14.69‰，主要死亡原因包括呼吸衰竭、肺部感染等。各个年龄阶段均可发病，30岁和50岁左右呈现发病双峰，中国儿童及青少年MG（juvenile myasthenia gravis，JMG）患病高达50%，构成第3个发病高峰。最新流行病学调查显示，我国70~74岁年龄组为高发人群。

MG 的治疗以胆碱酯酶抑制剂、糖皮质激素、免疫抑制剂、静脉注射免疫球蛋白(intravenous immunoglobulins,IVIG)、血浆置换(plasma exchange,PE)以及胸腺切除为主。

【诊断】

1. **临床表现**[72]　典型症状为受累骨骼肌波动性无力和易疲劳性,症状呈"晨轻暮重",即活动后加重、休息后可减轻。受累肌的分布和表现:全身骨骼肌均可受累,眼外肌最易受累,表现为对称或非对称性上睑下垂和/或双眼复视,是 MG 最常见的首发症状,见于 80% 以上的 MG 患者(图6-11)。面肌受累可致眼睑闭合无力、鼓腮漏气、鼻唇沟变浅、苦笑或呈肌病面容。咀嚼肌受累可致咀嚼困难。咽喉肌受累可出现构音障碍、吞咽困难、鼻音、饮水呛咳及声音嘶哑等。颈肌

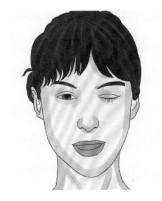

图 6-11　重症肌无力典型表现
患者左侧眼睑下垂,有晨轻暮重特点

受累可出现抬头困难或不能。肢体无力以近端为著,表现为抬臂、梳头、上楼梯困难,感觉正常。呼吸肌无力可致呼吸困难。

发病早期可单独出现眼外肌、咽喉肌或肢体肌肉无力。脑神经支配肌肉较脊神经支配肌肉更易受累。肌无力常从一组肌群开始,逐渐累及到其他肌群,直到全身肌无力。部分患者短期内病情可出现迅速进展,发生肌无力危象。

(1) 疾病分型:根据美国重症肌无力基金会(Myasthenia Gravisfoundation of America,MGFA)临床分型[73],旨在评估疾病严重程度,指导治疗及评估预后(表 6-15)。

(2) 特殊分型:儿童型重症肌无力约占我国重症肌无力患者的20%,大多数病例仅限于眼外肌麻痹,双眼睑下垂可交替出现。约 1/4病例可自然缓解,仅少数病例累及全身骨骼肌,儿童型中还有三种特殊亚型:①新生儿型:女性患者所生患儿中,约有 10% 因母体 AChR

表 6-15 MGFA 临床分型

疾病分型	临床表现
I	眼肌无力,可伴闭眼无力,其他肌群肌力正常。单纯眼肌型,占总类型的 15%~20%,病变始终仅限于眼外肌,表现为上睑下垂和复视,见图 6-11
II	除眼肌外的其他肌群轻度无力,可伴眼肌无力
IIa	主要累及四肢肌或/和躯干肌,可有较轻的咽喉肌受累
IIb	主要累及咽喉肌或/和呼吸肌,可有轻度或相同的四肢肌或/和躯干肌受累
III	除眼肌外的其他肌群中度无力,可伴有任何程度的眼肌无力
IIIa	主要累及四肢肌或/和躯干肌,可有较轻的咽喉肌受累
IIIb	主要累及咽喉肌或/和呼吸肌,可有轻度或相同的四肢肌或/和躯干肌受累
IV	除眼肌外的其他肌群重度无力,可伴有任何程度的眼肌无力
IVa	主要累及四肢肌或/和躯干肌,可有较轻的咽喉肌受累
IVb	主要累及咽喉肌或/和呼吸肌,可有轻度或相同的四肢肌或/和躯干肌受累
V	气管插管,伴或不伴机械通气(除外术后常规使用)

抗体 IgG 经胎盘传给胎儿而致肌无力。患婴表现为哭声低、吸吮无力、肌张力低和动作减少,经治疗多在 1 周~3 个月内痊愈。②先天性重症肌无力[74]:出生后短期内出现肌无力,可以是单纯的眼外肌麻痹,也可伴有全身肌无力。对抗胆碱酯酶药物治疗效果不佳,但病情发展缓慢,可长期存活,可有明确的家族史。③少年型重症肌无力:少年型重症肌无力指 14 岁后至 18 岁前起病的重症肌无力,多为单纯眼外肌麻痹,部分伴吞咽困难及四肢无力。

(3) 疾病严重程度可根据定量 MG 评分(quantitative MG score, QMGS)评估(表 6-16)。

表 6-16　QMGS 项目及评分标准

检查项目	评分标准			
	正常 0 分	轻度 1 分	中度 2 分	重度 3 分
左右侧视出现复视(s)	≥61	11~60	1~10	自发
上视出现眼睑下垂(s)	≥61	11~60	1~10	自发
眼睑闭合	正常	闭合时可抵 抗部分阻力	闭合时不能 抵抗阻力	不能闭合
吞咽 100ml 水	正常	轻度呛咳	严重呛咳或 鼻腔反流	不能完成
数数 1~50(观察构音障碍)	无构音 障碍	30~49	10~29	0~9
坐位右上肢抬起 90°时间(s)	240	90~239	10~89	0~9
坐位左上肢抬起 90°时间(s)	240	90~239	10~89	0~9
肺活量占预计值(%)	≥80	65~79	50~64	<50
右手握力(kg)				
男	≥45	15~44	5~14	0~4
女	≥30	10~29	5~9	0~4
左手握力(kg)				
男	≥35	15~34	5~14	0~4
女	≥25	10~24	5~9	0~4
平卧位抬头 45°(s)	120	30~119	1~29	0
平卧位右下肢抬起 45°(s)	100	31~99	1~30	0
平卧位左下肢抬起 45°(s)	100	31~99	1~30	0

　　MG 亚组分类[75]及临床特点　MG 临床表现具有极大异质性,以血清抗体及临床特点为基础的亚组分类,对 MG 个体化治疗及预后评估更具指导意义(表 6-17)。

表 6-17 MG 亚组分类及临床特点

亚组分类	抗体	合并其他抗体	发病年龄	胸腺	胸腺切除
OMG	可出现 AChR、MuSK 及 LRP4 抗体	极少	任何年龄	正常或异常	证据不足
AChR-GMG (早发型)	AChR	极少	<50 岁	胸腺增生	获益
AChR-GMG (晚发型)	AChR	合并 Titin、RyR 抗体	>50 岁	胸腺萎缩、小部分增生	可能获益 (胸腺增生)
MuSK-MG	MuSK	极少	任何年龄	正常	不推荐
LRP4-MG	LRP4	极少	任何年龄	正常	不推荐
抗体阴性 MG	未检测到 AChR、MuSK 及 LRP4 抗体	可能出现	任何年龄	正常或增生	证据不足
胸腺瘤相关 MG	AChR	通常合并 Titin、RyR 抗体	任何年龄	胸腺上皮细胞瘤	能获益

2. 辅助检查

（1）药理学检查：甲硫酸新斯的明试验：成人肌内注射 1.0~1.5mg，同时予以阿托品 0.5mg 肌内注射，以消除其 M 胆碱样不良反应；儿童可按体重 0.02~0.04mg/kg，最大用药剂量不超 1.0mg。注射前可参照 MG 临床绝对评分标准，选取肌无力症状最明显的肌群，记录 1 次肌力，注射后每 10 分钟记录 1 次，持续记录 60 分钟。以改善最显著时的单项绝对分数，按照下列公式计算相对评分作为试验结果判定值。相对评分 =（试验前该项记录评分-注射后每次记录评分）/试验前该项记录评分 × 100%。相对评分≤25% 为阴性，25%~60% 为可疑阳性，≥60% 为阳性。

（2）神经电生理检查：神经电生理检查是诊断本病最为客观、关键的检查指标，常进行以下 3 项检查：①重复神经电刺激（repeat nerve stimulus，RNS）为常用的具有确诊价值的检查方法，典型改变为低频（1~5Hz）和高频（>10Hz）重复刺激腋神经、正中神经、尺神经、胫神经、面神经等运动神经时，若出现动作电位波幅的递减，且低频刺激递减程度在 10%~15% 以上，高频刺激递减程度在 30% 以上，则为阳性，即可支持本病的诊断（图 6-12）。全身型重症肌无力阳性率在 80% 以上，且与病情明显相关。应该注意的是，在做此项检查时，患者应停用抗胆碱酯酶药物 24 小时，否则可出现假阴性。与突触前膜病变鉴别时需要进行高频 RNS（30~50Hz）或者大力收缩后 10 秒观察 CMAP

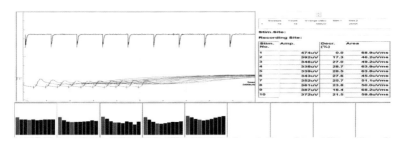

图 6-12　面神经 RNS 表现

余某某，女，3 岁。左侧眼睑下垂 2 个月，晨轻暮重特点明显。面神经低、高频刺激时呈现递减现象

波幅变化,递增 100% 以上为异常,称为波幅递增。②常规肌电图检查结果一般显示神经传导速度正常,但可除外其他类型的肌肉疾病。③单纤维肌电图(SFEMG)通过测定"颤抖"值研究神经-肌肉传递功能。"颤抖"一般为 15~35 微秒,超过 55 秒为"颤抖增宽",一块肌肉记录 20 个"颤抖"中有 2 个或 2 个以上 >55 微秒则为异常。检测过程中出现阻滞也判定为异常。SFEMG 并非常规的检测手段,敏感性高。SFEMG 不受胆碱酯酶抑制剂影响,主要用于 OMG 或临床怀疑 MG 但 RNS 未见异常的患者。

(3) 血清抗体检测[76]:①抗 AChR 抗体:50%~60% 的 OMG、85%~90% 的 GMG 血清中可检测到 AChR 抗体。需注意的是 AChR 抗体检测结果为阴性时不能排除 MG 诊断。放射免疫沉淀法(radioimmunoprecipitation assay,RIA)是 AChR 抗体的标准检测方法,可进行定量检测。ELISA 法较 RIA 法敏感性低。②抗 MuSK 抗体:在 10%~20% 的 AChR 抗体阴性 MG 患者血清中可检测到 MuSK 抗体,标准检测方法为 RIA 或 ELISA。③抗 LRP4 抗体:在 7%~33% 的 AChR、MuSK 抗体阴性 MG 患者中可检测出 LRP4 抗体。④抗横纹肌抗体:包括抗 Titin 和 RyR 抗体。Titin 抗体通常采用 ELISA 法检测,RyR 抗体可采用免疫印迹法或 ELISA 法检测。

(4) 胸腺影像学检查:80% 左右的 MG 患者伴有胸腺异常,包括胸腺增生及胸腺瘤。CT 为常规检测胸腺方法,胸腺瘤检出率可达 94%。MR 有助于区分一些微小胸腺瘤和以软组织包块为表现的胸腺增生。必要时可行 CT 增强扫描。PET-CT 有助于区别胸腺癌和胸腺瘤。

(5) 其他检测:MG 患者可合并其他自身免疫病,如自身免疫性甲状腺疾病,因此,MG 患者需常规筛查甲状腺功能及甲状腺自身抗体、甲状腺超声检查观察有无弥漫性甲状腺肿大,以及其他自身免疫性疾病相关抗体检测。

3. **诊断** 在具有典型 MG 临床特征(波动性肌无力)的基础上,满足以下 3 点中的任意 1 点即可作出诊断,包括药理学检查、电生理学特征以及血清抗 AChR 等抗体检测。同时需排除其他疾病。所有确诊 MG 患者需进一步完善胸腺影像学检查(纵隔 CT 或 MRI),进一步行亚组分类。

【鉴别诊断】[77]

1. **Lambert-Eaton 肌无力综合征(LEMS)** [78]　是免疫介导的累及 NMJ 突触前膜电压门控钙通道(voltage-gated calciumchannel, VGCC)的疾病,属于神经系统副肿瘤综合征,多继发于小细胞肺癌,也可继发于其他神经内分泌肿瘤。临床表现:四肢近端对称性无力,腱反射减低,以口干为突出表现的自主神经症状,极少出现眼外肌受累,腱反射在运动后可短暂恢复,其他自主神经症状如便秘、性功能障碍、出汗异常较少见。RNS 为低频刺激(2~3Hz)出现 CMAP 波幅递减 >10%,高频刺激(20~50Hz)或者大力收缩后 10 秒 CMAP 波幅递增 >60% 或 100%。血清 VGCC 抗体多呈阳性,合并小细胞肺癌的 LEMS 可同时出现 SOX-1 抗体阳性。

2. **肉毒杆菌中毒**　由肉毒杆菌毒素累及 NMJ 突触前膜所致,表现为眼外肌麻痹以及吞咽、构音、咀嚼无力,肢体对称性弛缓性瘫痪,可累及呼吸肌。若为食物肉毒毒素中毒,在肌无力之前可出现严重恶心、呕吐。瞳孔扩大和对光反射迟钝、四肢腱反射消失、突出的自主神经症状有助于将肉毒中毒与 MG 鉴别。电生理检查结果与 LEMS 相似:低频 RNS 可见波幅递减,高频 RNS 波幅增高或无反应,取决于中毒程度。对血清、粪便及食物进行肉毒杆菌分离及毒素鉴定可明确诊断。

3. **Miller-Fisher 综合征**　属于吉兰-巴雷综合征变异型,表现为急性眼外肌麻痹、共济失调和腱反射消失,也可表现为单纯的眼外肌麻痹型,易误诊为 MG。肌电图检查示神经传导速度减慢,脑脊液检查可见蛋白-细胞分离现象,部分患者血清可检测出抗 GQ1b 抗体或 GT1a 抗体。

4. **脑干病变**　包括脑干缺血性卒中、肿瘤、副肿瘤综合征、韦尼克脑病(Wernicke encephalopathy)、视神经脊髓炎谱系疾病、Bickerstaff 脑干脑炎及其他感染性脑炎,均可以急性双睑下垂为首发症状,易与 MG 混淆,结合病史、头颅 MRI 以及特异性抗体检测有助于明确诊断。

5. **眶内占位病变**　如眶内肿瘤、脓肿或炎性假瘤等,可表现为眼外肌麻痹并伴结膜充血、眼球凸出、眼睑水肿。眼眶 MRI、CT 或超声检查有助于诊断。

6. 进行性延髓麻痹 本病是运动神经元病的一个类型,主要表现为进行性延髓支配肌肉无力及萎缩,类似重症肌无力症状。主要区别在于本病症状无波动,舌肌明显萎缩伴纤颤,肌电图提示为典型的神经源性受损,抗胆碱酯酶药物治疗无效。

7. 慢性炎性肌病 主要包括慢性多发性肌炎、皮肌炎及包涵体肌炎,与重症肌无力一样,可表现为明显的四肢无力。但本病还可有全身反应现象,如肌肉压痛,血清肌酶明显增高,肌电图提示明显的肌源性受损。但无晨轻暮重现象,重复神经电刺激阴性,血清 AChR 抗体滴度不高,抗胆碱酯酶药物治疗无效等可助于区别。

【并发症】

重症肌无力危象[79]:若患者急骤发生延髓支配肌肉和呼吸肌严重无力,以致不能维持呼吸功能时称为重症肌无力危象,可分为 3 种:

(1)肌无力危象:占 95%,为疾病发展的结果,急性感染、手术创伤或药物剂量不足等情况下更易发生,注射新斯的明后显著好转为本危象特点。

(2)胆碱能危象:占 4%,系因应用抗胆碱酯酶药物过量引起的呼吸困难,常伴有瞳孔缩小、汗多、唾液分泌增多等药物副作用现象。注射新斯的明后无效,症状反而更加重。

(3)反拗危象:占 1%,在服用抗胆碱酯酶药物期间,因感染,分娩、手术等因素导致患者突然对抗胆碱酯酶药物治疗无效,而出现呼吸困难,且注射新斯的明后无效,也不加重症状。

累及呼吸肌时会出现呼吸衰竭,需呼吸机辅助呼吸,是致死的主要原因。累及口咽部肌肉易发生咳嗽无力、误吸等症状,容易引发肺部感染。

【康复治疗】

目前尚无标准治疗方案,各个治疗中心根据患者的临床分类分型,包括疾病的严重程度、症状分布、病情进展程度、年龄、合并症等选择治疗方案,再依据对治疗的反应调整方案。常用的治疗包括胆碱酯酶抑制剂、血液净化、免疫球蛋白、免疫抑制剂和手术等治疗。大部分患者需进行长期持续性药物治疗。

1. **胆碱酯酶抑制剂** 最常用的是溴吡斯的明，其是治疗所有类型 MG 的一线药物，可缓解、改善绝大部分 MG 患者的临床症状。溴吡斯的明应当作为 MG 患者初始治疗的首选药物，依据病情与激素及其他非激素类免疫抑制剂联合使用。用法：一般成年人服用溴吡斯的明的首次剂量为 60mg（儿童根据具体年龄使用，每天最大剂量不超过 7mg/kg），口服 3~4 次/d，全天最大剂量不超过 480mg。应根据 MG 患者对溴吡斯的明的敏感程度进行溴吡斯的明剂量的个体化应用，达到治疗目标时可逐渐减量或停药。溴吡斯的明的副作用包括恶心、流涎、腹痛、腹泻、心动过缓及出汗增多等。妊娠期使用溴吡斯的明是安全有效的。

2. **免疫抑制剂** 包括糖皮质激素和其他口服非激素类免疫抑制剂，如硫唑嘌呤（azathioprine，AZA）、他克莫司（tacrolimus，FK-506）、吗替麦考酚酯（mycophenolate mofetil，MMF）、环孢素、氨甲蝶呤（methotrexate）及环磷酰胺（cyclophosphamide）。

（1）糖皮质激素：目前仍为治疗 MG 的一线药，主要为口服醋酸泼尼松以及甲泼尼龙。醋酸泼尼松按体重 0.5~1.0mg/（kg·d）清晨顿服，最大剂量不超过 100mg/d（糖皮质激素剂量换算关系为：5mg 醋酸泼尼松 =4mg 甲泼尼龙），一般 2 周内起效，6~8 周效果最为显著。75% 轻至中度 MG 对 200mg 泼尼松具有很好反应，以 20mg 起始，每 5~7d 递增 10mg，至目标剂量。达到治疗目标后，维持 6~8 周后逐渐减量，每 2~4 周减 5~10mg，至 20mg 后每 4~8 周减 5mg，酌情隔日口服最低有效剂量，过快减量可致病情复发。药物可使 70%~80% 的患者症状得到明显改善。为避免口服大剂量激素，治疗初期与其他非激素类口服免疫抑制剂联用，可更快达到治疗目标。使用糖皮质激素期间必须严密观察病情变化，40%~50% 的患者在服药 2~3 周内症状一过性加重并有可能诱发肌无力危象，尤其是晚发型、病情严重或球部症状明显的患者，使用糖皮质激素早期更容易出现症状加重，因此，对上述患者应慎用糖皮质激素，可先使用 IVIG 或 PE 使病情稳定后再使用糖皮质激素,并作好开放气道的准备。长期服用糖皮质激素可引起食量增加、体重增加、向心性肥胖、血压升高、血糖升高、白内障、青光眼、内分泌功能紊乱、精神障碍、骨质疏松、股骨头坏死、消化道症状等,应引起高度重视。及时补充钙剂和双膦酸盐类药物可预防或减轻骨质疏松,使用抑酸类药物可预防胃肠道并发症。

(2) AZA:与糖皮质激素联合使用,有助于激素减量以及防止疾病复发,作为 GMG 及部分 OMG 的一线用药。AZA 起效较慢,多于服药后 3~6 个月起效,1~2 年后可达全效,可使 70%~90% 的 MG 患者症状得到明显改善。使用方法:从小剂量开始,50mg/d,每隔 2~4 周增加 50mg,至有效治疗剂量为止[儿童按体重 1~2mg/(kg·d),成人 2~3mg/(kg·d),分 2~3 次口服]。如无严重和/或不可耐受的不良反应,可长期服用。主要副作用包括骨髓抑制(白细胞减少、贫血、血小板减少)、肝功损害、脱发、流感样症状及消化道症状等,多发生在启动治疗的 6 周左右。硫代嘌呤甲基转移酶(thiopurine methyltransferase)表型或基因型检测可预测服用 AZA 过程中白细胞减少的风险。长期服用 AZA 应密切监测血常规和肝肾功能,服药第 1 个月,每周监测血常规及肝肾功能。服药后前 6 个月,应每个月监测血常规及肝肾功能。此后每 3 个月监测血常规及肝肾功能。若白细胞计数低于 4.0×10^9/L,应将 AZA 减量。若白细胞计数低于 3.0×10^9/L 或肝功能检测指标为正常值上限的 3 倍,应立即停药。

(3) 他克莫司:为一种强效的免疫抑制剂。适用于不能耐受糖皮质激素和其他免疫抑制剂不良反应或疗效差的 MG 患者,特别是抗 RyR 抗体阳性的患者。一般 2 周左右起效。服药期间至少每月查血常规、血糖、肝肾功能 1 次。

(4) 吗替麦考酚酯(MMF):为治疗 MG 的二线药物,但也可早期与糖皮质激素联合使用。相对安全,对肝肾不良反应小。

(5) 环孢素 A:用于治疗全身型和眼肌型 MG。可显著改善肌无力症状,并降低血中 AChR 抗体滴度。主要不良反应包括肾功能损害、血压升高、震颤、牙龈增生、肌痛和流感样症状等。服药期间至少每月查血常规、肝肾功能各 1 次,实时监测血压。

3. **手术治疗**　切除胸腺可去除重症肌无力患者自身免疫反应的始动抗原。适应证为伴有胸腺肥大和高 AChR 抗体效价者,伴胸腺瘤的各型重症肌无力患者,年轻女性全身型患者,对抗胆碱酯酶抑制剂治疗反应不满意者。禁忌证为出现肌无力危象者,全身情况差、营养不良者。

4. **康复治疗**　MG 患者尽管接受了最佳治疗,仍残留症状和缺陷,可能因疲劳和无力症状而降低了生活质量,因此干预这些症状的措施是非常必要的。2020 年 MG 治疗的国际共识指南中,体育锻炼已被选入主题,将综合康复治疗作为 MG 治疗的一部分。①有氧训练与力量训练结合:每周 2 次,每次 90 分钟,为期 12 周的有氧和力量结合的训练康复。有氧训练在固定自行车上进行,包括 5 分钟热身、2 分钟高负荷骑行与 1 分钟低负荷骑行交替,最后是 5 分钟的冷却时间。自行车阻力水平可以根据心率不断调整,目标阻力是在高负荷骑行期间,使心率达到最大值的 80%。力量训练包括 7 项阻力肌肉练习:二头肌弯曲、背阔肌下拉、三头肌下推、腿弯曲、划桨、仰卧起坐和压腿,每个动作做 10 次,循环 2 组。训练期间理疗师对每例患者分别进行肌肉阻力训练重量的递增调整。训练结束后患者的股直肌各项参数(复合运动动作、等长肌力、超声肌厚度等)和基于体能的测量(30 秒的椅子站立测试以及临床 MG 综合得分等)均得到明显改善。②呼吸训练[80]:全身型 MG 患者常有不同程度的呼吸强度和耐力受损,影响生活质量、限制运动强度,且 MG 危象也是患者死亡的主要原因,因此针对 MG 患者进行的呼吸训练探究,具有重要临床意义。单独的吸气肌训练(inspiratory muscle training,IMT)或联合呼气肌训练(expiratory muscle training,EMT)均可显著提高 MG 患者的呼吸肌力量和耐力。受试者需要配带阈值吸气肌肉训练器(吸气肌训练器)进行训练。患者在每次训练的前 15 分钟进行 IMT,后 15 分钟进行 EMT。第 1 周训练呼吸阻力等于患者最大吸气压力(maximal inspiratory mouth pressure,PImax)或最大呼气压力(maximal expiratory mouth pressure,PEmax)的 15%,之后阻力逐渐增加,每次增加 5%,直至第 1 个月末呼吸阻力达到患者 PImax 或 PEmax 的 60%。接下来的

2个月里,均以这种强度的阻力进行训练。呼吸肌耐力训练(respiratory muscle endurance training,RMET)使用 Dofin 呼吸训练器进行负荷为 PImax 30%~60% 的吸气肌训练,每组 30 次,重复 2 组,或每组 10 次,重复 6 组;负荷为 PEmax 15%~75% 的呼气肌训练,每组 5 次,重复 5 组,每组间休息 1 分钟。每天共训练 30 分钟,1 周训练 5 天。可以改善 MG 患者的肺功能(用力肺活量和 1 秒用力呼吸容积),并增加了 6 分钟的步行距离。③吞咽功能康复,常用的训练方法有:a. 唇功能训练让患儿对镜独立紧闭口唇练习,或用压舌板放于双唇间练习,要求双唇夹住压舌板,训练改善口腔闭合功能,减少食物或水从口中漏出,同时做缩唇展唇训练,加强唇力量;b. 颊肌、咀嚼肌功能训练可用吹气球、吹口哨和口腔按摩来训练颊肌、咀嚼肌;c. 舌肌运动训练让患儿伸舌及侧顶颊部,或以舌尖舔吮口唇周围;d. 咽缩肌运动训练可做吹吸动作或假声训练,可明显促进上咽缩肌的收缩;e. 喉上提肌群运动训练可以使患儿头前伸,使颏下肌伸展 2~3 秒,然后再颏下施加阻力,嘱患儿低头,可抬高舌背,可增加食管上括约肌开放的被动牵张力,改变饮食的性质、吞咽时的体位和姿势、调整吞咽动作、心理支持、护理干预等也能提高吞咽功能。④眼球运动障碍、复视及构音障碍临床可以参照针对脑卒中、帕金森病患者的康复训练方法。

【其他治疗】

血浆置换通过正常人血浆或血浆代用品置换患者血浆,以清除血浆中的 AChR 抗体及免疫复合物。该治疗起效快,近期疗效好,但不持久,适用于肌无力危象和难治性重症肌无力。静脉注射免疫球蛋白外源性免疫球蛋白可使 AChR 抗体的结合功能紊乱而干扰免疫反应,达到治疗效果。因静脉注射免疫球蛋白效果好,又无明显副作用,故目前广泛应用于本病的治疗。新的靶向生物药物依库珠单抗(eculizumab),靶向 B 细胞的利妥昔单抗(rituximab,RTX),自体造血干细胞移植(autologous hematopoietic stem cell transplant,AHSCT)等为治疗难治性 MG 患者(10%~30%)带来了希望,并可以减少或消除慢性免疫抑制和相关的不良反应。

危象的处理:一旦发生呼吸肌瘫痪,应立即进行气管插管或切开,应用人工呼吸器辅助呼吸,并依不同类型的危象采用不同处理办法,如肌无力危象者应加大新斯的明用量。胆碱能危象和反拗危象者暂停抗胆碱酯酶药物的应用,观察一段时间后再恢复应用抗胆碱酯酶药物,同时进行对症治疗。危象是重症肌无力最危急状态,病死率为15.4%~50%。不管何种危象,除了上述特殊处理外,仍须进行以下基本处理:①保持呼吸道通畅,加强排痰,防止发生窒息;②积极控制感染,选用有效、足量和对神经肌肉接头无阻滞作用的抗生素以控制肺部感染;③肾上腺皮质激素治疗。

【预防及预后】[81]

重症肌无力是一种自身免疫性终生性疾病,治疗目标以缓解症状、提高生存质量、延长寿命、降低死亡率为主。本病易复发,但仍存在临床治愈患者。病情稳定者,生存期限不受限,小部分患者经治疗后可完全缓解,发生肌无力危象时,病情凶险,病死率为15.4%~50%。长期使用激素治疗后,容易发生股骨头坏死等后遗症。

➤ 附:重症肌无力诊疗流程图

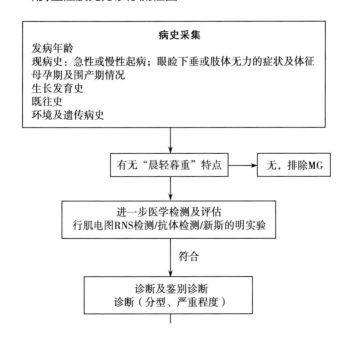

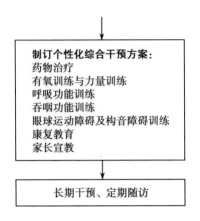

（孙素真　靳　梅）

第七节　先天性肌性斜颈

【概述】

先天性肌性斜颈(congenital muscular torticollis,CMT)[82]是单侧胸锁乳突肌挛缩导致头和颈部的不对称畸形,表现为头顶部向患侧倾斜、下颌向健侧肩关节旋转的骨关节畸形。先天性肌性斜颈是婴幼儿最常见的骨骼肌肉先天性疾病之一,在新生儿中发病率0.3%~3.92%,女童多见,常同时合并髋关节发育不良。

先天性肌性斜颈的病因尚不完全清楚,先天性肌性斜颈好发于胎位不正的婴幼儿和高龄产妇生的初产儿。在 CMT 患儿中,臀位产的发生率 20%~30%,难产率高达 30%~60%。有人认为是分娩时产伤引起,此外还有人认为与胎位异常、先天血管畸形、局部缺血、感染、遗传等因素有关,睡姿不良也可能诱发先天性肌性斜颈的发生。有学说认为宫内持续的颈部侧屈和旋转,或难产时胸锁乳突肌的损伤导致静脉闭锁,由此引起胸锁乳突肌的纤维化。

【诊断】

1. 临床表现

(1) 颈部偏斜:患儿一般在出生后 2 周内被发现头部位置异常,

其头部总是向一侧倾斜,下颌转向对侧,当搬动头颈部使其正中位时,则感头偏向侧肌肉被牵拉较紧。

(2)颈部包块:患儿患侧胸锁乳突肌内可触及包块,可在出生后或生后2周内触摸到,常见于中下段,表现为局部突起硬结、质地硬、椭圆形或梭形,多见于右侧,可逐渐增大,持续发展2~3个月后肿块开始缩小直至消失,而病变肌群则逐渐变为无弹性的纤维索。也有少数患儿婴儿期并未出现颈部肿块,以后直接发生胸锁乳突肌挛缩。

(3)继发的颜面和头颈发育异常:如不及时治疗,CMT患儿面部发育会出现两侧不对称,患侧面部短而扁、健侧脸长而圆,甚至出现颈椎活动受限、椎体变窄、颈椎侧凸畸形、颈部深筋膜增厚、胸椎代偿性侧凸等继发畸形。由于CMT患儿双眼不在同一水平,可能还会引起继发性斜视。

2. 辅助检查

(1)颈部超声检查:先天性肌性斜颈超声成像是最好的诊断方法。该病的超声特点是早期胸锁乳突肌的局部呈梭形肿大,与正常肌纤维是连续的。肿块无包膜,光滑,形态多呈梭形,但亦可不规则,也可出现胸锁乳突肌弥漫性肿大,可以是低回声、混合性回声,个别还可以是增强和减低相间的条纹状回声改变,无论是何种回声其病变均在胸锁乳突肌上。Hus根据高分辨率超声图像将胸锁乳头肌肿块的纤维变性分为4种类型:Ⅰ型,在挛缩的胸锁乳突肌中可见明确不均匀回声团块;Ⅱ型,在低回声背景中可见更多不均匀回声点及线条;Ⅲ型,整块胸锁乳突肌可见混乱的高回声反射波;Ⅳ型,整块胸锁乳突肌可见纵向高回声带。

(2)表面肌电图检查:表面肌电图检查可检测和评估胸锁乳头肌肌肉功能状况,通过对胸锁乳突肌表面肌电信号的检测,可以辅助进行先天性斜颈患儿病变部位肌肉功能和治疗前后疗效的评估。

3. 诊断 先天性肌性斜颈可通过病史、临床表现及相关辅助检查进行明确诊断。临床表现为头颈歪斜、出生后2周左右出现颈部包块。体格检查可见头向患侧歪斜、下颌转向健侧,触诊患侧胸锁乳突肌明显增粗或触及条索感。双侧胸锁乳突肌超声检查,可见病变侧胸锁乳突肌增厚增宽短缩有多种回声,与正常肌纤维连续性好。

【鉴别诊断】

1. **骨性斜颈** 骨性斜颈为先天性颈椎发育异常,胸锁乳突肌无挛缩,X 线片检查示颈椎结构异常。由 X 线检查可鉴别。

2. **眼肌异常** 眼外肌的肌力不平衡,以致患儿视物时需采取斜颈姿势,以避免复视,而胸锁乳突肌无短缩,往往在专注看物体时表现明显。斜颈可自动或被动娇正。

3. **听力障碍** 由于一侧听力障碍,患儿倾听时常表现为斜颈姿态,但无固定性斜颈畸形,无胸锁乳突肌短缩或颈椎异常。行听力检测可帮助鉴别。

【康复评定】

目前尚无统一的临床评定标准,建议进行以下 7 种初步检查和评估,并记录在案:①婴儿中立的姿势,对仰卧、俯卧、坐姿和站立姿势的耐受力;②双侧颈椎主动旋转和侧屈的角度;③双侧颈椎被动旋转和侧屈的角度;④躯干和四肢主动与被动运动的角度,包括先天性髋关节发育不良的筛查;⑤静止和运动时是否存在疼痛或不适;⑥是否存在胸锁乳突肌肿块及局部皮肤的完整性,颈部和臀部皮肤褶皱是否对称,若存在胸锁乳突肌肿块则记录其大小、形状和弹性;⑦颜面是否对称,颅骨是否畸形,脊柱是否侧弯。

美国儿科物理治疗学会[83](The Academy of Pediatric Physical Therapy,APPT)将 CMT 患儿依照严重程度分为 8 个级别,建议根据患儿的年龄、症状、体征,在 8 个级别中选择 1 个合适患儿的级别。①1 级,早期轻度:0~6 月龄,仅有姿势偏好或两侧被动颈椎旋转差异 <15°。②2 级,早期中度:0~6 月龄,两侧被动颈椎旋转差异在 15°~30°。③3 级,早期重度:0~6 月龄,两侧被动颈椎旋转差异超过 30° 或存在胸锁乳突肌肿块。④4 级,晚期轻度:7~9 月龄,仅有姿势偏好或两侧被动颈椎旋转差异 <15°。⑤5 级,晚期中度:10~12 月龄,仅有姿势偏好或两侧被动颈椎旋转差异 <15°。⑥6 级,晚期重度:7~9 月龄,两侧被动颈椎旋转差异 >15°;10~12 月龄,两侧被动颈椎旋转差异在 15°~30° 之间。⑦7 级,晚期超重度:7~9 月龄,伴胸锁乳突肌包块;10~12月龄,两侧被动颈椎旋转差异超过30°。⑧8级,超晚期:>12月龄,有任何不对称,包括姿势偏好、被动存在差异或胸锁乳突肌肿块。

中国传统的分型方法,根据头颈部倾斜程度分为三型:①轻型,头颈向一侧歪斜<20°,包块直径<1cm,头颈活动轻微受限;②中型,头颈向一侧歪斜20°~30°,包块直径<2cm,质稍硬,面部稍有不对称,颈活动受限;③重型,头颈向一侧歪斜30°以上,患侧胸锁乳突肌包块直径>2cm,质硬,面部变形,颈活动显著受限。

【康复治疗】

先天性斜颈的治疗应遵循早期诊断、早期治疗的原则,早期治疗是预防继发的颜面、颈椎发育畸形的关键。治疗方法包括康复治疗和手术治疗。

康复治疗是目前许多国家对新生儿先天性肌性斜颈采用的首选治疗方法。生后1个月即可采用康复治疗。康复治疗[84-86]包括运动训练、推拿按摩、物理因子、肉毒毒素局部注射、手术矫形、矫形支具的使用等。

1. 运动训练

(1)颈部被动运动:包括头部旋转和头部侧屈。患儿仰卧位,治疗师坐于患儿头侧,由助手固定好其双肩,逗引患儿看向患侧,治疗师双手轻扶患儿头部两侧缓慢旋转头部,使下颌尽量靠近或到达患侧肩部平面以牵伸胸锁乳突肌,至无法继续转动处持续牵伸30秒,然后放松休息30秒为1组,重复3组。面对面逗引患儿,治疗师一手扶住患儿后枕部,一手固定患侧肩部,缓慢平移患儿头部使健侧耳朵尽量靠近或到达健侧肩部处持续牵伸胸锁突肌30秒,放松休息30秒为1组,重复3组。

(2)颈部主动运动:建议在治疗及家庭护理程序中积极进行颈部及躯干部的主动运动训练,通过锻炼较弱的肌肉促进中立位的两侧对称。鼓励俯卧位活动:将婴儿置于俯卧位可促进双侧颈部肌肉拉伸,并可增强颈部和脊柱伸肌力量,并可通过视觉、听觉引逗患儿头部转向患侧,加强颈椎旋转。健侧耳部向上的侧抱诱导头立直反射锻炼健侧颈部肌肉的主动收缩和牵伸患侧胸锁乳头肌。

（3）发展对称运动：治疗师和家长注意促进患儿在卧位和坐位等负重姿位的对称运动。患儿仰卧位，治疗师双手分别握住患儿双足，缓慢交叉双下肢，诱发患儿身体对头部矫正反应使其翻身抬头，逗引其在俯卧位向患侧上方抬看，翻身左右 10 次为 1 组，重复 3 组。

（4）日常体位管理：经常更换喂奶姿势和抱姿，避免固定一侧；患侧侧卧时枕头高度稍高于肩宽；调整婴儿床的位置，患儿的患侧朝向光亮或者看护者活动多的一侧，保证患儿的头部更愿意向患侧扭转；日常生活中逗引鼓励患儿向患侧扭转运动，避免长期保持扭转向健侧的病态体位。

（5）注意事项：上述训练每日累加时间不小于 1 小时，体位管理贯彻日常生活的时时刻刻。

2. **推拿按摩** 患儿仰卧于床面，治疗师坐于患儿头侧，以滑石粉为介质，治疗师一手置于患儿颈后部，使其头移向健侧并稍扭转，置于矫正体位，另一手蘸滑石粉于患侧进行手法操作。①松解肌肉：用示指、中指、无名指指腹按揉患儿胸锁乳突肌，沿肌肉起点至止点上下往返操作，手法深透柔和，频率约 90 次/min；②剥离包块：用示指桡侧面、拇指指腹拿、捻、弹拨患侧胸锁乳突肌包块，松解、剥离包块，频率 90~120 次/min，治疗 10 分钟；③再次松解：以拇指指腹沿患侧胸锁乳突肌自上而下缓慢按压，均匀加力，力度适中，频率 30 次/min；④牵拉肌肉：治疗师一手固定患儿患侧肩部，另一手拿持患侧头后枕部向健侧缓慢牵拉，以感到适当阻力为度，使胸锁乳突肌被动伸展，视病情牵拉 5~10 次；⑤整体调节：为预防患儿因头部歪斜导致邻近相关肌群痉挛、萎缩，对两侧肩胛提肌上部、斜方肌上 1/3 部分及颈后深层竖脊肌施以提、拿、揉法，手法轻柔和缓。

3. **物理因子疗法**

（1）超声波治疗：使组织细胞体积产生微细变化称为细胞按摩，促进血液循环，提高组织的再生能力和营养状况，从而延长、软化坚硬的纤维组织。治疗时探头直接对准胸锁乳头肌肿块或挛缩处，缓慢回旋移动，每次 5 分钟，每日 1 次。

（2）运动机能贴布：主要改善双侧颈部肌群紧张的不对称性：①促进对侧斜方肌收缩：采用 Y 形贴布（自然拉力）。患儿坐位，头向患侧侧屈，先将锚端固定于健侧肩峰上，两尾端分别沿上中斜方肌延展至脊椎旁。②促进对侧胸锁乳突肌收缩：采用 I 形贴布（自然拉力）。患儿坐位，头向患侧回旋。先将锚端固定于健侧胸锁关节胸骨端，尾端沿胸锁乳突肌肌腹延展至后乳突下方。贴扎后保留 20 小时，每日 1 次。

（3）蜡疗：蜡疗具有较好的深层组织温热作用，能使血液循环加快、新陈代谢增加，促进水肿和炎症的吸收，还能降低神经肌肉的张力，软化肌腱挛缩。

（4）激光治疗：激光和生物组织作用后可引起生物组织变化，起到软化肌纤维、促进挛缩组织血液循环作用，使肿块或挛缩的肌纤维变小变软，进而消退。

4. **颈部支具**　婴儿期不提倡使用颈部支具。对于接受手术矫治的患儿，为防止术后再度粘连挛缩，建议术后佩戴颈围或头颈胸部石膏固定 6~12 周。

【其他治疗】

1. **手术治疗**　如果患儿保守康复治疗效果不佳，胸锁乳突肌仍然挛缩变短、脸廓不对称，且年龄在 18 个月以上，建议手术治疗。手术适应证包括：①持续的胸锁乳头肌挛缩，头部旋转活动受限超过 1 年。②持续的胸锁乳头肌挛缩伴进行性一侧脸部发育不良。③超过 1 岁以上发现的先天性肌性斜颈，或保守治疗 1 年未改善者。手术方法主要为胸锁乳头肌的松解。其中单级松解适用于轻症患者，近、远端级松解适用于中、重度斜颈。手术后 1 周即要开始相应的物理治疗，包括牵伸、力量训练以及主动活动，至少持续 3~6 个月，直至双侧头部左右主被动运动一致，中立位时没有明显的头部倾斜。

2. **局部药物治疗**　局部注射激素（泼尼松龙）可抑制炎症细胞浸润，防止粘连和瘢痕形成。泼尼松龙每次 5mg/kg，每 2 个月注射 1 次，共治疗 1 年。另有报道应用 A 型肉毒毒素局部注射至患侧胸锁乳突肌，4U/kg，对于改善颈部旋转和头部偏斜效果明显，对非手术治疗无效的 CMT 患儿是一种安全有效的治疗选择。

【预后及预防】

1. **预后** 先天性肌性斜颈一般预后良好,早期发现,早期干预治疗,绝大部分斜颈患儿是可以治愈的;只有极少数非常严重和早期没有规范干预治疗的患儿后期会遗留斜颈畸形,颜面不对称,影响美观和颈部的左右协调运动。

2. **预防** 对于新生儿宝宝,尤其是高龄产妇和臀位产等难产孕妇生的新生儿早期常规筛查是否有先天性肌性斜颈,若有异常,及时完善检查确诊或排除,对于确诊患儿早期进行规范的康复干预治疗。

➢ 附:先天性肌性斜颈诊疗流程图

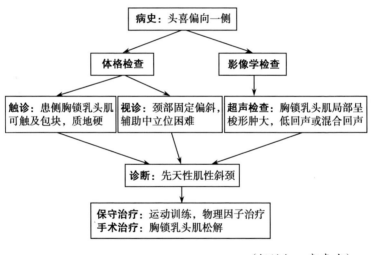

（胡继红　郭春光）

第八节　瘢　痕

【概述】

瘢痕[87](scar)是各种创伤后所引起的正常皮肤组织的外观形态和组织病理学改变的统称,它是人体创伤修复过程中必然的产物。仅影响表皮的皮肤伤口可以通过简单的上皮形成愈合,修复后可基本达到皮肤外观和功能的完全恢复,而深达真皮及皮下组织的损伤必然通过瘢痕修复。瘢痕生长超过一定的限度,就会发生各种并发症,诸如外形的破坏及功能活动障碍等,给患者带来巨大的肉体痛苦和精神痛苦,尤其是烧伤、烫伤、严重外伤后遗留的瘢痕。

瘢痕未成熟期长短的个体差异很大,与年龄、人种、致伤原因、所在部位等众多因素有关,大部分瘢痕会在 6~12 个月进入成熟期,但增生性瘢痕的平均未成熟期可达 22~46 个月。在创伤修复过程中发生以胶原为主的细胞外基质成分大量沉积及真皮组织过度增生,便可产生病理性瘢痕。瘢痕增生高风险患者为既往有瘢痕疙瘩病史;或术后瘢痕发生率高的手术,如胸、颈部手术;病理性瘢痕家族史;合并 1 种及以上的危险因素,如伤口或创口较深、全层损伤、创伤或烧伤面积较大、张力部位、愈合时间较长(超过 3 周)、酸烧伤、反复破溃、感染,以及多次手术、网状植皮、术后感染、既往不合理治疗等医源性因素。

【诊断】

1. **临床表现** 患者有皮肤软组织外伤、烧伤、烫伤等病史。瘢痕处外观、质地和结构均与正常皮肤有差别。瘢痕在伤口上皮化完成后的一段时间内是动态变化的,一般会经历未成熟和成熟 2 个阶段。未成熟瘢痕的显著特点是外观呈红色,内部有较丰富的毛细血管网;成熟瘢痕则表现为不充血、无临床症状(疼痛、瘙痒)、瘢痕厚度不再变化。

瘢痕粘连是邻近组织或器官接触面由瘢痕组织中的纤维或新生的纤维组织连接在一起的病理状态。发生在关节附近的瘢痕会使关节活动受限,导致筋膜力学失衡,影响功能运动。用手指轻压皮肤垂直瘢痕方向滑动,看看手指是不是可以轻易滑过瘢痕,会不会有堵住、卡住、起皱褶滑不动,如果有,就表示瘢痕有牵扯下方组织,会造成系统结构变形,整体张力增加。

2. **辅助检查**

(1) X 线:关节附近大面积的瘢痕形成容易出现骨关节的挛缩变形,X 射线检查了解关节骨骼有无畸形和骨质变化。

(2) B 超:对于深部瘢痕,可借助于 B 超检查了解其深度和范围。

(3) 磁共振检查:对于反复感染和窦道形成的深部瘢痕需要磁共

振检查了解病变范围和性质。

3. **诊断**　根据患儿有皮肤软组织外伤、烧伤、烫伤等病史,查体可见皮肤外观颜色、质地和结构与正常皮肤有差异,可出现瘢痕粘连,关节附近大面积的瘢痕形成会影响关节活动。一般根据病史和查体就可确诊。

【鉴别诊断】

1. **瘢痕癌**　在瘢痕或瘢痕疙瘩形成的基础上,短则几年,长则几十年逐渐病变发展而成,多由于瘢痕奇痒而挠抓,摩擦致瘢痕破损和糜烂,形成经久不愈的溃疡恶变而成。行磁共振和病理活检可助鉴别。

2. **色素痣**　由痣细胞组成的色素性病变,是最常见的皮肤良性肿瘤,皮肤颜色可能是黑色、褐色等,局部也可高出皮面。多数生长缓慢,或多年不变。无外伤、烫伤等病史,从病史和查体即可鉴别。

【康复评定】

1. **瘢痕评定**　主要评估瘢痕的颜色、质地、形态(瘢痕外形、面积、高度或者厚度)、组织结构、组织张力、瘢痕的临床症状(痒痛)及瘢痕对功能的影响。有如下量表可参考,临床和文献报道中使用最多的瘢痕评估的量表是温哥华瘢痕量表(Vancouver scar scale, VSS):从色泽、血管分布、厚度、柔软度四个维度进行详细评分,最高分 15 分,最低分 0 分,分数越高说明瘢痕越重,反之,则轻;曼彻斯特瘢痕量表(Manchester scar scale, MSS),在临床实践中已经被证实适用于复杂瘢痕的评估,也包括手术后线性瘢痕、肥厚性瘢痕和瘢痕疙瘩等瘢痕类型。与 VSS 相比,由于 MSS 其血管性和色素沉着综合到 1 个评分类别(颜色)中,MSS 更可靠;患者与观察者瘢痕评估量表(patient and observer scar assessment scale, POSAS):是目前使用的最全面的最常用的瘢痕评估量表,因为它是第一个将观察者和患者观点整合在一起的量表。POSAS 由两份问卷组成,分别是观察者瘢痕评估量表(OSAS)和患者瘢痕评估量表(PSAS),分别用于观察者和患者。观察者标准五项参数分别是血管化情况、色素沉着、柔软度、厚度、凹凸度。患者六项参数标准:颜色、柔软度、厚度、凹凸度、瘙痒、疼痛。POSAS 的这些特性使其广泛适用于不同类型的瘢痕,包括烧伤瘢痕和手术后瘢痕。

2. **运动评定** 对于全身有大面积瘢痕形成的患儿,尤其是有肢体受累的患儿,需要行关节角度测量和关节主动、被动活动范围评估,四肢肌力评估,步态分析及上肢精细运动能的评估。

3. **疼痛评定** 瘢痕形成初期往往伴发疼痛等不适,8 岁以上患儿推荐使用视觉模拟评分法(visual analogue scales,VAS),小年龄儿童可采用 Wong-Baker 面部表情量表、改良儿童疼痛行为量表 r-FLACC。

4. **日常生活能力评定** 采用改良 Barthel 指数 ADL 量表进行评估,了解患者是否因瘢痕形成而影响其日常生活能力。

【**康复治疗**】

瘢痕形成后尽早进行处理。恰当瘢痕早期干预有助于缩短瘢痕未成熟期,更快改善外观和症状;更好地预防、控制或者减缓增生和挛缩,减少对二期手术修复的需要。瘢痕的日常护理措施,如防晒、忌口辛辣食物、禁止饮酒等应在伤口愈合后就开始实施。外用抗瘢痕药物、减张器、压力治疗也相应尽早开始使用。对于高增生风险的线性瘢痕推荐在伤口上皮化完成后使用压力治疗(可有效加压的部位)、减张器、外用抗瘢痕药物常规使用;低增生风险的瘢痕中常规使用减张器、外用抗瘢痕药物;光电干预手段可酌情使用。对于高增生风险的片状瘢痕,推荐在伤口上皮化完成后常规使用压力疗法和外用抗瘢痕药物,低增生风险片状瘢痕推荐长骨使用外用抗瘢痕药物,光电干预手段酌情使用。

1. **物理因子治疗**

(1) 光疗:早期管理的三类光电设备:血管靶向光电设备、剥脱性点阵激光(AFL)及非剥脱性点阵激光(NAFL)。建议线性瘢痕在拆线后、片状瘢痕在创面愈合后尽早进行血管靶向治疗,每 3~4 周 1 次,一般 3 次或 4 次,持续到瘢痕"褪红"。建议线性瘢痕在拆线后、片状瘢痕在创面愈合后可进行 AFL 治疗,治疗推荐 1~3 个月 1 次,需警惕过高的治疗密度和能量。在高增生风险的瘢痕中,建议与 PDL 等血管激光器结合使用。建议线性瘢痕在拆线后可进行 NAFL 治疗,治疗推荐 1~2 个月 1 次。

(2) 超短波治疗:超短波治疗具有消炎、促进局部血液循环、缓解疼痛、促进组织再生的作用,可以在伤口愈合期及瘢痕形成早期使用。每天 1~2 次,每次 10~15 分钟,6~12 次为一个疗程。

(3)超声波治疗:超声波可降低机体化学反应过程,可使组织发生聚合反应和解离反应,可使肌肉组织黏性下降,从而防止瘢痕组织增生和软化瘢痕。瘢痕部位表浅的,可选用超声波频率 3 000kHz,瘢痕部位较深,选用超声波的频率为 800~1 000kHz。每天或隔天 1 次,15~20 次为一个疗程。

2. **运动康复** 关节部位的瘢痕会影响关节活动,四肢大面积的瘢痕粘连也会影响肌肉力量和运动的协调。康复训练一般采用关节活动度恢复训练、肌力恢复训练和体力恢复训练。关节活动范围的训练,活动度由小到大,由被动到主动运动。当创面愈合后以主动运动为主,直至恢复正常运动能力。

3. **作业疗法** 对于上肢尤其是手部大面积瘢痕形成的患者会影响其上肢精细动作,需要设计作业治疗项目进行相应手指关节活动度、手指肌力和协调灵活性的训练。

4. **矫形支具** 对于有瘢痕粘连导致关节继发挛缩变形风险的肢体可适当地使用矫形器、外用可塑夹板(支具),减少继发功能障碍。

5. **日常生活能力训练** 对于大面积瘢痕形成影响其进食、如厕、移动等功能时,需要进行相应的训练指导。

6. **心理康复** 对于大面积瘢痕形成的患者,尤其有颜面瘢痕形成的患者,需要专业心理辅导支持,引导其接纳自身的变化和积极参与疾病康复和社会角色的回归。

【其他治疗】

1. **外用抗瘢痕药物** 建议伤口愈合后尽早开始使用外用抗瘢痕药物,一般持续 3~6 个月直至瘢痕基本“褪红”进入成熟期。常见外用抗瘢痕药物包括硅酮制剂、积雪苷、洋葱提取物等。其中硅酮成分药物是目前临床应用较多的一类药物,常见剂型有凝胶和贴膜 2 种,凝胶适用于口周、颈部等活动较多的部位,贴膜使用在大面积瘢痕上,并能配合压力衣使用。硅酮药物常见的并发症是皮炎、皮肤浸渍、皮肤瘙痒等,如出现需要暂停或者缩短使用时间,防止加重瘢痕充血或者引起瘢痕溃破。

2. **外用减张器**　建议在线性瘢痕特别是高张力部位的瘢痕上使用外用减张设备,并推荐从缝合后或者拆线开始,尽量至少使用至伤口愈合后的 3 个月。外用减张设备分为减张胶布和减张器 2 种,均能改善瘢痕外观、降低增生发生率。减张器使用时应避免将减张条带收得过紧从而对周边皮肤造成过大压力,如周边皮肤出现水疱,需暂停使用以免损伤周围皮肤造成新的瘢痕。

3. **压力疗法**　建议在高增生风险的片状瘢痕上使用压力疗法预防瘢痕增生,已经出现增生表现的线性瘢痕也可以考虑使用。压力疗法中使用的弹力衣/套应在专业医疗机构定制并在医师指导下进行,弹力衣/套每天至少使用 18~24 小时直至瘢痕稳定。针对头面部的增生性瘢痕,推荐根据患者三维扫描数据定制弹力套。

4. **病灶局部注射药物**　由于未成年人与成人在对药物耐受性方面有所不同,以及考虑到治疗措施对未成年人发育所产生的影响,在病理性瘢痕的早期治疗方面,未成年人与成人有明显的不同,应避免在未成年人群中使用放射治疗、抗肿瘤化疗药物［5-氟尿嘧啶(5-FU)］注射治疗及肉毒素。未成年人如出现瘢痕增生,首选外用药物、压迫治疗、光电治疗联合治疗,若无法控制病情进展,可考虑病灶内注射糖皮质激素并联合外用药物 + 压迫等治疗。

5. **恰当选择手术时机**　对于发生在功能部位的瘢痕来说一定要重视,在恰当的时候采用整形手术。一般情况下,手部或者眼部的瘢痕需要等瘢痕稳定后再采取手术治疗。儿童关节附近发生了瘢痕挛缩必须及早进行治疗和整形,否则会导致儿童的关节和骨骼发育异常,造成终生残疾。

【预后及预防】

1. **预后**　一般预后良好,但是大面积的瘢痕形成,尤其是肢体关节附近有大范围的瘢痕,如果不能做到早期并长期的康复干预,后期遗留功能残疾的风险较大,故做好家长的健康宣教和早期规律的干预是决定预后的关键。

2. **预防**　首先要做好家长和孩子的健康宣教,尽量避免烫伤、外伤等对皮肤伤害的事件发生,其次出现瘢痕后应做到早期康复干预,并坚持长期规律的干预治疗,避免肢体功能残障的发生。

➤ 附:瘢痕诊疗流程图

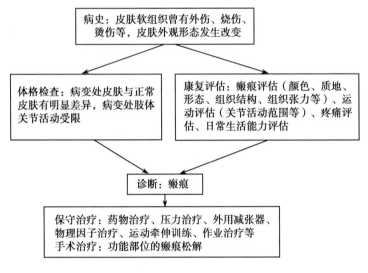

（胡继红　刘　娟）

参考文献

［1］王卫平,孙锟,常立文.儿科学［M］.北京:人民卫生出版社,2018.

［2］中华医学会神经病学分会,中国吉兰-巴雷综合征诊治指南2019［J］.中华神经科杂志,2019(11):877-882.

［3］ASHRAFIMR,MOHAMMADALIPOOR A,NAEINI AR,et al. Clinical Characteristics and Electrodiagnostic Features of Guillain-Barré Syndrome Among the Pediatric Population. J Child Neurol,2020,35(7):448-455.

［4］LEONHARD SE,MANDARAKAS MR,GONDIM FAA,et al. Diagnosis andmanagement of Guillain-Barré syndrome in ten steps. Nat Rev Neurol,2019,15(11):671-683.

［5］ROODBOL J,DE WIT MY,VAN DEN BERG B,et al. Diagnosis of Guillain-Barré syndrome in children and validation of the Brighton criteria. J Neurol,

2017,264(5):856-861.

[6] SWIERCZYNSKA A,KLUSEK R,KACINSKI M. Neurophysiological methods in evaluation of neurorehabiltation in children. Przegl Lek,2016,73(3):183-186.

[7] HUANG M,CAO J,SUN J,et al. Cross-cultural Adaptation and Multi-centric Validation of the Motor Function Measure Chinese Version(MFM-32-CN)for Patients with Neuromuscular Diseases. Dev Neurorehabil,2020,23(4):210-217.

[8] LIU MQ,WANG J,HUANG CN,et al. Elevated cerebrospinal fluid levels of beta-2-microglobulin in patients with Guillain-Barré syndrome and their correlations with clinical features. Neurol Sci,2021,42(10):4249-4255.

[9] NOVAK P,SMID S,VIDMAR G. Rehabilitation of Guillain-Barré syndrome patients:an observational study. Int J Rehabil Res,2017,40(2):158-163.

[10] TAN CY,RAZALI SNO,GOH KJ,et al. The utility of Guillain-Barré syndrome prognostic models in Malaysian patients. J PeripherNerv Syst, 2019,24(2):168-173.

[11] SILVA IS,PEDROSA R,AZEVEDO IG,et al. Respiratory muscle training in children and adults with neuromuscular disease. Cochrane Database Syst Rev,2019,9(9):CD011711.

[12] YANG L,ZHAO X. Integrated Chinese and Western Medicine for Acute Guillain-Barré Syndrome Treatment. Transl Neurosci,2020,11:38-47.

[13] MENGI T,SECIL Y,INCESU TK,et al. Guillain-Barré Syndrome and Swallowing Dysfunction. J Clin Neurophysiol,2017,34(5):393-399.

[14] GUPTA A,TALY AB,SRIVASTAVA A,et al. Guillain-Barré Syndrome rehabilitation outcome,residual deficits and requirement of lower limb orthosis for locomotion at 1 year follow-up. Disabil Rehabil,2010,32(23): 1897-1902.

[15] KHAN F,PALLANT JF,NG L,et al. Factors associated with long-term functional outcomes and psychological sequelae in Guillain-Barré syndrome. J Neurol,2010,257(12):2024-2031.

[16] 中华医学会神经病学分会. 中国特发性面神经麻痹诊治指南[J]. 中华神经科杂志,2016,49(2):84-86.

[17] BYLUND N,HULTCRANTZ M,JONSSON L,et al. Quality of Life in Bell's Palsy:Correlation with Sunnybrook and House-Brackmann Over Time. Laryngoscope,2021,131(2):e612-e618.

[18] TEREAS M. O. Medical Management of Acute Facial Paralysis. Otolaryngol Clin North Am,2018,51(6):1051-1075.

[19] VAN LANDINGHAM SW,DIELS J,LUCARELLI MJ. Physical therapy for facial nerve palsy:applications for the physician. Curr Opin Ophthalmol, 2018,29(5):469-475.

[20] FUJIWARA K,FURUTA Y,YAMAMOTO N,et al. Factors affecting the effect of physical rehabilitation therapy for synkinesis as a sequela to facial nerve palsy. Auris Nasus Larynx,2018,45(4):732-739.

[21] ZHOU X,XIONG J,CHI Z,et al. Effectiveness and safety of acupuncture and moxibustion for peripheral facial paralysis:A protocol for an overview of systematic reviews and meta-analysis. Medicine(Baltimore),2020,99(38): e22371.

[22] CHOI HJ,SHIN SH. Effects of a Facial Muscle Exercise Program including Facial Massage for Patients with Facial Palsy. J Korean Acad Nurs,2016,46 (4):542-551.

[23] SUGARMAN RA. Structure and function of the neurologic system// MCCANCE KL,HUETHER SE. Pathophysiology:The Biologic Basis for Disease in Adults and Children. 6th ed. Missouri:Mosby Elsevier,2010:442-480.

[24] HALE HB,BAE DS,WATERS PM. Current concepts in the management of brachial plexus birth palsy. Hand Surg Am,2010,35A(2):322-331.

[25] GILBERT WM,NESBITT TS,DANIELESEN B. Associated factors in 1 611 cases of brachial plexus injury. Obstet Gynecol,1999,93:536-540.

[26] OUZOUNIAN JG,KORST LM,MILLER DA. Brachial plexus palsy and shoulder dystocia:obstetrical risk factors remain elusive. Am J Perinatol, 2013,30:303-308.

[27] TORKI M,BARTON L,MILLER DA. Severe brachial plexus palsy in women without shoulder dystocia. Obstet Gynecol,2012,120:539-541.

［28］POGGI SH,STALLINGS SP,GHIDINI A. Intrapartum risk factors forpermanent brachial plexus injury. Am J Obstet Gynecol,2003,189:725-729.

［29］GHERMAN RB,CHAUHAN S,OUZOUNIAN JG. Shoulder dystocia:the unpreventable obstetric emergency with empiric management guidelines. Am J Obstet Gynecol,2006,195:657-672.

［30］SUNDERLAND S. The anatomy and physiology of nerve injury. Muscle Nerve,1990,13(9):771-784.

［31］顾玉东.产瘫的重新认识［J］.中华手外科杂志,1997,13(2):65-66.

［32］ALFONSO DT. Causes of neonatal brachial plexus palsy［J］. Bull NYU Hosp Jt Dis,2011,69(1):11-16.

［33］SOMASHEKAR D,YANG LJ,IBRAHIM M. High resolution MRI evaluation of neonatal brachial plexus palsy:a promising alternative to traditional CTmyelography［J］. AJNR Am J Neuroradiol,2014,35:1209-1213.

［34］OUZOUNIAN JG,KORET LM,PHELAN JP. Permanent Erb palsy:a traction-related injury［J］. Obstet Gynecol,1997,89(1):139-141.

［35］SANCHEZ TR,CHANG J,BAUER A. Dynamic sonographic evaluation of posterior shoulder dislocation secondary to brachial plexus birth palsy injury ［J］. J Ultrasound Med,2013,32:1531-1535.

［36］FATIMA F,JUAN GOMEZ-SALGADO,LIA J. Rehabilitation of Neonatal Brachial Plexus Palsy:Integrative Literature Review［J］. J Clin Med,2019, 8(7):980-988.

［37］PATRICIA O,MACKENZIE B,LESLIE PHILLIPS. Obstetrical Brachial Plexus Palsy［J］. Curr Probl PediatrAdolesc Health Care,2017,6:1-5.

［38］ESPENEL S,RAFFOUX C,VALLARD A. Hyperbaric oxygen and radiotherapy:From myth to reality［J］. Cancer Radiother,2016,20(5):416-421.

［39］JAROSTAW P,PAWET S,JACEK P. Markers of oxidant-antioxidant equilibriumin patients with sudden sensorineural hearing loss treated with hyperbaric oxygen therapy［J］. Oxid Med Cell Longev,2019,8472346.

［40］YIP CW,CHEONG PW,GREEN A. A prospective pilot study of repetitive transcranial magnetic stimulation for gait dysfunction in vascular parkinsonism [J]. Clin Neurol Neurosury,2013,115(7):887-891.

[41] 黄承夸,苏国生,韦文.甲钴胺联合神经生长因子治疗周围神经损伤的技术创新与应用[J].中国实用神经疾病杂志,2017,20(21):87-89.

[42] SOCOLOVSKY M,COSTALES JR,PAEZ MD. Obstetric brachial plexus palsy:reviewing the literature comparing the results of primary versus secondary surgery [J]. Childs Nerv Syst,2016,32(3):415-425.

[43] VANDER HOLST M,VLIET VLIELAND TPM. Evaluation of shoulder function after secondary surgery in children with neonatal brachial plexus palsy [J]. J Pediatr Rehabil Med,2015,8(3):187-196.

[44] LUBEC,MFILIBACHER,FINSTERER,et al. Diagnostic work-up in peripheral neuropathy:all analysis of 171 cases [J]. Postgrad Med J,1999,75:723-727.

[45] 吴江,贾建平.神经病学[M].3版.北京:人民卫生出版社,2015.

[46] CALLAGHAN BC,PRICE RS,FELDMAN EL. Distal Symmetric Polyneuropathy:A Review [J]. JAMA,2015,314(20):2172-2181.

[47] SIAO P,KAKU M. A Clinician's Approach to Peripheral Neuropathy [J]. Semin Neurol,2019,39(5):519-530.

[48] AZHARY H,FAROOQ MU,BHANUSHALI M,et al. Peripheral neuropathy:differential diagnosis and management[J]. Am Fam Physician,2010,81(7):887-892.

[49] VAVRA MV,RUBIN DI. The peripheral neuropathy evaluation in an office-based neurology setting [J]. Semin Neurol,2011,31(1):102-114.

[50] CAATELLI G,DESAI KM,CANTONE RE. Peripheral Neuropathy:Evaluationand Differential Diagnosis [J]. Am Fam Physician,2020,102(12):732-739.

[51] 李晓捷.实用儿童康复医学[M].北京:人民卫生出版社,2016.

[52] 史惟,李惠,李西华,等.复旦中文版神经肌肉疾病运动功能评估量表在儿童和青少年中的信度和效度研究[J].中国循证儿科杂志,2018,13(1):35-39.

［53］中华医学会儿科学分会康复学组.儿童抗肌萎缩蛋白病康复评定和治疗专家共识［J］.中华儿科杂志,2020,58(11):875-880.

［54］杨安琪,李文竹,黄真.神经肌肉病患者功能评定的临床应用进展［J］.中国康复理论与实践,2020,26(8):923-929.

［55］史惟,李惠,李西华,等.中文版北极星移动评价量表在 Duchenne 型肌营养不良症患儿的信度和效度研究［J］.中国循证儿科杂志,2017,12(4):246-250.

［56］邹克季,朱敏,洪道俊.青少年女性进行性四肢无力 4 年——糖原累积病Ⅱ型(庞贝病)［J］.中国神经精神疾病杂志,2020,46(9):573-576.

［57］BIRNKRANT D J,BUSHBY K,BANN C M. Diagnosis and management of Duchenne muscular dystrophy,part 1:diagnosis,and neuromuscular, rehabilitation,endocrine,and gastrointestinal and nutritional management ［J］. Lancet Neurology,2018,17(3):251-267.

［58］CASE LE,APKON SD,EAGLE M. Rehabilitation management of the patient with Duchenne muscular dystrophy［J］. Pediatrics,2018,142(Suppl 2): S17-S33.

［59］BIRNKRANT DJ,BUSHBY K,BANN CM. Diagnosis and management of Duchenne muscular dystrophy,part 2:respiratory,cardiac,bone health,and orthopaedic management［J］. Lancet Neurology,2018,17(4):347-361.

［60］SHEEHAN DW,BIRNKRANT DJ,BENDITT JO. Respiratory management of the patient with Duchenne muscular dystrophy［J］. Pediatrics,2018,142 (Suppl 2):S62-S71.

［61］BUDDHE S,CRIPE L,FRIEDLAND-LITTLE J. Cardiac management of the patient with Duchenne muscular dystrophy［J］. Pediatrics,2018,142(Suppl 2): S72-S81.

［62］BRUMBAUGH D,WATNE L,GOTTRAND F. Nutritional and gastrointestinal management of the patient with Duchenne muscular dystrophy［J］. Pediatrics,2018,142(Suppl 2):S53-S61.

［63］WARD LM,KONJI V,MA J. The management of osteoporsois in children ［J］. Osteoporos International,2016,27:2147-2179.

［64］BACHRACH LK. Diagnosis and treatment of pediatric osteoporosis［J］. Current opinion in endocrinology, diabetes, and obesity, 2014, 21:454-460.

［65］BIRNKRANT D J, BUSHBY K, BANN C M. Diagnosis and management of Duchenne muscular dystrophy, part 3:primary care, emergency management, psychosocial care, and transitions of care across the lifespan［J］. Lancet Neurology, 2018:S1474442218300267.

［66］GRIGGS R C, MILLER J P, GREENBERG C R. Efficacy and safety of deflazacort vs prednisone and placebo for Duchenne muscular dystrophy［J］. Neurology, 2016:2123-2131.

［67］BUSHBY K, FINKEL R, WONG B. the PTC124-GD-007-DMD STUDY GROUP. Ataluren treatment of patients with nonsense mutation dystrophinopathy［J］. Muscle Nerve, 2014, 50:477-487.

［68］MCDONALD CM, CAMPBELLl C, The Clinical Evaluator Training Group and the ACT DMD Study Group. Ataluren in patients with nonsense mutation Duchenne muscular dystrophy (ACT DMD):a multicentre, randomised, double-blind, placebo-controlled, phase 3 trial［J］. Lancet, 2017, 390: 1489-1498.

［69］MENDELL JR, GOEMANS N, the Eteplirsen Study Group and Telethon Foundation DMD Italian Network. Longitudinal effect of eteplirsen versus historical control on ambulation in Duchenne muscular dystrophy［J］. Ann Neurol, 2016, 79:257-271.

［70］GUIRAUD S, DAVIES KE. Pharmacological advances for treatment in Duchenne muscular dystrophy［J］. Curr Opin Pharmacol, 2017, 34:36-48.

［71］CARR AS, CARDWELL CR, MCCARRON PO, et al. A systematic review of population based epidemiological studies in myasthenia gravis［J］. BMC Neurol, 2010, 10:46.

［72］吴江, 贾建平. 神经病学［M］. 3 版. 北京:人民卫生出版社, 2015:423-428.

［73］JARETZKI A, BAROHN RJ, EMSTOFF RM, et al. Myasthenia gravis: recommendations or clinical research standards. TaskForce of the Medical Scientific Advisory Board of the Myasthenia Gravis Foundation of America

[J]. Ann Thorac Surg, 2000, 70(1):327-334.

[74] ENGEL AG. Congenital myasthenic syndromes in 2018 [J]. Curr Neurol Neurosci Rep, 2018, 18(8):46.

[75] GILHUS NE, VERSCHUUREN JJ. Myasthenia gravis: subgroup classification and therapeutic strategies [J]. Lancet Neurol, 2015, 14(10):1023-1036.

[76] HELDAL AT, QWE JF, GILHUS NE, et al. Seropositive myasthenia gravis: a nationwide epidemiologic study [J]. Neurology, 2009, 73(2):150-151.

[77] 董为伟. 神经症状鉴别诊断[M]. 2版. 上海:上海科学技术出版社, 2014.

[78] GOODRICK S. Lambert-Eaton myasthenia [J]. Lancet Neurol, 2015, 14(4):357.

[79] 王伟, 杨明山. 神经科急症医学[M]. 北京:人民卫生出版社, 2014.

[80] HSU CW, LIN HC, TSAI WC, et al. Respiratory Muscle Training Improves Functional Outcomes and Reduces Fatigue in Patients with Myasthenia Gravis: A Single-Center Hospital-Based Prospective Study [J]. Biomed Res Int, 2020, 2020:2923907.

[81] CHEN J, TIAN DC, ZHANG C, et al. Incidence, mortality, and economic burden of myasthenia gravis in China: A nationwide population-based study [J]. Lancet Region Health, 2020, 5:100063.

[82] 李晓捷. 儿童康复医学[M]. 北京:人民卫生出版社, 2018:368-372.

[83] 赵娜, 骆雄飞, 苏志超, 等. 中国物理治疗协会2018年《先天性肌性斜颈的循证医学指南》解读——早期识别、分级与治疗[J]. 中国康复医学杂志, 2020, 35(2):221-223.

[84] 洪钰, 黄龙生, 葛品. 先天性肌性斜颈的早期综合干预疗效观察[J]. 中国妇幼保健, 2016, 31(14):2864-2867.

[85] 王亚飞, 樊艺, 芮洪新, 等. 推拿联合超声波治疗早期重度先天性肌性斜颈患儿的疗效[J]. 江苏医药, 2020, 46(12):1292-1294.

[86] 杭晓娟. 推拿结合热敷治疗小儿先天性肌性斜颈临床观察[J]. 实用中医药杂志, 2021, 37(2):307-309.

[87] 中国整形美容协会瘢痕医学分会. 瘢痕早期治疗全国专家共识(2020版)[J]. 中华烧伤杂志, 2021, 37(2):113-125.

第七章 儿童骨骼系统疾病

第一节 特发性脊柱侧凸

【概述】

特发性脊柱侧凸(idiopathic scoliosis,IS)是儿童常见的脊柱畸形。早期常无明显症状,随着畸形的进展,侧凸会引起身体外观改变,胸廓、肋骨、骨盆等随之发生变化,也可能出现一系列功能障碍,会影响患儿自尊心、降低生存质量与幸福感。当侧凸进展到一定程度时,成年期的健康风险将显著增加。因此,在患儿生长发育过程中需要监测脊柱姿势,早期发现、早期诊断、早期干预,预防侧凸进展。早期规范的康复治疗可以有效控制侧凸的进展,改善姿势不对称与外观畸形,避免手术,降低致残率。

1. **定义** 脊柱侧凸是指脊柱的一个或数个节段在冠状面上向侧方弯曲,通常合并有横断面上椎体的旋转畸形和矢状面上脊柱生理弯曲的变化,是一种脊柱的三维畸形。国际脊柱侧凸矫形和康复治疗协会(international society on scoliosis orthopedic rehabilitation and treatment,SOSORT)对脊柱侧凸定义为:应用 Cobb 法测量站立位全脊柱冠状面 X 线片上脊柱的侧方弯曲,如 Cobb 角≥10°,且伴有椎体的轴向旋转则诊断为脊柱侧凸[1]。特发性脊柱侧凸是指病因不明的脊柱侧凸,也是最常见的,好发于青少年,且女性多于男性[2]。

2. **病因及发病机制** 特发性脊柱侧凸的病因及发病机制至今尚不清楚,目前,多数观点认为特发性脊柱侧凸是由多种致病因素综合引起的,如遗传学因素、神经系统异常、激素与代谢因素、生物力学因素等,但尚无一种机制能完整地解释特发性脊柱侧凸。

（1）遗传学因素：特发性脊柱侧凸具有高度遗传性，但其遗传模式至今仍存在争议，研究认为特发性脊柱侧凸是一种复杂的多基因遗传病，可能涉及多个基因的相互作用。遗传学研究成果为特发性脊柱侧凸病因学研究提供了新的线索，也将为特发性脊柱侧凸个体化诊疗提供理论依据。

（2）神经系统异常：神经系统异常假说包括小脑扁桃体异位、脊髓栓系和平衡功能异常等。特发性脊柱侧凸患儿常伴有姿势反射、本体反射和视觉反射障碍，影响外界信息的输入，进而引起脑干信息整合障碍，患儿出现姿势控制困难，引发脊柱侧凸。

（3）激素与代谢因素：特发性脊柱侧凸受激素、代谢性因素影响，包括生长激素、褪黑素、瘦素、钙调蛋白、骨桥蛋白等调节异常。目前的研究主要集中在褪黑素通路及瘦素通路等上。有研究发现，血清瘦素受体、游离瘦素水平与侧凸严重程度相关，可作为预测侧凸进展的生物学标志，具有一定的临床意义。

（4）生物力学因素：生物力学因素可能会影响脊柱椎体的排列。脊柱侧凸可由脊柱组织本身机械性能、各椎体的排列、异常外力等因素引起。椎体生长加快、前后柱生长不等速、椎体成细长状、脊柱后凸消失等变化都可能是脊柱侧凸发生的因素，如前后柱发育不平衡可能是前柱软骨内成骨和后柱膜内成骨失衡，导致脊柱前柱生长过快而后柱生长缓慢，前后柱生长发育失平衡，从而导致脊柱侧凸。目前尚无有力的证据来证实何种生物力学因素是特发性脊柱侧凸的病因。

3. **临床分型**　特发性脊柱侧凸有多种临床分型，分别可根据发病年龄、侧凸部位、严重程度等进行分型。

（1）按发病年龄分型：根据发病年龄，特发性脊柱侧凸可分为婴儿型、少年型、青少年型和成人型（表7-1）。①婴儿型：0~3岁发病，多见于男孩，侧凸多位于胸段和胸腰段，且常为左侧凸，多数在生后6个月内进展，双胸弯容易进展并成为严重畸形；②少年型：3~10岁发病，多见于女孩，男女比例为1：（2~4），常以右侧胸弯和双主弯为主，70%患儿可进展为严重畸形，损害肺功能；③青少年型：10~18岁发病，最为常见;④成人型:是指 18 岁以后发现的特发性脊柱侧凸,通常由青少年型特发性脊柱侧凸患儿在成年期进一步发展,以及脊柱逐渐退变(磨损和撕裂)在成年期以后出现的脊柱侧凸畸形。

表 7-1　按发病年龄分型

类型	发病年龄
婴儿型	2 岁 11 个月以下
少年型	3~9 岁 11 个月
青少年型	10~17 岁 11 个月
成人型	18 岁以上

(2) 按顶椎位置分型:根据顶椎位置分型,可分为颈弯、颈胸弯、胸弯、胸腰弯、腰弯、腰骶弯(表 7-2)。

表 7-2　按顶椎位置分型

类型	顶椎位置
颈弯	位于 C_1~$C_{6~7}$ 椎间盘之间
颈胸弯	位于 C_7~T_1 之间
胸弯	位于 $T_{1~2}$ 椎间盘至 $T_{11~12}$ 椎间盘之间
胸腰弯	位于 T_{12}~L_1 之间
腰弯	位于 $L_{1~2}$ 椎间盘至 $L_{4~5}$ 椎间盘之间
腰骶弯	位于 L_5~S_1 之间

(3) 按严重程度分型:特发性脊柱侧凸根据侧凸角度的大小分为轻度、中度、重度、极重度。①轻度:Cobb 角 11°~20°;②中度:Cobb 角 21°~35°;③中-重度:Cobb 角 36°~40°;④重度:Cobb 角 41°-50°;⑤重-极重度:Cobb 角 51°~55°;⑥极重度:Cobb 角 56° 以上。

不同的临床治疗方案也有不同的分型,如 Ponseti 分型是特发性脊柱侧凸临床上最传统的分型,常用于保守治疗和术前分型。King 分型、Lenke 分型、PUMC(北京协和医院)分型主要根据侧凸的部位、严重程度、柔韧性、顶椎等因素进行分型,只适合手术治疗,不能用于指导非手术治疗。Rigo 分型专用于色努支具治疗,有助于色努支具的设计和制作。

【诊断】

一般根据临床症状、体征及影像学检查,特发性脊柱侧凸可明确诊断。

1. 临床表现

(1) 症状:特发性脊柱侧凸随着侧凸角度的进展逐渐出现脊柱不对称,双肩不等高、胸廓发育不对称,一侧肋骨和肩胛骨隆起,对侧肩部抬高或凸起等身体外观异常症状;严重者可能因胸廓畸形而出现心、肺功能障碍,还可能出现神经系统受牵拉和压迫症状;许多特发性脊柱侧凸患儿还存在平衡功能障碍;还可能因侧凸造成的外观畸形产生心理障碍,表现出敏感、偏执、抑郁和焦虑等症状。

(2) 体征:除了常规的体格检查外,还应进行脊柱侧凸的专科体格检查。可采用前屈试验判断椎体旋转情况(图 7-1);采用 TRACE (trunk aesthetic clinical evaluation)评定患儿躯干外观,包含肩部、肩胛骨、半胸部、腰部 4 个部位的评分。另外,还需进行脊柱矢状面弯曲度检查及神经系统检查。

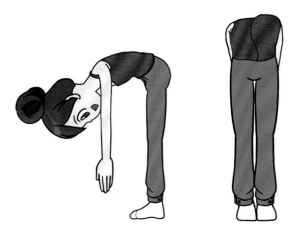

图 7-1　Adam 向前弯腰试验

2. **辅助检查**　辅助检查主要包括站立位 X 线片、肺功能检查、磁共振成像(magnetic resonance imaging, MRI)等。常规的 X 线片建议在站立位下拍摄脊柱全长正侧位片,以确定侧凸部位、类型、严重程度、椎体旋转情况等,其中 Cobb 角是诊断脊柱侧凸的金标准。常用 Risser 征来判断骨骼发育成熟度。MRI 用于排除神经肌肉等因素引起的脊柱侧凸。

3. **诊断标准**　临床应根据侧凸的部位、角度和病因进行诊断,特发性脊柱侧凸的诊断具有以下特征:

(1) 明确的脊柱侧凸诊断:应用 Cobb 法测量站立位全脊柱冠状面 X 线片上脊柱的侧方弯曲角度,Cobb 角≥10°,并伴有轴向旋转。

(2) 脊柱侧凸的原因不明:在诊断特发性脊柱侧凸时,需要排除引起侧凸的其他原因,如先天性、神经肌肉性(发育性或后天获得性)、功能性、炎症性或感染性、病理性以及椎管内畸形等。

【鉴别诊断】

特发性脊柱侧凸应该与其他类型的脊柱侧凸相鉴别,如神经肌肉性脊柱侧凸、先天性脊柱侧凸、后天性脊柱侧凸等。

1. **神经肌肉性脊柱侧凸**　由于中枢神经系统病变导致脊柱周围肌肉的失平衡,从而引起脊柱侧凸畸形。常见的有上运动神经元损伤:脑瘫、高位脊髓损伤等;下运动神经元损伤:小儿麻痹后遗症所致脊柱侧凸。往往除姿势异常、脊柱畸形外,还合并其他肌张力、肌力异常,体格检查阳性体征及 MRI 可鉴别。

2. **先天性脊柱侧凸**　由于胚胎期椎体形成异常导致的脊柱侧凸,包括:椎体形成不良、椎体分节不良及混合型。多于生后即发生明显畸形,保守治疗几乎无作用,常需手术治疗。根据发病年龄、临床表现及全脊柱 X 线片可鉴别。

3. **后天获得性脊柱侧凸**　由于外伤、手术、炎症等引起的或继发于其他疾病引起的脊柱侧凸,常常有明确的致病因素,根据病史、相关实验室检查或 MRI 等影像学检查可鉴别。

【康复评定】

1. **临床评定**　特发性脊柱侧凸患儿临床评定应包括完整的病

史、全面的体格检查。在了解病史时,对于初诊患儿,需要了解其家族史、既往疾病史、治疗史、手术史、是否存在继发性脊柱侧凸的相关因素、患儿生长发育史、月经史(女性)青春期第二性征出现情况等。在进行体格检查时,除了神经系统检查外,还包括皮肤、姿势对称性、躯干旋转、脊柱偏离正中线检查等。

(1)皮肤外观检查:检查时,应充分暴露患儿躯干,检查者从患儿前面、侧面和背面仔细观察患儿皮肤是否存在色素改变、咖啡斑、凹陷、异常毛发及囊性物等,若发现可能存在异常皮肤情况,需要进一步检查以明确是否存在中枢神经系统疾病。

(2)姿势对称性检查:站立位,充分暴露脊柱,先观察患儿的站姿,并检查双肩和肩胛骨是否等高,双侧胸廓发育、腰部两侧皱褶皮纹以及骨盆是否对称等,可采用 TRACE 方法评价特发性脊柱侧凸患儿躯干外观,主要评价 4 个部位的对称性:肩部、肩胛骨、腰部、半胸部,总分 0~11 分,分数越高,外观畸形越严重:①肩部不对称评分 0~3 分:无,0 分;轻度,1 分;中度,2 分;显著,3 分。②肩胛骨不对称评分 0~2 分:无,0 分;轻度,1 分;显著,2 分。③腰部不对称评分 0~4 分:无,0 分;非常轻微,1 分;轻度,2 分;显著,3 分;严重,4 分。④半胸部不对称评分 0~2 分:无,0 分;轻度,1 分;显著,2 分。

(3)躯干旋转角度检查:采用前屈试验(见图 7-1)检查患儿椎体是否旋转,可以联合应用躯干旋转测量仪(Scoliometer)(图 7-2)来评价躯干旋转角度:嘱患儿充分裸露背部,双足并拢,膝伸直,两臂下垂,掌心相对,缓慢向前弯腰,使手臂逐渐向足靠拢,将 Scoliometer 轻轻放在脊柱畸形最明显的位置,零标度正对脊柱中点,读取脊柱旋转度数。Scoliometer 5° 或 7° 提示存在肋骨及椎体旋转,需要进一步拍摄全脊柱 X 线片明确诊断。

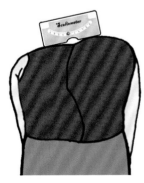

图 7-2 脊柱旋转测量尺 (Scoliometer)评价躯干旋转角度

(4) 脊柱偏离正中线检查：临床常使用铅垂线的方法评定脊柱偏离中线的情况，通过在颅骨底部或 C_2 棘突自然垂直向下放铅垂线。一般铅垂线不应偏离中线超过 1~2cm；同时，可通过测量 C_7、L_3 到铅垂线的距离评定患儿矢状面生理性前凸、后凸情况。

自然站立位，双足并拢，测试者裸露背部或穿轻薄的衣服，直尺紧贴头顶，检查者将铅垂线自然下垂，用直尺分别测量以下 7 个点到铅垂线的距离：头部枕骨后凸点、颈部前凸点、第 7 颈椎（C_7）、胸椎后凸点 T_5~T_6、第 12 胸椎（T_{12}）、第 3 腰椎（L_3）、第 1 骶骨。结果判定：当 $C_7+L_3<60mm$ 提示胸椎生理弧度过度减少或消失；$>60mm$ 提示胸椎生理弧度正常；$>90mm$ 提示胸椎过度后凸。

2. **影像学评定**

(1) X 线片：站立位全脊柱 X 线片是脊柱侧凸诊断中最关键的部分，可以分辨脊柱序列、椎体形态，评定脊柱侧凸进展、脊柱柔韧性、骨龄、侧凸曲度、部位及其旋转程度，并确定顶椎、上下端椎等重要椎体。

1) 侧凸角度的测量：Cobb 角测量首先确定上下端椎，于上端椎的上缘和下端椎的下缘各画一条直线，此两线的垂直线相交的角即为 Cobb 角（图 7-3A、B）。端椎是指侧凸弯曲中最上端和下端的椎体。主侧凸（原发侧凸）是最早出现、最大的结构性弯曲，柔韧性差；次侧凸（代偿性侧凸或继发性侧凸）是较小的弯曲。当有 3 个弯曲时，中间一个为主侧凸；有 4 个弯曲时，中间两个为双主侧凸。

2) 椎体旋转角度的测量：临床常用 Nash-Moe 法和 Cobb 旋转法评定椎体旋转角度，椎体旋转常与脊柱侧凸进展、继发畸形以及预后紧密相关。

Nash-Moe 法根据正位片椎弓根的位置，将椎体旋转分为 0~4 共 5 级（图 7-4）。将椎体进行 6 等分。0 级（无旋转）：椎弓根卵圆形，两侧对称，并位于外侧段。1 级：凸侧椎弓根两侧缘稍变平且轻度内移，但仍在外侧段，凹侧椎弓根向外移位且外侧缘影像渐消失。2 级：凸侧椎弓根影像移至第 2 段，凹侧椎弓根基本消失。3 级：凸侧椎弓根影像移至椎体中线或在第 3 段。4 级：凸侧椎弓根越过中线至第 4 段，位于椎体凹侧。

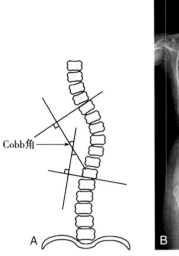

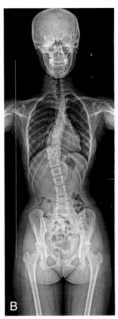

图 7-3 Cobb 角测量

A. 模式图;B. 实操图

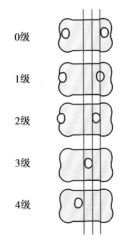

图 7-4 Nash-Moe 旋转角度

Cobb 旋转法根据 X 线正位片棘突的位置,将椎体旋转分为 0~4 共 5 级,将椎体纵分为 6 等份:0 级,棘突位于正中线;1 级,棘突位于第 1 段;2 级,棘突位于第 2 段;3 级,棘突位于第 3 段;4 级,棘突超出椎体。

3)骨骼成熟度测量:常通过测量髂嵴骨化进展的程度来评定骨骼成熟度,采用 Risser 征进行评定(图 7-5)。将髂嵴划分为四等分,骨化由髂前上棘向髂后上棘移动,未出现骨骺为 0 度,髂嵴前 25% 以内出现骨骺为 1 度,髂嵴前 50% 以内出现骨骺为 2 度,髂嵴前 75% 以内出现骨骺为 3 度,骨骺移到髂后上棘为 4 度,骨骺与髂骨完全融合为 5 度,4 度和 5 度表示患儿骨骼发育成熟。一般来说,Risser 征 1 度一般在青少年快速生长期或身高高峰生长后出现。骨骼成熟度的测量可以用于评价脊柱侧凸潜在进展风险,选择治疗方式等。

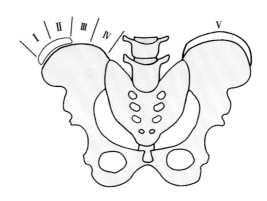

图 7-5　Risser 征的测量方法

4)进展风险评定:特发性脊柱侧凸进展的风险与患儿的发病年龄、Cobb 角、Risser 征以及月经状态决定,但是与性别无关[3]。根据 SOSORT 指南提供了估算进展风险大小的方法:进展风险(百分比)= (Cobb 角−3×Risser 征)/实足年龄。

(2)磁共振成像:磁共振成像(MRI)可了解患儿是否存在椎管内病变,如脊髓空洞症、Chiari 畸形、脊髓栓系综合征和脊髓纵裂等。对非典型脊柱侧凸,如胸椎左侧凸、伴有局部感觉或运动缺失、腹壁反射异常、病理反射阳性、异常的皮肤表现等,应进行 MRI 检查。婴儿型脊柱侧凸可能存在潜在的神经轴畸形,因此建议所有的婴儿型脊柱侧凸应进行 MRI 检查。

(3)肺功能评定:特发性脊柱侧凸可影响患儿的心血管系统和呼吸系统,如肺总量、肺活量减少和最大自主通气量降低,支具治疗对胸弯为主的特发性脊柱侧凸肺功能产生影响,表现为肺活量和第一秒用力呼气量降低。肺活量用预测正常值的百分比表示:80%~100%为肺活量正常,60%~80%为轻度限制,40%~60%为中度限制,<40%为严重限制,第一秒用力呼气量与肺活量的比值,正常值为 80%。

(4)心肺运动功能评定:特发性脊柱侧凸患儿可出现心肺运动耐力的降低,尤其是 Cobb 角 20°~45°的患儿对比正常人更容易出现心肺运动耐力降低,支具的佩戴也可能暂时性地使患儿心肺运动耐力降低。临床上常使用心肺运动试验来评定,结合最大摄氧量和无氧阈来综合判断患儿的运动耐力水平。心肺运动试验可以在强化运动中测量呼吸、循环、神经、骨肌肉等系统整体功能和储备能力,是一种全面、客观的运动耐力评价方法。

(5)平衡功能的评定:平衡功能的维持受多种因素的综合影响,需要正常的肌张力、适当的感觉输入(躯体、前庭和视觉信息)、大脑对信息进行整合、交互神经支配或抑制和骨骼肌系统共同维持。这些结构病变导致平衡功能障碍。特发性脊柱侧凸患儿存在平衡功能障碍,这些与神经系统无关,原因可能是肌梭障碍、肌肉单弹性破坏本体感觉和平衡控制,可采用平衡功能检测仪评估患儿的平衡功能。

(6)心理评定:关于特发性脊柱侧凸患儿是否存在心理健康问题仍然存在争议,研究指出胸弯>40°的女性患儿更容易出现心理障碍倾向,脊柱侧凸造成的身体外观的畸形往往会对患儿的自我形象和自尊心带来消极的影响,从而影响心理健康,支具的佩戴也可影响患儿的精神健康。心理评定的方法主要包括自评量表、临床访谈等。

(7)生活质量评定:影响特发性脊柱侧凸患儿生活质量的因素有脊柱侧凸的严重程度、文化差异、种族差异、性别以及治疗方法的选择等,在选择治疗方案时需要考虑到患儿的生活质量。临床可采用 SRS-22（scoliosis research society outcomes instrument，SRS-22）、SF-36（the short form-36 health survey，SF-36）等问卷评定患儿健康相关的生存质量。SRS-22 用于评定脊柱侧凸患儿功能活动、疼痛、自我形象、心理状况以及对治疗的满意度，具有良好的信效度，是国际重点推荐的一个简单实用的脊柱侧凸患儿与健康相关的生活质量专用量表。

【康复治疗】

康复治疗方案的制订需要根据患儿脊柱侧凸的严重程度、年龄与侧凸进展等因素，并且需要随患儿的病情变化适时调整。早期、轻度特发性脊柱侧凸（Cobb 角 10°~20°）可以观察或采用脊柱侧凸特定运动疗法，中度特发性脊柱侧凸（Cobb 角 20°~45°）建议采用支具治疗结合脊柱侧凸特定运动疗法，重度、极重度特发性脊柱侧凸（Cobb 角 45°以上）则建议手术治疗。

临床上常用的方案包括物理治疗与支具治疗。物理治疗又分为一般运动疗法、脊柱侧凸特定运动疗法、被动牵伸等。在国际上，AIS 运动疗法越来越受到重视，运动疗法适用于单一的保守治疗、支具治疗的辅助治疗、手术前后的康复治疗。但目前的运动疗法存在很大差异，缺乏高的循证医学证据。

1. **运动疗法**　运动疗法有一般运动疗法和脊柱侧凸特定运动疗法。脊柱侧凸特定运动疗法包括门诊治疗、住院强化训练、家庭康复、门诊-家庭结合康复等形式。根据侧凸位置、严重程度、治疗阶段制订个性化脊柱侧凸特定运动疗法方案。脊柱侧凸特定运动疗法治疗频率取决于特发性脊柱侧凸患儿所使用的治疗技术、患儿配合程度与能力水平，通常脊柱侧凸特定运动疗法治疗频率为 2~7 次/w。若特发性脊柱侧凸患儿依从性较高，长期门诊治疗，通常为 2~4 次/w，生长发育高峰期，治疗期间需每 3 个月进行一次随访，之后逐渐改为每 6 个月随访。依从性较低的患儿需增加随访次数，以更好地进行治疗管理。

（1）一般运动疗法：包括以热身、肌力训练等为基础的低强度的牵伸和身体运动，如瑜伽、普拉提、太极拳等。

（2）脊柱侧凸特定运动疗法（physiotherapeutic scoliosis-specific exercises，PSSE）：是专门针对脊柱侧凸患儿的运动治疗，根据患儿的侧凸部位和严重程度进行治疗，是一种结合三维主动矫正、稳定矫正姿势、神经运动控制、本体感觉训练、平衡训练以及日常生活活动训练、家庭康复等的保守治疗方法[4]。国际上有多个 PSSE 的学派，包括脊柱侧凸科学训练方法（scientific exercises approach to scoliosis，SEAS）、脊柱侧凸三维矫正疗法（Schroth 疗法）、DoboMed 疗法、Side shift 疗法、Lyon 疗法、脊柱侧凸功能性个体化治疗（functional individual therapy of scoliosis，FITS）[5]。

1）SEAS 疗法：自我矫正是 SEAS 疗法的理论基础和核心理念，主要强调三维方向的自我矫正，除利用生物力学矫正以外，更进一步从神经生物学的角度通过反复、正确的姿势训练，促进大脑皮质记忆的产生，形成正确的姿势，从而达到矫正的目的，实现真正的自我矫正。

2）Schroth 疗法：是一套以镜面监督、呼吸矫正、姿势认知结合的特定运动疗法，它将身体自下而上分为 3 个虚构的模块：腰-骨盆模块、胸椎模块和颈肩模块，3 个模块功能和姿势在三维方向上相互影响和代偿。根据侧凸的不同类型，Schroth 疗法将脊柱侧凸分为"三弧模式"和"四弧模式"，利用身体模块相互运动，重建躯干的平衡状态，矫正平衡的趋势和力量，将身体的姿势改变传导至脊柱，同时借助"镜面反馈""治疗师引导"等方法将矫正运动整合到患儿的"姿势记忆"中，反复强化训练，从而改善脊柱畸形。

3）Dobomed 疗法：Dobomed 疗法强调三维方向的脊柱和姿势自我矫正，将骨盆和肩带摆放在对称姿势位置，对侧凸主弧进行自我矫正，同时强调对胸椎矢状面后凸的闭链训练，并对矫正后的正确姿势强化训练，从而形成正确姿势习惯，达到矫正目的。

4）Side shift 疗法：Side shift 疗法借助向侧凸凹侧移动躯干的动作，达到脊柱积极自动校正的目的，适用于发生在任何脊柱节段的单弯和双弯。

5）Lyon 疗法：Lyon 疗法需和 Lyon 支具结合应用。Lyon 疗法首先对患儿进行身体评定(包括年龄、姿势不平衡、Cobb 角),并使用镜子或视频让患儿意识到自己的躯干畸形,然后教给患儿穿戴 Lyon 支具的脊柱伸展体操以及日常训练,纠正错误的习惯。Lyon 疗法包括呼吸训练、脊柱三维矫正、髂骨-腰椎角度松动(腰椎脊柱侧凸)、患儿教育(饮食控制、避免石膏综合征、皮肤护理等)、坐姿控制等。

6)FTTS 疗法:是基于大量其他疗法建立起来的一种诊断和治疗特发性脊柱侧凸的方法,可作为单独的脊柱侧凸运动疗法、支具治疗的辅助治疗、手术治疗前或者手术后骨盆和肩带的矫正方法。主要内容包括:患儿教育,放松紧张的肌筋膜,改善矢状面生理度,改善足部和骨盆负重线,提高腰和骨盆的稳定性,促进三维方向自我矫正,纠正脊柱畸形的正向呼吸训练,平衡功能训练,矫正步态和日常异常姿势[6]。

2. 手法治疗　临床上常使用关节松动、软组织松动技术等手法结合运动疗法治疗脊柱侧凸,手法治疗可有效缓解侧凸引起的肌肉、韧带、筋膜等软组织的异常与疼痛,有利于姿势的矫正,但手法治疗作为单一疗法进行治疗的机制和疗效尚不清楚。

3. 支具治疗　支具治疗是脊柱侧凸最常用的保守治疗方法,可预防侧凸进展和促使脊柱稳定在一个可接受范围内。根据矫正侧凸位置高低,可分为颈胸腰骶支具和胸腰骶支具。颈胸腰骶支具是指带有颈托或上部金属结构的支具,胸腰骶支具是指不带颈托、高度只达腋下的支具,也称腋下型支具,如 Boston 支具、Charleston 支具,此类支具适用于侧凸顶椎在 T_7 以下的脊柱侧凸。支具治疗可以阻止或减缓侧凸进展,佩戴支具主要取决于侧凸进展风险大小和严重程度。对小年龄、康复治疗依从性或配合性差的患儿,支具比运动疗法疗效更佳。支具治疗的效果与患儿佩戴时间相关,但长时间佩戴支具会影响肌肉、呼吸等功能,因此佩戴支具的同时需配合相应的运动疗法。一般认为进展风险 >40%,Cobb 角 25°~40° 的患儿需要支具治疗。应根据患儿侧凸部位和类型等选择支具的类型。

【其他治疗】

1. 手术治疗　特发性脊柱侧凸手术治疗的适应证包括:①处于生长发育期的儿童且侧凸不断进展;②青春期的严重畸形(>50°)伴

有躯干不对称,骨骼成熟期侧凸角度 >60° 的患儿;③非手术方法不能缓解的疼痛;④胸椎前凸;⑤明显的外观畸形。手术治疗的风险与其他大手术相同,6%~29% 的患儿需要进行二次手术。

此外,除矫正 Cobb 角以外,手术治疗还应注重肩部平衡、胸椎后凸、去旋转的三维矫形,以及重度特发性脊柱侧凸的综合治疗,包括术前、术后康复治疗。手术可出现疼痛、急性或延后性的深部感染、假关节或植入物凸出等问题。

2. **并发症的预防及处理** 穿戴支具的患儿可能并发皮肤破损或压疮;手术治疗的患儿常见的并发症为感染、神经系统损害。

(1) 压疮:穿戴支具施力局部对皮肤有压迫,部分患儿可出现局部皮肤破损或压疮,因此支具配置后应进行调试,不合适的地方及时进行调整,在确保治疗效果的同时要注意避免并发症的发生。

(2) 感染:感染是术后常见的并发症。术前详细评定,排除感染等因素;术前预防性应用抗生素,术中注意无菌、规范操作,术后加强营养,提高抵抗力。

(3) 神经系统损害:术前全面评估患儿功能及脊柱侧弯严重程度,选择合适的手术方案;必要时先进行牵引等保守治疗后,再确定手术方案;术中广泛使用感觉、运动神经诱发电位监测,减少神经系统损害的并发症。若术后出现神经系统损伤的表现,应及时评估,必要时行手术减压治疗。

➤ 附:特发性脊柱侧弯诊疗流程图

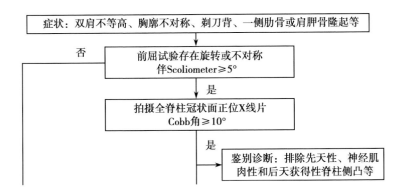

461

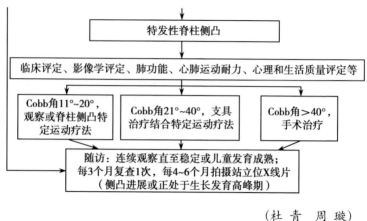

特发性脊柱侧凸

临床评定、影像学评定、肺功能、心肺运动耐力、心理和生活质量评定等

Cobb角11°~20°，观察或脊柱侧凸特定运动疗法

Cobb角21°~40°，支具治疗结合特定运动疗法

Cobb角＞40°，手术治疗

随访：连续观察直至稳定或儿童发育成熟；每3个月复查1次，每4~6个月拍摄站立位X线片（侧凸进展或正处于生长发育高峰期）

（杜　青　周　璇）

第二节　小儿拇指扳机指

【概述】

1. **定义**　小儿拇指扳机指（pediatric trigger thumb）又称拇指狭窄性腱鞘炎，是指患儿在屈伸拇指时，拇长屈肌腱局部结节样增大，导致滑动不畅而产生弹响的疾病。该病的发病率为 0.5‰~3.3‰[7]。

2. **病因**　以往，多数学者认为小儿拇指扳机指是一种先天性疾病，但近几年有不少研究发现小儿拇指扳机指较大可能是后天获得性的。目前其病因尚不明确，发病机制尚无定论，可能与遗传、发育或创伤等因素有关。可能的病因包括胎儿期拇长屈肌腱发育异常、籽骨肥大或籽骨间韧带肥厚；胎儿期拇指过度屈曲，导致拇长屈肌腱在拇指掌指关节掌侧腱鞘入口处受压，该处腱鞘狭窄、屈肌腱膨大；子宫内或子宫外发育阶段，拇指掌指关节第一环状滑车（A1 滑车）纤维组织增生；拇长屈肌腱横截面与 A1 滑车下区域不匹配等[8]。

【诊断】

1. **临床表现**　通常在患儿 1 岁以后，父母偶然发现其拇指不能主动伸直，屈伸不灵活，通常无法确定确切的起病时间。通常为双侧病变，也可表现为单侧受累。临床检查可见患侧拇指指间关节呈屈曲状，主动伸直困难（图 7-6）；患侧第一掌指关节处可扪及硬结，局部

无明显压痛;被动伸直拇指时该处可有
嵌顿感,部分伴有弹响,伸直后屈曲困
难。也有部分患儿表现为拇指指间关
节伸直位固定,主动屈曲拇指指间关节
受限。随着患儿年龄增加,病程延长,
拇指间关节周围软组织挛缩,提示预
后不佳[9]。

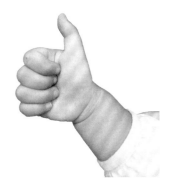

图 7-6　扳机指外观

2. 辅助检查

(1) 超声:患侧拇指超声检查为小
儿拇指扳机指的辅助诊断方法。检查
时要求患儿安静平卧,掌心向上,腕、掌指关节、指间关节展开,置于
检查床上。正常小儿拇指掌指关节处 A1 滑车不显示,拇指扳机指患
儿患侧第一掌指关节处可见增厚的 A1 滑车,呈低回声;同时可见患
侧拇长屈肌腱增厚。

(2) X 线:一般不需要 X 线片。若患侧拇指出现肿胀、瘀斑等损
伤表现,需行 X 线片以排除骨骼损伤。

3. 诊断标准　根据患儿病史、临床表现、超声检查结果,诊断并
不困难。无外伤史,偶然发现一侧或双侧拇指主动屈伸活动受限,拇
指锁定在弯曲/伸直位置;患侧拇指掌指关节处可触及硬结,被动活动
伴或不伴弹响有肿块或结节。超声检查可发现增厚的 A1 滑车。

【鉴别诊断】

1. 伸肌腱断裂　拇指伸肌腱断裂一般有外伤史,拇指呈典型的
屈曲状畸形。伸肌腱断裂的患儿无法主动伸拇指,但能主动屈曲拇
指,病史、查体所见及超声检查结果,可鉴别。

2. 多关节挛缩　表现为全身多个关节僵硬,活动受限,皮肤紧
张、发亮,正常的皮纹消失。关节屈曲位挛缩常表现为皮肤及皮下
组织蹼状畸形;部分可能还伴有其他部位的畸形,或神经系统异常。
而拇指扳机指一般仅表现为一侧或双侧拇指指间关节活动受限,且
无上述皮肤、其他部位畸形或神经系统异常,体格检查、超声等可以
鉴别。

3. **化脓性腱鞘炎** 多有外伤史,有感染征象,局部红肿,皮温升高,主动、被动活动手指可引起剧烈疼痛;也可出现全身症状,如发热、血常规、CRP 等指标提示感染。根据病史、查体及血常规、CRP 等可鉴别。

4. **先天性钩状拇指** 患侧拇指掌指关节固定于屈曲位,但指间关节活动不受限,根据病史及查体可鉴别。

5. **脑瘫所致拇指畸形** 脑瘫患儿可出现拇指掌心位畸形,同时存在肌张力、肌力及姿势异常,根据病史及查体可鉴别。

【康复评估】

1. **关节活动度评定** 评定拇指的内收、外展(正常内收 0°,外展 0°~60°),掌侧内收、掌侧外展(正常掌侧内收 0°,掌侧外展 0°~90°),掌指关节屈伸(正常屈曲 0°~50°,伸展 0°~10°),指间关节屈伸(正常屈曲 0°~80°,伸展 0°~10°),以及拇指的对掌(拇指尖到小指掌指关节的距离表示)(图 7-7A~E)。

2. **扳机指严重程度分期(0~3 级)** 0 级:指间关节可以至少伸展到 0°,且无弹响;0 级分为 0A、0B 两个亚级。

0A 级:指间关节伸展超过 0°。

0B 级:指间关节伸展到 0°。

1 级:指间关节可以主动伸展,但伴有弹响。

2 级:指间关节固定在屈曲位,不能主动伸展,但能被动伸展且伴有弹响。

3 级:指间关节固定在屈曲或伸展位,不能被动活动。

【康复治疗】

1. **物理因子治疗** 以红外线、蜡疗为主,通过改善循环、放松肌肉,以利于牵伸训练,提高治疗效果。

2. **牵伸训练** 对患儿拇指指间关节、掌指关节同时牵伸,每日 6 组,每组 10 分钟,可分为早、中、晚进行。牵伸时不可使用暴力,应在患儿配合情况下进行,避免损伤。

3. **作业疗法** 进行牵伸的基础上,加强患手精细运动的训练,主动屈伸拇指指间关节,进行对指、抓握等功能训练,训练中注意正确用力,避免加重畸形。

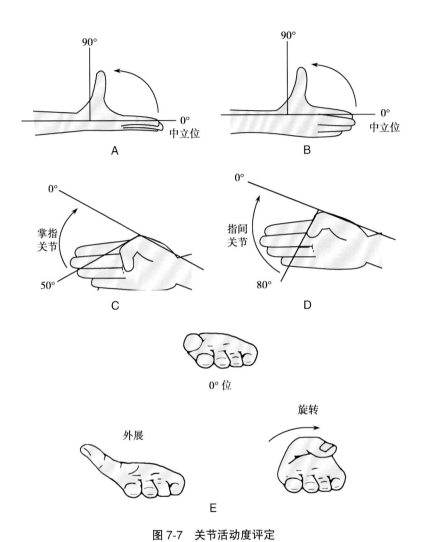

图 7-7　关节活动度评定

A.拇指掌侧内收、外展；B.拇指矢状面内收、外展；C.拇指指间关节活动度测量；D.拇指掌指关节活动度测量；E.拇指对掌的评定

4. 支具治疗　通常使用低温塑板材制作拇指外展支具，保持拇外展 45°并伸直指间关节(图 7-8)。一般在孩子午睡和晚上睡眠等非活动时间佩戴矫形支具，佩戴矫形支具期间，家长应密切关注拇指血

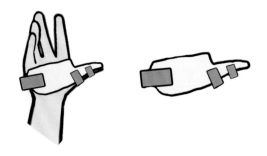

图 7-8　扳机指支具

液循环是否良好,若发现拇指苍白、青紫,应及时松开支具,调整支具固定带或更换更合适的支具(通常为 6 个月 1 次)。此外,若发现皮肤出现皮疹、破损,则应暂停佩戴。

5. 家庭康复

(1) 先通过热敷(温水或温毛巾)改善循环,放松局部肌肉,再循序渐进地对患侧拇指进行被动牵伸,热敷温度不宜过高避免烫伤。若孩子的拇指不能主动伸直,家长不能进行暴力牵伸。对于不能配合治疗的孩子,家长可选择喂奶或睡眠时操作。牵伸时手法一定要轻柔缓慢,切忌不恰当地揉搓,以免造成屈肌腱鞘进一步增生、肥厚和狭窄。牵伸后进行适度的屈曲拇指指间关节训练,以促进整体手功能的发育。

(2) 拇指扳机指好发于 6 个月~2 岁的孩子,这个年龄段正是手功能发育的阶段,运用手指的控制力还不完善,应尽量避免长时间进行需要拇指屈曲用力的游戏和动作,如按遥控器和手机、玩滑板车、搭乐高积木、抠贴纸等。注意让手部得到适当休息。

(3) 季节和温度对孩子患侧拇指活动度也有影响,寒冷时加重,温暖时改善。因此,在冬天应注意手部保暖,出门戴手套;而夏天应避免宝宝玩冷水或拿冰镇饮料,巩固治疗效果,避免诱发加重。

【其他治疗】

若保守治疗失败,可施行手术治疗,常用的手术为开放性手术、经皮松解术,术后使用绷带固定患手,绷带应保持干燥[10]。术后 2 周复诊,评估伤口愈合情况,伤口愈合后,参考前述康复治疗方法,加强手的功能性活动训练。无论康复治疗、手术治疗,都有复发可能,注意告知患儿定期门诊随诊,同时注意避免加重拇指扳机指的因素,如低温、暴力牵伸等[11]。

> 附:小儿拇指扳机指诊疗流程图

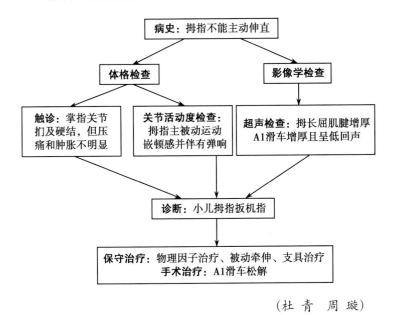

（杜 青 周 璇）

第三节 先天性马蹄内翻足

【概述】

1. **定义** 先天性马蹄内翻足(congenital clubfoot,CCF)是常见的先天性足部畸形,包括高足弓、前足内收、后足内翻、足跖屈畸形,其中约半数为双侧足部受累。先天性马蹄内翻足的发病率为0.5‰~7‰,在不同种族间发病率略有差异,男性发病率为女性的2~3倍。

2. **病因** 先天性马蹄内翻足的病因包括多种因素,常见的病因包括宫内因素、遗传性因素、发育性因素和继发性因素。

（1）宫内因素：宫内空间受限（双胎、巨大儿、羊水过少等），胎儿足部位置异常，受子宫壁挤压导致马蹄内翻畸形。

（2）遗传性因素：CCF有一定的家族聚集特征，若有马蹄内翻足家族史，子代的发病率将显著上升，其发病率较正常人群高30倍。

（3）发育性因素：在发育过程中，距骨、舟骨、足内韧带、肌肉及血管、神经发育的异常均可导致马蹄内翻足的产生。

（4）继发性因素：合并多关节挛缩、脊髓脊膜膨出等其他疾病，也可表现为足部马蹄、内翻畸形。

【诊断】

1. **临床表现** 马蹄内翻足的畸形特征包括高足弓、前足内收、后足内翻、足跖屈畸形。

（1）高足弓：由于第一跖骨屈曲、各跖骨不同程度变形、足底筋膜与韧带的挛缩，后足向前足靠拢，足弓高起所致。

（2）前足内收：由于距骨发育异常，距骨头、距骨颈向内偏移与跖屈，舟骨、骰骨相对于距骨向内侧偏移，跟骨远端关节面内收，形成前足内收畸形。

（3）后足内翻：跟骨在距骨下发生内收、内旋，表现为后足内翻。

（4）足跖屈：胫距关节、跟骨跖屈，小腿三头肌短缩、跟腱及踝关节周围韧带的挛缩，引起足跖屈畸形。

有其他合并症的CCF同时有相关疾病的表现：多关节挛缩症患儿除表现为足部马蹄、内翻畸形外，同时存在全身多个关节僵硬，活动受限，皮肤紧张、发亮，正常的皮纹消失等表现；脊髓脊膜膨出、脊髓栓系患儿除马蹄内翻足外，还可出现背部中线有囊性肿物以及神经受损的症状；脑性瘫痪患儿除足部马蹄内翻畸形外，还存在中枢性运动障碍，反射、姿势和运动发育异常等功能障碍[12]。

2. **辅助检查**

（1）X线：早期，由于婴幼儿的骨化尚不完全，X线评估马蹄内翻足的作用有限。随着年龄的增加，X线摄片可以帮助评估马蹄内翻足的复位情况，通常需要负重状态下拍摄足前后位、最大背屈位的侧位X线片。正常足部跟距角正位X线片为20°~40°，侧位X线片为

30°~50°,CCF 患儿正位 X 线跟距角小于正常值,侧位片跟骨纵轴与距骨纵轴平行。

（2）超声：可以通过超声检查了解 CCF 患儿局部软组织、软骨的发育情况。

（3）CT 与 MRI 扫描：可用于 CCF 患儿术前、术后评估,不作为 CCF 的常规检查。

3. **诊断标准**　马蹄内翻足因其特征性足部畸形（高足弓、内收、内翻、跖屈畸形）,根据患儿临床特征,该病易作出诊断,但需要注意患儿是否存在合并症[13]。

【鉴别诊断】

CCF 需与脊髓脊膜膨出、脊髓灰质炎、多关节挛缩、脑瘫、坐骨神经损伤所致的畸形足,以及垂直距骨、扁平足与高弓足等相鉴别。

1. **脊髓脊膜膨出合并马蹄足**　此类患儿除足部马蹄畸形外,往往出生即可见背部中线囊性肿物,同时可能合并存在其他畸形,存在神经受损的症状,如双下肢瘫痪、大小便失禁等。脊柱脊髓 MRI 可鉴别。

2. **脊髓灰质炎后马蹄足**　该病继发于患儿确诊脊髓灰质炎后,脊髓灰质炎后马蹄足患儿,初期足部畸形不典型。出生时并无足部畸形,因脊髓灰质炎病毒感染引起的病变,通常有发热史,该病毒主要侵犯脊髓前角运动神经元,表现为弛缓性瘫痪,可并发足马蹄、外翻畸形,以单侧足受累多见。依据病史及足部畸形特征可鉴别。

3. **多关节挛缩**　患儿全身肌肉、关节囊和韧带存在广泛的纤维化,多关节受累,出现挛缩畸形、活动受限,皮肤紧张、发亮,正常的皮纹消失等。足部畸形仅为多关节畸形中的一部分,且僵硬不易矫正。

4. **脑瘫后马蹄足**　患儿可有早产、缺氧史,存在持续的中枢性运动障碍,反射、姿势和运动发育异常,肌张力异常,病理反射阳性。脑瘫患儿的马蹄内翻足伴有小腿三头肌张力增高,马蹄足以跖屈畸形为主,行走为尖足步态。可根据病史、肌张力异常、畸形足特征、头颅 MRI 等鉴别。

5. **坐骨神经损伤** 往往有臀部外伤或手术史,臀部肌内注射药物史,或髋关节后脱位等病史,表现为股后部肌肉、小腿和足部肌肉瘫痪,主动运动功能丧失,肌张力低,足下垂,行走呈跨越步态。肌电图有失神经表现,根据病史、肌力、肌张力及足部畸形特征,下肢神经电生理检查可鉴别。

6. **垂直距骨** 生后即可发现前足中立或外展,中跗关节背屈,足弓消失或足底呈摇椅状凸出。随年龄增加和负重增加,前足严重外翻,足背侧肌肉、胫舟韧带、距舟韧带紧张、挛缩,踝关节活动范围小,行走姿势笨拙。X线片发现距骨垂直,与胫骨长轴平行,跟骨马蹄位,跟距角度增加。根据临床检查足部畸形特征及足部X线可鉴别。

7. **扁平足与高弓足** 扁平足、高弓足都以单一症状为主,不同时伴有内收、内翻与跖屈畸形。扁平足患儿的足底扁平、与地面的接触面积大,伴有足弓降低与足外翻;高弓足患儿足底接触面积小,以足弓增高为典型特征,可伴有爪形趾与足弓内翻。

【康复评定】

1. **一般检查** 首先评定双足外形与大小,记录双足的高弓、内收、内翻、跖屈畸形情况,并了解是否存在脊柱、四肢的畸形,是否存在隐性脊柱裂、腰骶部皮肤及毛发异常、有无皮下肿块等。

2. **专科检查** 全面的神经系统检查,包括运动能力(肌力、肌张力、不自主运动、运动协调性)、感觉能力(痛觉、温度觉、触觉、位置觉、运动觉和振动觉)以及反射检查(浅反射、深反射和病理反射)等。

3. **Pirani 畸形评分** Pirani 畸形评分是临床上常用的马蹄内翻足评分表(表7-3,图7-9),包括中足畸形严重程度评分与后足畸形严重程度评分两部分,每部分各3项评估,共6项,每项分3个等级,无异常为0分,中度异常为0.5分,严重异常为1分,总分0~6分,得分越高,畸形程度越重。该评分主要用于评价畸形程度以及干预效果。

表 7-3　Pirani 畸形评分

	检查方法	评分标准	得分
中足畸形			
足内侧皮褶	足部固定于轻度矫正位，观察足内侧皮褶	存在细小皮褶，但不影响足内侧弓的形态	0
		有1条或多条较深皮褶，但未明显影响足内侧弓形态	0.5
		有1条或多条较深皮褶，明显影响足内侧弓的形态	1
距骨头覆盖	足部放松，检查者一手触诊距骨头的外侧，另一手将足轻柔外展，感受足舟骨复位后能否覆盖距骨头	触摸不到距骨头的外侧缘	0
		能触摸到部分距骨，即距骨的外侧缘	0.5
		即使足至最大矫正位，依然能轻易触摸距骨头	1
足外缘弯曲	使用笔或尺自患儿跟骨测量足底足外侧缘是否弯曲	从足跟至第5跖骨头为一条直线	0
		足外缘轻度弯曲，足远端跖骨的位置可见弯曲	0.5
		足的外缘明显弯曲，跟骰关节处即出现弯曲	1
后足畸形			
踝后部皮褶	足固定于轻度矫正位，观察踝后部皮褶	有细小皮褶，但不影响足跟的形状，不影响踝背屈	0
		有1条或多条较深的皮褶，但足跟的形状无明显改变	0.5
		有1条或多条较深的皮褶，足跟的形状明显改变	1
足跟空虚	足固定于轻度矫正位，检查者将手置于足跟头，45°斜向轻向按压	立刻触及跟骨	0
		跟垫触感柔软，在跟垫深部可触及跟骨	0.5
		跟垫触感空虚，不能触及骨性凸起	1
踝被动背屈	伸膝位，检查者被动背屈患儿踝关节至最大程度	可背屈，背屈角度超过5°	0
		背屈接近中立位，角度在跖屈5°至背屈5°范围内	0.5
		背屈明显达不到中立位，角度超过跖屈5°	1

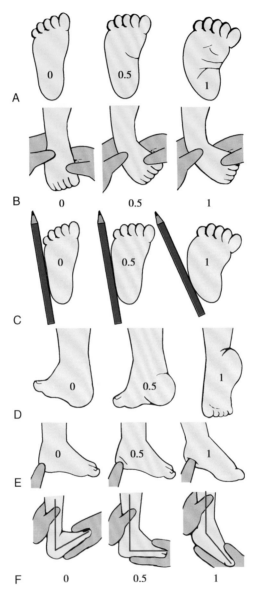

图 7-9 Pirani 畸形评分

A. 足内侧皮褶；B. 距骨头覆盖；C. 足外缘弯曲；D. 踝后部皮褶；E. 足跟空虚；
F. 踝被动背屈

4. **关节活动度的评定**　评定并记录踝关节各维度关节活动度，正常踝背屈 0°~20°，跖屈 0°~45°，内翻 0°~35°，外翻 0°~35°。

5. **肌力评定**　徒手肌力评定法评定并记录小腿及足部肌肉力量。

6. **下肢围度测量**　下肢围度测量能够了解下肢肌肉是否有萎缩，每次测量应详细记录测量的位置。

7. **下肢长度测量**　下肢长度测量有助于了解患儿的生长发育情况以及双侧下肢长度是否有差异。

8. **平衡功能评定**　对于能够独走的患儿，多采用观察法或仪器测量法评价其平衡功能。观察法主要评价患儿的静态平衡、自动态平衡、他动态平衡，也可以通过平衡仪，评定睁眼、闭眼等不同条件下的静态平衡，主动活动或平衡扰动时的动态平衡能力等。

9. **步态评定**　对于能够独走的患儿，可采用观察法或仪器测量法评价其步态。观察法主要评价其步行的稳定性、步幅、步宽、步速、步频等。也可以通过三维步态分析，利用同步摄像、动态肌电图、测力台等设备定量分析步态特点。

10. **疼痛评定**　疼痛评定方法的选择需要参考不同年龄段儿童认知、语言表达发育的差异，例如：学龄前儿童抽象思维、认知、言语及理解能力正在发育但尚不成熟，可以选用直观的疼痛评定法，包括 Wong-Baker 面部表情量表、Hester 扑克牌评分法或加拿大东安大略儿童医院疼痛评分（该评分由评定者主导）等。学龄期儿童具有良好的认知能力和语言表达能力，可选用视觉模拟评分来评定。视觉模拟评分是目前临床上常用的疼痛评定方法，采用一条 10cm 的直线，让患儿在直线上标注自己的疼痛程度，0cm 处代表无痛，10cm 处代表无法忍受的疼痛。

11. **运动发育评定**　CCF 患儿可能伴有运动发育落后，可使用皮博迪运动发育评定量表（PDMS-2）评定患儿的粗大运动、精细运动的发育情况。粗大运动包括大肌肉系统对环境变化做出反应的能力、姿势控制能力、重心转移能力等，精细运动包括了手抓握、搭积木、画图、手眼协调等能力。

【康复治疗】

对于低龄儿童,石膏、支具固定期间可进行运动发育促进训练,支具穿戴间隙可进行被动牵伸、肌力训练、关节活动度训练等;对于能够独立行走的患儿,还需进行本体感觉、平衡功能、运动控制与步态训练等。

1. **被动牵伸**　牵伸是改善踝关节活动度,纠正马蹄、内翻畸形的主要手段,在石膏固定结束后、支具穿戴间隙进行被动牵伸能够维持矫治效果,预防复发。在正常的关节活动范围内,对患儿前足、中足的挛缩部位进行适当的外展、外旋的牵伸训练,作用力持续且轻柔。伴有跖屈畸形的患儿,也需要对跟腱进行牵伸。

2. **运动发育促进**　石膏、支具固定期间,注意头部、上肢、躯干的运动训练,促进上肢、躯干的运动功能发育。支具穿戴间隙注意对整体大运动的发育促进。

3. **肌力训练**　对于配合度较差的患儿,可以在游戏中设计抗阻训练的环节,训练患儿的肌肉力量,尤其是下肢的肌肉力量。若患儿的配合性佳,可对下肢及核心肌群进行抗阻肌力训练,例如静蹲、直腿抬高、提踵训练等,也可使用本体感神经肌肉促进技术,通过关节挤压、适当抗阻等提高患儿功能性运动的恢复。

4. **关节活动度训练**　训练踝关节各个方向的关节活动度,确保患足维持良好的矫治效果,可以进行被动关节活动度训练、主动关节活动度训练,根据患儿的配合程度进行选择。

5. **平衡功能训练**　对于行走阶段的患儿,需要加强平衡功能训练,可以借助平衡垫等进行训练。以平衡垫提供的不稳定平面训练患儿的静态和动态稳定性,如双腿或单腿站立于平衡垫上并维持稳定,或在平衡垫上进行蹲起或抛接球训练。

6. **步态训练**　对于独立行走的患儿,除加强平衡功能训练外,还需加强步态训练。可模拟日常生活场景,例如进行障碍物跨越训练等。也可以在场地上设置外展的脚印,让患儿按脚印行走,注意观察患儿的异常步态并及时纠正。为提高训练效果,需要注意训练结合趣味性。

7. 家庭康复 石膏及支具穿戴期间需要注意穿戴到位,以保证治疗效果。

(1) 石膏:①密切注意穿戴部位是否存在局部压迫、疼痛、破损或末端血运受限,若存在应及时对石膏进行调整,提高患儿的依从性;②注意是否存在移位,可在足趾处进行标记,标记时要确保患儿足趾处于伸直状态;③注意石膏清洁,患儿尿、粪污染石膏表面可用湿抹布擦拭,若尿、粪漏入石膏,可引起石膏污染、受潮、变形,应及时更换。

(2) 正确使用支具:①支具的正确穿戴:穿戴支具前,需要先确认穿戴部位皮肤有无红肿、破溃或污染,若有红肿或破溃,应及时调整支具;若有污染,应立刻清洁并保持皮肤干燥。穿戴时,先将足背屈,将足跟放入矫形鞋中,用固定带先固定踝关节,再依次对踝关节周围进行固定,确保足跟没有移位。双侧马蹄内翻足患儿应先穿较为严重的一侧,若患儿配合程度低则可先穿另一足。②支具穿戴后在鞋底画一横线以标记足趾位置,以便于观察穿戴过程中足是否移位,是否需要重新穿戴支具。③定期加固横杆上的螺钉,确保固定在位。④支具固定过紧可能会引起固定部位苍白、肿胀、疼痛或麻木。避免固定过紧,注意末梢血液循环。⑤根据患儿年龄及治疗阶段,严格遵从医嘱,确保穿戴时间与要求,以防复发。

(3) 家庭康复护理:Ponseti 法治疗时间长达 3~5 年,家庭康复对患儿能否达到良好的矫治效果十分重要。首先,患儿家长应掌握上述基本的康复护理知识,检查石膏、支具对患儿下肢是否造成压迫、影响血运或是否发生移位,能够正确穿脱支具。若发现石膏、支具不合适,应及时至医疗机构进行调整。

在石膏固定结束后,支具矫形期间时,家长应根据医师建议,帮助患儿克服支具佩戴的不适感,教会患儿在佩戴支具时双腿同时活动,并通过推拉支具的横杆,促进患儿膝关节的屈伸活动,加强下肢的力量,促进运动发育。

患儿在支具穿戴结束后,家长应根据医师指导,对患儿足部进行牵伸,牵伸力量应轻柔、缓慢、持续,避免暴力。根据患儿自身的爱好设计平衡游戏、步行游戏等。由于患儿步行稳定性下降,需要注意对患儿的安全保护。

【其他治疗】

1. 保守治疗

(1) Ponseti 法:目前国际上常用的治疗方法为 Ponseti 法,由 Ponseti 及其同事于 1980 年正式提出。Ponseti 法通过系列石膏矫形和支具穿戴(部分跖屈畸形患儿需经皮跟腱切断术),能够有效地矫正足部畸形,成功率达 90% 以上。患儿生后 1 周即可开始干预,干预时间越早,预后越好。最好在 9 月龄前接受治疗,但在 28 月龄以内的治疗仍可获得满意的效果。其矫正的基本原理在于通过手法矫正、石膏固定,持续纠正各跖骨间的对应关系,并牵拉挛缩的韧带与肌腱[13]。

1) 手法矫正:操作者首先定位距骨头,一手固定距骨,另一手将足逐步外展,使跟骨、舟骨前部侧向活动增加,随后行长腿石膏固定(图 7-10)。应避免前足的旋前,否则高弓畸形可能有加重的风险。石膏固定时应露出足趾背侧的皮肤。一般每周更换 1 次石膏,经过连续 4~5 次调整后,患足内收、内翻得到矫正,跖屈也逐步得到改善。

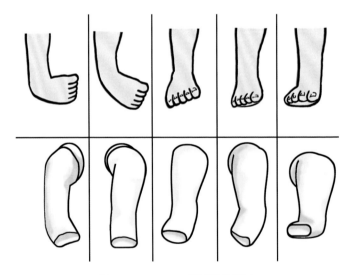

图 7-10　Ponseti 长腿石膏固定

2）支具固定：患儿石膏固定结束后，足部畸形已纠正，需要继续使用外展支具固定（图 7-11）。支具横杆的宽度应与患儿双肩的宽度一致，横杆凸面向外弯曲 5°~10°，患侧外展 60°~70°，健侧外展 30°~40°。矫形鞋要有足够的硬度，足跟后方可加垫软垫以防止足跟磨损。前 3 个月需全天佩戴支具（每天至少 23 小时），后逐渐减少佩戴时间但也应保证每天 14~16 小时的佩戴时间，可在夜间睡眠时佩戴。支具佩戴应持续至 4~5 岁，以保证矫正后的马蹄内翻足不复发。

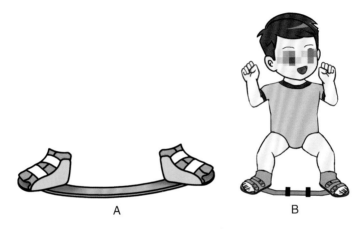

图 7-11　Ponseti 支具
A. Ponseti 支具；B. Ponseti 支具使用示范

对于延误治疗或复发的大龄马蹄内翻足患儿，也可以通过 Ponseti 方法治疗，可获得较好的功能。对于有其他合并症导致的马蹄内翻足，在基础疾病治疗的基础上，也可采用 Ponseti 方法治疗[14]。

（2）Kite 法：Kite 法由 J.Hiram Kite 于 1972 年总结而出，较 Ponseti 法出现更早。在 Kite 法中，石膏矫正的力点在跟骰关节，而在 Ponseti 法力点在距骨颈。同时，在首次固定时，Kite 法即将足固定于旋前位，而 Ponseti 法则采用渐进式矫正，首次固定时足仍处于一定的旋后位。目前的证据显示，在先天性马蹄内翻足的治疗中，Ponseti 法较 Kite 法具有一定的优越性。

（3）French 法：French 法，又被称为功能性物理治疗法，结合物理治疗、支具矫形和手术的综合治疗方法。通常在患儿生后 2 周开始，操作需要先行手法松解，再行踝关节持续 8 小时的软组织牵伸，最后使用支具将患足固定于最大矫正位，直至次日治疗开始。对于保守治疗无效的患儿，应考虑早期小腿三头肌延长术，以优化物理治疗的效果。

（4）Imhäuser 法：G.Imhäuser 于 1980 年系统地总结了他的治疗经验，提出 Imhäuser 法的治疗理念为矫正外形和恢复功能。早期治疗包括闭合复位前足畸形和足跟内翻，必要时通过手术矫正马蹄畸形。同时通过针对足外翻肌和背屈肌的训练，恢复足部功能。对于手术矫正后的患儿，Imhäuser 主张再通过支具固定，直到患儿的背屈功能恢复为止。

2. 手术治疗　先天性马蹄内翻足患儿可能存在距骨、跟骨、跗骨等足部骨性结构异常，并伴有跟腱短缩等足周软组织异常。这些畸形会影响下肢的发育，引发下肢肌肉萎缩无力，下肢变细且变短。在无法通过保守治疗修正时，可根据畸形情况进行有针对性的手术修复。以下为常用的手术治疗方法：

（1）跟腱切断术：通过系列石膏矫形后，患足高弓、内收、内翻完全矫正，但大部分足跖屈尚未完全纠正，需行经皮跟腱切断术。一般在跟骨结节上方 1.5cm 处切断跟腱，术后石膏固定，将足固定于外展 60°~70°，但不能旋前，石膏固定 3 周。

（2）肌腱转移术：一般无需进行肌腱转移术，对于继发性残余畸形，或脊柱裂等造成的腓骨肌无力，在矫正畸形的基础上，评估足外翻肌、内翻肌、背屈肌的肌力，确定肌腱转移术式。

（3）后侧软组织松解术：对于严重程度较轻的马蹄内翻足，可单独行后侧软组织松解术。除进行 Z 字形跟腱延长外，也需要对距下关节囊进行松解，并根据需要切断跟腓韧带。

3. 并发症预防及处理

（1）压疮：石膏或支具穿戴期间，可能因局部长时间受压，导致皮肤变红、破损。如发现患儿哭闹不止，应及时查看固定的石膏或支具穿戴是否合适，皮肤局部变红时应及时减压，避免形成或加重压疮，若已发生压疮，应注意局部皮肤消毒、护理。石膏、支具固定时注意规范操作,局部不规范加压,内侧衬垫保护到位,避免尿、粪等漏入石膏。

(2)关节僵硬:特别是大年龄或合并其他疾病的马蹄内翻足患儿,经过保守治疗或手术矫治失败后,导致关节僵硬,评估患儿的功能障碍特点及足部病变情况,选择合适的治疗方案,包括规范的石膏矫形、手术治疗,术后需尽早介入康复,促进功能恢复。早期发现、早期诊断、早期规范治疗,可以避免出现关节僵硬。

➢ 附:先天性马蹄内翻足康复治疗流程图

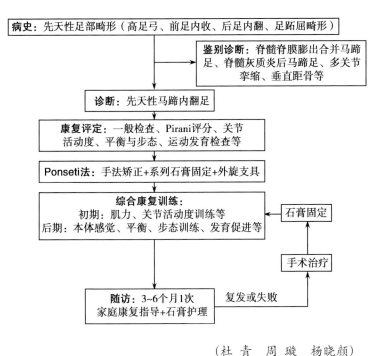

(杜青 周璇 杨晓颜)

第四节 发育性髋关节发育不良

【概述】

1. **定义** 发育性髋关节发育不良(developmental dysplasia of the

hip,DDH)是小儿常见的骨关节畸形,包括髋臼发育不良、髋关节半脱位、髋关节脱位。随着髋关节早期筛查的普及,新生儿中髋关节不稳的发生率为1%,髋关节脱位1‰~2‰,且呈现出明显的地域和文化差异,一般白色人种发病率高,其次是黄色人种,黑色人种最低。我国DDH发病率为1.1‰~3.8‰,且南方较北方略低,与南方习惯背婴儿、北方习惯伸髋并腿使用襁褓有关,且女孩的发病率是男孩的5~9倍。

2. **病因**　DDH的病因尚不明确,通常认为与髋关节囊及韧带松弛、雌激素、机械性因素、遗传因素等相关[15]。

(1)髋关节囊及韧带松弛:DDH患儿存在不同程度的关节松弛,关节囊中I型胶原降低,I/Ⅲ型胶原比例降低,导致其抗拉伸作用下降,影响其功能,导致关节松弛,发生DDH。

(2)激素:雌激素可以引起关节松弛,DDH患儿髋关节囊中雌激素受体阳性率较正常儿童高。孕期母体雌激素通过脐血进入胎儿体内,导致胎儿髋关节周围韧带松弛,外力作用后容易产生DDH。

(3)机械性因素:臀位生产时髋关节处于异常屈曲位,髋关节受到牵拉,容易发生脱位。出生后髋关节处于伸直内收位(直腿襁褓)的婴儿也容易发生DDH。

(4)遗传因素:流行病学显示DDH与遗传因素相关,是复杂的多基因遗传,不同个体间有较大的遗传异质性。DDH的发生是基因与环境因素相互叠加的共同结果,相关的易感基因包括:生长因子5基因(*GDF5*)、*TBX4*基因、*ASPN*基因、妊娠相关血浆蛋白-A2基因(*PAPPA2*)等[16]。

【诊断】

1. **临床表现**　DDH的临床表现与患儿年龄相关。新生儿、婴幼儿站立行走前临床症状往往不明显,当患儿能独立行走时,单侧脱位的患儿可表现为患侧跛行或踮足步态;双侧脱位的患儿行走可表现为"鸭步"。

查体发现以下体征时考虑有DDH可能:臀部、大腿前后的皮肤皱褶不对称,一侧下肢短缩,呈轻度外旋;屈髋90°时髋外展受限;活动髋关节时有弹响声或弹响感;股动脉波动减弱。此外,下列检查也有助于诊断,检查时可以通过喂奶或玩具逗引,使患儿安静、放松,配合检查。

（1）Allis 征（也称 Galeazzi 征）：患儿放松仰卧,屈髋、屈膝 90°,双足靠拢平放于检查床,双膝不等高者为阳性（图 7-12）。患侧髋关节向后脱位时,股骨会功能性短缩,患侧膝关节较低。如双侧髋脱位,也可表现为 Allis 征阴性。

（2）Ortolani 征（弹入试验）：患儿放松仰卧,屈髋、屈膝 90°,检查者拇指置于大腿内侧,示指、中指置于大转子外侧,当髋关节外展时同时示指、中指向上推动大转子,触及髋关节弹跳,为 Ortolani 征阳性。

（3）Barlow 试验（弹出试验）：患儿放松仰卧,屈髋、屈膝 90°,髋外展 45°,检查者拇指放在患儿大腿内侧小转子处加压,向后方加压,感到股骨头从髋臼中滑出并有弹响,去除拇指的加压则感到股骨头又弹回髋臼内,为 Barlow 试验阳性,提示髋关节不稳定。

（4）外展试验：患儿放松仰卧,屈髋、屈膝 90°,充分外展髋关节,如髋外展 <70° 或两侧髋外展不对称为外展试验阳性（正常外展可达 80°~90°,图 7-13）,需进一步行超声或 X 线片以明确诊断。

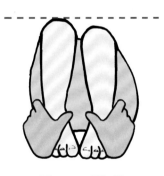

图 7-12　Allis 征

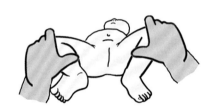

图 7-13　外展试验

Ortolani 征与 Barlow 试验在 3 月龄以内的患儿中阳性率较高,但部分患儿因髋关节复位或脱位髋关节不能复位而显示阴性结果,需结合其他辅助检查进一步明确诊断。

（5）Trendelenburg 试验：患儿单足站立,另一侧下肢尽量屈髋屈膝,使足离地,正常对侧骨盆上抬,脱位后臀肌无力,对侧骨盆反而下降,为 Trendelenburg 试验阳性。

2. 辅助检查

(1) 超声检查:<6 月龄婴幼儿,超声是 DDH 重要的辅助检查方法。重点评估股骨头的位置、髋关节的形态与稳定性。6 月龄以上的婴幼儿应用 X 线评估髋关节更可靠。由于髋关节存在生理性松弛,因此,若非临床检查表明患儿髋关节脱位或明显不稳定,髋关节超声建议一般应用于 3~4 周以上的婴儿。

目前超声检查常用的为 Graf 检查法。测量和诊断的关键是获得标准图像。标准图像须包括平直的髂骨、骨性髋臼顶、软骨性髋臼顶。超声诊断主要测量骨顶角 α、软骨顶角 β,分别用来测量骨性髋臼、软骨髋臼。根据 α、β 测量结果,将髋关节分为 Ⅰ、Ⅱ、Ⅲ、Ⅳ 型:Ⅰ型,α>60°、β<55°;Ⅱ型,α 43°~60°、β 55°~77°;Ⅲ型,α<43°、β>77°;Ⅳ型,α、β 无法测量。其中Ⅲ型、Ⅳ型髋关节为半脱位或脱位髋关节,主要依据形态评估而不是超声测量。

(2) X 线片:>6 月龄的婴幼儿或儿童可以拍摄骨盆正位片,了解髋关节的发育情况。可以通过 Perkin 象限、髋臼角或髋臼指数(acetabular index, AI)、Shenton 线、Sharp 角等了解髋关节发育。Perkin 象限是将双侧髋臼 Y 形软骨上缘相连(Hilgenreiner 线,H 线),从髋臼外缘向 H 线作垂线,将髋关节分为 4 个象限,当股骨头骨骺位于内下象限为正常,位于外下象限为半脱位,位于外上象限为全脱位(图 7-14)。髋臼指数是指经髋臼外缘与 Y 形软骨上缘的连线,与 H 线相交形成的锐角,正常为 20°~25°,随小儿年龄增加而逐年减小,DDH 时髋臼指数明显增大,甚至 >30°。Shenton 线是指骨盆正位片上股骨颈内缘与闭孔上缘的连线,正常为平滑的弧线,脱位者 Shenton 线中断。Sharp 角为双侧泪滴连线与经泪滴下端至髋臼外上缘的连线所成的角,该角反映了髋臼的倾斜程度,>40° 时表示髋臼发育不良。

(3) CT 三维重建:CT 三维重建是观察股骨颈前倾角、股骨头脱位程度的有效手段。CT 的横断扫描有利于观察骨的缺损、髋臼的变形、髋关节是否复位等。

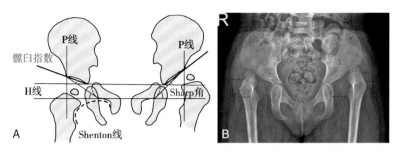

图 7-14 DDH 测量

A. DDH 测量模式图;B. 双侧 DDH 测量图

(4)磁共振成像(MRI):磁共振可用于评估髋臼软骨、关节盂唇、股骨头形态、骺核发育等情况,以及复位后股骨头与髋臼之间的对应关系,复位效果等,MRI 还能反映股骨头血供情况,可以早期评估 DDH 并发的股骨头缺血坏死,缺点是检查时患儿需要镇静。

3. **诊断标准** 早期诊断需根据患儿的临床表现(包括臀部和大腿的皮纹是否对称、双下肢是否等长、Ortolani 征阳性、外展试验阳性等)以及超声检查等可诊断髋关节脱位,而髋臼发育不良需要超声检查才可以确诊。晚期诊断需根据患儿髋关节外展受限,下肢不等长、跛行或"鸭步"等异常步态,以及髋关节正位 X 线片可以确诊[17]。

【鉴别诊断】

需要与多发性关节挛缩症、脑性瘫痪、化脓性髋关节炎合并的髋关节脱位等鉴别。

1. **多发性关节挛缩症** 表现为全身多个关节僵硬,活动受限的综合征,常常表现为正常的皮纹消失,皮肤发亮、紧张。关节屈曲位挛缩时,皮肤及皮下组织可形成蹼状畸形;部分可能还伴有其他部位的畸形,或神经系统异常。而 DDH 患儿关节活动受限与畸形局限在双侧的髋关节,且无上述皮肤、其他部位畸形或神经系统异常,体格检查及髋关节超声或 X 线可以鉴别。

2. **脑性瘫痪** 往往有缺氧、高胆红素血症、早产、多胎妊娠等病史,存在中枢性运动障碍及姿势异常,还可伴有癫痫、感知觉发育障碍、认知发育障碍、言语语言发育障碍、行为异常等，头颅 MRI 可有阳性表现。而 DDH 患儿往往智力正常，除髋关节外无其他系统发育异常，病史、MRI、髋关节正位 X 线可鉴别。

3. 化脓性髋关节炎合并髋关节脱位　病史中往往有发热、髋关节活动障碍等表现，其髋关节 X 线可以发现股骨头及髋臼破坏的征象。而 DDH 患儿往往无发热及髋关节破坏性改变，病史及 X 线可鉴别。

【康复评定】

1. **术前康复评定**　根据 DDH 患儿的年龄，选择不同的评定方法。1 岁前或不能独立行走的患儿，评定包括：肌力、关节活动度、下肢长度、运动发育功能（粗大、精细运动）等；1~3 岁患儿评定还应增加平衡功能、步态、日常生活活动能力；3 岁以上患儿应在此基础上增加疼痛、认知等评定。

2. **术后康复评定**　评定患儿伤口、疼痛、体温等，通过 X 线评定髋关节位置及截骨愈合情况，是否有股骨头缺血性坏死等表现。术后去除石膏或支具后根据患儿功能选择性评定肌力、关节活动度、平衡、步态、日常生活活动能力等。

【康复治疗】

DDH 的治疗原则是早发现、早诊断、早治疗。越早治疗，治疗方法越简单，也更容易得到正常或接近正常的髋关节。筛查是早诊断的重要方法，对新生儿进行髋关节基本的体格检查，并对有高危因素的婴幼儿进行超声检查，可以早期发现并诊断 DDH，便于早期实施治疗，减少 DDH 的影响。

1. **术前康复治疗与指导**

（1）康复宣教：告知家长婴幼儿进行支具治疗时，可能会出现运动发育落后、肌肉萎缩、关节活动受限、姿势异常等，家长需引起重视。

（2）康复指导：指导家长如何进行挽具的调节，支具佩戴或石膏固定期间的护理（足趾活动和血运的观察、皮肤和大小便的护理等）；术后体位转移注意石膏、支具的佩戴，转移过程中注意避免髋关节过度屈曲、内收,防止股骨头滑脱。

2. 术后康复 术后康复原则为恢复髋关节及下肢的正常功能,促进 DDH 患儿运动、认知、言语等整体功能发育。根据术后不同的阶段选择不同的治疗方案:

(1)制动阶段:在确保良好制动的前提下,利用康复治疗降低制动对患儿的不利影响。

此阶段的康复方案如下:①确保固定期间髋关节处于正常的位置,避免内收、内旋;正确穿戴支具,防止髋关节过度外展与屈曲;监测下肢末梢血供,防止压疮等。②加强制动部位肌肉的等长收缩训练,非制动部位各关节的主动活动训练,包括踝泵训练等。③通过综合运动训练,促进婴幼儿正常运动功能的发育,包括粗大运动、精细运动,必要时进行言语语言及认知训练。④红外线等物理因子治疗,减轻术后早期疼痛。

(2)牵引阶段:一般在切开复位术后 6~8 周,拆除石膏或支具固定后开始,主要通过患侧下肢皮肤牵引使髋关节相对制动,同时放松髋关节周围因制动而挛缩的软组织,以利于髋关节活动度的恢复。

此阶段的康复方案如下:①皮牵引:患侧髋关节外展、旋转 0° 位,避免髋关节内收、内旋,持续皮牵引。②物理因子治疗:应用红外线、蜡疗、低频电疗等改善局部循环,缓解疼痛,促进伤口愈合,改善关节活动度;应用电子生物反馈、功能性电刺激等促进肌肉收缩,增强肌力。③关节活动度训练:患侧髋关节进行小范围的被动关节活动度训练,患侧踝关节、膝关节逐渐从主动辅助训练过渡到主动关节活动度训练。健侧下肢及上肢各关节主动关节活动度训练。④肌力训练:术侧髋关节周围肌群进行等长收缩训练;非受累侧下肢、双上肢肌肉进行渐进抗阻肌力训练。同时将日常生活相关的活动融入到肌力训练中。

(3)髋关节保护性训练阶段:在手术、支具、石膏、牵引、康复治疗等治疗结束后,评估髋关节功能,疗效良好的 DDH 患儿将进入髋关节保护性训练阶段。此阶段,训练中应加强对髋关节的保护,防止脱位发生。

此阶段的康复方案如下：①下肢关节活动度训练：纠正髋关节习惯性外展位的姿势；渐进性髋关节活动度训练，包括 CPM 训练等；避免髋关节内收、内旋；膝、踝关节主动活动度训练。②下肢肌力训练：通过主动活动、运动控制等训练，提升下肢肌力与运动控制能力：卧位，髋关节在保护范围内做主动助力肌力训练；坐位，膝关节主动屈伸练习，强调膝关节活动终末端的伸展；卧位，由助力运动训练进展到主动屈髋、屈膝（足跟滑行）肌力训练；去除重力作用下髋关节外展肌力训练；卧位，根据手术入路选择由外旋位内旋至中立位的肌力训练；站立位（可扶助物体以维持平衡），屈或伸膝状态下进行髋关节周围肌群的主动肌力训练；对患侧下肢施以适当的阻力，进行髋关节屈、伸和外展的闭链训练。③运动发育促进：对于低年龄的患儿应全面促进其运动能力发育。

（4）中期保护性练习：主要为术后 3~6 个月。根据病变程度、手术创伤大小及髋关节恢复情况等，选择相应的治疗，促进功能恢复。

具体的康复方案如下：①髋关节功能活动训练：不影响髋关节稳定性的基础上，加强髋关节屈伸、内收外展、内外旋等活动训练；并与日常生活活动相结合进行训练。②肌肉力量与耐力训练：髋关节周围肌群进行渐进抗阻肌力训练；在安全、许可的范围内进行主动的开链和闭链训练，以增加髋关节稳定性；当患儿可以无支撑站立时进行双侧下肢的闭链训练，可以利用弹力带等进行渐进抗阻训练，或手持重量较轻物品，进行抗阻半蹲；患侧下肢可以完全负重时，进行单侧下肢的闭链训练；在肌力训练中强调增加训练的重复次数，而非单纯增加阻力，以提高下肢肌肉耐力。③平衡功能训练：借助平衡垫、平衡板等加强整体平衡功能训练。④本体感觉训练：借助筋膜球、泡沫轴等增加感觉输入；借助平衡垫等加强下肢本体感觉控制训练。⑤渐进性步行训练：先辅助下肢进行跨步练习，再逐渐过渡到独立站立跨步、步行，再逐渐增加不同方向的步行练习等。⑥核心稳定性训练。

（5）恢复后期训练：DDH 术后局部内固定拆除后，根据患儿髋关节恢复情况，下肢肌肉力量、综合运动能力等，选择康复训练项目，达到全面恢复，回归生活、学习。

具体的康复方案如下:①肌力训练:全面进行下肢抗阻训练,并与下肢整体功能相结合;②步态训练:针对步态存在问题进行步态训练;③综合运动功能训练:练习走、跑、跳,以及各种安全性较高的非竞技类体育运动。

3. **随访观察** 无论何种治疗干预的 DDH 患儿均应随访至髋关节发育成熟。

【其他治疗】

1. **临床治疗** 临床上往往根据患儿的年龄及 DDH 严重程度选择治疗方法。

(1) 0~6 个月:佩戴髋屈曲外展的挽具或支具是主要的治疗方法,临床最常用的是 Pavlik 挽具。Pavlik 挽具通过限制髋内收,维持患儿髋屈曲 100°~110°、外展 50°~70°、膝关节屈曲 90°,使髋关节复位并维持,同时允许髋有适当的活动,保证髋关节软骨营养以及股骨头与髋臼间的力学刺激,可用于可复位的 DDH。一般每 1~2 周复查髋关节 B 超,穿戴 Pavlik 挽具 3 周后复查,若提示髋关节稳定复位,则维持穿戴 3 个月至髋关节稳定;若复查提示髋关节未复位,则停用 Pavlik 挽具,改用其他治疗方法。一般 <3 月龄的 DDH 患儿应用 Pavlik 挽具治疗成功率很高,达 90%,但 >4 月龄、Graf 分型为Ⅳ型的 DDH 患儿 Pavlik 挽具治疗成功率明显下降[18]。

(2) 6~18 月龄:6~18 月龄 DDH 患儿治疗目的是达到中心复位并维持,防止股骨头坏死。可以选择闭合复位或切开复位治疗,首选闭合复位治疗。闭合复位前需评估以确定是否需要切断内收肌、髂腰肌,增加复位安全区。如果没有达到稳定的中心复位,则应行切开复位,常用的有内侧入路或前方 S-P 入路(>1 岁的 DDH 患儿)。闭合或切开复位后应以人字石膏固定,稳定髋关节。一般固定于髋关节屈曲 95°~100°、外展 40°~50°、旋转 0° 位;髋关节外展应避免 >55°~60°,以减少股骨头坏死的风险。一般 6 周更换石膏,固定 3 个月后评估复位情况,情况稳定可更换为外展石膏或支具再固定 3~6 个月,之后改为间断外展支具,以促进髋臼发育,直至髋关节恢复正常。一般治疗停止后每 3~6 个月摄片复查,以评估头臼复位情况。

(3) 18个月~8岁：18~24个月仍可试行闭合复位，但多数患儿需切开复位，同时行股骨截骨、髂骨截骨，以增加髋关节稳定性，术后人字石膏固定6周。股骨短缩旋转截骨一般用于2岁以后的DDH患儿，矫正过大的股骨前倾角；Salter截骨是完全髂骨截骨，一般不建议左右两侧同时行Salter截骨术；Pemberton截骨为不完全髂骨截骨，一般用于3~8岁DDH患儿。

(4) 8岁以上：8岁以上一般选择三联截骨或双联截骨等手术治疗以纠正髋臼异常或髋关节残余畸形。成年后可考虑行髋关节置换术。

2. **并发症预防与治疗**　DDH常见并发症包括再脱位、股骨头缺血坏死。闭合复位后股骨头缺血坏死的发生与复位手法和质量、固定体位、复位年龄、髋关节病理状态等多种因素有关。可以通过以下方法预防：僵硬关节采用切开复位；经皮内收肌腱切断；大龄患儿股骨缩短截骨；术后密切观察肢体末端血运及活动情况，缺血改变时及时去除固定；手法复位后避免患髋过早负重。

当出现再脱位、股骨头缺血坏死等并发症时，需骨科共同诊治，根据情况决定是否进行再次手术，必要时进行关节置换术，术后注意保持髋关节稳定的基础上尽早进行康复训练，避免过早负重[15]。

➤ 附：发育性髋关节发育不良诊疗流程图

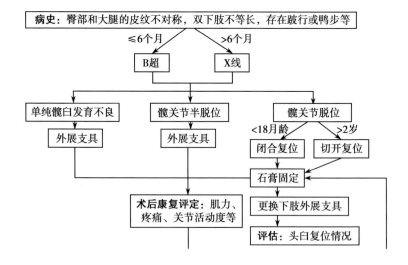

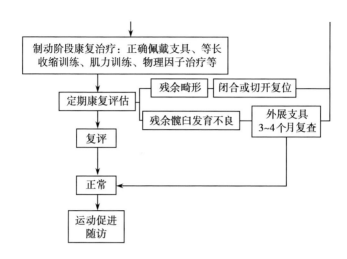

（杜 青 周 璇 杨晓颜）

第五节 肘 部 骨 折

【概述】

1. **肘部基本解剖** 肘部由肱骨下端、尺骨和桡骨上端组成的三个关节，即肱尺关节、肱桡关节、上尺桡关节，共同包裹在关节囊内组成。肘部有肱动脉、尺神经、正中神经及桡神经这些重要血管和神经穿过。肘关节可完成屈曲、伸展运动，也参与前臂的旋转活动，在日常生活中发挥重要作用。

肘部的 6 个次级骨化中心按以下顺序依次出现（图 7-15）：肱骨小头、桡骨头、内上髁、肱骨滑车、尺骨鹰嘴、外上髁。一般女性骨骺出现时间较男性早 2 年。

6 岁为儿童肘部骨折发病的高峰，后随年龄上升逐渐下降。最常见的骨折类型为肱骨髁上骨折，占所有肘部骨折的 52%，其次为肱骨外髁骨折（14%）和孟氏骨折（13%）。肘部骨折夏季易发，最主要的病因为摔伤，其次为运动损伤和坠床[19]。

2. **儿童骨折特点** 儿童骨骼与成人相比，有以下特点：有骨骺、骨膜肥厚，骨对应力有较强的弹性。因此，儿童骨折有其自身特点，愈

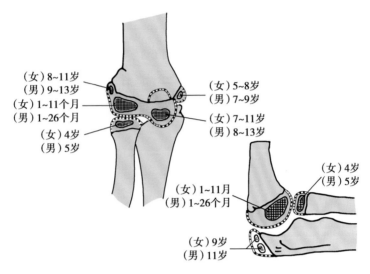

（女）8~11岁
（男）9~13岁
（女）1~11个月
（男）1~26个月
（女）4岁
（男）5岁

（女）5~8岁
（男）7~9岁
（女）7~11岁
（男）8~13岁

（女）4岁
（男）5岁

（女）1~11月
（男）1~26个月

（女）9岁
（男）11岁

图 7-15　肘部次级骨化中心

合快、可塑性强，可能存在过度生长，骨骺滑脱多见，韧带断裂少见。

（1）骨骺骨折：儿童长骨的关节端有生长板，又称骺板，是儿童特有的结构，是连接骨骺与干骺端的软骨层，有较强的韧性，有减震作用，能保护关节面避免发生严重的粉碎性骨折。骺板的连接较肌腱、韧带、关节囊薄弱，因此，在成人可能引起韧带撕裂或关节脱位的损伤，在儿童多表现为骨骺分离。儿童骨骼遭受暴力容易出现分离或骨折。骨折的预后与骨折处的血供密切相关。当骨折累及生长板，出现骨折处缺血，继而发生坏死，影响长骨生长，造成肢体不等长、关节面不相称等问题。根据 X 线的不同表现，Salter-Harris 分型将骨骺损伤分为 5 型：

1）Ⅰ型为骨骺分离。由于婴幼儿生长板软骨层较宽，容易发生骨骺分离，该型骨折占骨骺损伤的 15.9%。可伴或不伴有骨骺移位，骨骼的生长发育几乎不受影响。

2）Ⅱ型为骨骺分离伴干骺端骨折。骨折线累及部分生长板，骨折片呈三角形，临床上该型最多见，占骨骺损伤的 48.2%。

3）Ⅲ型为骨骺骨折。骨折线自关节面纵向延伸至骨骺，再平行横越部分生长板,此类型较少,占骨骺损伤的 4%。

4）Ⅳ型为骨骺和生长板骨折。骨折线斜行全层贯穿骨骺和生长板,累及干骺端,由于全层生长板受损,容易引起骨骼发育障碍,导致肢体不等长等问题,该型较为多见,占骨骺损伤的 30.2%。

5）Ⅴ型为生长板挤压性损伤,发病隐匿,X 线不容易显示,多在晚期发生生长障碍时才明确诊断,此类型骨折较为罕见。

（2）不完全骨折:青枝骨折是儿童独有的骨折类型,骨折时一侧骨皮质、骨膜断裂,对侧完好,与青嫩树枝被折断时相似。X 线片可不见骨折线,仅表现为局部骨皮质的扭曲、皱褶、凹陷或隆凸;可能会出现成角畸形,或仅表现为骨皮质劈裂。此类骨折较稳定,骨折端无明显移位,预后良好。

【诊断】

肘部骨折在儿童中常见,多数儿童表现为联合损伤。通过病史、临床表现以及辅助检查,可明确诊断。

1. 临床表现

（1）一般表现:包括骨折部位的疼痛、肿胀、功能障碍。肘部骨折后一般都有不同程度的疼痛,局部明显肿胀,关节活动受限或功能完全丧失。

（2）特有表现:肘部骨折后局部可表现为畸形、异常活动、骨擦音或骨擦感。骨折端移位可表现为局部短缩、成角或旋转畸形;骨折造成正常无活动的部位出现不正常的活动;两骨折端摩擦可产生骨擦音或骨擦感。

（3）全身表现:一般情况下,肘部骨折后患儿体温正常,仅在血肿吸收时可出现 38℃ 以下的低热,但如果开放性骨折合并感染后,患儿可出现高热。

（4）合并损伤:除外骨折表现,患儿也可能出现血管、神经损伤等表现。

1）血管损伤:肘部有肱动脉等重要血管,若动脉被骨折断端压迫或损伤,可能引起前臂及手部肌群的缺血性挛缩、坏死,或局部血肿。如肱骨髁上骨折常合并骨筋膜隔室综合征,导致 Volkmann 缺血性挛缩,应注意仔细检查早期缺血征象:前臂肿胀;与损伤程度不成比例的剧烈疼痛,特别是手指被动牵拉痛;感觉异常。

2)周围神经损伤:肘部有尺神经、正中神经及桡神经等神经穿过,肘部骨折可引起邻近神经损伤,相应的神经支配区域出现感觉、运动障碍,皮肤营养性改变等。

2. 辅助检查

(1) X线:疑似肘部骨折者,应常规行X线片检查。若患儿因疼痛无法伸直肘关节,拍摄肘关节正位片有难度时,需仔细观察肘关节的力线。若常规X线片不足以提供诊断,可采用MRI、CT或超声检查。

(2) 肌电图:当怀疑有神经损伤时,需行肌电图、神经传导速度等检查,以明确诊断,评估神经损伤程度,判断预后。

【鉴别诊断】

肘部骨折一般通过病史、临床表现及辅助检查诊断明确,但仍需要与以下儿童肘部疾病相鉴别。

1. 病理性骨折　病理性骨折病因多样,往往没有明确的暴力外伤史即出现局部肿胀、疼痛、活动受限等表现,而肘部骨折往往有明确的外伤、受暴力病史。影像学上外伤性肘部骨折多见骨皮质、骨的连续性破坏,骨折移位,而病理性骨折以骨病理性、破坏性表现为主。根据病史及影像学检查可鉴别。

2. 成骨不全　肘部骨折往往有暴力外伤史,骨折的部位和类型与外力作用的位置、大小等相关,而成骨不全的患儿为自发性、反复多发骨折,此类患儿可能同时存在蓝巩膜等特征性表现。成骨不全合并骨折的影像学除骨折表现外,还可见骨小梁稀少、皮质非常薄、髓腔相对变大等表现。可以通过病史、体格检查及影像学检查可鉴别。

3. 肘关节脱位　肘关节脱位往往有外力史,表现为患肘疼痛、肿胀,上肢变短,查体可发现肘后三角结构消失,而肘部骨折一般肘后三角结构正常。X线摄片及查体可鉴别。

【康复评定】

1. 临床评定

(1) 骨折愈合情况的评定:通过X线等影像学检查了解骨折愈合

情况,是否有延迟愈合、畸形愈合等。

(2)体格检查:

1)视:肘部有无外观及皮肤颜色改变、有无瘢痕、有无肌肉萎缩或挛缩、有无畸形与肿胀,有无包块、肘关节及前臂的主动活动度。

2)触:局部皮温有无改变、有无压痛、有无纵向叩击痛、肘后三角位置是否正常、软组织肿胀程度等。

3)动:肘关节屈伸活动度、前臂旋转活动度,肩、腕、指主动活动度。

4)量:肌力、关节活动度测量,肢体长度、维度的测量等。

2. **上肢长度测量** 上肢长度测量有助于评估患儿肘部骨折后双上肢有无长度差异(表 7-4)。

表 7-4 上肢长度测量

测量内容	体位	起点	终点
上肢长	坐位	肩峰	桡骨茎突或中指指尖
上臂长	坐位	肩峰或肱骨大结节	肱骨外上髁
前臂长	坐位	肱骨外上髁	桡骨茎突
		尺骨鹰嘴	尺骨茎突

3. **上肢围度测量** 上臂通常测量肩峰下 10cm 的围度,前臂通常测量尺骨鹰嘴下 10cm 的围度,儿童可根据生长发育情况酌情选择,但前后测量应为同一测量者、同一测量位置。

4. **关节活动度测量** 对于肘关节骨折的患儿,除肘关节外,肩关节、腕关节及前臂旋转的活动度均需关注(表 7-5)。

5. **肌力测量** 肘关节骨折不但需要关注肘关节周围的肌力,肩周及前臂的肌力也需要测量,一般选择徒手肌力测试。

6. **感觉功能评定** 评定患儿肘关节周围、前臂、手部的温痛觉、触觉等感觉功能,了解是否有感觉减退或缺失。

7. **日常生活活动能力评定** 评定肘部骨折患儿生活自理能力,重点评定穿衣、洗漱、清洁卫生、进食、书写等功能。

表7-5 肩、肘、腕关节的正常活动范围参考

关节名称	活动方向	正常活动范围
肩关节	前屈	0°~180°
	后伸	0°~50°
	外展	0°~180°
	内旋	0°~90°
	外旋	0°~90°
肘关节	屈曲	0°~150°
	旋前	0°~90°
	旋后	0°~90°
腕关节	掌屈	0°~90°
	背伸	0°~70°
	尺偏	0°~55°
	桡偏	0°~25°

【康复治疗】

1. **治疗目标** 改善循环,消肿、止痛、促进骨折愈合;改善骨折造成的关节活动受限、肌力下降,提高日常生活活动能力。通过康复治疗协调骨折后长期制动与运动间的矛盾,有利于患儿功能恢复。

2. **治疗方案** 根据骨折愈合的过程,将康复治疗分为3期:

(1)骨折固定期:此期最主要的症状与体征是疼痛、肿胀,持续肿胀是影响骨折后功能恢复的主要原因,因此需早期介入康复。此期注意不能被动推拿或牵拉或进行过度的活动,否则会引发疼痛,影响骨折愈合。

1)抬高患肢:在热塑板或石膏外固定保护的情况下,抬高患肢,有利于肿胀消退。一般肿胀肢体远端应高于心脏水平,以利于回流、消肿。

2)主动运动:包括远隔部位(肩、腕、指)、健侧上肢主动运动、抗阻运动,防止肌肉萎缩、关节僵硬。骨折固定部位肌肉的等长收缩训练,防止肌肉失用性萎缩,同时,通过肌肉收缩训练,对骨折端产生应力,有利于骨折愈合。肌肉收缩对血管的挤压作用,促进回流,消除水肿。

3)物理因子治疗:包括红外线、低频电刺激疗法,改善循环减缓疼痛与肿胀,促进骨折愈合,延缓肌肉萎缩。

(2)骨折愈合期:此期主要消除残存的肿胀,进一步恢复关节活动功能。

1)关节活动度训练:采用持续性关节被动活动、主动关节活动度训练、牵引、关节松动等治疗,改善关节功能。治疗中注意循序渐进,避免暴力,以免关节损伤及异位骨化的发生。

2)肌力训练:逐步增加肌力训练的强度与时间。强度以引起肌肉的适度疲劳为度。据患儿的耐受情况,循序渐进地增加抗阻训练的强度,较小的患儿若不能很好配合时,可以在游戏中融入肌力训练的内容,使患儿能主动配合。

伸直型肱骨髁上骨折主要练习屈肘位肌肉等张收缩训练,屈曲型骨折主要练习伸肘位肌肉等张收缩。

3)物理因子治疗:红外线、蜡疗可用于手法训练前,作为辅助治疗,改善循环,软化瘢痕,有利于关节活动度训练;训练后可进行10~15分钟冰敷,减少关节局部的渗出。注意需定期复查 X 线片了解骨折愈合情况。若患者仍存在疼痛,可予以 TENS 治疗止痛;若局部粘连,可予热疗、蜡疗软化瘢痕,松解粘连,促进关节活动度。

4)ADL 训练:肘部骨折后应加强患侧手的精细运动、ADL 训练,提高其生活自理能力。

(3)骨折恢复期:此时骨折已经临床愈合,需尽快恢复关节功能。

1)关节活动度训练:可进行全范围的关节活动度训练,对于有关节活动受限的患儿可适当增加关节松动训练,改善肘关节活动范围。

2)肌力训练:采用渐进式抗阻训练,当患儿可以抗重力完成全范围的关节活动时,可以增加适当阻力;对于认知能力较高的患儿,可以选用生物反馈训练,通过视觉、听觉反馈,增加训练的趣味性。

3)物理因子治疗:关节活动度、肌力训练前,可予红外线、蜡疗等改善循环,软化瘢痕,以利于功能训练;训练后可以根据训练情况,酌情给予冷疗,减少渗出。

4)ADL训练:特别是对于手功能障碍和日常生活活动能力受限的患儿,可进行作业治疗。手功能训练以手部抓握训练为主,促进患儿的抓握能力(球状抓握与柱状抓握)的发育。同时,可以根据患儿日常生活需要,训练穿脱衣物、筷子使用、拧毛巾、写字等能力。

【其他治疗】

1. 临床治疗

(1)肱骨髁上骨折:肱骨髁上骨折是儿童最常见的肘部损伤(图7-16),占肘关节骨折的半数以上。该病发病高峰为6岁,男孩多见,多有跌倒外伤史。

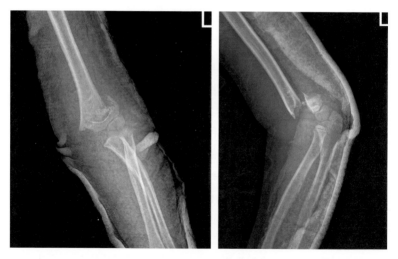

图 7-16　肱骨髁上骨折

1)分型与治疗:根据跌倒时,外力来源及方向,将肱骨髁上骨折分为伸直型和屈曲型,其中伸直型骨折最多见。根据骨折的稳定性及移位、成角情况,伸直型肱骨髁上骨折分为Ⅰ型、Ⅱ型、Ⅲ型、Ⅳ型;屈曲型肱骨髁上骨折分为Ⅰ型、Ⅱ型、Ⅲ型。

伸直型、屈曲型肱骨髁上骨折Ⅰ型:骨折无移位。一般无需复位,均采用屈肘 90° 前臂旋转中立位石膏固定 3~4 周。

伸直型肱骨髁上骨折Ⅱ型、Ⅲ型骨折不稳定,伸直型肱骨髁上骨折Ⅳ型为完全移位骨折。伸直型肱骨髁上骨折Ⅱ型、Ⅲ型、Ⅳ型均选用闭合复位,根据需要予克氏针固定,再肘关节屈曲 70°,前臂旋转中立位石膏固定 3~4 周后,拆除石膏、拔除克氏针。

屈曲型肱骨髁上骨折Ⅱ型轻度成角,不稳定,Ⅲ型为完全移位骨折。屈曲型肱骨髁上骨折Ⅱ型、Ⅲ型均采用闭合复位,不稳定骨折需克氏针固定后肘关节伸直位,前臂旋转中立位石膏固定 3~4 周,拆除石膏,拔除克氏针。

2)并发症的处理:①肱动脉损伤:若肢体远端无法触及脉搏,需急诊行骨折复位术;若同时伴有前臂骨筋膜室压力增高或复位后脉搏消失,需立即进行肱动脉探查。②骨筋膜隔室综合征:手指休息或活动时前臂疼痛加重,脉搏微弱或不可及,需行筋膜切开术。③神经损伤:出现肘关节及以下感觉、运动障碍,根据情况决定是否行神经探查或减压术。④肘内翻:是常见的残余畸形。与复位时尺偏移位矫正不足、复位、消肿后产生尺侧再移位导致骨折畸形愈合有关。因肱骨远端生长潜力小,成角畸形与肘关节运动平面垂直,因此肘内翻自我塑形改善可能性小。肘内翻小且无其他功能障碍者一般观察为主,畸形明显且伴有其他功能障碍者需行手术矫正。⑤关节僵硬:肘部骨折致关节受累且骨折后石膏固定,部分患儿出现关节僵硬。应尽早进行康复治疗[20]。

(2)肱骨外髁骨折:肱骨外髁骨折约占儿童肘部骨折的 20%,发病率仅次于肱骨髁上骨折,通常由伸肘位间接暴力作用所致,例如跌倒时手部支撑,外力由桡骨传递至肱骨外髁。骨折线可经过生长板、肱骨小头、肱骨滑车及滑车软骨进入关节,导致肘关节不稳或脱位,肘关节外侧肿胀(图 7-17)。

1)分型与治疗:肱骨外髁骨折按移位程度分为Ⅰ型、Ⅱ型、Ⅲ型。

Ⅰ型:骨折稳定,髁部移位≤2mm,关节表面完整,无侧方移位,采用长臂石膏固定于屈肘 90°、前臂旋转中立位。固定 4 周,前 2 周每周摄片复查,观察骨折稳定情况。若骨折不稳定,需要闭合或切开复位内固定。

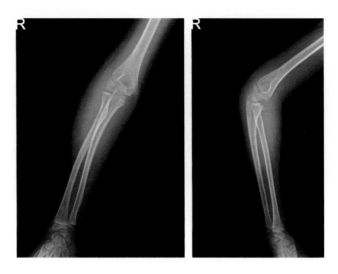

图 7-17 肱骨外髁骨折

Ⅱ型：关节表面无移位，骨折向下移位 2~5mm，关节表面断裂，可能有侧方移位。根据移位情况选择闭合或切开复位内固定，复位后应确保移位 2mm 以内。

Ⅲ型：骨折块明显移位伴肱骨小头线中断，并可能伴有旋转，需行切开复位内固定术，固定需牢靠。

Ⅱ型与Ⅲ型骨折，复位后均需要石膏托制动 6 周。

2）并发症的处理：①肘内翻：肱骨外髁骨折后发生率 40%。可能与畸形愈合、外髁骨骺过度生长等因素有关。肱骨外髁骨折所致肘内翻不如肱骨髁上骨折严重，一般无需治疗。②骨折延迟愈合、不愈合：是肱骨外髁骨折最严重的并发症，主要与肱骨外髁骨折为关节内骨折，骨折块暴露于关节液中；肱骨外髁血运差；外固定不稳定等有关，一般需行切开复位内固定术。

（3）孟氏骨折：孟氏骨折（Monteggia's fracture）是尺骨上 1/3 骨折合并桡骨头脱位的损伤（图 7-18），最早由米兰的外科病理学家 Giovanni Battista Monteggia 于 1814 年首先提出。孟氏骨折占儿童肘部骨折的 13.16%，是第三常见的肘部骨折，男孩多于女孩，好发年龄

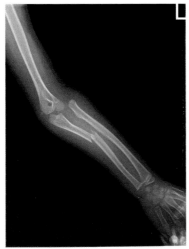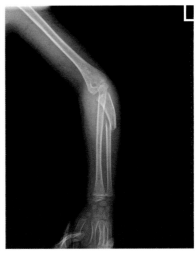

图 7-18　孟氏骨折

6 岁左右。这种骨折往往易于忽略,如伤后未复位,则会出现因桡骨头脱位导致桡神经、正中神经损伤,因骨折产生骨筋膜隔室综合征。对于单独的尺骨骨折均应注意是否同时存在桡骨头脱位,并观察是否存在神经损伤等[21]。

1) 分型与治疗:Bado 分型将孟氏骨折分为真性孟氏骨折、类孟氏骨折,其中真性孟氏骨折分以下 4 型:

Ⅰ型:最常见(约占 70%),为尺骨干或近侧干骺端骨折合并桡骨头向前脱位。多数采用闭合复位,复位后肘屈曲 110°~120°、前臂旋转中立位或轻度旋后位长臂石膏固定。

Ⅱ型:较少见(占 3%~6%),尺骨干骺端骨折合并桡骨头向后或后外侧脱位。常手法复位后采用肘伸直、前臂中立位长臂石膏固定。

Ⅲ型:该型骨折约占 23%,表现为尺骨的干骺端骨折合并桡骨头向外侧或前外侧脱位。手法复位为主,不成功者需手术治疗。复位后肘屈曲 110°~120° 固定,若向后外脱位者,复位后固定于屈肘 70°~80°、前臂旋后位。

Ⅳ型:非常罕见,仅占所有病例的 1%,为尺骨、桡骨干双骨折合并桡骨头向前脱位。通常需要切开复位内固定。

2）陈旧性骨折：对于陈旧性骨折患儿，治疗困难，效果一般。手术复位重建环状韧带较困难，术后并发症常见且严重。

（4）桡骨颈骨折：桡骨颈骨折多发生于 4~14 岁。该骨折为关节内骨折，易伴发其他骨折或脱位（图 7-19），预后相对较差。

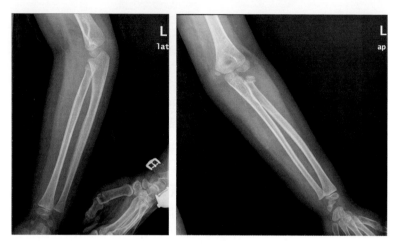

图 7-19　桡骨颈骨折

1）分型与治疗：Steele-Graham 分型将儿童桡骨颈骨折的严重程度分为 4 级，通过骨折成角与移位的情况来评估骨折严重程度，判断预后，指导治疗与后期的康复治疗。

Ⅰ型：对于移位 <10%，成角 <30° 的桡骨颈骨折，可采用屈肘 90°位石膏托固定。

Ⅱ型：桡骨颈移位 >10%，<50%，成角 <60°，可采用手法复位，屈肘 90° 位石膏固定。

Ⅲ型：对于移位 <90%，成角 <90° 的患儿，仍可采用手法复位，若复位效果不好，需撬拨复位或切开复位内固定。

Ⅳ型：桡骨头移位 >90%，成角 >90°，需切开复位内固定。

2）合并症的处理：桡骨颈骨折特别是合并其他骨折或关节脱位

的患儿，并发症发生率较高，包括关节功能障碍、桡骨头过度生长、畸形愈合或不愈合、缺血坏死等。关节功能障碍与损伤后关节结构异常、局部纤维性粘连所致，旋前受限多于旋后受限，屈伸受限少见，切开复位者更多见，需要康复治疗介入处理[22]。

（5）尺骨鹰嘴骨折：尺骨鹰嘴骨折较为少见，其中 20%~50% 伴有其他损伤，最常见的有肱骨内上髁骨折，也可伴发桡骨颈骨折与脱位，需仔细诊断（图 7-20）。

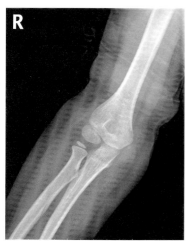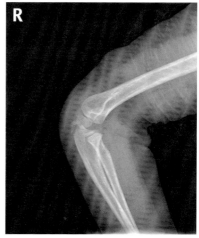

图 7-20　尺骨鹰嘴骨折

骨折移位较小（<2mm）时使用长臂石膏固定 3~4 周即可；移位较大（>2mm）的稳定的关节外骨折，可予闭合复位后石膏固定；移位较大（>2mm）的稳定的关节内骨折，常予切开复位内固定，并予长臂石膏固定。尺骨鹰嘴骨折预后较好，并发症不常见。

2. **合并症的康复**　肘部骨折容易合并神经损伤，对于伴有周围神经损伤的肘部骨折，在针对肘部骨折康复的同时，还应尽早进行神经损伤的康复，促进神经功能恢复。周围神经损伤后康复分为早期康复与恢复期康复。

（1）早期康复：目标为缓解炎症反应，预防失用性肌萎缩和挛缩的发生。

1）功能位摆放：周围神经损伤后，患儿受累侧肢体往往处于弛缓性瘫痪状态，需要注意功能位的摆放，避免关节挛缩。

2）受累关节被动运动：神经损伤后容易出现关节挛缩、畸形，因此，同时需要被动活动肢体，保持正常的关节活动度，被动活动时需要注意对患肢的保护，在无痛及正常关节活动范围内进行，避免损伤。

3）运动疗法：若留存肌力≤3级，可在辅助下进行受累肢体的主动助力肌力训练，若留存肌力＞3级，可进行受累肢体抗阻肌力训练，并循序渐进地增加训练强度，训练中注意控制量，避免患儿的过度疲劳。神经缝合术后患儿需要制动，不可主动活动。

4）物理因子治疗：包括神经肌肉电刺激、红外线、水疗等。其中水疗法可以帮助患儿减轻早期神经损伤带来的疼痛与肿胀，水的浮力能够促进肌肉的自主收缩，安全性较高；水的阻力可以作为肌力训练的阻力。

5）支具：为患儿配置支具，以稳定关节和维持患肢的功能位，预防关节的二次伤害与关节挛缩畸形。

（2）恢复期康复：早期炎症、水肿逐渐消退，进入恢复期康复。早期的康复治疗措施仍可继续使用，此期的目标为促进神经再生，增强肌肉力量，促进感觉功能恢复，提高日常生活活动能力。

1）物理因子治疗：继续使用神经肌肉电刺激促进失神经支配的肌肉，维持肌肉量，也可继续运用水疗法，促进肌肉活动。对于存在关节活动范围受限的患儿，可以应用蜡疗。

2）运动疗法：应用主动助力运动或抗阻运动训练患儿肌力，当患儿肌力达3级以上时可进行抗阻训练，同时进行速度、耐力、平衡性、协调性训练。

3）感觉康复：常用的感觉康复训练包括感觉重建与脱敏疗法。对于感觉敏感性增强的患儿，可对敏感区采用低量、持续的刺激，帮助患儿脱敏。对于感觉失敏的患儿，可以遵循"闭眼—睁眼—闭眼"程序，通过触摸不同形状、大小、质地的物品重建触觉，或通过不同温度的刺激重建温度觉。一般先触觉训练，然后是振动觉训练。另外，还可训练手触摸辨认等。训练原则为：由大到小，由简单到复杂、由粗糙到纤细、由单一到混合，每日训练 15~20 分钟。

> 附：肘部骨折诊疗流程图

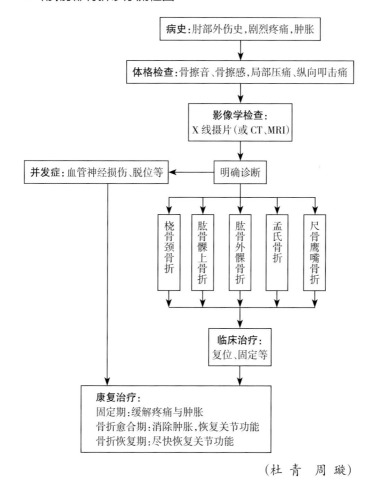

（杜青　周璇）

参考文献

[1] NEGRINI S, DONZELLI S, AULISA A G, et al. 2016 SOSORT guidelines：orthopaedic and rehabilitation treatment of idiopathic scoliosis during growth

［J］. Scoliosis and spinal disorders,2018,13:3.

［2］DU Q,ZHOU X,NEGRINI S,et al. Scoliosis epidemiology is not similar all over the world:a study from a scoliosis school screening on Chongming Island (China)［J］. BMC Musculoskelet Disord,2016,17:303.

［3］LONSTEIN J E,CARLSON J M. The prediction of curve progression in untreated idiopathic scoliosis during growth［J］. J Bone Joint Surg Am,1984, 66(7):1061-1071.

［4］周璇,杜青. 脊柱侧凸特定运动疗法研究进展［J］. 中国康复医学杂志, 2016,31(04):478-481.

［5］BERDISHEVSKY H,LEBEL V A,BETTANY-SALTIKOV J,et al. Physiotherapy scoliosis-specific exercises—a comprehensive review of seven major schools［J］. Scoliosis and spinal disorders,2016,11:20.

［6］周璇,杜青,梁菊萍,等. 脊柱侧凸特定运动疗法治疗轻度青少年特发性脊柱侧凸患者的疗效观察［J］. 中华物理医学与康复杂志,2016,38(12): 927-932.

［7］KIKUCHI N,OGINO T. Incidence and development of trigger thumb in children［J］. J Hand Surg Am,2006,31(4):541-543.

［8］SHAH A S,BAE D S. Management of pediatric trigger thumb and trigger finger［J］. J Am Acad Orthop Surg,2012,20(4):206-213.

［9］HUTCHINSON D T,RANE A A,MONTANEZ A. The Natural History of Pediatric Trigger Thumb in the United States［J］. J Hand Surg Am,2021,46 (5):424.

［10］DITTMER A J,GROTHAUS O,MUCHOW R,et al. Pulling the Trigger: Recommendations for Surgical Care of the Pediatric Trigger Thumb［J］. J Pediatr Orthop,2020,40(6):300-303.

［11］SIRITHIANTONG T,WORATANARAT P,WORATANARAT T,et al. Network meta-analysis of management of trigger thumb in children［J］. J Pediatr Orthop B,2021,30(4):351-357.

［12］STOLL C,ALEMBICK Y,DOTT B,et al. Associated anomalies in cases with congenital clubfoot［J］. Am J Med Genet A,2020,182(9):2027-2036.

［13］BESSELAAR AT,SAKKERS RJB,SCHUPPERS HA,et al. Guideline on the diagnosis and treatment of primary idiopathic clubfoot［J］. Acta Orthop, 2017,88(3):305-309.

［14］CHURCH C,MCGOWAN A,HENLEY J,et al. The 5-Year Outcome of the Ponseti Method in Children with Idiopathic Clubfoot and Arthrogryposis［J］. J Pediatr Orthop,2020,40(7):e641-e646.

［15］晏建森,南国新. 儿童发育性髋关节发育不良的手术治疗进展［J］. 临床小儿外科杂志,2018,17(10):731-735.

［16］GKIATAS I,BOPTSI A,TSERGA D,et al. Developmental dysplasia of the hip:a systematic literature review of the genes related with its occurrence［J］. EFORT open reviews,2019,4(10):595-601.

［17］边臻,陈涛. 发育性髋关节发育不良临床诊疗指南(0~2 岁)［J］. 中华骨科杂志,2017,37(11):641-650.

［18］ASHOOR M,ABDULLA N,ELGABALY E A,et al. Evidence based treatment for developmental dysplasia of the hip in children under 6 months of age. Systematic review and exploratory analysis［J］. Surgeon,2021,19(2): 77-86.

［19］张涛,郭源,吕学敏,等. 2009-2016 年 28 867 例儿童肘部骨折的调查研究［J］. 骨科临床与研究杂志,2018,3(04):218-224.

［20］PEZZUTTI D,LIN J S,SINGH S,et al. Pediatric Medial Epicondyle Fracture Management:A Systematic Review［J］. J Pediatr Orthop,2020,40(8): e697-e702.

［21］BALDWIN K D,HOSSEINZADEH P,MILBRANDT T A,et al. Monteggia Fracture-Dislocations in Children:History and Current Concepts and Management Schemes［J］. Instr Course Lect,2019,68:407-414.

［22］KUMAR S,MISHRA A,ODAK S,et al. Treatment principles,prognostic factors and controversies in radial neck fractures in children:A systematic review［J］. Journal of clinical orthopaedics and trauma,2020,11(Suppl 4): S456-S463.

第八章 儿童遗传性疾病

第一节 唐氏综合征

【概述】

唐氏综合征（Down syndrome, DS）又称 21-三体综合征或先天愚型，是由于染色体核型中多了一条额外的 21 号染色体所致，是人类最常见的染色体疾病[1]。在活产婴儿中 DS 的发生率约 1 :（600~1 000）。主要临床特征为特殊面容、智力障碍、身材矮小、肌张力低下或关节韧带松弛，常伴发多种畸形，阿尔茨海默病（Alzheimer's disease, AD）、儿童白血病、心血管病、睡眠障碍、代谢紊乱、自身免疫性疾病、1 型糖尿病、乳糜泻、类风湿关节炎和孤独症谱系障碍（autism spectrum disorder, ASD）的风险也会增加。

母亲高龄妊娠（35 岁以上）、环境不良理化因素（如放射线、农药、苯等有毒物质）等引起染色体畸变为主要诱因，使得父亲或母亲的生殖细胞在减数分裂形成精子或卵子时，或受精卵在有丝分裂时，21 号染色体发生不分离，导致胚胎体细胞内存在一条额外的 21 号染色体。根据染色体核型不同，该病分为 3 种遗传学类型：标准型、易位型、嵌合体型。

人类 21 号染色体上的基因与发育有关，21-三体影响整个基因组的基因表达，包括某些调节神经发育、信号通路基因以及其他参与多种应激机制的基因，线粒体和核内体的功能也存在缺陷。解剖病理学研究表明，DS 患儿的大脑皮质和小脑体积变小，神经元数量和树突棘减少，突触可塑性异常改变；而分子和细胞途径、代谢和免疫缺陷以及环境因素的多效性相互作用，导致 DS 患者多系统受累以及严重的脑功能障碍。

【诊断】

1. **临床表现和体征**　DS 的主要临床表型包括独特的面部和皮纹特征、心脏缺陷、生长迟缓、智力障碍、免疫系统异常和听力损失。

(1) 面貌特征：出生时即有明显的特殊面容，表情呆滞，眼裂小，眼距宽，外眼角上斜，可有内眦赘皮；鼻梁低平，外耳小；硬腭窄小，常张口伸舌，流涎多；头小而圆，前囟大且关闭延迟；颈短而宽。特殊皮纹表现为通贯掌，第 1 和 2 足趾间隙宽而深呈草鞋履征。

(2) 心脏缺陷先天性心脏病：是 DS 的主要特征之一，见于 50% 左右的 DS 婴儿，表现为完全性或部分性房室间隔缺损、室间隔缺损、房间隔缺损、法洛四联症、动脉导管未闭等多种亚型。左向右分流的先天性心脏病儿童可能在 1~2 个月时出现心力衰竭的体征，表现为呼吸急促、进食差和发育不良。出生时无症状且无杂音的儿童依然可能有明显的心脏缺陷，需常规心脏超声检查和筛查。

(3) 生长迟缓：DS 患儿出生时身长和体重均较正常同龄儿低，骨龄延迟，身材矮小，四肢短，手指粗短。

(4) 神经认知和精神行为特征：DS 患者神经认知和行为特征与发育时期有关。婴儿期表现为肌张力低下、舌外伸、不同程度的进食吞咽困难，全面性发育迟缓；学龄前期语言发育困难更为突出，语言表达明显落后于语言理解能力，患儿的智力、注意力/执行功能缺陷日趋明显，绝大多数患儿显现出中度智力障碍，嵌合体型患儿若正常细胞比例较大则智力障碍稍轻；学龄期患儿智力障碍程度加重，语言技巧落后于心智年龄，叙事（向他人传达重要的故事或过去的事件）困难；性格特征表现为开朗、爱社交；共患精神行为障碍的比例为 18%~38%。在瑞典一项以人群为基础的儿童和青少年 DS 研究中，42% 被诊断为 ASD，34% 被诊断为 ADHD，ASD 的严重程度与智力残疾水平呈正相关。

(5) 免疫系统异常：DS 患儿存在自身免疫增强，自身免疫性疾病的发生率高。最常见的自身免疫性疾病为斑秃、白癜风和乳糜泻。患 1 型糖尿病（T1D）的风险也更高，糖尿病相关自身抗体的比例增加。

最近研究发现其可能原因是位于 21 号染色体(21q22.3 区域)的 *AIRE* 基因的异常表达。由于 *AIRE* 基因调控 T 细胞功能和自我抗原识别,该基因功能障碍可能导致自身免疫反应。

(6) 甲状腺功能异常:DS 患者的甲状腺功能障碍发生率较高,见于 24% 的患者,包括亚临床甲状腺功能减退症(subclinical hypothyroidism,SCH)、先天性甲状腺功能减退症(congenital hypothyroidism,CH)、桥本病(Hashimoto's disease,HD)等自身免疫性甲状腺疾病[2]。

(7) 矫形学异常:大约 20% 的 DS 患者出现矫形外科问题。以寰枢椎不稳定(定义为第一和第二颈椎的活动度增加)导致的颈椎半脱位最为常见,可以无症状或表现为颈部疼痛、斜颈、步态改变、直肠或膀胱控制不良甚至瘫痪或无力;其次是由于韧带松弛和肌张力减退引起的其他骨关节疾病,包括脊柱侧弯、髋关节不稳定、膝外翻、踝关节过度旋前和扁平足等。

(8) 其他健康问题:如消化道畸形,营养障碍(如超重、肥胖、高胆固醇血症、维生素和矿物质缺乏)等[3]。DS 患者常受肥胖、体育活动少、肌容积下降、日晒不足、维生素 D 缺乏、吸收不良综合征和抗癫痫药物使用等因素的影响,导致骨密度(bone mineral density,BMD)降低。负重运动、增强式运动和全身振动训练可以改善骨密度。

2. 辅助检查

(1) 细胞遗传学检查:根据核型分析可以区分遗传学类型。

1) 标准型:约占患儿总数的 95%,患儿体细胞染色体为 47 条,有一条额外的 21 号染色体,核型为 47,XX(或 XY),+21。

2) 易位型:占 2.5%~5%,染色体总数 46 条,其中一条是额外的 21 号染色体的长臂与一条近端着丝粒染色体长臂形成的易位染色体,即发生于近着丝粒染色体的相互易位,称罗伯逊易位(Robertsonian translocation),亦称着丝粒融合。以 14 号染色体为主,少数为 15 号或 13 号染色体,最常见核型为 46,XY(或 XX),-14,+t(14q21q)。

3) 嵌合体型:占 2%~4%,由于受精卵在早期分裂过程中发生了 21 号染色体不分离,患儿体内存在两种细胞系,一种为正常细胞,另一种为 21-三体细胞,形成嵌合体,其核型为 46,XY(或 XX)/47,

XY（或 XX），+21。此型患儿临床表现的严重程度与异常细胞所占百分比有关。

（2）荧光原位杂交（fluorescence *in situ* hybridization，FISH）技术：以 21 号染色体的相应片段序列作探针，与外周血中的淋巴细胞进行原位杂交，可快速、准确地诊断 DS。在本病患者的细胞中呈现 3 个 21 号染色体的荧光信号。

（3）血液指标检查：

1）全血细胞计数：DS 患者白细胞计数正常，但可出现中性粒细胞数目增多、分叶少、核左移现象。新生儿在感染时易出现类白血病反应，血红蛋白 F 和血红蛋白 A2 升高，无需治疗，能自发恢复，但常在 1~2 年后出现真正的白血病。

2）甲状腺功能检查[4]：应在出生时、6 个月和 12 个月以及以后每年检测促甲状腺素（TSH）和甲状腺素（T_4）水平，以排除甲状腺功能减退症。

3）免疫球蛋白 G（immunoglobulin G，IgG）水平的测量：侧重于识别亚类 2 和亚类 4 的缺陷。IgG 亚类 4 水平下降与细菌感染显著相关。在患有牙龈炎和牙周病的个体中也有细胞免疫缺陷的记录。

4）酶学检查：DS 患者细胞中过氧化物歧化酶-1（superoxide dismutase-1，SOD-1）的含量较正常人群高 50%。中性粒细胞的碱性磷酸酶活性也较正常人高 50%。两种酶的基因均定位于 21 号染色体上。

（4）其他辅助检查：心脏超声及腹部超声了解有无先天性心脏病等内脏畸形；听觉脑干反应（auditory brainstem response，ABR）评估听力障碍；颅脑磁共振检查明确脑发育和结构异常；可疑癫痫发作者监测脑电图异常放电等；颈椎 X 线检查监测寰枢椎不稳定情况。

3. **诊断标准**　典型病例根据特殊面容、智力障碍、生长迟缓、皮纹特点等，结合细胞遗传学检查可以确诊。

（1）临床筛查：90% 以上的病例根据典型的 DS 面容及智力障碍即可作出诊断，但新生儿期患者有时面容不够典型，又难以观察智力反应，易被忽视而漏诊，故还应进行染色体分析予以确诊，特别是查出易位型患者，追查其家系染色体，检出平衡易位携带者，可预防患儿的再出生[5]。

(2) 细胞遗传学检查:染色体核型分析和 FISH 技术是确诊 DS 的主要手段,绝大部分为标准型,少数为嵌合型和易位型。

4. 鉴别诊断

(1) 先天性甲状腺功能减退症:临床特征为颜面黏液性水肿、头发干燥、皮肤粗糙、喂养困难、便秘、腹胀等症状,可测血清 TSH、T_4 和染色体核型分析进行鉴别。

(2) 其他染色体异常综合征:如猫叫综合征、威廉姆斯综合征、快乐木偶综合征等。其发育迟缓、特殊面容及合并畸形均有其各自临床特点,染色体核型分析、染色体微阵列检测等有助于诊断。

【康复评定】

1. **病史**　重点关注家族史,父母产前咨询和 DS 产前筛查和诊断情况;孕前和受孕初不良环境接触、感染或其他疾病史;有无先兆流产、自然流产、死产或胎死宫内史;孕母年龄、胎产次、分娩方式和分娩时情况,新生儿疾病史等;喂养史、热量摄入、体格发育情况;认知、运动、语言(特别是表达技能)和社交能力发展情况,异常行为、入园或入学情况等;心律不齐、昏厥发作、心悸或胸痛病史;打鼾、睡眠呼吸暂停、反复呼吸道感染等;既往诊疗过程和手术史;主要的辅助检查和阳性结果。

2. **体格检查**　DS 的并发症几乎涉及身体的每一个器官系统。因此,必须仔细查体,测量身高、体重、头围评估生长指标;重点关注视听觉系统、面容特征和口腔器官、心脏、内分泌、血液系统、头颈和四肢骨骼等阳性体征;神经系统检查关注关节活动度、肌张力和神经反射等。

3. **婴幼儿发育评定**　全身低张力状态伴全面性发育迟缓/智力障碍是 DS 患儿的核心表现,限制功能发展、学习和社会参与。需尽早启动神经发育评估、指导早期干预。常用格塞尔发育量表(GDS)评定粗大和精细运动、认知、语言、个人-社交等能区的发育水平;采用 Alberta 婴儿运动量表(Alberta infant motor scale, AIMS)、皮博迪运动发育评定量表(Peabody developmental motor scale second edition, PDMS-2)

进一步评定运动功能。

4. 神经认知和精神行为评定 认知能力评定可以根据不同年龄选择不同量表,包括:韦氏学龄前及幼儿智力量表第 4 版(Wechsler preschool and primary scale of intelligence Ⅳ, WPPSI-Ⅳ)、韦氏儿童智力量表第 4 版(Wechsler intelligence scale for children Ⅳ, WISC-Ⅳ)、斯坦福-比奈智力量表(Stanford-Binet intelligence scale, SBIS)、希-内学习能力倾向测验(Hiskey-Nebraska test of learning aptitude, H-NTLA)、团体儿童智力测验(the group intelligence test for children, GITC)等。适应能力、行为和注意缺陷多动障碍等的评定可采用儿童社会适应能力量表、Conners 行为评定量表、阿肯巴克儿童行为量表(Achenbach child behavior checklist, CBCL)等进行。共患焦虑、抑郁、抽动障碍者采用相应量表进行评定。

5. 言语-语言功能评定 采用语言发育测试(test of language development),包括图片词汇、关系词汇、句法理解、句子模仿、句型完成、口语表达等方面。采用语言发育迟缓检查法(S-S),进行交流态度、基础性语言认知操作、符号理解和表达等方面的测试,确定语言发育阶段;采用中国康复研究中心制定的汉语构音障碍检查法,进行口面部器官结构和功能检查,构音类似运动和构音检查;皮博迪图片词汇测验(Peabody picture vocabulary test, PPVT)评估言语理解能力。

6. 日常生活能力评定 可采用 Barthel 指数、功能独立性评定量表儿童版、儿童生活功能量表(PEDI)等进行日常生活自理技巧测试。

7. 基于 ICF 理论框架下的评定 可以围绕 DS 患儿的功能和残疾状况,从身体结构和功能、活动和参与、个人和环境层面尝试进行相关类目组合,做出限定值评估,其成熟应用尚需要探讨。

【康复治疗】

本病目前尚无特效治疗方法。主要是及时处理伴随疾病和畸形;尽早启动早期干预、特殊教育和社会心理支持等综合性分阶段康复和教育管理,最大程度地促进发育、获得技能、培养生活独立性、提高生活质量。医生和家长应该充分认识患儿精神运动潜能的范围,以便提供早期干预、学校和社区安置。

1. 常规治疗

（1）标准免疫和儿童保健：DS患儿常存在B细胞数量和功能减少、免疫球蛋白水平不足，需要标准化免疫预防传染病；儿童保健访视过程中注意体格生长指标，指导喂养、营养和基础健康服务；完成听力和视力障碍的筛查；针对神经发育障碍做好监测、筛查和及时转介工作。

（2）相关疾病特定表现的处理：包括治疗皮肤疾病，如毛囊炎、干燥症、特应性皮炎、脂溢性皮炎、皮肤和指甲的真菌感染、白癜风、脱发等；筛查和治疗乳糜泻，如便秘、腹泻、腹胀等症状，生长不良或体重减轻，并对患者进行无谷蛋白饮食治疗；预防超重和肥胖，对体重增长过快者需减少热量和脂肪摄入、增加社交和休闲活动、制订运动处方；监测和治疗气道阻塞和睡眠呼吸暂停；伴发癫痫者及时抗癫痫药物治疗和长程管理；获得性心脏瓣膜疾病和心脏功能障碍的监测与管理；感染和血液系统疾病的监测和管理；就麻醉或外科手术期间保护颈椎的重要性提供咨询。

（3）外科治疗：及早手术治疗先天性心脏病、十二指肠闭锁和巨结肠，提高生存率；尽早摘除先天性白内障、配镜矫正视觉功能；寰枢椎不稳定伴随神经压迫症状者的手术干预；腺样体和扁桃体切除术缓解呼吸道梗阻和睡眠呼吸暂停等。

2. 康复治疗

根据年龄阶段、病情程度及功能评定水平、家庭情况等选择合适的康复方案和康复模式，包括早期干预、医院康复、医生和治疗师指导下的家庭康复、医-教-家结合康复等[6]。

（1）进食吞咽和营养管理：DS患儿普遍存在口面部肌肉低张力、无力、舌体肥大、吐舌等特点，口面部器官主动运动减少、运动启动不良，咀嚼、吞咽和吞咽-呼吸协调受限，影响进食效率和营养，需尽早开启干预，包括实时引入各种味觉、温度觉、食物质地感知等口腔感觉刺激；下颌-唇-舌运动和肌力训练；非营养性吸吮-咀嚼-吞咽-呼吸协调训练；直接进食训练；营养处方和营养监测等。

（2）早期干预：适用于0~3岁婴幼儿期，旨在通过神经发育促进性技术，实现最大化早期神经可塑性、最佳化功能技巧，为后期生活独立性、社区功能和生活质量提供初级保障。主要干预内容和方法：①目标-活动-丰富运动（GAME）疗法：该方法是基于运动学习原则、符合生态学框架的家庭-中心的训练方法，由目标导向性强化的运动训练、父母教育、丰富婴儿运动学习环境的策略三大核心成分组成，其他成分包括增加认知和语言发育（如给宝宝读书、限制被动看电视）；优化的睡眠卫生习惯；进食干预（如抗胃食管反流的药物）确保足够热量和营养；家庭其他成员也要参与治疗课程，以便促进家庭知识、家庭接受程度、家庭福利、学习机会的重复，并提供各种社交互动的自然资源。②父母介导的干预（parent-mediated interventions）：通过"三联疗法"，即："有经验的临床医生和治疗师培训父母、父母学会使用特定的互动和语言促进策略、儿童主动参与"，以儿童为中心的活动练习，促进和增加父母与儿童的互动和共同关注；提高父母对非语言和语言交流的反应频率和复杂性；借助适当的言语示范和提示，帮助孩子理解和产生言语。

（3）认知功能训练：对于智力重度落后的患儿，训练目的是培养基本生活自理能力，而对于轻至中度落后的患儿在培养其生活自理能力的基础上，还应进行相应的学习技能和生活独立性训练，最终融入社会。训练内容包括：①感知觉训练：视觉刺激及视觉感知训练，听觉刺激和听觉感知训练，触觉刺激和辨别训练，空间知觉及时间知觉训练、身体形象感知训练、形状及颜色训练等。②计算力训练：数字概念、点数、唱数和简单运算等。③注意力训练：采用视觉跟踪、听觉跟踪、形状辨别、重复数字、删除字母等方法进行注意力训练。④记忆力训练：可进行听指令认物品、取物品、看图说物品名称等训练短时记忆；采用背儿歌、讲故事等反复回忆的方式训练长时记忆。⑤其他认知能力的训练：包括判断能力、思维能力、组织能力、学习能力、执行任务能力、解决问题能力等，可以进行小组活动或角色扮演游戏。

（4）言语和语言治疗：DS患儿语言和言语障碍包括语言发育迟缓、构音障碍、言语失用等多种类型，应根据语言病理学诊断和评定结果确定言语和语言治疗内容。包括：①语言交流技巧训练：着重于面对面对视、互动和模仿，利用丰富的视觉、听觉、触觉刺激和亲子关系,培养面部表情识别、音源定位、语音感知和理解、及时回应和轮流、共同注意、姿势和手势使用等基础交流技巧。②语言理解与表达训练:从日常生活环境物品和日常用语入手,由实物到照片再到图片,建立事物事态的基本概念,匹配物品、大小和颜色,由名词和动词的理解、仿说和主动命名,逐渐过渡到主谓和动宾组合短句、主谓宾结构完整和复杂句子的理解、仿说、主动表达和自由会话,横向扩展和纵向扩张,通过实际生活中的语言使用提高语言理解与表达水平。③构音器官的运动训练:针对 DS 患儿舌体肥大外伸、口面部肌肉无力等特点,需及早启动构音器官感觉运动训练,包括呼吸控制训练,唇-舌-下颌的运动控制训练;腭咽闭合训练,口部穴位按摩和针刺治疗。④构音训练:应遵循由易到难的原则,先元音,后辅音,辅音要先从双唇音开始,然后向较难的音(软腭音、齿音、舌齿音等方向)进展。包括发音训练、克服鼻音化的训练、克服气息音的训练、声调训练、韵律训练、反馈和自我认识。

(5) 作业治疗和日常生活技能训练:重点是精细动作和生活独立性方面的技巧,应根据发育年龄阶段采取不同训练内容。①上肢肌力和肌张力训练:可进行抬臂、举肩等抗重力姿势保持,单侧上肢承重、沙袋负重等训练,以克服上肢低张力和关节韧带松弛。②促进精细运动发育训练:进行够取、抓握、捏取、双手操作能力的训练。③手部感知觉训练:把玩各种形状、质地和用途的玩具或物品;打开和关闭容器;捡拾和释放不同形状和大小的物品;拆装和堆砌小房子,操作把手和纽扣、涂色等。④学习技巧训练:包括握笔、涂鸦、图形临摹、绘画、书写、剪纸、打字等。⑤感觉统合训练:患儿往往存在感觉信息处理障碍、感觉过敏或不敏感。有些孩子总喜欢把物品放在口中啃咬,缺乏身体空间感觉,拿取物品时用力挤压或经常掉物,或者不能耐受洗澡和梳头等,此时作业治疗需要增加感觉统合训练,包括皮肤擦刷降低触觉过敏,悬吊训练、旋转器材上的训练、滑板滑梯训练、蹦床球池训练、彩虹筒和平衡台训练等,增加前庭感觉、平衡感知和信息处理能力。⑥日常生活活动能力训练:对日常生活自理技巧的培养应尽早开始,对活动受限者提供适当辅助器具或环境改造。

（6）运动和矫形学异常的管理:针对不同年龄阶段肌张力和运动发育特点提供姿势对线和运动促进性训练。①提高肌力和姿势稳定性的训练:姿势稳定性是执行复杂粗大运动活动的前提条件,而且影响与同龄儿互动、玩耍、游戏和社交活动的参与。可以通过坐位、手膝支撑、跪位、立位等抗重力姿势下的活动练习来提高肌力、对称性和稳定性,与环境互动和探索中学习和掌握运动技巧。训练过程中注意预防代偿性运动模式,帮助患者获得良好姿势和对线,避免因肌张力低下、韧带松弛、姿势对线不良而造成膝反张、足内翻/外翻等骨关节畸形。②神经肌肉训练:提供各种刺激诱导肌肉收缩,使缺乏主动活动的肌肉由休眠状态转变为激活状态。应以主动训练为主要手段,通过逐渐增加开链和闭链运动的负荷来提高肌肉耐力,包括肌肉放松与主动收缩训练、悬吊(SET)训练、核心稳定和控制训练、感觉运动协调训练等。③平衡训练:静态平衡训练和动态平衡训练。④辅具和矫形器:针对脊柱和足踝变形或变形高风险的患儿,经矫形专业人员评估后应及早使用辅具和矫形器给予预防和矫正治疗。

（7）精神行为治疗:唐氏综合征患儿往往存在破坏性行为障碍、刻板行为、恐怖症、自残行为、抑郁和抽动-秽语综合征等,需要适当进行行为干预、心理学治疗和/或精神类药物治疗,同时应加强医疗和教育管理方面的知识宣教,为患儿和家长提供心理咨询和心理支持,营造健康向上的生活氛围和信心,避免社会歧视。

（8）青少年期的管理:针对综合征和相关症状的持续管理;应提供参与社区生活的机会,参与文化、休闲和娱乐活动,鼓励个人在很少或不提供帮助的情况下从事日常生活任务;与成年过渡相关问题的讨论以及职业培训等。职业准备应包括工作技能的习得、工作领域的选择、工作支持行为的发展等。

【预防及预后】

1. 预防

（1）遗传咨询:标准型 DS 的再发风险为 1%,孕母年龄愈大,风险率愈高。少数有生育能力的女性患者,其子代发病概率为 50%。在易位型中,再发风险为 4%~10%,但若母亲为 21q22q 平衡易位携带者,子代发病风险率为 100%。

(2) 产前筛查:对高危孕妇可作羊水细胞或绒毛膜细胞染色体检查进行产前诊断。目前还可在孕中期筛查血清标志物,采用测定孕妇血清人绒毛膜促性腺激素(hCG)、甲胎蛋白(AFP)、游离雌三醇(FEs),结合孕母年龄,可计算其本病的危险度。采用这一方法可以检出 60%~80% 的 DS 胎儿。此外,通过 B 超测量胎儿颈项皮肤厚度也是诊断 DS 的重要指标。

2. **预后**　医学进步使得 DS 患者的整体生存情况得到了显著改善,许多成年患者更健康,更好地融入社会[7],预期寿命从 1983 年的 25 岁提高到现今 60 岁或更高,平均寿命 50 岁左右。但仍有 25%~30% 的 DS 患者 1 岁内死亡。最常见的死亡原因是严重先天性心脏病伴呼吸道感染,其次是伴或不伴食管瘘管的食管闭锁、巨结肠疾病、十二指肠闭锁和白血病均与死亡率有关。DS 致残率增加的主要原因包括感染导致免疫反应受损、巨舌、扁桃体和腺样体肥大引起气道阻塞、肺泡低通气、动脉低氧血症、脑缺氧和肺动脉高压,从而导致肺心病和心力衰竭。智力残疾和其他障碍可能会进一步限制儿童的整体功能,阻止其参与重要的学习过程,发展适当的语言和人际交往技能。

➤ 附:唐氏综合征诊疗流程图

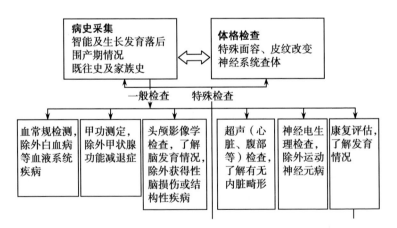

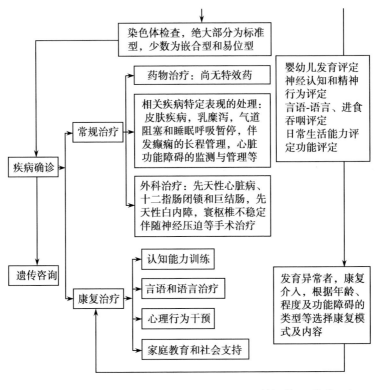

（侯　梅　苑爱云）

第二节　苯丙酮尿症

【概述】

1. **定义**　苯丙酮尿症(phenylketonuria,PKU)是一种少数可治疗的常染色体隐性遗传代谢病之一,为先天性氨基酸代谢病中最常见的类型[8-10]。PKU 发病的分子基础是苯丙氨酸羟化酶(phenylalanine hydroxylase,PAH)基因发生突变,导致 PAH 结构及活性的改变,致使苯丙氨酸(phenylalanine,PA)及其旁路代谢产物的堆积而影响脑及神经细胞功能,引起的神经系统不可逆性损害。

2. **病因及分类**　正常情况下,PA 转化为酪氨酸(tyrosine,Tyr)

的过程中,除需 PAH 外,还必须有辅助因子四氢生物蝶呤(tetrahydrobiopterin,BH₄)的参与。人体内的 BH₄ 是由鸟苷三磷酸(GTP),经过鸟苷三磷酸环化水合酶(GTP-CH)、6-丙酮酸四氢蝶呤合成酶(6-PTS)和二氢生物蝶呤还原酶(DHPR)等一系列酶的催化而合成。临床上曾被分为经典型 PKU 和非经典型 PKU。由 PAH 缺陷所致的高苯丙氨酸血症(hyperphenylalaninemia,HPA)称为经典型 PKU,BH4 缺乏所致者称为非经典型 PKU;BH4 治疗有效的经典型 PKU 被称为 BH4 反应型 PKU[9,10]。①经典型 PKU 是由于患儿肝细胞缺乏 PAH,不能将苯丙氨酸转化为酪氨酸,因此苯丙氨酸在血、脑脊液、各种组织和尿液中的浓度极度增高,同时经旁路代谢产生大量的苯丙酮酸、苯乙酸、苯乳酸和对羟基苯乙酸,并从尿中排出。由于酪氨酸生成减少,致使甲状腺素、肾上腺素和黑色素等合成不足,而蓄积的高浓度苯丙氨酸及其旁路代谢产物导致细胞受损。②非经典型即 BH4 缺乏型,是由于 GTP-CH、6-PTS 或 DHPR 等任何一种酶缺乏所导致,BH4 是苯丙氨酸、酪氨酸和色氨酸等芳香氨基酸在羟化过程中所必需的共同的辅酶,BH₄ 的缺乏不仅苯丙氨酸不能转变成酪氨酸,而且造成酪氨酸不能转变成多巴胺,色氨酸不能转变成 5-羟色胺,多巴胺、5-羟色胺均为重要的神经递质,其缺乏可加重神经系统的损害,故 BH₄ 缺乏型 PKU 的临床症状重、治疗效果差。

3. **流行病学特征**　本病发病率具有种族和地域差异,我国的平均发病率约为 1/11 000[11],其中绝大部分为经典型 PKU,少部分(1% 左右)为 BH4 缺乏症,即非经典型 PKU,后者约半数系 6-PTS 缺乏所致。本文主要描述 PAH 基因变异所致的 PKU,即经典型 PKU。

【诊断】

1. **临床表现和体征**　由于新生儿足跟血代谢病筛查和出生后不久就开始治疗,大多数 PKU 患者的一般能力处于正常范围内,能够正常入园入学接受教育,成年后独立生活;但有些患者仍然会出现发育迟缓、神经认知缺陷、精神行为异常和社会问题。不治疗的 PKU 患者则出现不可逆转的智力残疾、小头畸形、运动障碍、湿疹、孤独症谱系障碍、癫痫、异常行为和精神症状[8-10]。

（1）全面性发育迟缓和智力障碍：生后4~9个月即可出现发育指标落后，运动、认知、语言、社交领域全面性发育迟缓，随着年龄增长，智力和语言发育落后尤为突出，发育商或智商常低于50。

（2）神经精神症状：早期可有神经行为异常，如兴奋不安、多动或嗜睡、萎靡；少数呈现肌张力增高、腱反射亢进，常有癫痫发作，80%有脑电图异常。BH_4缺乏型进行性神经系统损害表现较经典PKU更为严重，肌张力减低、嗜睡、惊厥，如不治疗，常在幼儿期死亡。

（3）皮肤及毛发：由于黑色素合成不足，患儿生后数月出现皮肤、毛发颜色逐渐变浅，皮肤白皙、头发变黄。皮肤湿疹较常见。

（4）特殊体味：由于体液中排出苯乙酸增高，患儿尿液及汗液可有明显鼠尿味或霉臭味。

2. **辅助检查**　本病为少数可治疗的遗传性代谢病之一，应力求早期诊断、早治疗，以避免神经系统的不可逆损伤。

（1）新生儿疾病筛查：新生儿哺乳3~7天，采集足跟末梢血，滴于专用采血滤纸上，晾干后邮寄到筛查中心，进行苯丙氨酸含量测定。如PA含量>0.24mmol/L（4mg/dl）时，应复查或采集静脉血进一步检查确诊。

（2）苯丙氨酸定量浓度测定：血浆苯丙氨酸浓度水平正常为0.06~0.18mmol/L（1~3mg/dl），经典型PKU患儿血浆苯丙氨酸浓度水平>1.2mmol/L（20mg/dl）。

（3）血浆氨基酸分析和尿液有机酸分析：可为本病提供生化诊断依据，同时也可鉴别其他的氨基酸、有机酸代谢病。

（4）尿蝶呤谱分析：主要用于BH_4缺乏症的鉴别诊断。可采用高压液相分析尿中新蝶呤（N）和生物蝶呤（B），如因6-丙酮酰四氢蝶呤合成酶缺乏所致的BH_4缺乏症，尿中新蝶呤明显增加，生物蝶呤极低，N/B增高，B/(B+N)比值<5%，尿蝶呤谱分析显示异常者需进一步确诊。

（5）DHPR 活性测定：二氢生物蝶呤还原酶缺乏症时该酶活性明显降低。

（6）分子遗传学检测：目前对苯丙氨酸羟化酶、6-丙酮酰四氢蝶呤合成酶、二氢生物蝶呤还原酶等基因缺陷都可用 DNA 分析方法进行基因突变检测，进行基因诊断和产前诊断。

（7）其他辅助检查：颅脑磁共振检查。PKU 患者长期暴露于高苯丙氨酸水平对脑容量和白质完整性是有害的，受影响最严重的脑结构是大脑、胼胝体、海马和脑桥，并有伴发癫痫的风险。PKU 饮食管理不及时或不规范、出现运动或认知功能缺陷、存在行为或精神问题的患者，应进行磁共振检查评估脑发育和脑结构异常。可疑癫痫发作时应及时监测脑电图异常放电情况。

3. **诊断标准**　根据智力落后、头发由黑变黄、特殊体味和血浆苯丙氨酸浓度升高可以确诊。在新生儿期通过足跟血干滤纸法进行 PA 定量分析，几乎可以诊断所有的 HPA。当 BH$_4$ 辅酶代谢正常但新生儿有以下症状时可诊断为 PAH 缺乏症：血浆 PA 浓度持续 >0.12mmol/L（2mg/dl）、PA/Tyr 比值 >2，和/或基因检测发现两个 PAH 等位基因均存在致病变异[9]。

【鉴别诊断】

暂时性高苯丙氨酸血症见于新生儿或早产儿，可能为苯丙氨酸羟化酶成熟延迟所致。生后数月苯丙氨酸可逐渐恢复正常。

1. **BH$_4$ 缺乏症**　对所有经新生儿筛查及检测发现 HPA 高危患者，在治疗前必须进行尿蝶呤谱分析及二氢生物蝶呤还原酶活性测定。BH$_4$ 负荷试验可协助诊断，基因突变分析可明确诊断。

2. **与其他导致肌无力遗传代谢病鉴别**　如重症肌无力、线粒体肌病、戊二酸血症Ⅲ型、糖原累积病Ⅱ型等，除表现各种程度的肌无力外，有其各自的特异性临床表现，血苯丙氨酸浓度正常，肌酸激酶检测、肌电图及肌活检有助诊断。

【康复评定】

PKU 患者血（脑）中苯丙氨酸浓度过高或不稳定，均可导致认知损害、情绪异常及心理行为障碍，部分可出现癫痫发作，严重影响患者自身及其照顾者的生活质量,而早期饮食管理过程中伴发的营养障碍也常常对患儿的功能预后造成不利影响。因此,PKU患儿应尽早进行以下评定[12]:

1. **营养评定** 可采用儿童营养风险筛查表、SGNA儿童主观整体营养评估表等进行营养筛查和评估,监测人体测量学指标(身高、体重、头围、胸围等)、体重指数(body mass index,BMI)、三角肌皮褶厚度,微量营养素测定血清铁、锌、硒维生素 B_{12} 和维生素 D 水平,以明确亚临床微量营养素过剩或缺乏。

2. **神经发育学评定** 婴幼儿患者需重点关注粗大运动、细动作、应物、语言、应人能区发育里程碑的获得情况,发育延迟者可采用格塞尔发育量表(GDS)、贝利婴儿发展量表(BSID)等进行功能发育评定。

3. **神经认知功能评定** 学龄前和学龄儿童应评估智力、执行功能(executive functioning,EF)、视觉-运动协调和处理速度等。可选择使用韦氏学龄前及幼儿智力量表第4版(Wechsler preschool and primary scale of intelligence Ⅳ,WPPSI-Ⅳ)、韦氏儿童智力量表第4版(Wechsler intelligence scale for children Ⅳ,WISC-Ⅳ)进行标准化智力测评;推理、计划、工作记忆、认知灵活性等复杂皮层功能可采用执行能力评估量表进行。

4. **社会适应能力及精神行为评定** 可采用儿童社会适应能力量表进行,分别评定患儿从事日常生活所必需的概念、社会和实践技能水平;行为问题可采用 Conners 行为评定量表、阿肯巴克儿童行为量表(Achenbach child behavior checklist,CBCL)等评估,PKU 儿童常表现为社会问题和行为退缩、焦虑/抑郁、注意力缺陷和自卑,社会适应能力偏低。

5. **生活质量评定** PKU 生活质量(phenylketonuria-quality of life,PKU-QOL)问卷是首个针对 PKU 患者及其照顾者设计的工具,用于评估 PKU 患者及其照顾者在健康相关生活质量(health-related quality of life,HRQL)方面的影响。包括患者的症状,疾病本身及治疗对患者及其照顾者的体格、情绪、社会活动等的整体影响。分为儿童、青少年、成人和父母(照顾者)4个版本,其中儿童版(9~11岁),共40个条目;青少年版(12~17岁),58个条目;成人版65个条目;照顾者版本,共54个条目。该问卷在英、美等国家已证实具有良好的信度,目前尚缺乏针对中国相关人群的研究。

【康复治疗】

PKU为可治疗的遗传代谢病,开始治疗的年龄越小,预后越好。因此,一旦确诊即应启动治疗、实施多学科综合管理,团队成员应包括遗传代谢病专科医师、神经科、康复专科医师、康复治疗师、营养师和家长等[6,8-10]。

1. 常规治疗

(1)饮食治疗:PKU患者饮食管理的主要内容包括限制苯丙氨酸,以及使用医疗食品补充患者其他必需氨基酸、维生素和矿物质的摄入。低蛋白质食物,包括水果、非淀粉蔬菜和特别订购的低蛋白质食品提供能量和多样性。对于经典型PKU,在明确诊断后应尽早给予低蛋白饮食和低PA配方奶粉,定期随访苯丙氨酸水平,从新生儿每周1~2次到大一点的儿童和成人每月1次。美国大多数机构建议苯丙氨酸水平维持在0.12~0.36mmol/L(2~6mg/dl)。并密切关注维生素、矿物质和其他微量营养素。由营养师根据血浆PA浓度及患儿的营养需求来制订不同年龄阶段的食谱,适时增加天然食品。

对于BH_4反应型的PKU,可以辅以BH_4的饮食控制方案。对于非经典型HPA,血浆PA浓度>0.36mmol/L(6mg/dl)均需要饮食治疗。非PKU轻型HPA患儿血浆PA浓度持续<0.36mmol/L(6mg/dl)者是否需要治疗仍存在争议。

美国医学遗传学与基因组学学会的诊断和管理指南建议对血浆PA浓度持续>0.36mmol/L的婴儿给予治疗;对血浆PA浓度始终保持在0.12~0.36mmol/L的个体不建议治疗,只需在出生头两年内密切随访患儿的血浆PA浓度,之后每年或每两年随访1次。

(2)药物治疗:

1)10%的经典型PKU和大部分轻型的PKU和HPA对BH_4补

充都有反应。BH_4 具有分子伴侣和防止蛋白降解的双重作用,从而提高了缺陷 PAH 的酶活性。

2)对诊断为 BH_4 缺乏症的患者,需补充 BH_4、5-羟色胺和 L-DOPA,二氢生物蝶啶还原酶缺乏症采用饮食限制苯丙氨酸摄入、5-羟色胺和 L-DOPA 及四氢叶酸治疗。

3)沙丙蝶呤(sapropterin):是一种合成形式的 BH_4,可降低 BH_4 反应性 PKU 患者的血苯丙氨酸水平。部分欧美国家已经作为治疗 PKU 的药物。

4)Palynziq:2018 年 5 月美国 FDA 批准的首个酶替代品,用于 PKU 患者 PAH 酶活性不足,降低血液苯丙氨酸浓度。

5)部分出现癫痫发作的儿童,根据发作类型,针对性地选择抗癫痫发作药物治疗和癫痫专科长程管理。

2. 康复治疗 PKU 康复治疗应在确保常规治疗的基础上,针对康复评定存在的问题设定切实可行的康复目标,实施目标导向性、儿童为中心的综合康复,兼顾教育和社区活动,最大程度地提升功能水平和生活独立性,提高生活质量[12]。

(1)认知能力训练:本病未治疗或治疗不规范者可造成不可逆性脑损伤,以智力落后为突出表现,对于智力重度落后的患儿,训练目的是培养基本生活自理能力,而对于轻中度落后的患儿在培养其生活自理能力的基础上,还应进行相应的生存技能的训练,最终融入社会。常用的治疗方法:①以游戏为载体,让患儿在欢乐愉快的环境中主动接受训练;②引导式教育法;③活动观察训练;④目标—活动—运动环境疗法(GAME 方案)。

(2)言语和语言治疗:即便早诊断、早治疗的患者,仍易出现言语智商落后。与其他的言语-语言技巧相比,在口语表达及语言组织方面落后最为突出,需设计相应的任务进行有针对性的训练。常用的治疗方法:①阶段性的治疗程序:根据其语言发育迟缓的检查结果确定儿童处于哪个阶段水平,把此阶段定为开始训练的出发点来设定训练内容;②训练技巧:主要包括一些常用的情绪调控与行为处理技术。

（3）心理行为干预：青少年饮食控制的依从性差，波动的苯丙氨酸浓度可导致认知及心理行为异常，主要表现在工作记忆、概念推理、组织策略、任务执行及情绪控制等方面出现功能障碍，均需进行相应的认知训练及心理行为干预。常用的治疗方法：①精神分析心理治疗；②行为治疗，主要包括系统脱敏法、冲击疗法、厌恶疗法、强化疗法、放松疗法、模仿疗法、生物反馈疗法；③认知治疗；④游戏治疗等。

（4）家庭教育和社会支持：PKU 患儿饮食控制不佳往往与不遵医嘱、父母更宽松的饮食方法和越来越多的饮食错误有关，因此，必须进行家长宣教，了解疾病特点、教会家长如何在家管理饮食。对伴发神经认知和精神行为异常的患儿需要根据神经心理学评定结果，选择正常学校、随班就读、特殊学校等适当性场所接受教育并获得学校支持，尽可能多地参与社区生活，避免社交孤立、歧视和校园霸凌等。

【预防及预后】

1. **预防**　PAH 缺乏及 BH$_4$ 缺乏均为常染色隐性遗传病，患儿父母为致病基因携带者，生育的后代有 1/4 概率为患者。预防方面需避免近亲结婚；全面开展新生儿 HPA 筛查，做到早发现、早治疗，避免或减少脑损伤的发生；产前诊断：对患儿及其双亲进行 DNA 分析检测突变基因，再生育时进行遗传咨询、胎儿产前诊断。

2. **预后**　HPA 是严重危害儿童健康的进行性遗传性疾病，也是引发儿童智力发育障碍的重要原因之一。HPA 的预后取决于胎儿期脑发育、病情轻重、治疗早晚、血苯丙氨酸浓度、治疗依从性等多种因素相关，尤其合理化、个体化的饮食治疗是患儿远期预后的关键。早期接受治疗者多数体格及智力发育达到或接近正常水平，但少数患儿即使经过早期治疗，仍存在智力偏低和精神行为异常及社交能力落后等问题，需实施个体化的康复治疗，改善生活质量。

> 附：苯丙酮尿症诊疗流程图

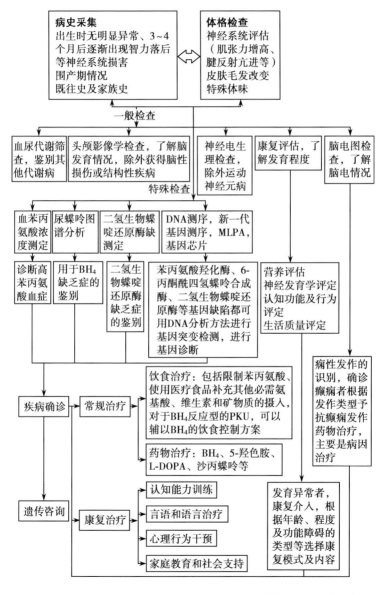

（侯 梅 苑爱云）

第三节 脑白质病

【概述】

脑白质病(或白质脑病)(leukoencephalopathy)指各种病因所致以中枢神经系统白质异常为主要表现的一大类疾病,特点为中枢白质的髓鞘发育异常或弥漫性损害。小儿脑白质病包括脑白质脱髓鞘性疾病和髓鞘形成不良性疾病两类。一类为缺氧缺血或感染后免疫反应造成的脑白质髓鞘破坏,如多发性硬化(multiple selerosis,MS)、急性播散性脑脊髓炎(acute disseminated encephalomyelitis,ADEM)、亚急性硬化性全脑炎、胼胝体变性等;另一类是由于基因变异导致各种酶缺陷,继而造成髓鞘产生与发育受累的遗传性脑白质病(genetic leukoencephalopathy,gLE),又称为脑白质营养不良(leukodystrophies,LD),包括有 X 连锁肾上腺脑白质营养不良(X-linked adrenoleukodystrophy,ALD 或 X-ALD)、异染脑白质营养不良(metachromatic leukodystrophy,MLD)、球形细胞脑白质营养不良(globoid cell leukodystrophy)又名 Krabbe 病(Krabbe disease)、佩-梅病(Pelizaeus-Merzbacher disease,PMD)、亚历山大病(Alexander disease,AxD)、白质消融性白质脑病(leukoencephalopathy with vanishing white matter,VWM)[13]等。

脑白质病按病变病理因素基本归纳如表 8-1[14]。

【诊断】

脑白质病的诊断难题主要是临床表现的非特异性。将临床体征和症状分为神经系统和非神经系统表现可能有助于缩小鉴别诊断的范围。临床一般依据发病年龄、MRI 检查和怀疑患有脑白质病的个体的基因检测等作出诊断。

1. **发病年龄** 起病年龄因脑白质病不同而有所不同,多在 3~15 岁年龄段起病。特定的脑白质营养不良和遗传性脑白质病可能具有典型的发病年龄,在不同年龄组中其表现的症状和特定体征会有不同,比如新生儿期,可见 X-ALD;婴儿期,多见 Krabbe 病、海绵状脑白质营养不良(Canavan disease,CD)、PMD、VWM、伴皮层下囊肿的巨脑

表 8-1　脑白质病按病理因素分类

髓鞘病	脑白质轴突病
髓鞘形成减少	1. 伴有基底节和小脑萎缩的髓鞘生成障碍
1. 佩-梅病	2. 先天性白内障的髓鞘生成障碍
2. 周围神经病变,中央髓鞘发育不良,Waardenburg-Hirschsprung综合征	3. 早发性神经元退行性疾病
3. Cx47相关的类佩-梅病	1)神经节苷脂沉积病 GM1 和 GM2
4. 早期有髓结构的髓鞘发育不良	2)婴儿神经元蜡样脂褐质沉积症
脱髓鞘	3)AGC1 相关疾病
1. 异染性脑白质营养不良	4)AIMP1 相关疾病
2. 多发性硫酸酯酶缺乏症	5)HSPD1 相关疾病
3. 球形细胞脑白质营养不良(Krabbe 病)	4. Pol-Ⅲ相关脑白质营养不良
4. X 连锁肾上腺脑白质营养不良	5. 伴脑干和脊髓受累和高乳酸的白质脑病
髓鞘空泡化	6. 巨轴索神经病
1. 线粒体疾病伴白质脑病	**小胶质细胞病**
2. 苯丙酮尿症	1. CSF1R 相关疾病
3. Canavan 病	1)遗传性弥漫性白质脑病伴轴索球样变
4. 其他氨基酸代谢障碍	2)皮质正色素性脑白质营养不良
5. Cx32 相关(X 连锁)(腓骨肌萎缩症)	2. Nasu-Hakola 病(多囊性脂膜样骨发育不良并硬化性白质脑病)
星形细胞变	**脑白质血管病变**
1. 亚历山大病	1. 伴有皮质下梗死和白质脑病的常染色体显性遗传性脑
2. 伴有皮质下囊肿和巨脑性白质	2. 伴有皮质下梗死和白质脑病的常染色体隐性遗传性脑动脉病
3. CLC-2 相关疾病	3. 伴卒中和白质脑病的组织蛋白酶 A 相关性动脉病
4. 白质消融性白质脑病	4. 脑淀粉样血管病
5. Aicardi-Goutières 综合征和变异	5. 伴有钙化和囊变的白质脑病
6.(Cx43)眼齿指发育不良	
7. 巨大轴索神经病	

性白质脑病（megalencephalic leukoencephalopathy with subcorticalcysts，MLC）、Aicardi-Goutières 综合征（Aicardi-Goutières syndrome，AGS）等；幼儿及学龄前期，可见 MLD、VWM、AxD、伴脊髓与脑干受累以及乳酸升高的脑白质病（1eukoencephalopathy with brain stem and spinal cord involvement and lactate elevation，LBSL）、巨轴突神经病（giant axonal neuropathy，GAN）；少年，可见 X-ALD、MLD、VWM、MLC、AxD、LBSL；青春期，可见 MLD、VWM、LBSL；和成年期，可见成人葡聚糖体病（adult polyglucosan body disease，APGBD）和轴突球体和胶质色素沉着（adult-onset leukoencephalopathy with axonal spheroids and pigmented glia，ALSP）[15]。

2. **临床表现**

（1）临床神经病学表现：以智力及运动功能进行性减退为主要临床表现。

1）运动障碍：大多数白质脑病均表现出运动受累症状[16]。运动发育迟缓在髓鞘减少性疾病中较为常见，而运动衰退在脱髓鞘类型疾病中更常见。在年龄较大的孩子中，首先出现的症状可能是经常跌倒或步态笨拙，而在青春期或年轻的成年人中，运动等功能性技能下降。在并发疾病或轻度头部受伤的情况下，运动技能有时会急剧恶化。锥体束受损的患者可表现为四肢痉挛性瘫痪，行走能力受限以及肌张力障碍。

2）自主神经失调：自主神经功能异常会影响人体的多系统，包括心血管、胃肠道、肾脏和体温调节等。严重者出现肾上腺皮质功能不全或危象：表情淡漠、嗜睡、呕吐、血压降低、低钠血症或休克、昏迷等。自主神经功能障碍是 AxD（如假性延髓麻痹表现：吞咽困难、饮水呛咳、构音不清等）、APGBD 和成人发作的常染色体显性脑白质营养不良的关键临床特征。

3）认知障碍：大多数脑白质病的临床过程都涉及认知能力里程碑落后和/或进行性智力减退、行为异常等。

4）其他精神疾病：情绪障碍常常被低估，但是这些表现会显著影响个体的生活质量并增加疾病负担。情绪障碍通常在成年期出现。在患有 MLD、Krabbe 病、AxD 和 ALSP 的个体中较多观察到情绪障碍。其临床表现，包括焦虑症、抑郁症、慢性疼痛、绝望、社交孤立和沟通受限。患有 X-ALD 的男孩可能在诊断前几个月就出现注意力缺陷和学习障碍。易怒和烦躁是早发性 Krabbe 病临床病程中可观察到的其他精神状态。

5）癫痫发作：在脑白质病的临床演变过程中轻微的癫痫发作可能是病情恶化的常见原因。癫痫发作可以出现在脑白质病的晚期复杂阶段。在 AxD 和 VWM 在内的几种特定类型中，癫痫发作也可能是较早出现的症状。

6）周围神经受累：伴有深反射减弱的周围神经病变可能是 MLD 和 Krabbe 病的其他临床症状出现之前的一个先兆。作为脱髓鞘疾病的脑性黄瘤病（cerebrotendinous xanthomatosis，CTX）以及 PMD 和类佩-梅病（Pelizaeus-Merzbacher-like disease，PMDL）也可在其临床病程中发展为周围神经病变。

7）其他神经系统表现：常见的有头围异常（大头/小头畸形）、共济失调和眼球震颤。大头畸形是脱髓鞘性脑白质病的常见临床体征，如：Canavan 病、AxD、MLC 和 L-2-羟基戊二酸尿症（L-2-hydroxy glutaric aciduria，L2HGA）。眼球震颤通常见于髓鞘形成不良的脑白质病，如 PMD 和 PMDL，但不限于该亚组，可以在脱髓鞘形式中观察到，如 Canavan 病。

（2）临床非神经学表现特征：一组系统性非神经系统症状可以应用于以更准确的方式对脑白质病进行分类。

1）肾上腺功能不全：肾上腺功能不全（Addison 病）通常表现为皮肤色素沉着、低钠血症和罕见的低血糖症。一般仅在两种 LD 中出现：X-ALD/肾上腺髓质神经病（adrenomyeloneuropathy，AMN）和过氧化物酶体生物发生障碍。

2）其他内分泌失调：患有 4H 脑白质营养不良（髓鞘形成减退、牙齿发育不全和低促性腺激素性性腺功能减退综合征）的患者中可能会合并其他内分泌紊乱，包括促性腺激素性腺功能减退症（如果患者处于青春期）以及较少见的生长因子缺乏症和甲状腺功能减退症。甲状腺功能减退症也可见于 AGS。

3）眼科异常：在许多 gLE 中注意到眼科异常，如先天性白内障。

GM1 和 GM2 神经节苷脂贮积症和唾液酸贮积症中常见视网膜樱桃红斑。视神经萎缩是 LD 和 gLE 的共同特征,在 Canavan 病、VWM 及大多数髓鞘形成障碍和某些线粒体疾病中最为明显。眼球震颤是 PMD、Canavan 病和大量髓鞘形成障碍 LD 的特征。

4）皮质视觉障碍:随着白质病的发展累及皮质视束,皮层视觉障碍也可能是许多 LD 和 gLE 的晚期特征。

5）牙缺失或少牙:牙缺失或少牙以及其他牙齿异常,例如延迟的牙齿萌出,是 PolⅢ相关或 4H 脑白质营养不良的特征。

6）畸形的面部特征:患有肌张力低下和/或癫痫发作的婴儿的面部畸形可能提示过氧化物酶体生物合成障碍,例如 Zellweger 综合征。这些婴儿常患有长头畸形,前额宽。面部特征粗化通常见于溶酶体贮积病,白质受累,如多种硫酸酯酶缺乏症、黏多糖贮积症和唾液酸贮积症。

7）骨骼影像学异常:点状软骨发育不良是过氧化物酶体生物发生障碍的早期特征。脑白质病患者多发性骨发育不良的影像学特征提示多发性硫酸酯酶缺乏或唾液酸沉着症。

8）听力障碍:可能被视为许多累及听觉神经的 LDs 和 gLEs 的非特异性关联中较少出现的症状。感音神经性聋是过氧化物酶体生物合成障碍的典型表现。

9）肝脾大:肝脾大是某些溶酶体贮积病的特征,包括多种硫酸酯酶缺乏症、半乳糖唾液酸中毒、唾液酸紊乱。线粒体功能障碍引起的 gLEs 可能导致肝脏异常。伴或不伴肝功能障碍的孤立性肝大常存在于过氧化物酶体生物发生障碍中。肝功能障碍也可见于更罕见的 AGS 婴儿期。

10）皮肤症状:皮肤异常与几种 LD 和 gLE 相关。血管角化瘤可见于半乳糖唾液酸症。鱼鳞病是 SLS 出生时的显著特征,随后在儿童期多发硫酸酯酶缺乏症或患有 Refsum 病的成人中出现。皮肤光敏性也见于 Cockayne 综合征。色素沉着过度是 X-ALD/AMN 儿童和成人肾上腺功能不全的征兆。

11）胃肠道症状:胃肠道症状通常是慢性表现,腹泻经常出现在

CTX 和一些线粒体疾病患者中,特别是线粒体神经胃肠型脑病。许多 LDs 和 gLEs 患者有胃肠道反流和慢性便秘。

3. 辅助检查

(1) 影像学检查:头颅 MRI 是显示白质病灶最敏感的方法,多年来已被用作诊断脑白质病的关键辅助检查方法。肾上腺脑白质营养不良 MRI 两侧脑室后角周围呈长 T_1 长 T_2 异常信号,呈对称的蝶翼状,晚期有脑萎缩。AxD 的 MRI 诊断标准:①广泛的脑白质异常,包括肿胀、信号改变、白质萎缩及囊性变,以额叶为著;②脑室周围存在 T_1 高、T_2 低信号带;③基底节及丘脑异常:包括信号增高、肿胀、萎缩、T_2W1 信号改变;④脑干异常,以中脑和延髓为著;⑤对比增强扫描存在一些部位的强化:室管膜、脑室周围环、额叶白质、视交叉、穹窿、基底节、丘脑、齿状核和脑干。以上 5 条满足 4 条即可诊断 AxD。

(2) 酶学检查:白细胞及成纤维细胞芳香硫酯酶 A 活性测定可确诊异染性脑白质营养不良。尿中硫酸脂和糖胺聚糖的测定分别为诊断异染性脑白质营养不良或多种硫酸酯酶缺乏症提供了额外的证据,血浆超长链脂肪酸测量是针对 X-ALD,过氧化物酶体生物合成障碍和过氧化物酶体 β-氧化缺陷的灵敏筛选测试。

(3) 生化代谢检查:生化代谢检查协助脑白质病的诊断。肾上腺脑白质营养不良的血、尿中 17-羟、17-酮皮质类固醇含量降低。血中皮质醇降低,血浆中 ACTH 增高,ACTH 刺激试验后血浆皮质醇升高程度远低于正常。X-ALD 患者的组织及体液中饱和极长链脂肪酸(very long chain fatty acids,VLCFAs)异常升高,高于正常值上千倍。MLD、Krabbe 病、多种硫酸酯酶缺乏症和 GM1/GM2 神经节病的溶酶体酶的测定方法广泛可用。

(4) 电生理检查:有些脑白质病早期脑电图正常,合并癫痫和脑白质病晚期多有脑电图异常。在许多情况下,使用电生理检查,例如脑干听觉诱发电位(BAEP)、体感诱发电位(SEP)和视觉诱发电位(VEP)来协助判别神经系统疾病。有文献报道 BAEP 是 PMDL 和 PMD 之间良好的临床鉴别器。神经传导速度和肌电图检查还可帮助判断周围神经是否受累。

(5)基因检测:在过去的 10 年中,高通量测序技术的进步,尤其是全外显子组测序(WES)或全基因组测序(WGS),对儿童遗传性白质脑病(尤其是髓鞘减少型)的临床和分子诊断产生了重大影响[15],由此明确的与脑白质病相关的基因数量逐步增加,继发于白质累及的疾病的表型谱也在扩大。最近的研究表明,将 MRI 模式分析和下一代测序相结合将提高诊断率和诊断更及时。WGS 一次几乎分析整个基因组 DNA 序列,提供最全面的基因组表征。结合先前描述的放射学和临床表现,WES 在脑白质病的诊断过程中最重要的作用可能是预测临床进展和并发症,这些可能会在未来对患者的治疗和预防产生影响。在许多情况下,WES 可能是近期基因检测的最佳选择。几种常见脑白质病的遗传方式与突变基因的关系见表 8-2。

表 8-2　常见脑白质病的遗传方式与突变基因

疾病	致病基因	遗传方式
佩-梅病(PMD)	*PLP1*	XR
类佩-梅病(PMDL)	*GJA12* 等	AR
pol-Ⅲ相关脑白质营养不良	*POLR3A*,*POLR3B*	AR
Alexander 病(AxD)	*GFAP*	AD
肾上腺脑白质营养不良(X-ALD)	*ABCD1*	XR
异染性脑白质营养不良(MLD)	*ARSA*,*PSAP*	AR
球形细胞脑白质营养不良(Krabbe 病)	*GALC*	AR
中枢神经系统海绵样变性(Canavan 病)	*ASPA*	AR
白质消融性白质脑病(VWM)	*EIF2B1-5*	AR
伴皮层下囊肿的巨脑性白质脑病(MLC)	*MLC1*,*GlialCAM*	AR,少数 AD
Aicardi-Goutieres 综合征(AGS)	*TREX1*,*RNASEH2A-C*,*SAMHD1*,*ADAR*	AR,少数 AD
髓鞘化低下伴脑干、脊髓受累及下肢疼挛的白质脑病	*DARS*	AR

【康复评定】

脑白质病患儿共同的临床表现为早期运动倒退、肌张力减低,后期转为痉挛。康复评定包括神经肌肉功能和运动功能评定,智力语言功能的评估等。

1. 发育性能力评定

(1) 运动功能评定:可以根据年龄选择以下量表评定:①Alberta婴儿运动量表:适合于 18 个月以下婴儿的粗大运动能力评定;②Peabody 运动发育评定量表(PDMS-2):适合于 72 个月以下婴幼儿的粗大及精细运动能力评定;③粗大运动功能测评(GMFM)等。

(2) 智力发育评定:根据不同年龄选择相应评估量表进行评定。包括贝利婴儿发展量表(BSID)、格塞尔发育量表(GDS)、格里菲斯发育评估量表中文版(GDS-C)、韦氏学龄前及幼儿智力量表(WPPSI)、韦氏儿童智力量表(WISC)等,根据不同年龄和病情状况选择适当智力测试方法。

(3) 语言能力评定:①构音障碍评定:言语清晰度差的患儿可以采用汉语版构音障碍评定法进行构音器官、构音类似运动和构音方面的检查;②语言发育迟缓评定:可采用语言发育迟缓检查法(S-S)评估语言发育水平,包括交流态度、操作性课题、言语符号的理解和表达。

(4) 日常生活能力评定:可采用 Barthel 指数、功能独立性评定量表儿童版、儿童生活功能量表(PEDI)等。

(5) 心理、行为及社会适应能力评定:可采用儿童社会适应能力量表、Conner 行为评定量表、Achenbach 儿童行为量表(CBCL)等。

2. 心肺功能评定 根据临床表现和病情选择心肺功能监测,包括心率、呼吸、脉搏、血压、血氧饱和度等生命体征的监测,心电图和心脏超声多普勒检查,耐力测试,肺功能仪检测等。

3. 疾病相关的专项评定 可以根据不同疾病选择相应的专项评定方法,如:神经肌肉病专项运动评定(MFM-32 & MFM-20CN)、线粒体脑肌病专项评定等。

4. 肌肉骨骼畸形的评定

(1) 脊柱侧弯的评定:可以采用 Adam 前弯试验进行脊柱侧弯的

筛查,Adam前弯试验阳性者进行全脊柱X线片,明确侧凸类型、测量Cobb角及椎体旋转度。

(2) 髋关节以及下肢和/或足的相关评定可进行下肢生物力学测量,监测是否存在胫骨扭转、跟骨内偏或外偏、足内翻或外翻;臀纹不对称或双侧下肢不等长者则需进行髋关节B超(6月龄以下)或双侧髋关节正位片(6月龄以上)检查,明确是否存在髋关节脱位或半脱位。

【康复治疗】

康复早期介入是功能恢复和延缓功能倒退的关键。康复目标是促进功能发育,提高生活独立性所需的各方面技巧;维持良好姿势和功能水平,预防或延缓肌肉挛缩和身体功能倒退及骨关节变形;最大限度地提高生活独立性水平,改善社会功能和提高生活质量。

1. **康复治疗原则**

(1) 任何单一的治疗都是有限的,应采用综合的康复治疗手段,如康复医学中的运动疗法、作业疗法、言语治疗、认知训练、药物、手术等,结合心理康复、教育康复和社会康复,尽可能最大限度地降低患儿残疾程度,提高其生活自理能力。

(2) 以神经系统髓鞘病变的进程,围绕临床表现是进展加重式或缓慢进步式的运动障碍及其他临床症状,制订有针对性的康复训练计划。尽早开始发育监测和康复管理至关重要。

(3) 开始以家庭为中心的早期干预,教会父母家庭干预的策略和内容,医生和治疗师应定期对家长进行家庭干预指导并监测疗效。

(4) 采用适合儿童年龄及发育特点以及患者智力状况和接受能力,多变化、有趣味,家庭共同参与的方式,提高治疗效果,从而达到预期目的。

2. **治疗方法**

(1) 运动疗法:根据运动学、神经生理和神经发育学的理论,借助器具或徒手的方法,对患儿实施运动治疗。其目的是改善其运动功能,尽可能使其正常化,提高生活活动自理能力。肢体主动运动或被动运动,站立位练习,重心转移训练,辅助步态训练。维持肌肉和其他软组织的弹性,防止挛缩或关节畸形。

（2）物理因子治疗：利用低频脉冲电刺激疗法（如神经功能电刺激）和生物反馈疗法等物理疗法，兴奋支配肌肉的运动或感觉神经，以增强肢体运动功能，延缓肌肉萎缩，改善和增加局部血液循环。

（3）作业治疗：最为重要的是日常生活活动能力训练，改善精细运动技能，提高生活自理能力。

（4）认知训练：如引导式教育，采取有节律、有规律、活动目的强的训练手法或指令，应用特殊的训练用具，如木条床、梯背椅等，使患儿在训练环境中，积极主动地学会和完成不同阶段目标的功能性技巧性活动，以逐步达到生活活动能力的提高和自理。

（5）心理康复：要帮助父母、家人等认识孩子的运动障碍，使之多理解，更多满足患儿的需要，促进患儿更多潜能的发展。帮助他们尽快地树立起自信心，更能促进他们在躯体功能、运动功能、认知功能等方面的改善。

（6）吞咽治疗：常用的治疗方法有下颌、舌、颜面肌和颈部屈肌的主动运动和肌力训练，进食时多主张取坐位颈稍前屈，易引起咽反射。软腭冰刺激有助于咽反射的恢复，咽下食物练习呼气或咳嗽有助于预防误咽。

（7）肺康复：脑白质病的个体发生呼吸道感染的风险较高，例如社区获得性和吸入性肺炎。除了通过治疗原发病和吞咽功能训练，还可以通过呼吸功能训练、主动咳嗽和体位排痰以减少其发生。

（8）矫形器支具的应用：矫形器应用的目的：①保持肢体的功能位；②加强肢体的承重能力；③预防或纠正畸形；④促进运动功能发育或恢复，从而提高生活活动自理能力。根据需求和功能状态选择适宜的矫形器。

（9）痉挛治疗：痉挛是脑白质病的运动障碍的中心问题，正确的体位摆放和紧张性反射的利用，常用的抗痉挛治疗方法有神经肌肉促进技术中的抗痉方法。挛缩表现为关节僵硬，常用的治疗方法有抗痉挛体位和手法的应用，被动活动与主动活动（患肢负重）；多部位肌张力高时通常可通过口服或鞘内注射巴氯芬解痉药物，或选择性脊髓背侧根切除术等治疗手段。局部肌张力 3 级以上，可考虑肌内注射肉毒杆菌毒素缓解痉挛。在应用上述方法的同时,可考虑适配矫形器。

(10) 压疮治疗:应注意减轻局部压力,定时翻身(2 小时 1 次)、充气垫应用、清洁床面和皮肤护理、注意营养等可以预防压疮的发生。对已出现的压疮应及时解除压迫,进行疮面处理,紫外线治疗和增加营养。

3. 康复治疗的思考　对于脑白质病国内外均没有成熟的康复治疗经验,根据现代康复理念,治疗思考如下:

(1) 神经发育疗法:采用 Bobath 技术、运动学习和动态系统理论,促进里程碑和各种功能技巧的发育,包括物理治疗、作业治疗、语言治疗、认知能力训练和日常生活活动能力训练等。

(2) 牵伸治疗:适用于神经肌肉病晚期或痉挛患儿,通过被动和/或主动牵伸、手法松动等,缓解肌张力,防止挛缩和变形。肌力强化和耐力训练应根据疾病特点选择适当的训练强度和方法,包括抗阻训练、核心肌群训练、有氧训练等。

(3) 姿势管理和辅助器具使用:包括手杖、轮椅、踝足矫形器、脊柱支具等,可以根据疾病性质和进展阶段进行适配,帮助延缓功能丧失,维持良好姿势,增加移动能力。

(4) 呼吸管理与心脏康复:适用于白质脑病合并心肺功能受损或疾病进展到晚期时。

(5) 心理学治疗和心理支持:包括行为干预、心理学治疗和/或精神类药物治疗,同时应加强医疗和教育管理方面的知识宣教,为患儿和家长提供心理咨询和心理支持,营造健康向上的生活氛围和信心,避免社会歧视;提高抗病能力和生活自信心。

(6) 共患病的治疗:遗传性疾病常常存在各种共患病,且常因此加快病情进展或加重不良预后,需多学科会诊及时治疗。

【其他治疗】

绝大多数脑白质病的病程为进展性的,缺乏特效治疗方法,临床管理主要为对症处理和康复治疗。

1. 一般治疗

(1) 维持足够的营养:营养支持对脑白质病的儿童十分重要。肠内营养支持的配方选择：①<1 岁：首选婴儿配方奶；对有高热量需求的患儿，可以高热卡配方奶；对喂养不耐受的患儿，可以酌情减少喂养量。②≥1 岁：选择高热卡比 1kcal/ml 的配方；儿童配方含有较高的维生素和矿物质含量，可以防止维生素 D 及磷、钙和铁的缺乏。对于无法自我喂养和吞咽困难者可考虑经皮胃造口术[17]。

（2）治疗神经性疼痛（例如，使用阿米替林或加巴喷丁）。

（3）癫痫的治疗。

（4）监测和治疗骨科问题，例如髋关节脱位和脊柱侧弯。

（5）其他治疗：

1）腹泻的治疗（例如，抗胆碱药）。

2）易激惹和睡眠障碍的治疗（例如，褪黑素或阿利马嗪）。

3）合并感染时的抗感染治疗。

4）膀胱和肠功能障碍的治疗。

2. 造血干细胞移植（HSCT）　对肾上腺脑白质营养不良轻度脑型患儿可能有效。干细胞具有自我更新和分化成特定神经细胞类型的能力，希望将来对治疗脑白质病有功效。HSCT 可用于脑肾上腺皮质营养不良[18]、青少年和成人 MLD 以及青少年或成人 Krabbe 病的早期（有症状或早期症状）。用于 MLD 的 HSCT 已被证明是成功的，但是有一些局限性。MLD 的少年和成人病例从早期治疗中受益最大。

3. 特定治疗方法　肾上腺皮质营养不良或肾上腺脊髓神经病加氢化可的松治疗。胆囊切除术用于胆囊功能障碍、胆囊息肉和预防 MLD 胆囊癌变可能。生长激素不足可使用生长激素替代品，补充激素以诱导青春期并预防髓鞘减少，4H 白细胞营养不良的骨质疏松症。

【预后及预防】

部分脑白质病患者的病情可逆，但有部分是不可逆的。如果采取适当的预防措施，患者的症状可得到部分改善。而脑白质病的治疗方法有一定的局限性，至今仍无统一的治疗方案，因此，对于后天感染因素导致的脑白质病预防非常重要。应增强机体免疫功能，提高机体抗病能力。营养神经，扩张微循环使受损残余神经得到充分的血供，控制预防病情继续发展。

➤ 附:脑白质病的诊疗流程图

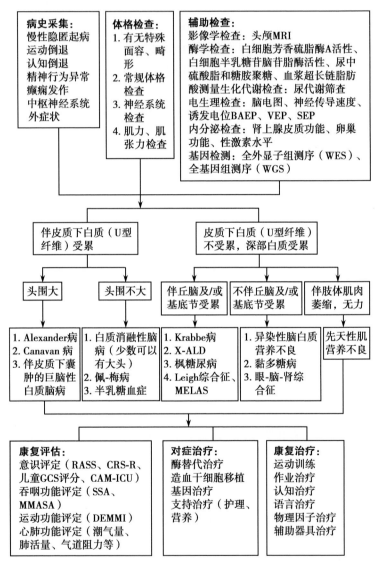

（林 俊 张 念 杨光显）

第四节　线粒体脑病/脑肌病

【概述】

线粒体肌病（mitochondrial myopathy）和线粒体脑肌病（mitochondrial encephalomyopathy）是一组因遗传基因突变引起的线粒体 DNA（mitochondrial DNA，mtDNA）或核 DNA（nucleus DNA，nDNA）缺陷导致线粒体结构和功能障碍、ATP 合成不足所致的多系统疾病。主要表现为由于细胞呼吸链及能量代谢障碍，主要累及脑、横纹肌等组织、器官。线粒体肌病和线粒体脑肌病的病因主要是 mtDNA（少数是 nDNA）发生突变，如基因点突变（pointmutation）、缺失（deletion）、重复（dupliation）和丢失（depletion），即 mtDNA 拷贝数减少等，使编码线粒体在氧化代谢过程中所必需的酶或载体发生障碍，糖原和脂肪酸等原料不能进入线粒体或不能被充分利用，故不能产生足够的 ATP，终因能量不足，不能维持细胞的正常生理功能，诱导细胞凋亡而导致线粒体病（mitochondrial disease）。

由于肌肉和脑组织高度依赖氧化磷酸化等代谢，所以无论 nDNA 或 mtDNA 单独缺陷，还是两者同时受累，临床出现症状往往是全身性的，只是由于各酶体系缺失受累程度不同而临床表现各有侧重，人为地将线粒体疾病划分为两大类，如病变以侵犯骨骼肌为主，则称为线粒体肌病；如病变同时累及到中枢神经系统，则称为线粒体脑肌病[19]。该组疾病常合并出现多系统受累，如心肌、视网膜、肾脏、周围神经等。

线粒体肌病包括：线粒体脑肌病伴高乳酸血症及卒中样发作（mitochondria lencephalomyopathy lacticacidosis andstroke-likesymdrome，MELAS）；肌阵挛性癫痫伴破碎红纤维（myoclonic epilepsy with ragged red fibers，MERRF）；Kearnss-Sayre 综合征（Kearnss-Sayre syndrome，KSS）；线粒体神经胃肠脑肌病（mitochondrial neurogastrointestinal encephalopathy disease，MNGIE）；家族性原发性进行性灰质萎缩症，Alpers 综合征（Alpers syndrome）；亚急性坏死性脑脊髓病，Leigh 综合征（Leigh syndrome，LS）；脊髓小脑共济失调伴癫痫发作综合征

(mitochondrial spinocerebellar ataxia and epilepsysyndrome,MSCAPS);卷毛型灰质营养不良,Menke 病,Leber 遗传性视神经病(Leber's hereditary optic neuropathy,LHON);视网膜色素变性共济失调性周围神经病(neuropathy,ataxia and retinitis pigmentosa,NARP);感觉性共济失调神经病伴眼外肌瘫痪(sensory ataxic neuropathy,dysarthria and ophthalmoparesis,SANDO);慢性进行性眼外肌瘫痪(chronic progressive external ophthalmoplegia,CPEO);线粒体肢带型肌病(itochondrial limb girdlemyopathy,MLGM)等[20]。

新生儿期发病的线粒体病以 Leigh 综合征和 Pearson 综合征(骨髓-胰腺综合征)多见;婴幼儿或儿童期发病的线粒体病一般较为严重,呈进行性或阶段进展性病程,以 KSS、MERRF 综合征多见;青少年或成年线粒体病则以双眼视力下降、卒中样发作、肌阵挛癫痫、肌无力、眼睑下垂和复视、糖尿病、胃肠疾病等为主,多见于 Leber 遗传性视神经病、母系遗传糖尿病和耳聋。mtDNA 缺失也与男性不育、耳聋、线粒体缺失综合征等多种疾病相关[21]。

【诊断】

当患儿出现其他疾病不能解释的进展性的神经肌肉和/或非神经肌肉症状,累及了表面上似乎不相关的器官和组织时,就应考虑有无线粒体病的可能。主要诊断依据:①临床表现;②血乳酸、丙酮酸最小运动量试验;③肌肉组织化学染色和电镜下观察发现大量异常线粒体;④线粒体生化测定证明其生化缺陷;⑤基因检测发现线粒体 DNA 或/和核基因突变。

1. **临床表现**　本病可发生于任何年龄阶段,从儿童至成年均可发病,多呈慢性进展,可累及多个系统,临床表现复杂多样。骨骼肌和脑由于线粒体含量丰富,能量需求高,故最容易受累而出现症状。

临床按受累组织不同主要分为:四肢肌无力、生长发育迟缓、眼外肌瘫痪、运动不耐受,无感觉异常。约 40% 有肌肉按压痛,肌肉萎缩少见。

引起多器官系统病变,主要症状包括:①神经系统:惊厥、痉挛、发育迟缓、听力障碍、痴呆、40 岁之前的脑卒中症状、平衡功能障碍、周围神经病变和视觉系统损害等;②眼:眼下垂(上睑下垂)、眼球运动障得(眼外肌麻痹)、失明(视网膜炎、视神经缩)、白内障;③心脏:原发性心肌病(心肌衰弱)、传导阻滞;④肝:肝功能衰竭(多在 MTDNA 缺失综合征患儿中常见);⑤肾:范科尼综合征、肌红蛋白尿;⑥骨骼肌:肌无力、运动不能、抽搐;⑦消化道症状:反酸、呕吐、慢性腹泻、肠梗阻;⑧胰腺:糖尿病;⑨耳:神经性耳聋。

2. 几种线粒体脑肌病临床特点

(1) Leber 遗传性视神经病(LHON):是一种母系遗传的视神经退行性病变,是首个发现与线粒体 DNA 点突变相关的疾病。临床上 LHON 的典型表现为累及 12~30 岁男性的急性或亚急性的无痛性视力丧失,病情初期可为单侧视力失明,数周或数月后累及另一侧或同时累及双侧,可伴有中心视野的缺失及色觉方面的障碍,以红绿色盲多见,本病个体差异较大,部分患者视力可随时间有所改善。此外,患者还可表现出其他神经系统症状,包括小脑性共济失调、肌张力障碍、癫痫、手足徐动症、外周神经病等。

(2) Leigh 综合征(LS):又称亚急性坏死性脊髓病,是由于线粒体能量代谢障碍引起的早发性进展性神经变性疾病。线粒体氧化磷酸化缺陷导致 ATP 产生减少是导致该病的最常见原因,以呼吸链复合物 I 和 IV 缺陷最为多见。越是能量需求高的组织和器官,如中枢神经系统、骨骼肌和心脏,受损越重。本病约 80% 为常染色体隐性遗传和 X 连锁遗传,通过 nDNA 遗传,20% 为母系遗传,通过 mtDNA 遗传,该病可分为新生儿型、经典婴儿型、少年型及成人型。

1) 新生儿型:起病初期表现为吞咽及呼吸困难,惊厥发作等,而后出现脑干功能失调及严重的运动发育落后,在疾病早期患儿即死亡。

2) 经典婴儿型:在 1 岁以内患儿即可起病,发病前患儿发育多正常,起病后病程迅速进展。呼吸节律改变、眼球运动障碍及其他脑神经征是患儿的特征性表现。除此之外,患儿有严重的各项发育落后、肢体无力及共济失调,伴有肌阵挛或惊厥。多于 2 岁内死亡。

3）少年型：多在儿童期隐匿起病，发热、疲劳等刺激亦可诱发此病，出现痉挛性截瘫、共济失调、视觉受损以及帕金森样表现，身高体重多落后于同龄儿。在一段较长的静止期后，在10余岁时突然出现急性或亚急性恶化，迅速进展至昏迷及严重呼吸抑制，最终死亡。

4）成人型：十分罕见，表现为进行性视力下降、色盲、痉挛性瘫痪和痴呆。

（3）MELAS病：MELAS综合征是一种以反复卒中样发作和线粒体脑肌病为特征的进行性神经退行性疾病。婴儿早期大多正常。首次发作通常在5~15岁，表现为逐渐出现的肌无力、疲乏或肌肉疼痛。在肌肉受累之后，逐渐出现中枢神经系统症状，包括偏头痛样发作、视野缺损、发作性偏瘫、耳聋、惊厥、构音障碍等。轻症者可在逐渐恢复后再次发作，表现为复发-缓解病程，重症者则表现为一次发作后遗留的不可逆损伤。还可累及眼部、肾脏及内分泌腺等，包括白内障、视神经萎缩、肾病综合征、糖尿病、甲状腺功能减退等，多数患者身材矮小且体表多毛。多数家系呈母系遗传。

（4）阵挛性癫痫伴破碎样红肌纤维病（MERRF）是肌阵挛为特征的母系遗传病。本病多在20岁以前发病，临床上多以肌阵挛、惊厥以及共济失调为首发症状，随意运动可诱发或加重肌阵挛，可表现出慢性进行性痴呆、神经性耳聋、视神经萎缩等，患者多身材矮小，家系患者多有多发性对称性脂肪瘤。

（5）Keams-Sayre综合征（KSS）：起病于儿童或青春期发病，多在20岁前发病。临床上多以进行性的眼麻痹为首发症状，上睑下垂、眼外肌麻痹、色素性视网膜病、小脑共济失调、心脏传导阻滞，脑脊液蛋白升高。绝大多数为散发，极个别呈常染色体显性遗传。可伴发身材矮小、进行性的智力落后、内分泌异常、肌肉无力和感觉神经性耳聋等。心脏病变是KSS的主要死因。

（6）慢性进行性眼外肌麻痹：慢性进行性眼外肌麻痹（CPEO）与KSS表现十分相似，一般认为CPEO是KSS的轻型，KSS是CPEO合并色素性视网膜病。CPEO是由于mtDNA缺失引起的线粒体肌病，多在儿童时期起病，表现为缓慢进展的眼外肌麻痹、眼球运动障碍、吞咽困难等,部分患者近端肢体无力,通常不伴有复视。

(7)Alpers 综合征:Alpers 综合征是家族性原发性进行性灰质萎缩症,以灰质受累为主的常染色体隐性遗传的肝脑综合征,白质受累表现为脱髓鞘病变。临床上主要表现为难治性癫痫、皮质盲、共济失调、智力运动的倒退、进行性肝功能衰竭等,疾病晚期合并的肝衰竭或癫痫持续状态是常见的死亡原因,多由于丙戊酸诱发。

3. 辅助检查

(1)血生化检查:

1)多数患者出现血乳酸升高。乳酸、丙酮酸最小运动量试验,即运动后 10 分钟血乳酸和丙酮酸仍不能恢复正常。约 80% 的患者阳性,对筛选患者有很高特异度,但敏感度较差。

2)成纤维细胞生长因子 21(FGF-21):可以作为线粒体病筛查的敏感标志物,但不能用于预测特定疾病的发展以及预后,生长分化因子 15(GDF-15),已经发现与线粒体疾病严重程度相关,因此被认为是线粒体疾病最有用的生物标志物。

3)酶及其他检查:在累及骨骼肌的患者中查肌酸激酶,一般轻度升高。伴肝脏损害可以发现转氨酶升高。伴肾脏受累查尿常规,可以发现蛋白尿。伴糖尿病可以发现血糖升高。

(2)病理检查:肌肉活检病理检查主要用于伴肌肉损害的疾病类型 MERRF、KSS、MELAS 多有光镜下改良 Gomeri 三色及琥珀酸脱氢酶(SDH)染色后显示破碎样红纤维(RRF),以细胞色素 C 氧化酶(CoX)染色可进一步指导临床诊断,肌浆膜下可见大量正常和异形线粒体。由于基因技术日趋完善,很少患者愿意接受肌肉活检这种有创性的检测手段。而且当核基因突变导致的线粒体病没有骨骼肌的形态学改变时,肌肉活体组织检查(活检)也无法确诊线粒体病,所以上面因素导致肌肉活检开展越来越少。

(3)影像学检查:线粒体脑肌病头颅 CT 或 MRI 患者可见白质脑病、基底核钙化脑软化、脑软化、脑萎缩和脑室扩大等。MELAS 可见两侧半球后部即颞、顶、枕叶皮层多发卒中样异常信号,其特点与脑血管分布不对应的脑软化灶,以后部半球大脑皮质多见;Leigh 病的

CT 和 MRI 特征性所见为对称性双侧基底节、丘脑、脑干等灰质核团损伤的异常信号;而 KSS 则见散在的、既见于灰质又见于白质的异常信号。

(4)神经电生理:脑电图弥漫性或灶性异常,或癫痫样放电[4]。伴肌无力患者进行肌电图检查,出现肌源性损害提示存在肌肉病,出现神经源性损害提示伴周围神经损害。伴随周围神经病的患者可以进行周围神经传导速度检查,可以发现运动或感觉神经的动作电位波幅下降,提示存在轴索性神经病变。视觉和听觉诱发电位检查可以发现视神经或听神经损害[22]。

(5)基因检查:常用的检测方法有聚合酶链反应-限制性片段长度多态性(PCR-RFLP)分析或直接测序。测线粒体 DNA(mtDNA),可发现有缺失及点突变等,为诊断该病最可靠的依据。在 MELAS 重点查 mtDNA 的 A3243G 点突变,在 MERRF 重点查 mtDNA A8344G 点突变,母系遗传的 Leigh 综合征和 NARP 主要查 mtDNA8993C 突变,散发型CPEO、KSS、SANDO 重点查 mDNA 片段缺失等。

检测到的突变需要结合临床、其他辅助检查结果以及既往报道确定是否为致病突变,基因检测阴性结果也不能否定诊断。因为每种线粒体病的亚型经常与多种突变类型相关,但常见的突变位点检测阴性时,需要扩大突变的筛查范围。发现没有典型临床表现特点的mtDNA 致病突变者,可以确定为 mtDNA 突变携带者[23]。

【鉴别诊断】

线粒体肌病主要与重症肌无力、脂质沉积性肌病、多发性肌炎、肢带型肌营养不良症鉴别。线粒体脑肌病除了与上述疾病鉴别外,还应与韦尼克脑病(Wernicke encephalopathy)、Wilson 病、多发性硬化、急性播散性脑脊髓炎、脑血管病、心肌病、肌阵挛癫痫、血管性痴呆等鉴别。但上述疾病的血中乳酸和丙酮酸水平不高,肌肉活检和线粒体生化功能测定可助于鉴别。

【康复评定】

康复评估是综合康复治疗的前提和基础,在治疗前针对患儿功能缺损情况可进行 ICF 评定,在大运动方面进行肌力、肌张力评估、关节活动度评定、步态分析、粗大运动评定等;在精细动作方面进行精细功能评估、ADL 评定等;对于认知能力落后患儿需进行智力评估,如格塞尔发育量表(GDS)评估、韦氏智力量表等。

1. **运动功能评定**　神经肌肉病专项运动评定(MFM-32 & MFM-20CN)、线粒体脑肌病专项评定;6 分钟步行试验(6-minute walking test,6MWT)是一种常用的用于客观评估功能运动能力的试验。

2. **精细功能评定**　一般用九孔钉试验(9-hole peg test,9-HPT)来评估手的灵活性。它被推荐为多发性硬化症中测量手灵巧度的金标准测试,可借鉴用于其他新开发的上肢功能结果测量的有效性的参考值。

3. **日常生活能力评定**　可采用 Barthel 指数、功能独立性评定量表儿童版、儿童生活功能量表(PEDI)等。

4. **肌张力评定**　改良 Ashworth 量表是临床常用的肌张力障碍评估方法。

5. **步态分析**　通过观察测量以及实验室步态分析系统的方法,评估行走状态下儿童下肢异常步态的生物力学和运动学状态。

6. **专项评定**　英国纽卡斯尔大学儿童线粒体疾病评分量表(Newcastle pediatric mitochondrial disease scale ,NPMDS)有 3 个不同年龄层的评分表,可分为 0~24 个月、2~11 岁以及 12~18 岁。由 4 个部分组成:目前机体功能,具体临床记录,目前临床评估以及生活质量调查表。该评分量表的最终得分是将四部分相加的分数,1 岁以前患儿评分总分为 92 分,1~18 岁患儿评分总分为 104 分,分数越高反映疾病越严重,预后效果越差。

【 **康复治疗** 】

由于线粒体脑肌病易心肌受累或突发癫痫等,康复治疗时应注意防范心脑功能障碍潜在的风险。具体治疗方案应根据需求进行物理治疗、作业治疗、认知治疗等综合康复治疗。

1. **运动疗法**　通过阻力训练和有氧耐力训练可以提高肌力,维持肌肉力量,规律的有氧耐力运动可以提高组织毛细血管的密度、增加血管的通透性及线粒体呼吸链的酶活性。有氧耐力运动可以使最大摄氧能力提高 28.5%,肌力提高 32%~62%。

(1) 主动助力运动:是患者在部分外力的帮助下完成主动运动,主要是借助器械来完成,包括悬吊、滑轮、减重步态训练等。

(2) 被动运动:患儿通过专业人员或器械的辅助完成被动活动,包括关节松动术、功能性踏车等。

(3) 体位性治疗:对于预防儿童的继发性残疾,体位性治疗十分重要。针对肌力或肌张力低下的儿童,应注意将儿童的体位保持在中立位,以防重力作用导致的软组织过度牵拉,而对于肌张力增高或有痉挛的患儿,应保持在抗痉挛的体位。

(4) 软组织牵伸:正常情况下,儿童在日常活动中不断牵伸肌肉,使之不断生长,进而适应骨骼发育。但在运动能力出现障碍时,儿童无法充分牵伸肌肉,久而久之肌肉出现挛缩,这时就可应用软组织牵伸缓解这一问题。软组织的牵伸分为手法牵伸、器械牵伸、自我牵伸三种方法,用于改善关节周围软组织伸展性,降低肌张力,恢复关节活动范围。手法牵伸是指专业人员通过手法牵伸的方式增加挛缩组织或关节的活动范围;器械牵伸则是通过器械来对挛缩的组织或关节进行牵拉;自我牵伸则是患者利用自身的重量进行牵伸。在临床的实际操作中,可先牵拉挛缩紧张的拮抗肌,再增强无力肌肉的力量。

(5) 肌力训练:在进行肌力训练之前,通常需要先对肌力进行测定。对于肌力在 1~2 级的儿童,应给予徒手肌力训练,而对于肌力≥3级的儿童,需要给予抗重力及抗阻力训练。

2. 作业疗法 维持和改善肌力和肌耐力、关节活动范围,改善异常姿势,根据患儿功能需求进行相关环境改造,提高日常生活能力。

3. 物理因子治疗 物理因子治疗是物理治疗的重要组成部分,包括经颅磁刺激、生物反馈、电疗、光疗、超声波疗法、磁疗、冷热疗、水疗和其他物理因子疗法,帮助改善患儿的感知觉,同时提高其运动能力。

4. 康复辅具 康复辅具可以协助患儿肢体活动,提高生活自理能力,临床上常用的康复辅具包括矫形器和助行器。针对患儿的肢体挛缩、畸形以及关节异常活动等情况,在进行物理治疗和作业治疗的同时可辅以矫形器,协助患儿在训练时及日常活动中肢体稳定性的提高,固定肢体并预防肢体畸形,保护肢体的同时减轻负重,代偿失去的肌肉功能,改善运动功能。助行器同样需要针对患儿情况进行个性化选择,包括无动力式助行器和动力式助行器。

5. **言语与吞咽障碍治疗** 根据患儿语言及吞咽障碍评估结果,制订不同的语言治疗方案。

6. **认知治疗和心理治疗** 对于患儿的认知治疗主要分为恢复策略及补偿策略。同时针对患儿常伴发异常的心理行为问题,如自闭、多动、情绪不稳(如抑郁、焦虑)等心理状态进行适当的纠正,给予患儿心理支持,这不仅需要医学相关人员的参与,也需要患儿的亲属参与,让患儿处于健康积极的家庭环境。

7. **康复治疗注意事项** 对于线粒体疾病的患者在康复治疗时需要注意以下几点原则:①康复治疗前、中、后期都要重视康复评估,尤其注意心肺功能的评估,制订个体化的训练计划和目标。②由于患儿运动不耐受,尽可能不要在空腹或饥饿状态下过度活动或用脑。③在康复治疗中预防肌肉无力所造成的并发症,防止挛缩和畸形,维持剩余肌力,减缓退化速度。④训练量要适当,不能太剧烈,以免导致肌肉疲劳。一般从低强度短时间的锻炼开始,逐渐增加锻炼的强度和持续时间,在治疗中应减少不必要的能量消耗,尽量延缓病情进展。⑤避免呼吸系统感染且延缓呼吸功能恶化,适当的呼吸功能的训练和有氧训练,对于线粒体疾病患者维持功能有益。⑥加强社交、语言和智力功能,提高身心健康,积极面对生活。

【其他治疗】

目前无特效治疗,主要是对症治疗。主要的措施如下:

1. **一般治疗** 给予高热量低脂肪、富含维生素的饮食,特别应限制长、中链脂肪酸的摄入。少量多餐,或在进行剧烈运动前后补充高碳水化合物,可预防横纹肌溶解。丙酸羧化酶缺少的患者推荐高蛋白、高碳水化合物和低脂肪饮食。在 MELAS 发作期需要生酮饮食。

饮食治疗可减少内源性毒性代谢产物的产生。高蛋白、高碳水化合物、低脂饮食能代偿受损的糖异生和减少脂肪的分解[24]。

2. **药物治疗**

(1) 抗氧化、清除自由基类：①醌类药物，辅酶 Q10 和艾地苯醌，分次随餐服用，大剂量的艾地醌苯主要用于 LHON 的早期治疗；②维生素 E。

(2) 补充代谢辅酶类：①瓜氨酸和精氨酸，主要用于 MELAS；②亚叶酸，主要用于 KSS 治疗；③维生素 B$_1$，对丙酸脱氢酶缺陷的患者有较好疗效，对呼吸链酶复合体 I 缺陷的线粒体病也有治疗效果；④维生素 B$_2$，对二氢硫辛胺脱氢酶缺陷导致的线粒体肌病有效，单纯呼吸链复合体Ⅱ缺陷的患儿尤其有效。

(3) "鸡尾酒"疗法：肌酸、左卡尼汀和辅酶 Q10 补充疗法通常混合为"鸡尾酒"来使用以治疗线粒体病，是人体内三种参与 ATP 合成的自然物质。艾地苯醌、辅酶 Q10 和大量 B 族维生素可使血乳酸和丙酮酸水平降低。左卡尼汀可以促进脂类代谢、改善能量代谢。

(4) 其他药物治疗：血清肌酶谱明显升高可选择皮质激素治疗。中药如黄芪、党参、枸杞子等补气活血治疗及综合调理也可改善症状。

3. **基因治疗**　由于基因治疗具有可塑性和异质性，目前尚处在实验阶段，包括减少野生型线粒体基因组突变的比例（基因移位），将突变的 mDNA 转变为正常细胞核 DNA（异位表达），使用特异性限制性内切酶纠正突变的 MTDNA、诱导肌肉再生等方法。

【预后】

预后与发病年龄和临床表现密切相关，发病年龄越早，临床症状越多，预后越差。

> 附:线粒体脑病的诊疗流程图

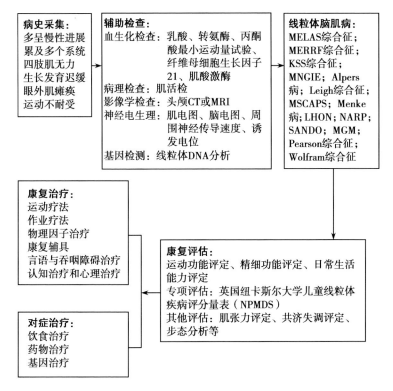

病史采集:
多呈慢性进展
累及多个系统
四肢肌无力
生长发育迟缓
眼外肌瘫痪
运动不耐受

辅助检查:
血生化检查:乳酸、转氨酶、丙酮酸最小运动量试验、纤维母细胞生长因子21、肌酸激酶
病理检查:肌活检
影像学检查:头颅CT或MRI
神经电生理:肌电图、脑电图、周围神经传导速度、诱发电位
基因检测:线粒体DNA分析

线粒体脑肌病:
MELAS综合征;
MERRF综合征;
KSS综合征;
MNGIE; Alpers病;Leigh综合征;
MSCAPS; Menke病;LHON;NARP;
SANDO;MGM;
Pearson综合征;
Wolfram综合征

康复治疗:
运动疗法
作业疗法
物理因子治疗
康复辅具
言语与吞咽障碍治疗
认知治疗和心理治疗

对症治疗:
饮食治疗
药物治疗
基因治疗

康复评估:
运动功能评定、精细功能评定、日常生活能力评定
专项评估:英国纽卡斯尔大学儿童线粒体疾病评分量表(NPMDS)
其他评估:肌张力评定、共济失调评定、步态分析等

（林　俊　苏　娜　陈小红）

第五节　脊髓性肌萎缩症

【概述】

脊髓性肌萎缩症(spinal muscular atrophy,SMA)是儿童期的遗传性神经肌肉病,归类于遗传性运动神经元变性病,其主要临床特征为中轴肌群及肢体近端肌群无力和肌萎缩。本章节 SMA 特指位于染色体 5q11.2-q13.3 的运动神经元存活基因 1(survival motor neuron 1,*SMN1*)致病性变异所导致的 5q-SMA。其病因为 *SMN1* 基因纯合或复合杂合突变所致的蛋白功能障碍叠加修饰基因 SMN2 的不同拷贝

数导致脊髓前角及延髓运动神经元变性,从而出现相应的神经肌肉功能障碍[25-28]。国外研究 SMA 发病率约为 1/10 000,人群携带率为 1/(40~50)。目前中国发病率数据不确切,携带率约为 1/42。本病为儿科需长期管理的典型慢病病种。

【诊断】

(一) 诊断流程[26,27,29]

1. **临床诊断** ①非损伤性,隐匿起病,对称性四肢和中轴肌无力,近端重于远端,下肢重于上肢,认知无明显异常;②查体符合下运动神经元损伤体征,有时可见舌肌纤颤及手震颤;③辅助检查:肌酸激酶(CK)值无异常,肌电图和/或神经传导检查提示神经源性损害。

2. **基因确诊** ①基因检测显示 SMN1 外显子 7 或 7、8 纯合缺失或 SMN1 复合杂合致病突变,可确诊 SMA;②基因检测阴性结果高度疑诊患者可行神经肌肉活检或全外显子测序/全基因组测序(WES/WGS),以助于诊断与鉴别诊断。

3. **分型(表 8-3)** 主要依据患者起病年龄和获得的运动里程碑,并参考 SMN2 拷贝数分为 5 型。患者的运动里程碑发育动态落后健康个体,因此建议对患者进行长期动态随访。

(二) 鉴别诊断[27,29]

SMA 作为以低肌张力,低肌力,运动里程碑发育落后为核心表现的神经肌肉病,易与其他神经肌肉病和神经发育障碍病混淆。6 个月以下患儿核心表现是松软儿故需鉴别其他松软儿综合征,如 X 连锁婴儿型脊髓性肌萎缩症、先天性肌营养不良、先天性肌病、先天性肌无力综合征、Prader-Willi 综合征、慢性电解质紊乱病、缺氧缺血性脑病恢复初期等。6~18 个月患儿需鉴别婴幼儿时期起病的神经肌肉病,如先天性肌病、先天性肌无力综合征、肢带型肌营养不良、脊髓小脑共济失调、免疫性神经肌肉接头病、吉兰-巴雷综合征、慢性电解质紊乱病等。1.5~10 岁患者需鉴别假肥大性肌营养不良、吉兰-巴雷综合征、免疫性神经肌肉接头病、肌炎、肉毒素中毒等。成人期的鉴别疾病种类繁多,且非儿童疾病,本章节暂不讨论。

表 8-3 脊髓性肌萎缩症分型表

分型	起病年龄	运动里程碑	临床表现	自然病程	构成比	SMN 拷贝数
0	胚胎期/出生时	不能竖头	死胎，眼球可活动，几乎无其他活动，生后迅速呼吸衰竭而夭折	0 至数月	很少	1
1	<6个月	竖头，不能独坐	严重全身肌张力及肌力低下，垂头征，球肌无力，舌肌纤颤，反复呼吸道感染	1a 和 1b≤2岁，1c 的 2 岁生存概率为 95%	40%~50%	1a 多数为 1 1b 多数为 2 1c 多数为 3
2	6~18个月	独坐，不独走	进展性全身低张力及肌力低下，球肌不受累，大运动发育落后为著，易呼吸道感染	大多数到成年	30%~40%	多数为 3
3	1.5~10岁	独走	婴儿期运动发育可，后出现进展性近端肢体无力，下肢明显，易脊柱侧弯，关节畸形	寿命正常或较轻度缩短	10%~20%	3，4
4	>10岁	跑跳	运动发育正常，青少年及成人期起病，下肢近端无力，缓慢进展	寿命正常	较少	多数为 4

(三)辅助检查

辅助检查包括:①影像学检查:头颅、脊髓磁共振检查,肢体肌肉或关节彩超,骨关节 X 线片。②神经电生理学检查:肌电图、神经传导、重复性电刺激。③生化代谢检查:血电解质、肌酸激酶检查、血尿代谢筛查。④分子生物学检查等。

【康复评定】

功能评估[27,29,30]　SMA 患者肌肉骨骼和相关运动功能障碍的评估,主要包括运动发育里程碑评估、肌力、肌张力、关节活动度,建议使用以下功能量表:Hammersmith 运动功能量表(Hammersmith functional movement screen,HFMS)、运动功能评估量表(motor function measure,MFM)、费城儿童医院婴儿神经肌肉疾病检查(Children's Hospital of Philadelphia infant test of neuromuscular disorders,chopintend),6 分钟步行试验、10m 跑/走计时试验、由卧位站起所需时间等。日常生活能力评估:ADL 量表。平均 3~6 个月评估 1 次。

【康复治疗】

SMA 系遗传性的神经元退行性病,核心病因为运动神经元的变性,核心表现为失神经的下运动神经元损伤表现,因其损伤范围广,且多为慢性病,结合 ICF-CY 康复框架其治疗分为病因治疗、对症治疗、并发症及后遗症管理三部分。

(一)病因治疗[31,32]

SMA 病因治疗近年进展飞速。治疗的目标是增加具有完整功能的 SMN 蛋白的含量,主要策略:①通过反义寡核苷酸竞争性抑制 SMN2 的剪切从而促进 SMN2 基因第 7 号外显子的正常转录。如 2019 年国内已上市的鞘注型反义寡核苷酸药物 Nusinersen 以及 2020 年美国 FDA 批准美国上市的口服型反义寡核苷酸药物 Risdiplam 治疗 1、2 型 SMA,其具有较好疗效但需终生治疗,且价格昂贵。②2019 年美国 FDA 批准美国上市的使用腺相关病毒载体的基因替代治疗 AVXS-101 单次注射针对 1 型和 2 型 SMA 患儿具有较好的疗效,但价格极为昂贵。③其他的下游信号靶点的神经保护治疗、肌肉增强、SMA 修饰物等治疗均在临床试验或临床前研发阶段。

(二) 康复治疗[27,29,33]

1. 基于基础病因及康复评估结果的功能障碍的判定、治疗方案的制订及短中长期目标拟定。

2. 中低强度运动训练 肌力、耐力训练,关节肢体牵拉训练,膈肌等呼吸肌训练。

3. 物理因子治疗 肢体、躯干肌肉电刺激治疗。

4. 支具治疗 踝足、膝踝足、盆骨、躯干等支具辅助支撑、预防改善关节挛缩、代偿功能等。

5. 无障碍环境改造 轮椅助行器配备,自助具的配备,家庭生活、社会活动环境的无障碍改造。

6. 康复治疗需遵循科学性、循证性、可耐受、可改善、可负担的原则。

(三) 并发症后遗症管理[26,27,29,34-36]

SMA 虽然以躯干肢体运动障碍为核心表现,但其受累范围广,继发多系统多器官受累,可有:消化系统问题,如吞咽障碍、营养不良等;呼吸系统问题,如呼吸障碍、呼吸道感染、呼吸衰竭等;骨关节系统,如骨营养障碍、关节变性挛缩、骨折、脊柱侧弯等;特别是 SMA2、3、4 型患儿存在的心理问题常常被忽略。以上问题均需多学科协同处理。

1. **消化营养问题** 定期营养及生长指标监测[身高、上臂围、体重、头围、体重指数(BMI)、骨密度、血清钙、磷、维生素 D_3、血红蛋白等],消化、营养、康复、神内科协同处理。可采用吞咽功能训练、营养强化补剂、肠内营养、胃肠造瘘等措施处理。

2. **呼吸问题** 定期监测脉氧饱和度、呼气末二氧化碳分压、肺功能、多导睡眠监测、胸部 X 线片等,呼吸、康复、神内科协同处理。可采用呼吸肌康复训练、呼吸肌电刺激、气道管理、无创呼吸机、有创呼吸机等措施处理。

3. **骨关节问题** 定期行骨密度、脊柱及骨关节影像学检查,骨科、康复科协同处理。可采用运动训练、姿势管理、冲击波治疗、矫形支具、石膏固定、外科手术等措施处理。

4. **内分泌问题** 定期行电解质、激素、脂肪营养等检查,内分泌科处理。

5. **心理问题** 治疗机构及家庭动态注意患儿心理健康情况,必要时及时行心理评估,心理科及家长协同处理。可采用沙盘、药物等措施处理。

【预防及预后】

本病主要为中轴肌及近端肢体肌无力并常常多系统受累,结合目前无临床广泛运用的病因性治疗且国内多学科管理推行欠佳,故SMA的预后主要取决于突变类型所致的SMA临床分型,以及临床支持的时间点、科学性及持续性。大体预后可依照SMA0-4型分为夭折到基本正常行走、寿命正常,具体可见表8-3。预防主要在于孕前的遗传咨询及孕期的遗传检查策略,尽量避免复合杂合或纯合突变的婴儿出生[27,28,34]。

➢ 附:脊髓性肌萎缩症诊疗流程图

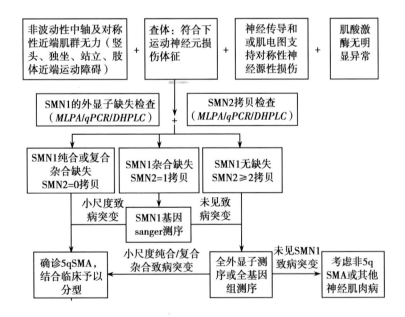

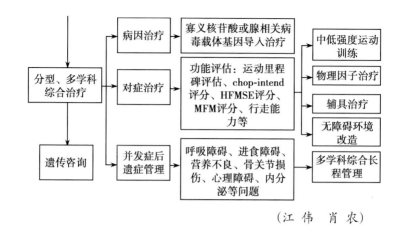

（江　伟　肖　农）

第六节　遗传性痉挛性截瘫

【概述】

遗传性痉挛性截瘫（hereditary spastic paraplegia，HSP）是一组因各种遗传性病因通过胞内运输障碍、代谢障碍、突触形成和发育障碍、轴突运输障碍、线粒体功能障碍和髓鞘维护等导致皮质脊髓束进行性变性从而表现为双下肢痉挛及运动障碍为主要特征的疾病[37,38]。HSP临床上分为"单纯型"和"复杂型"，单纯型的临床表现只有痉挛性截瘫伴膀胱受累，复杂型还存在其他神经功能障碍（认知障碍、癫痫、周围神经病等）[37-40]。目前随着分子生物诊断学的飞速进步，HSP的分类越来越依赖遗传学检查结果，现在通用基于遗传模式和致病基因的编码分类（AD-HSP、AR-HSP、XL-HSP、Mt-HSP、SPG1-82型）。AD-HSP占比70%~80%，线粒体遗传只包括一个基因位点MT-ATP6，临床极为罕见。HSP属于罕见病中的神经遗传病，总患病率为（1~10)/100 000，发病年龄差异较大，从新生儿到老年人均可发病[39,40]。本病为儿童期运动障碍的常见遗传病。

【诊断】

（一）诊断流程[41,42]

1. **临床诊断**　①非损伤性病因的隐匿性起病的双下肢肌张力增

高,活动障碍,姿势异常(可以一侧肢体为主),可伴神经源性膀胱功能障碍及其他神经功能障碍(智力发育障碍、痴呆、癫痫、共济失调、锥体外系症状、周围神经病、肌萎缩、视听力障碍、骨骼异常或畸形、构音障碍、脑部 MRI 异常等);②查体符合上运动神经元损伤体征,可见高足弓、尖足;③辅助检查:影像学、神经电生理、代谢检查、感染免疫检查等除外其他疾病。

2. **基因确诊** ①二代测序基因 Panel、全外显子测序 WES 检查 +MLPA+ 动态突变;②WES 检测阴性临床高度疑诊患者可行全基因组测序(WGS)+RNA 测序,以助于诊断与鉴别诊断。

3. **分型(表 8-4)** HSP 依照遗传方式可分为常染色体显性遗传、常染色体隐性遗传、X 连锁遗传和线粒体遗传。其基因位点被命名为 SPG(SPastic parapleGia 的缩写),并按顺序编号为 SPG1、SPG2 和 SPG3 等(表 8-4)。SPG 编号是基于基因位点的发现时间顺序而不是遗传机制。截至 2020 年发现的基因位点数量超过 80 个,且将持续增加。

表 8-4 遗传性痉挛性截瘫分型表

分型	基因组位置	基因	表型	遗传模式
SPG1	Xq28	*L1CAM*	复杂型	XL
SPG2	Xq22.2	*PLP1*	复杂型	XL
SPG3A	14q22.1	*ATL1*	单纯型	AD
SPG4	2p22.3	*SPAST*	单纯型	AD
SPG5A	8q12.3	*CYP7B1*	单纯型	AR
SPG6	15q11.2	*NIPA1*	单纯型	AD
SPG7	16q24	*SPG7*	单纯型/复杂型	AR/AD
SPG8	8q24.13	*KIAA0196*	单纯型	AD
SPG9	10q23.3-q24.1	*SPG9*	复杂型	AD
SPG10	12q13.3	*KIF5A*	单纯型	AD
SPG11	15q21.1	*SPG11*	复杂型	AR
SPG12	19q13.32	*RTN2*	单纯型	AD

续表

分型	基因组位置	基因	表型	遗传模式
SPG13	2q33.1	*HSPD1*	单纯型	AD
SPG14	3q27-q28	*SPG14*	复杂型	AR
SPG15	14q24.1	*ZFYVE26*	复杂型	AR
SPG16	Xq11.2	*SPG16*	复杂型	XL
SPG17	11q12.3	*BSCL2*	复杂型	AD
SPG18	8p1123	*ERLIN2*	复杂型	AR
SPG19	9q	—	单纯型	AD
SPG20	13q13.3	*SPG20*	复杂型	AR
SPG21	15q22.31	*ACP33*	复杂型	AR
SPG23	1q32.1	*DSTYK*	复杂型	AR
SPG24	13q14	*SPG24*	单纯型	AR
SPG25	6q23-q24.1	*SPG25*	复杂型	AR
SPG26	12p11.1-q14	*B4GALNT1*	复杂型	AR
SPG27	10q22.1-q24.1	—	复杂型	AR
SPG28	14q22.1	*DDHD1*	单纯型	AR
SPG29	1p31.1-p21.1	—	复杂型	AD
SPG30	2q37.3	*KIF1A*	单纯型	AR
SPG31	2p11	*REEP1*	单纯型	AD
SPG32	14q12-q21	—	复杂型	AR
SPG33	10q24.2	*ZFYVE27*	单纯型	AD
SPG34	Xq24-q25	—	单纯型	XL
SPG35	16q23.1	*FA2H*	复杂型	AR
SPG36	12q23-q24	—	复杂型	AD
SPG37	8p21.1-q13.3	*SPG37*	单纯型	AD
SPG38	4p16-p15	*SPG38*	复杂型	AD
SPG39	19p13.2	*PNPLA6*	复杂型	AR

续表

分型	基因组位置	基因	表型	遗传模式
SPG41	11p14.1-p11.2	*SPG41*	单纯型	AD
SPG42	3q25.31	*SLC33A1*	单纯型	AD
SPG43	19q12	*C19ORF12*	复杂型	AR
SPG44	1q42.13	*GJC2*	复杂型	AR
SPG45	10q24.3-q25.1	*NT5C2*	复杂型	AR
SPG46	9p13.3	*GBA2*	复杂型	AR
SPG47	1p13.2	*AP4B1*	复杂型	AR
SPG48	7p22.1	*AP5Z1*	单纯型	AR
SPG49	14q32.31	*TECPR2*	复杂型	AR
SPG50	7q22.1	*AP4M1*	复杂型	AR
SPG51	15q21.2	*AP4E1*	复杂型	AR
SPG52	14q12	*AP4S1*	复杂型	AR
SPG53	8p22	*VPS37A*	复杂型	AR
SPG54	8p11.23	*DDHD2*	复杂型	AR
SPG55	12q24.31	*C12ORF65*	复杂型	AR
SPG56	4q25	*CYP2U1*	复杂型	AR
SPG57	3q12.2	*TFG*	复杂型	AR
SPG58	17p13.2	*KIF1C*	复杂型	AR\AD
SPG61	16p12.3	*ARL6IP1*	复杂型	AR
SPG62	10q24.3	*ERLIN1*	复杂型	AR
SPG63	1p13.3	*AMPD2*	复杂型	AR
SPG64	10q24.1	*ENTPD1*	复杂型	AR
SPG72	5q31.2	*REEP2*	单纯型	AR\AD
SPG73	19q13.33	*CPT1C*	单纯型	AD
SPG74	1q42.1	*IBA57*	复杂型	AR
SPG75	19q13.1	*MAG*	复杂型	AR

续表

分型	基因组位置	基因	表型	遗传模式
SPG76	11q13.1	*CAPN1*	复杂型	AR
SPG77	6p25.1	*FARS2*	单纯型	AR
SPG78	1p36.1	*ATP13A2*	复杂型	AR
SPG79	4p13	*UCHL1*	复杂型	AR
SPG80	9p13.3	*UBAP1*	单纯型	AD
SPG81	2p23.3	*SELENOI*	复杂型	AR
SPG82	17q25.3	*PCYT2*	复杂型	AR

（二）鉴别诊断[41]

HSP 是双下肢痉挛及运动障碍为核心表现的神经遗传病,易与其他锥体束受累病和部分神经发育障碍病混淆。脑脊髓的获得性损伤或结构性病,如缺氧缺血性脑损伤、脑梗死、中枢性脱髓鞘病、免疫性脑炎、热带痉挛性截瘫、艾滋病、中毒性脑病、Chiari 畸形、颅内肿瘤、脊髓外伤、脊髓血管异常、脊髓栓系等。其他神经退行性病,如肌萎缩侧索硬化、脊髓小脑性共济失调等。其他遗传代谢病,如异染性脑白质营养不良、Krabbe 病、亚历山大病、线粒体病、甲基丙二酸血症、苯丙酮尿症、肝豆状核变性、脑铁沉积症、遗传性肌张力障碍。周围性损伤,如僵人综合征、先天性肌强直等。

（三）辅助检查[42,43]

辅助检查包括:①影像学检查:头颅、脊髓磁共振检查,肢体肌肉或关节彩超,骨关节 X 线片。②神经电生理学检查:肌电图、神经传导、运动诱发电位、脑电图。③生化代谢检查:血生化检查、血尿代谢筛查。④血脑脊液等标本的感染免疫相关检查。⑤分子生物学检查等。

【康复评定】

功能评估[42-44]:HSP 患者肌肉骨骼和相关运动功能障碍的评估,主要包括运动发育里程碑评估、肌力、肌张力、关节活动度。建议使用以下功能量表：改良 Ashworth 量表、改良 Tardieu 量表、6 分钟步行试验、10m 跑/走计时试验，Berg 平衡量表、三维步态分析等。日常生活能力评估：ADL 量表，平均 3~6 个月评估 1 次。

【康复治疗】

HSP 系遗传性的神经退行性病，核心病因为锥体束的变性，核心表现下肢的上运动神经元损伤表现，但其可多部位累及，且为慢性病，结合 ICF-CY 康复框架其治疗分为病因治疗、对症治疗、并发症及后遗症管理三部分[44-49]。

1. **病因治疗**　HSP 病因复杂，异质性强，目前治疗进展欠佳。大量的病因治疗研究均在临床试验或临床前研发阶段。

2. **对症治疗**

（1）基于基础病因及康复评估结果的功能障碍的判定、治疗方案的制订及短中长期目标拟定。

（2）康复治疗：①药物治疗：口服氯硝西泮、巴氯芬、替扎尼定、乙哌立松等，多靶点肌内注射肉毒素；②中-高强度运动训练：肌力、肌张力、耐力训练，关节肢体牵拉训练，平衡、站立步行训练，减重步态训练，SET 悬吊训练；③物理因子治疗：脊髓的重复刺激，拮抗肌肉电刺激，CPM 等速训练，温热、冲击波及振动治疗；④辅具治疗：踝足、膝踝足、盆骨、躯干等支具辅助支撑、持续牵拉、预防改善关节挛缩、代偿功能等；⑤无障碍环境改造：轮椅助行器配备，自助具的配备，家庭生活、社会活动环境的无障碍改造。

（3）康复治疗需遵循科学性、循证性、可耐受、可改善、可负担的原则。

（4）外科治疗：鞘内巴氯芬泵、选择性脊髓后根离断术、微创跟腱松解术、肌肉肌腱延长术等。

3. **并发症后遗症管理**[44,50,51]　HSP 虽然以肢体运动障碍为核心表现，但其长病程和异质性存在多系统受累及继发损伤，且范围广有多系统多器官受累，可有：泌尿系统问题，如神经源膀胱功能障碍等；骨关节系统，如骨营养障碍、关节变性挛缩、骨折、脊柱侧弯等；消化营养系统，如营养不良、消瘦、钙营养不良等。HSP 患儿多学龄期青春期起病,易出现的心理问题且常常被忽略。以上问题均需多学科协同处理。

(1)泌尿系统:神经源膀胱定期监测泌尿系影像监测、尿动力学监测,膀胱和或尿道括约肌痉挛可用奥昔布宁、托特罗定、氯硝西泮等,必要时可膀胱镜行肉毒素注射,膀胱造瘘等。

(2)消化营养问题:持续痉挛及运动障碍可导致长期消耗性体质,定期营养及生长指标监测[身高、上臂围、体重、头围、体重指数(BMI)、骨密度、血清钙、磷、维生素 D_3、血红蛋白、肌酶谱等],消化、营养、康复科协同处理。可采用吞咽功能训练、营养强化补剂、肠内营养、胃肠造瘘等措施处理。

(3)骨关节问题:定期行骨密度、脊柱及骨关节影像学检查,骨科、康复科协同处理。可采用运动训练、姿势管理、冲击波治疗、矫形支具、石膏固定、外科手术等措施处理。

(4)心理问题:治疗机构及家庭动态注意患儿心理健康情况,必要时及时行心理评估,心理科及家长协同处理。可采用沙盘心理、药物等措施处理。

【预防及预后】

本病病程主要为进行性加重的痉挛所致的双下肢运动障碍,可伴有其他系统受累,结合目前缺乏有效病因性治疗且国内多学科管理推行欠佳,故 HSP 的预后主要取决于疾病类型,以及临床支持的时间点、科学性及持续性。其预后可依照不同类型区分为轻度运动受限到严重不能站立,复杂型 HSP 可伴有智力障碍、癫痫及周围神经病等,总体远期功能障碍主要为痉挛所致的双下肢运动障碍所致的移动、生活自理及社会参与障碍[51,52]。预防可在于孕前的遗传咨询及孕期的遗传检查策略,但因 HSP 基因复杂,故遗传策略的预防作用低于脊髓性肌萎缩症。

➤ 附:遗传性痉挛性截瘫诊疗流程图

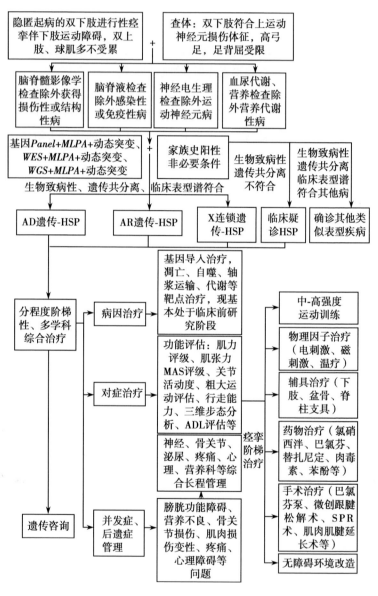

（江伟　肖农）

参考文献

[1] BULL MJ. Down Syndrome [J]. N Engl J Med,2020,382(24):2344-2352.

[2] WHOOTEN R,SCHMITT J,SCHWARTZ A. Endocrine manifestations of Down syndrome [J]. Curr Opin Endocrinol Diabetes Obes,2018,25(1):61-66.

[3] MAZUREK D,WYKA J. Down syndrome—genetic and nutritional aspects of accompanying disorders [J]. Rocz Panstw Zakl Hig,2015,66(3):189-194.

[4] PIERCE MJ,LAFRANCHI SH,PINTER JD. Characterization of Thyroid Abnormalities in a Large Cohort of Children with Down Syndrome [J]. Horm Res Paediatr,2017,87(3):170-178.

[5] 徐婷,刘彤.唐氏综合征产前筛查研究进展[J].中国实用妇科与产科杂志,2019,35(02):247-250.

[6] 李晓捷.儿童康复学[M].北京:人民卫生出版社,2018:387-393.

[7] HENDRIX JA,AMON A,ABBEDUTO L,et al. Opportunities,barriers,and recommendations in down syndrome research [J]. Transl Sci Rare Dis,2021,5(3-4):99-129.

[8] 王卫平,孙锟,常立文.儿科学[M].9版.北京:人民卫生出版社,2018:431-433.

[9] 黄尚志,宋昉.苯丙酮尿症的临床实践指南[J].中华医学遗传学杂志,2020(03):226-234.

[10] 顾学范.临床遗传代谢病[M].北京:人民卫生出版社,2015:36-46.

[11] 顾学范,王治国.中国580万新生儿苯丙酮尿症和先天性甲状腺功能减低症的筛查[J].中华预防医学杂志,2004,2:27-30.

[12] VAN WEGBERG A,MACDONALD A,AHRING K,et al. The complete European guidelines on phenylketonuria:diagnosis and treatment [J]. Orphanet J Rare Dis,2017,12(1):162.

[13] ADELINE V,MORGAN P,DAVIDE T,et al. Case definition and classification of leukodystrophies and leukoencephalopathies [J]. Mol Genet

Metab,2015,114(4):494-500.

[14] VANDER KMS,BUGIANI M. Leukodystrophies:a proposed classification system based on pathological changes and pathogenetic mechanisms [J]. Acta Neuropathol,2017,134(3):351-382.

[15] ASHRAFI MR,AMANAT M,GARSHASBI M,et al. An update on clinical,pathological,diagnostic,and therapeutic perspectives of childhood leukodystrophies [J]. Expert Review of Neurotherapeutics,2020,20(1): 65-84.

[16] SUMIT P,GENEVIÈVE B,RICHARD JL,et al. A clinical approach to the diagnosis of patients with leukodystrophies and genetic leukoencephelopathies [J]. Mol Genet Metab,2015,114(4):501-515.

[17] VANDER KMS,RAPHAEL S,FANNY M,et al. Diagnosis,prognosis,and treatment of leukodystrophies [J]. The Lancet Neurology,2019,18(10): 962-972.

[18] KOHLSCHÜTTER A,EICHLER F. Childhood leukodystrophies:a clinical perspective [J]. Expert Review of Neurotherapeutics,2011,11(10):1485-1496.

[19] 张萌,司艳梅,赵娟. 线粒体遗传病的分子遗传学特征及其研究进展 [J]. 中华医学遗传学杂志,2016,33(05):717-720.

[20] 吴希如,林庆. 小儿神经系统疾病基础与临床[J]. 2版. 北京:人民卫生出版社,2009:681-696.

[21] 袁云. 中国神经系统线粒体病的诊治指南[J]. 中华神经科杂志,2015,48(12):1045-1051.

[22] AHMED ST,CRAVEN L,RUSSELL OM,et al. Diagnosis and Treatment of Mitochondrial Myopathies [J]. Neurotherapeutics,2018,15(4):943-953.

[23] CEJUDO P,BAUTISTA J,MONTEMAYOR T,et al. Exercise training in mitochondrial myopathy:a randomized controlled trial [J]. Muscle Nerve, 2005,32:342-350.

[24] 张生燕,韩洁,江新梅. 线粒体脑肌病治疗进展[J]. 脑卒中与神经疾病杂志,2011,28(12):1139-1140.

［25］VERHAART IEC,ROBERTSON A,WILSON IJ,et al. Prevalence, incidenceand carrier frequency of 5q-linked spinal muscular atrophy a literature review［J］. Orphanet J Rare Dis,2017,12(1):124.

［26］曹玲,CHAN HS,陈凯珊,等.脊髓性肌萎缩症多学科管理专家共识［J］.中华医学杂志,2019,99(19):1460-1467.

［27］黄美欢,曹建国,韩春锡,等.脊髓性肌萎缩症的诊断及多学科综合管理进展［J］.中华物理医学与康复杂志,2020,42(7):665-670.

［28］CHIEN YH,CHIANG SC,WENG WC,et al. Presymptomaticdiagnosis of spinal muscular atrophy through newbornscreening［J］. J Pediatr,2017,190:124129. e1.

［29］CUISSET J M,ESTOURNET B. Recommendations for the diagnosis and management of typical childhood spinal muscular atrophy［J］. Rev Neurol,2012,168(12):902-909.

［30］杨安琪,李文竹,黄真.神经肌肉病患者功能评定的临床应用进展［J］.中国康复理论与实践,2020,26(8):923-929.

［31］BARANELLO G,DARRAS BT,DAY JW,et al. Risdiplam in Type 1 Spinal Muscular Atrophy［J］. The New England journal of medicine,2021,384(10):915-923.

［32］MERCURI E,PERA M C,SCOTO M,et al. Spinal muscular atrophy-insights and challenges in the treatment era［J］. Nature Reviews Neurology,2020,16(12):706-715.

［33］BARTELS B,MONTES J,POL W,et al. Physical exercise training for type 3 spinal muscular atrophy［J］. Cochrane Database of Systematic Reviews,2019,3:CD012120.

［34］I CUSCÓ,BERNAL S,L BLASCO-PÉREZ,et al. Practical guidelines to manage discordant situations of SMN2 copy number in patients with spinal muscular atrophy［J］. Neurology Genetics,2020,6(6):e530.

［35］张琴,缪红军.儿童脊髓性肌萎缩症的呼吸道管理［J］.中华儿科杂志,2019,57(10):810-812.

［36］李海冰,夏雨,叶文松,等.脊髓性肌萎缩症髋关节和脊柱畸形的初步研

究［J］. 中华小儿外科杂志, 2020, 41(10): 926-932.

［37］FABER I, PEREIRA ER, MARTINEZ A, et al. Hereditary spastic paraplegia from 1880 to 2017: an historical review ［J］. Arquivos de neuro-psiquiatria, 2017, 75(11): 813.

［38］李星, 胡风云. 遗传性痉挛性截瘫诊断进展［J］. 国际遗传学杂志, 2019, 41(2): 161-164.

［39］SOUZA P D, VIEIRA D, NOVAES D, et al. Hereditary Spastic Paraplegia: Clinical and Genetic Hallmarks ［J］. Cerebellum, 2017, 16(2): 1-27.

［40］OMIDVAR M E, TORKAMANDI S, REZAEI S, et al. Genotype-phenotype associations in hereditary spastic paraplegia: a systematic review and meta-analysis on 13 570 patients ［J］. Journal of Neurology, 2021, 268(6): 2065-2082.

［41］EFA B, ASA C, PLP A. Childhood-onset hereditary spastic paraplegia and its treatable mimics ［J］. Molecular Genetics and Metabolism, 2021, S1096-7192(21): 735-736.

［42］SHRIBMAN S, REID E, CROSBY A H, et al. Hereditary spastic paraplegia: from diagnosis to emerging therapeutic approaches ［J］. The Lancet Neurology, 2019, 18(12): 1136-1146.

［43］BRASCHINSKY M, PARTS KF, MAAMAGI H, et al. Functional assessment of lower extremities in hereditary spastic paraplegia ［J］. Arch Phys Med Rehabil, 2009, 90(11): 1887-1890.

［44］BELLOFATTO M, DE MICHELE G, IOVINO A, et al. Management of Hereditary Spastic Paraplegia: A Systematic Review of the Literature ［J］. Frontiers in Neurology, 2019, 10(3).

［45］IQUBAL A, IQUBAL M K, KHAN A, et al. Gene Therapy, A Novel Therapeutic Tool for Neurological Disorders: Current Progress, Challenges and Future Prospective ［J］. Current Gene Therapy, 2020, 20(3): 184-194.

［46］KONSTANTINOS, MARGETIS, STEFANOS, et al. Intrathecal baclofen therapy for the symptomatic treatment of hereditary spastic paraplegia—Science Direct ［J］. Clinical Neurology and Neurosurgery, 2014, 123(1):

142-145.

［47］PAPARELLA G,VAVLA M,BERNARDI L,et al. Efficacy of a Combined Treatment of Botulinum Toxin and Intensive Physiotherapy in Hereditary Spastic Paraplegia［J］. Frontiers in Neuroscience,2020,14:111.

［48］ARDOLINO G,BOCCI T,NIGRO M,et al. Spinal Direct Current Stimulation（tsDCS）in Hereditary Spastic Paraplegias（HSP）:A sham-controlled crossover study［J］. Spinal Cord Med. 2021,44（1）:46-53.

［49］LOHKAMP L N,COULTER I,GM IBRAHIM. Selective dorsal rhizotomy for spasticity of genetic etiology［J］. Child's Nervous System,2020,36（7）: 1357-1365.

［50］庞磊,邵晋凯,问晓东,等.遗传性痉挛性截瘫患者的泌尿系统功能障碍及尿动力学研究结果[J].中国药物与临床,2019,19（18）:3160-3162.

［51］HANS CJW,BAS J,HMAARTEN JN,et al. Healthcare needs,expectations, utilization,and experienced treatment effects in patients with hereditary spastic paraplegia:a web-based survey in the Netherlands［J］. Orphanet J Rare Dis,2021,16（1）:283.

［52］FJERMESTAD KW,KANAVIN Q,NASS EE,et al. Health survey of adults with hereditary spastic paraparesis compared to population study controls. ［J］. Orphanet Journal of Rare Diseases,2016,11（1）:98.

第九章　儿童亚重症干预

第一节　意识功能障碍

【概述】

意识障碍包括急性意识障碍和慢性意识障碍。导致儿童意识障碍的病因很多,主要包括严重的颅内感染、代谢性疾病、癫痫、意外损伤、颅内出血或占位、缺氧缺血性脑损伤等。在康复诊疗领域,我们通常所述的意识障碍(disorders of consciousness,DOC)是指慢性意识障碍,即各类原因脑损伤后出现的持续意识丧失(≥28天)的状态,包括植物状态(vegetative state,VS)和微意识状态(minimally conscious state,MCS)两个层次。1995年美国神经病学学会(American Academy of Neurology,AAN)发布了持续性植物状态(persistent vegetative state,PVS)临床实践指导,2018年美国神经病学学会(American Academy of Neurology,AAN)、美国康复医学会(American Congress of Rehabilitation Medicine,ACRM)等组织联合发布了针对意识障碍诊断和治疗的指南,指南包括诊断、预后、成人治疗及儿童患者处理4部分,推荐分为3个等级共18条建议,33个临床规范与标准推荐[1]。2020年欧洲神经病学会也从临床检查、脑功能成像和神经电生理等方面再次撰写了《欧洲昏迷和意识障碍诊断指南》[2],但令人遗憾的是,两部指南均指出因缺乏更多的儿童循证医学证据而不推荐在儿童意识障碍临床实践中进行应用。

产生意识障碍的病理机制尚不明确,目前普遍认为PVS是由于脑损伤后大脑皮质或网状结构的损伤造成皮层或皮层下中枢的联系中断,而脑干功能相对保存完好,由此形成了大脑皮质与脑干之间功能上的分离,因此 PVS 患者具备觉醒能力,但无意识活动,存在较大的功能障碍。另外有研究显示,原发病理因素引起的脑组织缺血缺氧、多巴胺系统受损或与载脂蛋白 E(ApoE)基因表达有关,发现 ApoE 基因多态性可能与 PVS 的发生和预后有相关性。

【诊断】

(一) 临床表现

持续且严重的意识障碍主要表现为意识水平不同程度降低和/或意识内容改变,表现为对外界刺激不同程度的反应降低,丧失睡眠-觉醒周期、脑干功能、功能性言语、交流及使用物品等能力,临床常见的两种慢性意识障碍状态如下[3]:

1. **持续性植物状态(PVS)**　是指患者完全无意识,但在周期性觉醒时段会自发睁眼。常具有反射性发声(有声音但没有言语)、面部表情和动作。我国最新诊断标准具有以下表现,且持续 1 个月及以上:

(1) 丧失认知功能,无意识,不能执行任何指令。

(2) 有自主睁眼或刺激下睁眼。

(3) 有睡眠-觉醒周期表现为有自发睁眼的间歇期。

(4) 有无目的性眼球跟踪运动。

(5) 不能理解和表达语言。

(6) 保持自主呼吸和血压。

(7) 丘脑下部及脑干功能基本保存。

2. **微意识状态(MCS)**　或称为最低意识状态,是指患者意识严重改变但对外界保留有一定程度的意识。患者至少可偶尔表现出有目的的动作或反应,包括可执行简单命令、对询问做出姿势或言语反应、说可理解的言语、对激发情绪的声音或图像做出微笑或哭泣反应、准确伸向物体所在位置或者注视和追寻视觉刺激。

(二) 辅助检查

1. **实验室检查**　主要包括血常规、血糖、血清电解质、动脉血气分析、肝肾功、血尿培养等,必要时需考虑到少见的遗传代谢检查、激素、碳氧血红蛋白等指标,体格检查提示颅内压增高(视神经盘水肿、婴儿囟门隆起或心动过缓伴高血压)或小脑幕切迹疝综合征时,需考虑腰椎穿刺(lumbar puncture,LP)进行压力测定、常规生化培养等进一步检查。

2. **神经电生理检查**　急性及慢性意识障碍期间均有很好的辅助诊断作用。在临床实践中,多指标联合监测有利于对患者临床结局作出综合性评估、提高判断的准确性。当发生不明原因的急性意识障碍时,持续脑电图监测可帮助寻找病因、识别痫性及非痫性脑电图表现。同时,神经电生理技术在昏迷患者预后判断方面发挥了重要的作用。部分脑电图(electroencephalogram,EEG)及诱发电位(evoked potentials,EPs)指标对昏迷患者不良预后的预测具有相当高的准确性。意识障碍发生24小时以内及24小时以后重复2次以上的体感诱发电位对意识障碍程度(区分VS或MCS)及预后有很大的帮助。事件相关电位(event related potentials,ERPs)的多个成分如MMN、P300及N400波都是判断意识障碍预后的重要标志。

3. **神经影像学检查**　主要包括CT、MRI及fMRI、MRS等。评估不明原因的昏迷患儿时,CT是最佳的神经影像学检查,能快速检测出需要即时手术干预的病变,包括脑积水、脑疝和由感染、肿瘤、出血和水肿引起的占位病变等,同时昏迷患者应优先进行CT检查以排除占位病变,以免由于腰穿而引发小脑幕切迹疝。当初步检查(CT、实验室检查)无法提供明确诊断时,MRI能提供更好的结构细节,对脑炎、梗死、头部损伤引起的弥散性轴索损伤、点状出血、大脑静脉血栓形成和脱髓鞘病变疾病等的早期征象更敏感。功能磁共振技术(fMRI)在颅脑创伤所致的慢性意识障碍远期预后判断上帮助较大。fMRI皮质含氧血红蛋白浓度的检测(BOLD),可用于皮质水平的认知及意识活动观察。其他多模态脑成像技术,如弥散张量成像(DTI)等,单独或与fMRI配合有助于提高诊断准确率。磁共振波谱(MRS)是目前能够无创检测活体组织器官能量代谢、生化改变和特定化合物定量分析的唯一方法。研究发现,MRS异常与解剖的MRI无关,联合运用MRI和MRS评价植物状态/最小意识状态的远期预后,具有很强的临床应用前景。

（三）量化评定

临床考虑意识障碍的患儿，在条件允许情况下尽量使用适宜量表进行意识水平和内容的全面评定。急性意识障碍期间常使用格拉斯哥昏迷量表（Glasgow coma scale，GCS）评分、2 岁以下婴幼儿颅脑创伤使用儿科修订版 GCS（pediatric Glasgow coma scale，PGCS）；对早期进行气管插管/丧失言语功能的儿童推荐使用全面无反应量表（full outline of unresponsiveness，FOUR）；慢性意识障碍期间可考虑使用修订版昏迷恢复量表（coma recovery scale-revised，CRS-R）儿科昏迷恢复量表（coma recovery scale for pediatric，CRS-P）、儿童昏迷评分（children coma scale，CCS）；结局预后判定时可采用格拉斯哥预后量表（Glasgow outcome scale，GOS）评分[4]。

【鉴别诊断】

（一）精神异常

部分脑损伤患者会出现精神异常，尤其以额叶损伤为主的患者，常见的类型有谵妄、恐惧、抑郁、痴呆等。最常见于急性弥漫性轴索损伤和中毒性脑病等，谵妄持续时间越长，其远期认知与社会功能恢复等预后越差。谵妄状态可分为躁动型和抑制型两种，躁动型表现为躁动不安、幻觉及精神行为异常，临床上比较容易识别；而抑制型则以精神状态差及注意力下降为主要表现，临床上易被忽略或被误认为意识水平下降，故需特别注意识别。

（二）闭锁综合征

闭锁综合征（locked-in syndrome）又称闭锁症候群，即去传出状态，系脑桥基底部病变所致。主要见于脑干的血管病变，多为基底动脉脑桥分支双侧闭塞，导致脑桥基底部双侧梗死所致。患者大脑半球和脑干被盖部网状激活系统无损害，因此意识保持清醒，对语言的理解无障碍；由于其动眼神经与滑车神经的功能保留，能完成眼球上下运动。但因脑桥基底部损害，双侧皮质脑干束与皮质脊髓束均被阻断，展神经核以下运动性传出功能丧失，患者表现为不能讲话，眼球水平运动障碍，双侧面瘫，舌、咽及构音、吞咽运动障碍，不能转颈耸肩，四肢全瘫，可有双侧病理反射。临床常被误认为意识障碍。因此需要特别注意鉴别诊断,脑电图正常或轻度慢波有助于和真正的意识障碍相区别。

【康复治疗】

意识障碍的综合治疗主要包括一般治疗护理和康复治疗,如促醒训练、运动治疗及物理因子治疗等多种促醒治疗方法。

(一)一般治疗护理

保持呼吸道通畅,心电监护,氧疗,控制肺部及泌尿系统等感染;营养支持,保持患者营养和水、电解质平衡及正常生长发育的需要,预防继发性癫痫、下肢深静脉血栓、坠积性肺炎、骨量降低、异位骨化等并发症的发生。床旁护理维持管道稳定通畅,根据患者情况给予肢体功能位摆位,防止肢体挛缩、肌肉萎缩及失用综合征的产生;皮肤护理预防皮肤压力性损伤。

(二)促醒训练

是对患者进行各种感觉刺激,使患者从视、听、嗅觉等多条神经传导通路中获得信息,激发患者相应大脑皮质的电生理变化,从而降低患者觉醒阈值,改善大脑网状系统抑制状态,促进大脑皮质及传导束的功能恢复。主要的促醒训练包括:味觉刺激结合被动吞咽功能训练进行,如利用酸甜苦等味道食物结合口腔冰刺激、吞咽器官的被动运动、吞咽训练等;听觉刺激,如车鸣、水流、电话、铃声、患儿熟悉的音乐、玩具音、家人声音等;视觉刺激,如强弱光线刺激、家人照片、颜色鲜艳图片等;嗅觉刺激,如熟悉的食物味道、熟悉的家人味道、花香、臭味等;日常生活复合刺激,如呼唤式护理、患儿家长的爱抚等。

(三)早期运动

现代康复医学认为运动疗法能在运动训练中帮助大脑皮质运动区形成固定的运动模式,并在运动训练的过程加强肌肉、关节的协调性,同时向大脑和脊髓发出大量的浅感觉及本体感觉刺激,产生易化作用,有效地预防肢体出现失用综合征。运动训练能使患者在运动过程中不断地纠正错误的运动模式,强化正确的运动模式。因此,对意识障碍患儿进行运动疗法治疗,能有效防止植物状态患儿的肌肉发生失用性萎缩,预防皮肤压力性损伤、延缓骨量丢失、防止关节挛缩,改善肌力、肌张力、维持正常关节活动度,促进患儿苏醒后的肢体功能恢复速度。意识障碍患儿的运动治疗主要包括:①被动关节活动度训练(PROM),特别是腕、肘、肩、髋、膝、踝等大关节各方向被动运动;②被动体位适应性训练,主要包括被动翻身、坐、立位转换和维持。

(四) 物理因子治疗

循证研究证明,高压氧治疗是目前国内外推荐治疗意识障碍的主要方法之一,其机制主要包括以下方面:①改善脑细胞的供氧,强化未受损的部分存活脑细胞;②增加脑干及网状系统的供血量;③扭转缺氧、脑水肿、代谢障碍的恶性循环;④建立新的突触连接进行代偿。高压氧疗法能增加脑细胞供血及供氧,降低血液黏稠度和抗血小板聚集,改善红细胞及血小板的生理功能,从而减轻脑水肿,再疏通微小血管,提高脑功能。有文献报道,高压氧治疗 PVS 患者的总体有效率达 79.5%~87.0%,其中意识恢复率亦达 10%~76%。高压氧治疗对病毒性脑炎患儿的血清神经功能相关指标、外周血 T 淋巴细胞亚群及脑氧代谢指标均有积极的改善作用。高压氧开始治疗时间越早,疗程越长,效果越好。通过高压氧的作用增加脑细胞供氧量,从而使可逆性的脑细胞损伤得到恢复。

治疗性及功能性的中低频神经肌肉电刺激对损伤的中枢神经功能具有良好的恢复疗效。目前涉及促醒的神经电刺激主要有正中神经电刺激(MNES)、脊髓电刺激(SCS)、经颅直流电刺激(tDCS)、迷走神经电刺激(VNS)、深部脑电刺激(DBS)和重复经颅磁刺激(rTMS)等。其中 MNES 和 rTMS 具有无创、经济、易于开展的特点。有研究显示,MNES 能有效提高获得意识人数比例,降低 PVS 比例。但目前 MNES 的作用机制尚不明确,有研究认为可能与改善脑部血流量、神经递质的水平、神经营养因子的表达及影响脑电活动有关;亦有动物实验发现 MNES 促醒与上调兴奋性递质及下调抑制性递质水平有关。有研究表明,rTMS 能通过脉冲磁场作用于脑组织,诱发一定强度的感应电流,使神经细胞去极化并产生诱发电位,从而起到促醒作用。

(五) 药物治疗

目前尚无特异性的治疗药物,近年来有研究表明,多巴胺系统功能受损是持续性植物状态的重要因素之一,丘脑下部及前额叶的多巴胺通路受损,前额叶不能接收多巴胺神经元的兴奋冲动,因此有国外研究使用多巴胺的代谢前驱物及其受体激动剂治疗意识障碍患者取得了良好疗效。颅脑损伤时,血浆、脑脊液中的内源性阿片样物质含量升高,抑制了儿茶酚胺与前列腺素的循环,纳洛酮具有拮抗阿片样物质影响的作用,并能重建儿茶酚胺与前列腺素的循环机制,增加缺血区的血流量,维持脑灌注压,逆转因脑缺血而引起的功能障碍,促进损伤神经功能的恢复,并阻断继发性脑损伤,改善脑代谢和促醒。

(六)中医治疗

中医将意识障碍归属于"昏蒙""昏聩"的范畴,以邪毒犯脑、脏腑失调为病机,"扶正祛邪"为治疗原则;扶正以填精益髓,补气养血;祛邪以祛瘀通络化浊,从而使肾精足、脑髓充、痰瘀消而恢复神志。治疗方法主要包括中药治疗、针灸治疗及推拿治疗。曾有报道使用安宫牛黄丸、补阳还五汤促醒取得较好疗效;针灸治疗是对意识障碍的主要中医治疗方法,起到开窍醒神、调理脏腑的作用。针刺头部穴位能改善大脑的血液循环,刺激处于"休眠"状态的神经细胞并解除大脑皮质的抑制,从而使大脑功能得到恢复与再生。通过针刺的强刺激,激活脑干网状觉醒系统的功能,从而促进患者意识水平恢复。针刺肢体能缓解周围神经兴奋,改善肌张力增高引起的肢体痉挛状态。推拿治疗以"开窍醒神、舒经活络"为治则,对头、面、口部及肢体进行穴位按摩均有较好疗效。

(陈玉霞 肖 农)

第二节 吞咽功能障碍

【概述】

吞咽障碍(dysphagia/deglutition disorder/swallowing disorder)是指由于下颌、双唇、舌、软腭、咽喉、食管等器官结构或功能受损,不能安全有效地把食物由口送到胃内的异常情况[5]。广义的吞咽障碍应包含认知和精神心理等方面问题引起的行为异常而导致的吞咽和进食问题,即摄食-吞咽障碍。婴幼儿进食与吞咽障碍是指婴幼儿无法进食足够量的食物或者无法进食不同种类的食物以维持营养和增加体重,包括难以将食物置于口中;难以控制口中的食团;口腔推送期中舌难以将食团后送。

吞咽障碍是临床常见的症状,多种疾病可导致吞咽障碍,包括中枢神经系统疾病、神经肌肉接头疾病、肌肉疾病、口咽部器质性病变、消化系统疾病、呼吸系统疾病等。住重症监护室的患者由于多种基础疾病、功能障碍,吞咽障碍是极为常见的,甚至可能出现 ICU 获得性吞咽障碍[6]。吞咽障碍可能会导致营养不良、误吸、肺炎、心理与社会交往障碍等。

【诊断】

(一) 临床表现和体征

吞咽障碍的临床表现是多方面的,可表现为明显的进食障碍,也可表现为一些非特异性的症状和体征。

吞咽障碍常见的临床表现有嘴唇无力,食物由唇漏出。面颊无力,食物堆积在侧沟,咀嚼无力,食团形成障碍。舌协调能力不足,吞咽前误吸。吞咽启动时间延迟。吞咽过程中出现呛咳,咳嗽反射减弱或消失,有口和/或鼻反流。说话声音沙哑、变沉,进食费力。吞咽时发生梗咽,有食物附着于咽喉内的感觉。呕吐反射减弱或消失,频发的清嗓动作,进食时呕吐,肺部感染及食物滞留等。

(二) 辅助检查

吞咽的评估首先是从筛查开始,如有吞咽障碍则进一步行临床功能评估和/或仪器检查。

1. **筛查** 筛查可以了解患者是否存在吞咽障碍,以及障碍的严重程度及导致的症状和体征,如咳嗽、肺炎及食物是否由气管套管溢出等。筛查的主要目的是确定吞咽障碍的高危人群,决定是否需要进一步做诊断性检查。临床常用的筛查方法如下:

(1) 反复唾液吞咽试验:可评估反复吞咽的能力,是一种安全的筛查方法。

（2）洼田饮水试验（见第六章第四节表 6-14）：通过饮用 30ml 水来筛查患者有无吞咽障碍及吞咽障碍的程度，是一种安全快捷的筛查方法。

（3）改良饮水试验：通过饮用 3ml 水来筛查患者有无吞咽障碍，降低因筛查带来的误吸风险。可在洼田饮水试验前进行。

（4）染料测试：对于气管切开患者，可以利用蓝色或者绿色食用染料测试，是筛查有无误吸的方法。

（5）进食评估问卷调查工具（eating assessment tool，EAT-10）（表 9-1）：EAT-10 有 10 项吞咽障碍相关问题。每项评分分为 5 个等级，0 分无障碍，4 分严重障碍，总分在 3 分及以上则视为吞咽功能异常。EAT-10 有助于识别误吸的征兆和隐性误吸以及异常吞咽的体征。与饮水试验合用，可提高筛查试验的敏感性和特异性。

表 9-1　进食评估问卷调查工具

问题	得分				
1. 我的吞咽问题已使我的体重减轻	0	1	2	3	4
2. 我的吞咽问题影响我在外就餐	0	1	2	3	4
3. 吞咽液体费力	0	1	2	3	4
4. 吞咽固体食物费力	0	1	2	3	4
5. 吞咽药片（丸）费力	0	1	2	3	4
6. 吞咽时有疼痛	0	1	2	3	4
7. 我的吞咽问题影响我享用食物时的快感	0	1	2	3	4
8. 我吞咽时有食物卡在喉咙里的感觉	0	1	2	3	4
9. 我吃东西时会咳嗽	0	1	2	3	4
10. 我吞咽时感到紧张	0	1	2	3	4

注：①说明：将每一题的数字选项写在后面的方框，回答您所经历的以上问题处于什么程度：0，没有；1，轻度；2，中度；3，重度；4，严重。②得分：将各题的分数相加的总分（最高 40 分）。

(6) 多伦多床旁吞咽筛查试验(Toronto bedside swallowing screening test,TOR-BSST):是为护士制定的筛查工具。对于有鼻饲喂养、意识障碍和肺炎等并发症患者的评估准确度有限。该筛查方法要求在患者清醒、能在支撑下坐直,并能执行简单指令的情况下,进行舌的活动、咽部敏感度、发声困难检查以及 50ml 吞水试验。

(7) 吞咽功能性交流测试评分(functional communication measure swallowing,FCM)(表 9-2):FCM 由美国言语和听力协会(American Speech-Language-Hearing Association,ASHA)编制,已得到国际认证并被广泛应用。FCM 能敏感地反映经口进食和鼻饲管进食之间的变化,治疗师根据临床检查结果来确定吞咽功能是否异常。

表 9-2 吞咽功能性交流测试评分

分级	临床表现
1 级	患者不能安全吞咽任何东西。所有营养品和水不能经口摄入
2 级	患者不能安全经口进食营养品和水,但是可仅在治疗时进食一定稠度的食物
3 级	当患者经口摄入的营养和水分不到 50% 时需要进食的代偿方式。吞咽时使用适当的吞咽代偿方法治疗和最大程度的饮食改变是安全的
4 级	至少需要以下一个帮助吞咽才是安全的:适当的代偿方式、适当的饮食改变,鼻胃管或增稠剂
5 级	通过少量的饮食改变或较小的吞咽代偿方式改变吞咽是安全的,少量个体可以自愈。全部营养和水分都可以经口摄入
6 级	患者独立摄入食物和水都是安全的,患者通常可以自愈,少量患者需要轻微的治疗。当有吞咽障碍时需要特定的食物以及进食时间的延长
7 级	患者可以独立进食,无吞咽功能障碍。吞咽是安全有效的,如有需要可以采用吞咽代偿方式

说明:1~3 级是严重的吞咽功能障碍,必须插鼻胃管进食全部或部分流质食物;4~6 级为采用某个稠度的食物吞咽或采用代偿方法吞咽是安全的;7 级表明吞咽功能完全未受损,可正常进食。

2. **吞咽障碍临床评估** 包括主观评估(包括主诉、病史、营养状态)、吞咽器官功能评估(包含口颜面功能评估、吞咽反射功能评估、喉功能评估)及进食评估三个部分。

容积-黏度测试(volume-viscosity swallow test, V-VST):主要用于吞咽障碍安全性和有效性的风险评估,帮助患者选择摄取液体量最合适的容积和稠度。测试时选择的容积分别为少量(5ml)、中量(10ml)、多量(20ml),稠度分为低稠度(水样)、中稠度(浓糊状)、高稠度(布丁状),按照不同的组合,完整测试共需 9 口进食,观察患者吞咽的情况,根据安全性和有效性的指标判断进食有无风险。

3. **仪器评估** 吞咽造影检查(videofluoroscopic swallowing study, VFSS)和软式喉内镜吞咽功能检查(flexible endoscopic examination of swallowing, FEES)被认为是诊断吞咽障碍首选理想的方法,是评价吞咽障碍的"金标准"。

(1) 吞咽造影检查:是在 X 线透视下,针对口、咽、喉、食管的吞咽运动所进行的特殊造影,可以通过录像来动态记录所看到的影像,并加以定性和定量分析的一种检查方法。

VFSS 可对整个吞咽过程进行详细的评估和分析,通过观察侧位及正位成像可对吞咽不同阶段的情况进行评估,也能对舌、软腭、咽部和喉部的解剖结构和食团的运送过程进行观察。检查过程中,专业人员可以指导患者在不同姿势下进食,以观察何种姿势更适合患者;如发现吞咽障碍,则采用有针对性的干预措施,并观察其干预效果。

(2) 软式喉内镜吞咽功能检查:是指利用软管鼻咽喉镜进入患者口咽部和下咽部,观察会厌、会厌谷、舌根、咽壁、喉、梨状隐窝等结构以及这些结构在呼吸、发音、咳嗽、屏气和吞咽食物时的运动,并通过咽期吞咽前后咽喉部运动功能及食物滞留情况,来评估吞咽过程中的食团运送是否正常。

FEES 比 VFSS 能更好地反映咽喉部解剖结构及分泌物积聚情况,但 FEES 不能直接观察食团运送的全过程,仅能通过食团吞咽后在咽部分布的间接信息来判断吞咽的效果,不能直接观察环咽肌的开放情况。FEES 无 X 线辐射,因此可反复进行检查,且每次检测时间在患者耐受的情况下可长于 VFSS。

（3）测压检查：是指利用多导腔内测压仪记录和量化腔壁肌肉收缩过程中腔内压力的变化。高分辨率咽腔测压（high-resolution manometry, HRM）[7]可动态连续地直接反映整个吞咽过程中的咽腔压力变化，反映出咽部肌肉与食管上括约肌的功能及协调性，以及两者与食管体部和食管下括约肌的协调性。

【康复治疗】

吞咽障碍的治疗包括多个方面，以团队合作模式完成，主要以非手术治疗为主，通过改善生理功能来提高吞咽的安全性和有效性[8]。

（一）口腔感觉训练技术

这是针对口腔期吞咽障碍患者的口腔浅、深感觉及异常反射设计的训练技术，主要目的在于帮助改善口腔器官的各种感觉功能。目前常用的有以下几种方法：

1. **冷刺激训练**　使用冰棉棒或冰水漱口，此法适用于口腔感觉较差患者。可以提高食块知觉的敏感度，减少口腔过多的唾液分泌；通过刺激，给予大脑皮质和脑干一个警戒性的感知刺激，提高进食吞咽的注意力。

2. **感觉促进综合训练**　是指患者开始吞咽之前给予感觉刺激，使其能够快速地启动吞咽。这既是代偿方法，也是吞咽功能恢复的治疗方法，适用于吞咽失用、食物感觉失认、口腔期吞咽启动延迟、口腔本体感觉降低、咽期吞咽启动延迟的患者。

3. **嗅觉刺激**　多采用芳香味刺激物，是通过芳香物质中的小分子物质（芳香小分子）刺激嗅觉来达到对嗅觉的调节及对嗅觉信息传递的促进作用。嗅觉刺激可改善感觉和反射活动，不会有副作用，也不需要患者有遵从口令的能力，只是经鼻吸入有气味的气体，对于老年人来说是简便易行的训练方法，对于气管切开术或者留置鼻胃管等严重吞咽障碍患者，有一定帮助。

4. **味觉刺激**　舌的味觉是一种特殊的化学性感觉刺激，通常舌尖对甜味敏感，舌根部感受苦味，舌两侧易感受酸味，舌体对咸味与痛觉敏感。将不同味道的食物放在舌部相应味蕾敏感区域，可以增强外周感觉的传入,从而兴奋吞咽皮层,改善吞咽功能。

5. **口面部振动刺激**　用改良的振动棒刷口腔内颊部、舌部或面部,给予这些部位深感觉刺激,提高口颜面部的运动协调能力。该方法振动频率和强度可随时调节,适用于不同年龄段的吞咽障碍患者。

6. **气脉冲感觉刺激**　通过气流冲击刺激口咽腔黏膜诱发吞咽反射提高口腔黏膜的敏感性,加快吞咽启动。此方法患者无不适感,且无误吸风险,安全性高,尤其适用于因严重认知障碍不能配合其他治疗的成人及儿童患者。

7. **冰酸刺激**　吞咽前在腭舌弓给予冰酸刺激,可提高口咽对食团知觉的敏感度减少口腔过多的唾液分泌,并通过刺激脑干激活系统,提高对食物的感知和对进食吞咽的注意力。适用于口腔温度觉和味觉较差的患者。

8. **K点刺激**　K点位于磨牙后三角的高度,在腭舌弓和翼突下颌帆的中央位置。该法可促进张口和诱发吞咽反射,适用于上运动神经元损伤后张口困难的患者和认知障碍及理解力下降的患者。

9. **深层咽肌神经刺激疗法**　此法利用一系列的冰冻柠檬棒刺激,改善咽喉的感觉运动功能,刺激时着重强调舌根部、软腭、上咽与中咽缩肌,达到强化口腔肌肉功能与咽喉反射,改善吞咽功能的目的。

(二)口腔运动训练技术

适用于唇闭合障碍、张口障碍、舌无力无法伸出唇外、软腭上抬幅度不足等运动障碍;口腔感觉障碍;流涎、食物在口腔弥散不能形成食团、食物无法被运送到咽部等口腔期吞咽障碍。

1. **口腔器官运动体操**　徒手或借助简单小工具做唇、舌的练习,以加强唇、舌、上下颌的运动控制、稳定性及协调、力量,提高进食咀嚼的功能,从而改善吞咽功能。包括唇的运动练习;下颌、面部及颊部运动训练;舌、软腭的力量及运动训练。

2. **舌压抗阻反馈训练**　此法通过应用舌抗阻反馈训练装置改善舌流体静压,提高舌活动能力。这种方法可直观地将患者舌的抗阻上抬能力通过压力值显示,是一种正反馈训练技术。

3. 舌肌的康复训练　使用舌肌康复训练器被动牵拉或在舌活动时施加助力和阻力,提高舌肌力量。舌肌康复训练器可用于牵拉舌,也可在唇、舌、面颊部等肌肉运动感觉训练中使用。通过口腔感觉刺激及运动训练,强化舌肌力量和灵活性,改善舌运动及感觉功能,增强舌肌活动范围,提高舌对食团的控制能力。

4. Masako 训练法　又称为舌制动吞咽法。是指吞咽时,通过对舌的制动,使咽喉壁向前运动与舌根部相贴近,增加咽的压力,使食团加快推进。可增加舌根的力量,延长舌根与咽后壁的接触时间,促进咽后壁肌群代偿性向前运动。

5. Shaker 训练　又称为头抬升训练。目的是提高食管上段括约肌开放的时间和宽度,促进清除吞咽后因食管上段括约肌开放不全而引起的咽部残留食物。

6. 麦克尼尔训练　是一种系统化、以运动理论为导向,以经口进食为目的的吞咽治疗方法。该方法先评估患者吞咽存在的问题,再给予系统的矫正。以运动理论为导向是指该法利用运动的原则(运动次数、运动强度及速度和协调性)作为训练原则。

(三)气道保护方法

是一组增加患者口、舌、咽等结构本身运动范围,增强运动力度,增强患者对感觉和运动协调性的自主控制,避免误吸、保护气道的徒手操作训练方法。包括:延长吞咽时间的门德尔松吞咽法;保护气管的声门上吞咽及超声门上吞咽法;增加吞咽通道压力的用力吞咽法。

1. 门德尔松吞咽法　此法是为增加喉部上抬的幅度与时间而设计,并借此增加环咽肌开放的时间与宽度,避免误吸,改善整体吞咽的协调性。

2. 声门上吞咽法　是指在吞咽前及吞咽时通过气道关闭,防止食物及液体误吸,吞咽后立即咳嗽,清除残留在声带处食物。患者需在清醒且放松状态下进行,还必须能遵从简单指令,需能领悟动作的每一个环节。

3. 超声门上吞咽法　旨在让患者在吞咽前或吞咽时,将勺状软骨向前倾至会厌软骨底部,并让假声带紧密闭合,使呼吸道入口主动关闭。此法适用于呼吸道入口闭合不足患者,特别适合做过喉声门上切除术的患者及颈部做过放射治疗的患者。

4. **用力吞咽法**　亦称为强力吞咽法,是指在咽期吞咽时,为了增加舌根向后的运动,多次用力吞咽,使少量残留在咽喉的食物被清除,以此改善会厌软骨清除食团的能力。

(四)低频电刺激疗法

1. **神经肌肉电刺激**(neuromuscular electrical stimulation,NMES)包括通过刺激完整的外周运动神经来激活其所支配肌肉的电刺激以及直接激活去神经支配的肌肉纤维的电刺激。此法旨在强化无力肌肉及进行感觉刺激,帮助恢复喉上抬运动控制、延缓肌肉萎缩、改善局部血流。

2. **经皮神经电刺激**(transcutaneous electrical nerve stimulation,TENS)　应用于体表刺激感觉神经,可提高吞咽的安全性。

(五)表面肌电生物反馈训练

表面肌电生物反馈训练(surface electromyography biofeedback,sEMGBF)是指通过电子仪器记录口咽部表面肌肉的肌电信号,以视、听觉信号等方式显示并反馈给患者,根据这种反馈信号及治疗师的语言提示,患者学会控制这些肌肉的活动,训练患者提高吞咽肌群的力量和协调性。对于运动和协调性降低所致的生理性吞咽障碍患者,此法可作为首选。

(六)食管扩张术

目前应用较多的是改良的导管球囊扩张术。此法是用适当大小的球囊导管经鼻或口腔插入食管,在食管入口处,用分级注水或注气的方式充盈球囊,通过间歇性牵拉环咽肌,激活脑干与大脑的神经网络调控,使环咽肌张力、收缩性及弹性正常化,促进食管上括约肌生理性开放,解决环咽肌功能障碍导致的吞咽困难,恢复吞咽功能。

(七)吞咽说话瓣膜

是指在气管切开患者中,在气囊排空时,在气管套管口安放一个单向通气阀,吸气时瓣膜开放,吸气末瓣膜关闭;呼气时气流经声带、口鼻而出,可增加呼气时经过上呼吸道及声门的气流量,从而改善患者的吞咽和说话功能。该装置除直接恢复语言交流外,还具有以下作用:改善咳嗽反射;提高嗅觉和味觉功能;提高呼吸功能;改善患者的焦虑和躁动等心理障碍。

(八)神经调控技术[9]

包括重复经颅磁刺激和经颅直流电等,此类技术通过改变脑的兴奋性诱导大脑可塑性的变化,再结合吞咽训练以改善吞咽功能。

【外科手术治疗】

如无解剖结构异常,吞咽障碍患者一般通过康复治疗可逐步恢复吞咽功能,但对于康复治疗无效或代偿无效的严重吞咽障碍及误吸的患者,需要手术干预,以改善营养摄入不足或吞咽功能。主要包括以下几类手术:改善进食的手术、改善误吸,重建气道保护手术、改善吞咽的手术等。

(刘　玲　肖　农)

第三节　呼吸功能障碍

【概述】

儿童呼吸功能障碍是指各种原发性和/或继发性病因所致的肺通气和/或换气功能下降或障碍,导致不同程度的缺氧伴或不伴二氧化碳潴留是重症患儿死亡率增高及住院时间延长的重要原因之一。儿童呼吸重症的常见疾病包括重症肺炎、急性呼吸窘迫综合征、急性肺损伤、呼吸机相关肺炎、严重脓毒血症、高位脊髓损伤、神经肌肉疾病、手术、肿瘤等。其主要发生机制包括各种病因引起的肺泡通气不足、弥散障碍、肺泡通气/血流比例失调、肺内动-静脉解剖分流增加和氧耗量增加,使通气和/或换气过程发生障碍,从而导致低氧血症和高碳酸血症的发生。呼吸康复是呼吸管理的重要环节,存在呼吸功能障碍的患儿须及时给予安全有效的呼吸管理。神经重症患儿合并呼吸功能障碍的高危因素包括:持续存在的意识障碍、呼吸和/或换气功能障碍导致持续机械通气、ICU获得性衰弱综合征等[10]。

【诊断】

临床上,呼吸功能障碍主要表现为不同程度的呼吸频率、动度、模式的改变,从而导致不同程度血氧饱和度降低、组织缺氧发绀和/或高碳酸血症、内环境紊乱,医疗支持从普通氧疗到需要机械通气等。①血氧饱和度的降低,对于足月婴儿和儿童可通过脉搏血氧仪测得静息时室内空气下的血氧饱和度持续≤95%,即提示可能存在低氧血症,≤90%提示严重组织缺氧。但由于儿童患者的特殊性,其波形显示不佳和医疗条件限制都可导致血氧饱和度读数误差和错误。②呼吸模式改变可以表现为呼吸频率的异常增快伴呼吸深度降低、呼吸频率降低、呼吸节律不齐等。快而浅的呼吸模式伴呼气延长通常见于空气潴留,如哮喘、毛细支气管炎或隆凸以外的气道异物,也可能由胸痛、腹痛或胸壁功能障碍导致。Kussmaul 呼吸(深而规则的叹息样呼吸)这种呼吸模式提示代谢性酸中毒,尤其是糖尿病酮症酸中毒。陈-施呼吸(呼吸深度及频率逐渐增加,然后逐渐降低,随后出现一段时间呼吸暂停,周而复始)可见于脑灌注不足、脑损伤、颅内压增高或呼吸中枢被阿片类物质抑制的新生儿、婴儿及儿童,也可能出现在早产儿或中枢神经系统发育不成熟的足月新生儿,尤其是在睡眠期间。共济失调性呼吸(呼吸深度不规则,并且呼吸之间有不规则的呼吸暂停)可见于中枢神经系统感染、损伤,或药物引起的呼吸抑制。胸腹矛盾或反常呼吸(即吸气时胸部凹陷而腹部凸出)是呼吸疲劳或肌无力的体征。

(一) 辅助呼吸肌参与

鼻翼扇动是指吸气时鼻孔过度开放,这是重度使用辅助呼吸肌时不易察觉的形式。点头样呼吸是指吸气时头和颈部后仰、呼气时头部向前回落,最常见于小年龄段的婴幼儿,但很容易被忽视。胸壁肌肉凹陷是由呼吸用力增加引起胸内负压过高导致。锁骨上和胸骨上凹陷常常提示上气道梗阻,但也可见于重度下气道病变。肋间和肋下凹陷提示下气道梗阻,但也可见于严重的上气道梗阻。婴儿的轻微凹陷可能为正常情况。多个肌群的严重凹陷则提示显著的呼吸窘迫。以胸腹矛盾运动为特征的腹式呼吸(即吸气时胸部凹陷而腹部凸出)

在婴儿中可能是正常情况,但在婴儿期之后或肌张力低下患者中,则要考虑呼吸肌疲劳。

(二)胸壁运动幅度改变

吸气时胸廓移动的幅度可反映潮气量的改变,双侧胸廓运动对称性减弱提示通气不足;双侧不对称运动幅度改变则提示局部病变,如气胸或连枷胸、肺叶实变等。

(三)出现异常声音

即不用听诊器也可听到的异常声音,如鼾声常见于鼻充血、扁桃体和/或腺样体肥大或神经肌肉无力。咕噜声可能出现在吸气相和/或呼气相,由口咽后部、气管和/或支气管的分泌物引起。喘鸣是一种高音调吸气音,提示呼吸窘迫位于上气道,可由哮吼、气管炎、咽后脓肿和上气道异物引起。声音改变(最常见的是嘶哑或低沉)提示上气道梗阻。失声由完全性上气道梗阻或声带功能障碍导致。不同的咳嗽表现,急性咳嗽可能是感染、炎症、支气管痉挛和/或阻塞所致。犬吠样咳嗽提示声门下气管梗阻,最常由哮吼导致。断断续续的反复咳嗽提示衣原体或支原体肺炎。干咳可见于哮喘或毛细支气管炎所致哮鸣的患者。湿性咳嗽可能提示气管分泌物或细菌性肺炎。呼气呻吟是由于呼出气体通过部分关闭的声门所产生的一种呼气末声音。它会减慢呼气流,增加肺容积和肺泡压。常见于有下气道疾病(如肺炎、肺不张或肺水肿)的中至重度呼吸窘迫婴幼儿。腹部病变患儿的疼痛和/或腹部膨隆(如腹内损伤或脏器穿孔)而限制了呼吸用力时,也可能听到呼气呻吟。

(四)出现异常呼吸音

弥漫性呼气相哮鸣音提示胸内下气道梗阻,通常由哮喘或毛细支气管炎导致。严重哮喘可导致气流运动很差而听不到哮鸣音,出现沉默肺。如果下气道存在异物,则可能听到单侧哮鸣音。吸气相哮鸣音的病因包括哮喘、上气道胸外梗阻、重度固定型胸内梗阻(如喉水肿或异物)。呼气相延长,无论是否伴有哮鸣音,呼气相延长都是下气道梗阻的一个可靠体征。上气道产生的噪声在全肺野都容易均匀听到,尤其是在新生儿和婴儿中。吸气性喘鸣提示胸骨切迹上方气道明显狭窄。局部肺野呼吸音减弱提示存在下气道局部病变,如肺炎、胸腔积液或肺不张。吸气相湿啰音见于毛细支气管炎、肺炎或肺水肿等,深吸气时更容易听到。呼气相湿啰音可见于毛细支气管炎、哮喘、囊性纤维化和下气道异物等。干啰音是一种刺耳、低调的"咔哒"声,可在吸气或呼气间及,由分泌物、水肿或炎症引起气道梗阻所致。胸膜摩擦音可能与肺炎或肺脓肿有关。Hamman 摩擦音(即 Hamman 征)见于纵隔积气、心包积气、气管支气管损伤或左侧气胸患者。

此外,对于配合的儿童可叩得用力吸气和用力呼气时的肺下界用于评估膈肌的运动情况,当呼气时膈肌上升程度减少则表明空气潴留,而当吸气时膈肌下降程度减少则提示腹内膨胀或器官巨大症。

(五) 呼吸重症的临床分期

1. 呼吸重症早期　即疾病初期,可表现为急性起病阶段,也可表现为慢性疾病加重的早期。大部分患者出现咳嗽、咳痰、呼吸急促、发热等症状,或原有呼吸道症状加重。血气分析可有低氧血症,常规氧疗(包括鼻导管吸氧和面罩吸氧) 多可纠正。早期开展康复治疗有助于缩短病程、减少 ICU 住院时间及并发症,改善预后。

2. 呼吸重症极期　出现高热、呼吸窘迫、低血压甚至休克或意识障碍。多数患者需在 NICU 或 PICU 接受加强治疗和护理,除原发病的治疗外,还需采取机械通气等呼吸支持,甚至 ECMO、循环支持或血液净化等治疗。

3. 呼吸重症恢复期　生命体征平稳,临床症状好转,热峰下降,咳嗽、咳痰减轻,呼吸困难缓解,意识逐渐转清,脱机等,可转入普通病房治疗。

【康复评定】

(一) 气道情况及全身状况的一般评定

生命体征、面容与表情、体位、皮肤、是否需要插管或气道切开,是否需要呼吸机辅助呼吸、呼吸机参数等;呼吸频率及节律模式,胸廓活动度、触觉语颤及对称性评估、排痰等廓清能力及痰液形状等评估。

（二）运动感觉评定

1. 关节活动度评定。

2. 四肢肌力评定。

3. **平衡功能评定**　主观评定以观察、量表为主，客观评定主要使用平衡测试仪评定。

4. **主动运动能力测试**　可选择 6 分钟步行试验等，能间接反映受试者摄氧能力和耐力。

5. **呼吸功能评定**　评估患者呼吸是否吃力。通常观察患者表情，若有鼻翼扇动、脸色苍白或口唇青紫、辅助呼吸肌参与、呼吸模式改变、异常呼吸音等，则提示有呼吸窘迫。

6. **感觉评定**　评估患者皮肤的轻触觉、针刺觉及深感觉。

（三）呼吸肌评定

潮气量、肺活量、用力肺活量、第一秒用力肺活量（FEV_1）、用力呼气峰流速（PEF）、每分钟最大通气量及气道阻力等；B 超进行肺超声、膈肌超声等监测。

（四）实验室评定

血液常规、生化、血气分析、微生物学检查、活组织检查、支气管-肺泡灌洗检查。

（五）影像学评定

B 超、胸部 X 线、CT、MRI、核素检查、纤维支气管镜等。

（六）电生理检查

膈肌神经电生理检查、心电图、肌电图检查等。

（七）呼吸功能量表评定

如医学研究委员会总和评分（Medical Research Council-Sum Score，MRC-SS）、儿童生存质量测定 4.0 量表中文版评定、吞咽能力评定等。虽然心肺运动负荷试验是对意识改善并能下床活动的患儿评估呼吸功能的重要手段，但对于很多不能配合检查的儿童仍然不适用。

（八）吞咽障碍评估

包括全面详细的病史采集、口颜面和喉部功能评估及进食评估三部分。

1. **观察进食情况**　是否存在饮水呛咳、流涎、食物或唾液从气管套管溢出、食物滞留于口腔内等；无意识障碍患儿或家属可通过如进食评估问卷调查等进行床旁问卷调查。

2. **饮水试验**　能配合的儿童通常采用洼田饮水试验或改良饮水试验（modified water swallow test，MWST）进行。

3. **反复唾液吞咽试验**　评估反复吞咽的能力。

4. **吞咽困难评估量表**　儿童常采用医疗床旁评估量表、洼田吞咽能力评定法、临床吞咽评估量表等。

5. **动态吞咽检查（VFSS）和软式喉内镜吞咽功能检查（FEES）**　是确定吞咽障碍的金标准，能直观、准确地评估咀嚼期、口腔期、咽期和食管期的吞咽情况[5]。

【康复治疗】

呼吸康复治疗在疾病的任何阶段、临床稳定期或在疾病恶化期间开始实施，均能使患者从中受益。因此对于呼吸重症的早期康复介入和中止的时机问题显得尤为重要。目前全球成人证据表明，ICU 患者在机械通气的第 1 或第 2 天开始进行物理康复治疗是安全和有益的，强调生命体征平稳作为早期介入的时间节点，力求早期循序渐进进行实施。不建议进行呼吸康复的情况包括：通气压力支持 >20cmH$_2$O、同步间歇指令性通气（SIMV）>18 次/min、吸入氧浓度（FiO$_2$）>70%、呼气末正压（PEEP）>10cmH$_2$O，存在任何因机械通气中断而引起失代偿的表现。中止康复介入的情况包括：任何生命体征波动显著，可能进一步恶化并危及生命。包括：生命体征不稳定、新出现急性冠脉综合征、致命性心律失常、急性左心衰竭、急性心肌炎/心包炎、梗阻性肥厚型心肌病、急性心内/静脉血栓、急性脑血管病、颅内损伤、不稳定的颈椎骨折和脊髓损伤、颅内压持续监测和脑室外引流中、深度昏迷和明显躁动、人机对抗、人工管道难以固定维持等[11]。

不同年龄儿童生命体征指标正常值范围需参见不同年龄儿童重症分级标准。Brenda M.Morrow 关于胸部物理治疗在儿童 ICU 中使用的综述中也提到虽然证据级别不高，但体位训练、气道廓清、呼吸训练等对于改善儿童呼吸困难和分泌物廓清是明确有效的。

（一）脱机训练

早期脱机训练可增加脱机成功率，减少并发症。临床脱机流程如下：

1. **一般状况评定**　患者呼吸衰竭病因已解决或改善、充分氧合、合理的 pH，血流动力学稳定，自主呼吸能力较好及良好的气道保护能力。

2. **脱机训练方法**　一般用自主呼吸实验（spontaneous breathing trial，SBT）评估患者自主呼吸能力，常用 SBT 方法分为：T-管法、持续气道正压（CPAP）法、低水平压力支持通气（PSV）法即压力支持水平 $5\sim8cmH_2O$ 或采用导管补偿（TC）通气。对于机械通气超过 24 小时的患者，初始 SBT 建议用 PSV 法（$5\sim8cmH_2O$）。

3. **脱机训练时间**　SBT 时间通常为 $30\sim120$ 分钟，但要根据患者情况，如 COPD 患者可持续 2 小时，心力衰竭患者 30 分钟，肺炎患者 30 分钟等。在 SBT 过程中应密切监测患者生命体征及呼吸变化，必要时及时停止训练。

4. **脱机训练失败指征及处理**　脱机失败指征包括 $SpO_2<90\%$，心率较基础心率增加超过 20%，呼吸频率较基础呼吸频率增加超过 20%，明显的精神状态恶化（焦虑、嗜睡、昏迷），主观感觉不适，出汗，呼吸困难或窘迫，反常呼吸等。一旦患者出现上述表现，应立即终止脱机训练，积极寻找原因，待患者生命体征稳定后再行评估。再次 SBT 需与前次间隔 24 小时及以上，反复重复脱机评估及训练直到成功脱机。脱机训练，受多种因素影响，临床应综合评估患者对改善预后有意义。

（二）常规康复治疗

当患者存在意识障碍不能进行主动运动时可采用被动运动；当患者无意识障碍时，康复治疗以被动运动与辅助运动相结合的方式向主动运动为主的方式转变。

1. **良肢位摆放**　若无禁忌证的机械通气患者，应采取半卧位，尤其行肠内营养的患者，可减少胃内容物反流导致的误吸。抗痉挛体位以预防压疮、关节受限、挛缩、痉挛为目标。

2. **体位变换**　调整体位在呼吸康复中非常重要,有助于改善通气换气功能、促进痰液引流和预防压疮及坠积性肺炎。其方法是将患者摆在支气管出口垂直朝下的体位,使各大支气管中的痰液移动到中心气道从而有利于排出体外。因此根据患者病情,早期应用电动治疗床进行体位管理、床上各方向的翻身训练及卧位-坐位体位转换适应训练,通过调整体位可增高呼吸气流流速、促进痰液清除、改善氧合和血流动力学状态。儿童颈部较成人短,气道容易被阻塞,加之部分呼吸康复患者还存在意识障碍、气管插管等危重状态,因此在体位训练时需加强监护,特别关注患儿生命体征,面色、口唇颜色等,尤其对危重患儿应严密监测。

3. **物理治疗**　在严密监护基础上,尽早进行运动训练,包括主动运动和被动运动。比如对患者各关节进行小于正常活动度10°的重复被动运动用以维持正常关节活动度,防止继发性关节挛缩和失用性肌肉萎缩。对于气管切开机械通气的患儿进行颈部屈伸抬举训练对撤离呼吸机有辅助作用。常见的物理因子治疗包括膈肌起搏治疗和超声等物理治疗手段。

(1)肺复张治疗:是通过复张塌陷的肺泡来纠正低氧血症和保证呼气末正压(positive end-expiratory pressure,PEEP)效应的一种干预措施。这种治疗对急性呼吸窘迫征的患者尤为重要,它能有效增加肺容积、改善肺的顺应性、优化通气血流比值和减轻肺水肿。推荐使用在儿童亚重症患儿存在明显通气换气功能障碍时。肺复张治疗包括:呼吸机过度通气技术(ventilator hyperinflation,VHI)、复张手法(recruitment maneuver,RM)和深呼吸训练。

(2)气道廓清技术:指应用药物和非药物的方法帮助排出气道分泌物,减少和控制与其相关并发症的措施。气道廓清技术可明显改善氧合,缩短呼吸机使用时间,减少 ICU 住院时间,解决肺不张/肺实变和/或改善呼吸。药物方法在此省略,非药物方法主要包括:胸部物理治疗(chest physical therapy,CPT)有助于降低呼吸机相关性肺炎与肺部感染发生率,但不能缩短机械通气时间与 ICU 住院时间。机械振动排痰效果优于手动叩背,体位引流联合手动或机械振动排痰效果优于单一方案,高频胸壁振荡的排痰效果优于其他机械振动排痰。胸部物理治疗前给予雾化吸入可能增加痰液排出量。对于有人工气道的患者,气管镜联合振动排痰可显著增加气道分泌物的清除量。呼气末正压(positive end pressure,PEP)/振动呼气末正压(oscillatory positive expiratory pressure,OPEP)可推荐用于支气管扩张、囊性纤维化患者的气道廓清。对于长期机械通气患者,高频胸壁振荡也可能是一种安全、舒适、有效的插管后气道廓清方式,但对脱机成功率无明显影响。

(3) 呼吸训练:众所周知,即便不是呼吸系统原发损伤导致的呼吸衰竭,维持通气泵的呼吸肌也会同其他肌肉一样,因为卧床制动、全身炎症、药物使用和强制性机械通气的影响而可能产生不同程度的失用及萎缩,从而导致撤离呼吸机失败和呼吸功能障碍。然而,目前国际国内对重症患者进行呼吸肌训练仍存在争议,而且目前还没有公认的最优训练方法。但是,近年来的认识发现呼吸肌在早期重症康复中的地位在不断提高,并且也有专家联合发表了多学科合作下的重症患者进行呼吸肌训练的临床指导意见。其中提到虽然呼吸肌训练不适合于所有重症患者,但是对于困难撤离呼吸机的患者进行呼吸肌训练能提高撤离呼吸机的成功率。因此,对于意识清醒、有一定认知功能且情绪稳定、可配合训练的重症患儿在胸廓放松基础上,可以通过各种呼吸运动和治疗技术来重建正常的呼吸模式。首先是吸气肌训练包括腹式呼吸训练等,其次抗阻呼吸训练、深呼吸训练、呼气肌训练等多种方法和技术。咳嗽训练在认知及小年龄段的重症儿童康复中使用受限。

4. 中医传统疗法　根据中医辨证施治:①肺脾气虚:气短不足以吸,痰多而稀,色白,自汗,少气懒言,四肢倦怠,食少纳呆,瘦削乏力,畏风,舌质淡,苔白,脉细弱。治法:健脾益气。方剂:六君子汤加减。②肺肾两虚:短气气促,动则尤甚,腰腿酸软,脑转耳鸣,痰黏,色白带沫,心悸口干,咽干。口燥或午后潮热,颧红盗汗,舌质红,少苔或无苔,脉细数。治法:补肺益肾。方剂:生脉散合沙参麦冬汤加减。③肾不纳气:呼多吸少,动则尤甚,形体消瘦,神疲乏力,汗出肢冷,舌质淡,苔白或黑,脉沉弱或细微,或汗出如油,舌质红,少津,脉细数。治法:补肾纳气。方剂:金贵肾气丸和参蛤散加减。合理应用针灸推拿治疗,比如头针＋体针补肺健脾,化痰醒脑开窍,调节脏腑、经络气血运行。

(陈玉霞　肖　农)

第四节　亚重症患儿的运动障碍及康复

儿科重症监护室(pediatric intensive care unit, PICU)的患儿本身就面临着危重症疾病直接导致的运动、认知、语言功能障碍等后遗症的风险,而在治疗过程中,由于儿科患者年龄、认知、疾病等因素的影响,肢体制动被广泛应用镇静和麻醉药物的使用比例也非常高,曾有文献提示,入PICU两周内的患儿,使用镇静和麻醉药物的比例高达86.4%。长时间的卧床和制动、镇静等会加剧甚至新增重症并发症和功能障碍。如何减少这些问题的发生,减轻障碍的程度,成为人们广泛关注的课题[12]。

PICU患儿常见的运动障碍主要是肌无力、痉挛和挛缩。ICU获得性肌无力(intensive care unit acquired weakness, ICU-AW)是一种普遍存在的、公认的危重病并发症,其发生并不局限于某一个群体,且发生和发展非常迅速,对患儿的短期和长期预后带来很多不良影响,是亚重症早期康复关注的重点。

痉挛是脑、脊髓等上运动神经元损伤患儿的一种常见状态。痉挛状态包括牵张反射亢进、协同运动、联合反应、屈肌反射增强和痉挛型运动功能障碍等异常肌肉活动,可导致疼痛、运动障碍、姿势障碍等很多问题,并最终导致永久性的关节挛缩,影响患儿生活质量[13]。

挛缩是指肌肉、肌腱、韧带长时间处于固定、紧缩的状态下,最终长度缩短、弹性下降,进而影响关节的活动范围和柔韧性,发生挛缩的肢体常固定于异常体位,不能主动活动,被动牵伸困难[13]。挛缩会在部分重症患儿长期住院之后出现,亚重症早期康复的实施可以预防和延缓挛缩的发生。

一、ICU 获得性肌无力

【概述】

PICU 中最常见的运动问题是 ICU 获得性肌无力(ICU-AW),这是一种在重症期间发生的、不能用重症疾病以外原因解释的、以全身肢体对称性乏力为主要表现的临床综合征,通常表现为全身对称性的近端肢体肌力下降,深腱反射减弱,同时伴随膈肌功能障碍。ICU-AW 由神经轴和/或骨骼肌功能障碍引起,急性骨骼肌萎缩和收缩功能受损在危重疾病的早期就迅速发生,导致明显的无力,是 ICU 患者最常见的运动障碍。它增加了 ICU 死亡率和住院死亡率,与 ICU 存活者持续的躯体残疾有关,大大增加了卫生资源的利用率和卫生保健费用[14]。

1. **发生率** ICU-AW 的发生率因评估时间和目标人群不同而有所差异,目前研究数据多集中于成人。在 ICU 治疗达 24 小时的患者中,有 11% 发生了 ICU-AW;机械通气 48 小时以上的患者中,25%~40% 的患者出现 ICU-AW;当治疗时间延长至 7~10 天时,有 24%~55% 的患者在恢复意识时存在 ICU-AW;在急性呼吸窘迫综合征(ARDS)患者中,ICU-AW 发生率为 60%;而在脓毒症导致的多器官功能障碍患者中,ICU-AW 发生率可高达 100%[15]。

2. **病因病理** ICU-AW 最突出的病因是危重症患者的神经和肌肉功能障碍,包括危重症多发性神经病(critical illness polyneuropathy,CIP)和危重症肌病(critical illness myopathy,CIM)[14]。

CIM 的肌病变化包括不同程度的肌肉坏死和肌纤维萎缩,其病理学的显著特征是肌球蛋白和肌球蛋白相关蛋白相对于肌动蛋白的显著丢失,而不是总体的肌原纤维破坏,这种独特的肌肉退化模式的原因尚不清楚。

肌肉萎缩是由蛋白质降解增多和合成减少所致,在危重症的早期阶段,肌肉的蛋白降解显著上调,超过了组织的合成能力。肌肉蛋白降解的增强主要通过两种系统发生,包括泛素-蛋白酶体系统

（ubiquitin-proteasome system,UPS）和自噬-溶酶体系统。目前认为，UPS 是 ICU-AW 患者最重要的肌肉蛋白降解方式，危重病患者的许多上游刺激都可诱导肌肉 UPS 系统的激活，包括卧床/不负重、炎症、氧化和能量应激以及脂质代谢的改变等。自噬是肌肉大小的第二个关键调节因子，平衡的自噬对肌肉内环境稳定至关重要，因为它可以去除受损的细胞成分。自噬的上调导致肌肉蛋白水解诱导萎缩，而自噬能力受损，致使有毒蛋白质和细胞器积聚，也导致肌肉萎缩。

ICU 中存在的许多独立危险因素可能导致肌肉萎缩和肌肉功能障碍，包括长期卧床和不活动、全身和肌肉内炎症、能量和氧化应激、神经损伤，以及强力镇静和神经肌肉阻滞等。

【诊断】

鉴于 ICU-AW 的病因及临床表现的复杂性，早期识别和诊断较为困难。根据 2014 年美国胸科协会的诊断标准，ICU-AW 的早期识别及诊断方法主要包括医学研究委员会（Medical Research Council，MRC）评分、肌肉超声（muscular ultrasound，MUS）、电生理评估、握持测试及肌肉活检，各有其优缺点[15]。

1. MRC 评分 2014 年美国胸科协会诊断指南推荐使用 MRC 提出的床边肌力量总分评估 ICU-AW。该评估方法将 12 个肌肉群中的每一个肌群（包括肩部外展、肘屈曲、手腕伸展、髋屈曲、膝伸展和踝关节背屈）的肌力得分确定在 0（无收缩）~5 分（正常肌力），总分越高表示肌力越强。ICU-AW 诊断时必须满足 3 个条件：①MRC 总分 <48 分或者总分 < 最大分数的 80%，持续至少 24 小时；②在所有被检查肢体中存在肌无力的证据；③脑神经功能良好（能够睁眼及做出面部表情）。MRC 评分 <48 分提示 ICU-AW 的存在。但是 MRC 评分也有很多限制，如无法检测出肌无力的原因，患者需要保持清醒和充分合作，必须理解评估者的指示。由于 PICU 患儿常处于镇静状态，且由于认知水平发育所限，配合难度大，该评分实施较为困难。

2. 肌肉超声（MUS） MUS 是一种具有前景的诊断肌肉疾病的无创技术，可识别肌肉萎缩和肌肉结构改变。由于 ICU-AW 患者的脂肪和纤维组织增加,肌肉回声强度增强,使用 MUS 进行量化要比视觉评价更加客观、准确。MUS 可根据肌肉厚度、肌肉横截面积和回声强度对肌肉特征进行分类。肌肉厚度减少 20%、股直肌横截面积减少 10%、回声强度增加至少 8% 是 MUS 诊断 ICU-AW 的标准。尽管 MUS 可以快速、反复地进行床边检测来评估肌肉质量,但它可能低估了肌肉蛋白质的丢失。此外,现有研究样本量较小,其结果缺乏统计学意义,临床相关性也有待确定。且目前的研究仅限于成人,在 PICU 中的应用尚缺少研究。

3. **电生理评估** 肌电图(electromyogram,EMG)及神经传导检测(nerve conduction study,NCS)可通过识别 CIP 和/或 CIM 的存在来诊断 ICU-AW,并可用于鉴别诊断。然而,EMG 提供的信息非常有限,除非患者能够主动收缩肌肉;另外,存在凝血障碍的情况下无法进行 EMG 操作。ICU 患者的 NCS 结果可能会受组织水肿的干扰,并且检查耗时、专业性强、费用高,在 PICU 中的应用也显著受限。

4. **握持测试** 握持测试是一种简单、快速的 ICU-AW 诊断方法。成人 ICU 中,持续定量的握持测试对 ICU-AW 的诊断具有 80% 的敏感度,且握力与病死率呈负相关,可初步判断患者预后。然而,握持测试也需要患者的配合,并且无法确定病因。

5. **肌肉活检** 肌肉活检是 ICU-AW 诊断的"金标准",能够精细描述肌肉和神经结构。但肌肉活检是有创的,价格昂贵,需要一定的专业知识,并且具有失血和感染的风险。

以上诊断标准在成人危重症患者中的使用各有不同的局限性,在 PICU 中应用就更为困难。由于缺少敏感度和特异度高且适用的诊断技术,儿科 PICU 中诊断 ICU-AW 的难度较大。

【康复评定】

国内还没有自主研发的 ICU-AW 评估量表,多数是以 MRC 评分或者普通的活动量表进行评估。吴雨晨等对国外成人监护室中使用的 ICU-AW 评估工具进行了系统评价分析,发现主要有超声和量表评估两类,包含 MRC 评分、Barthel 指数(Barthel index,BI)、6 分钟步行试验(6-minute walking test,6MWT)、临床结局变量量表

（clinical outcome variable scale，COVS）、切尔西物理功能评估量表（the Chelsea critical care physical assessment tool，CPAx）、功能独立性测评（functional independence measurement，FIM）、危重患者功能状态评分（the functional status score for intensive care，FSS-ICU）、危重患者移动能力量表（ICU mobility scale，IMS）、移动指数（rivermead mobility index，RMI）、佩尔梅危重患者活动评分（the Perme intensive care unit mobility score，PERME）、危重症物理功能测试量表（physical function icu test，PFIT）、危重症物理功能测试评分量表（PFIT-s）、手术患者最佳移动评分量表（surgical intensive care unit optimal mobilization score，SOMS）和曼彻斯特移动评估量表（Manchester mobility score，MMS）共 14 个量表。

根据评估内容可以将 ICU-AW 量表归纳为三大类：第一类是以 MRC 评分为代表的躯体各部分的肌力评估；第二类为评估躯体功能和转移能力的量表，如 COVS、CPAx、FIM、FSS-ICU、IMS、PERME、PFIT、RMI、SOMS 和 MMS；第三类为评估日常活动能力和动作电位标记的量表，如 6MWT、BI、超声。这些量表的评估信度相对较好，但准确评估 ICU-AW 的程度相对较低。研究显示，不同的量表评分与 ICU-AW 患者的住院时间、转归及病死率均有不同程度的相关，如 COVS、CPAx、FSS-ICU、PFIT、SOMS 能够预测患者住院时间及转归，RMI 和 SOMS 能够预测 ICU 患者病死率，但它们之间的一致性尚无证据证明。

除了超声检测，对 PICU 患儿可以使用目前已有的量表如徒手肌力测定（manual muscle test，MMT）、皮博迪运动发育评估量表等进行肌力和运动功能评估，切尔西物理功能评估量表也有所应用。如何找出在 PICU 中评估 ICU-AW 的特异性指标，提高 ICU-AW 评估的准确性，还需要持续努力[16]。

【康复治疗】

ICU-AW 的综合治疗主要有积极预防脓毒症、营养支持、控制血糖和康复治疗。早期康复治疗与 ICU-AW 发生的可能性降低有关，积极的康复治疗可提高 PICU 患者出院时的肌力，降低出院时需辅助行走的可能性。早期活动有益于 PICU 患者身体功能状态的恢复，能够改善肌肉力量,提高独立行走的能力,减少 ICU-AW 的发生,同时不增加住院病死率。

亚重症的早期康复包括非活动性的干预和活动性干预,非活动性干预包括被动体位摆放、神经肌肉电刺激、关节活动范围的维持等,而活动性干预包括肌肉力量训练、床上活动、转移、行走前锻炼和行走等可以促进运动功能和肌肉力量的项目。

1. **非活动性康复干预** 非活动性康复干预在 PICU 中已经被广泛应用,主要是对病情严重、不合作的患者,采用不需要患者配合、不会对其脆弱的心肺系统造成压力的方式进行干预,具体如下:

(1) 体位摆放:体位摆放可以改善重症患者的肺部通气,同时也可以减轻心肺负担并改善体液引流等。主动和被动的体位转换还可以用来处理软组织挛缩、保护松弛的肢体和关节、减少神经痛和皮肤损伤。危重症的患者需要在良好支撑的情况下尽量倾向于直立状态或者进行卧位转动,这些需要频繁进行。频繁的体位转换会比一个长时间的固定姿势对患者更为有利,可以减轻长期维持固定体位对呼吸、心脏和循环功能的负面影响。

(2) 神经肌肉电刺激:神经肌肉电刺激是一种替代的运动形式,可以在危重症急性期患者中使用,其电流脉冲引起的非随意的肌肉收缩,与低强度运动中的随意、重复肌肉收缩的特点相似。在 PICU 不活动的患者中,神经肌肉电刺激可以用来保持肌肉力量和减少肌肉萎缩。使用神经肌肉电刺激需要确定电流类型、脉冲持续时间、脉冲频率、脉冲强度和通断比等参数。

(3) 关节被动活动和肌肉拉伸:关节被动活动和肌肉拉伸对于不能自主活动的患者非常重要。持续进行的被动拉伸可以降低肌肉的僵硬度,增加肌肉的延展性。有研究提出,在危重患者中,每天持续被动运动 9 小时可减少肌力损失、肌肉萎缩和蛋白质损失。卧位功能自行车是目前广受关注的一种康复形式,它可以结合被动和主动运动,预防或缓解肌肉痉挛及肌肉萎缩,改善肌肉柔韧性、循环及精神心理状态。

(4) 支具的使用:支具主要在那些不能主动活动但有较高软组织

挛缩风险的人群中使用,比如严重烧伤、外伤以及一些神经系统疾病患者。在动物模型中,将关节固定在拉伸位置每天30分钟以上,对关节活动范围有改善。在烧伤患者中,固定关节位置可减少肌肉和皮肤挛缩,而在神经功能障碍患者中,夹板固定可能可以降低肌肉张力。

2. **活动性康复干预**　早期活动性康复干预尚处于起步阶段,其安全性和干预指标、策略等尚需进一步研究。目前国际上关于PICU中早期活动性康复干预的认识如下[17]:

(1) 安全性:早期活动性康复干预在ICU中的安全性已经被成人研究多次证实,在PICU中,也有很多研究关注了早期活动性康复的安全性。就目前发表的报道来看,PICU的早期活动性康复并没有带来更多的不良事件,早期康复活动在PICU中是安全和可行的。

(2) PICU早期活动性康复干预策略:

1) 早期活动性康复干预的时机:什么时候开始的康复才被称为"早期"康复,目前并没有统一的标准。目前各个文献中虽然时间定义不同,其共同点都是在进入PICU后的数日内尽早开展早期康复。为尽量避免长期制动,建议在患儿入PICU后24小时内即进行康复适宜性的评估,只要没有禁忌征、符合安全标准,即可尽早开始康复。

2) 早期活动性康复干预的指征和标准:由于危重症患儿存在年龄、疾病和严重程度的差异,且每个患儿的临床状况往往在动态发展中,在实施康复前,必须进行严格的安全性评估,结合临床医生的意见,确定可以开始康复的时间,制订个体化的循序渐进的康复策略。目前文献中提及的早期康复安全标准和禁忌征等均为个案报道或者专家意见,Choong等的共识小组汇总归纳如下:

禁忌证:存在如下禁忌证时,不可进行活动,仅可进行肢体摆位:①血流动力学不稳定;②呼吸不稳定;③神经系统不稳定;④有未控制的活动性大出血;⑤骨盆或脊柱不稳定或未固定的骨折;⑥紧急外科手术等。

预警信号:存在以下各系统的预警信号时,在早期活动过程中需要特别的护理、资源支持和关注:①心血管系统:患者使用血管活性药物(稳定或者减量中的血管活性药物使用并不是早期活动的绝对禁忌征,需根据具体情况分析讨论);高血压或肺动脉高压。②呼吸系统:接受有创或无创机械通气的患者;呼吸费力和高氧需求的患者(即$FiO_2>0.5$);气道重建手术或新鲜气管造口术后状态;机械通气时俯卧位。③神经系统:脑切除术后状态;脑室外引流或颅内压原位监测;急性脊髓损伤;使用神经肌肉阻滞剂或出现急性肌肉麻痹的患者。④骨骼肌肉系统:严格的脊柱保护措施(需行内固定);四肢骨折,骨质疏松;关节松弛、低血压或痉挛时,需考虑具体的区域或关节。⑤其他:侵入性导管或通路;持续性肾脏替代治疗;术后问题(如植皮后的状态或肌肉皮瓣,腹部开放,有伤口裂开的危险等,这些患者只要敷料可以保持密封或伤口的完整性,也可进行床头抬高和床上活动);内脏器官损伤(如高等级的肝脾撕裂伤);无法控制的激动和/或疼痛、混乱或谵妄;出血倾向;直立性低血压或自主神经反射障碍的风险等。

中断、改变或终止早期活动的标准:①心肺功能不稳定:尽管FiO_2增加,但氧饱和度仍持续低于目标值;静息心率、平均血压或心率基线变化超过患者目标或预设报警限;新发心律失常;呼吸窘迫的急性症状;气道完整性问题;机械通气的呼吸支持增加;明显的人机不同步。②神经系统:颅内压增加20%和/或>20mmHg,和/或CPP低于目标值;逐步加剧且无法用药控制的不适、激惹或出现攻击性。③伤口、皮肤或关节损伤问题。④设备完整性问题和移位。⑤患者摔倒或不适等。

每次实施康复前,均应关注患者生命体征,如果有生命体征较基线水平显著变化(如心率、血压、呼吸较基线水平变化20%以上,SaO_2下降15%,FiO_2提高20%)或出现人机不同步、精神状态改变、管道问题等则应进行休息和再评估。在康复过程中需要密切监测生命体征,一旦发生上述问题,需中止早期活动、适当休息,并重新评估是否可以继续进行活动,或需调整活动内容和级别。康复完成后也要密切关注相关不良事件的发生并及时跟进处置。

(3)早期康复的目标设定:早期康复的目标和活动内容应由康复医师/治疗师根据评估结果、结合临床医生的意见以及安全性评估结果来决定,鉴于PICU患儿的年龄、认知和基线功能差异,应每天对每个患者设定渐进性的活动目标,为了确保安全活动,尽量减少不良事件,建议对危重症患儿儿童实施分级活动。

对应于患儿的临床状况、发育水平、力量和耐力水平,根据所需辅助的程度将活动分为 3 个等级,从预防肌肉消耗、维持关节活动范围和改善循环的最低目标(1 级),发展到增强力量、耐力、平衡和功能移动性的移动性活动(2 级和 3 级),具体分级如下:

1 级活动:需要的辅助水平最高,患者在特定活动中需要医务人员的全面/几乎全面支持(即 75%~100% 的帮助),包括镇静、依从性差或不能自主参与活动的患者,和/或只能被动或最低限度地参与特定活动的患者。可设定的活动目标包括:定时翻身、被动床上良肢位摆放和体位转换、被动关节全范围运动、被动姿势转移(手动或使用机械升降设备)等。

2 级活动:需要中等程度的辅助,患者在活动中需要适度至大量的支持(25%~75% 的帮助),但可以在一定程度上积极参与。设定的活动目标可包括:主动或辅助下的主动关节活动、伸展和力量训练、床上坐起、床边坐位转移、从坐位到站立位转移、从床转移到椅子、坐姿耐力训练、步行前活动、步行、日常生活活动以及发展性游戏等。

3 级活动:患者可以积极参与主动活动,但需要一些帮助(少于25%)和监督。

即使是被动活动也能激活肌肉收缩,对患者有益。随着时间的推移和所需辅助水平的下降,对活动目标可做相应调整以鼓励患者更加积极地参与,达到对患者安全、适合年龄和功能的最高活动水平。要注意那些有明显基础功能障碍的患者,他们可能永远不可能发展到更高水平的活动。因此,对需要 1 级或最大援助的人应优化被动活动,以促进他们恢复到基础水平,并确定每个患者的个体化功能性活动是什么。

(4) 早期康复的实施策略:重症早期康复只有在以患者为中心的集束护理管理的支持下才能更好地发挥效用。在成人 ICU 早期康复中,美国重症监护医学协会正在通过团队和循证护理来战略性地参与 ABCDEF 集束化管理策略,其中包含了一套基于证据的实践,解决了几种新出现的严重 ICU 获得性疾病,如呼吸机相关性肺炎、获得性无力、谵妄和功能残疾,在危重成人中使用这种集束管理可以显著改善患者的护理和结果。

在重症患儿中开展早期活动的目标就是促进功能恢复、缩短 PICU 停留时间和住院时间,故参照成人将早期活动作为整体康复护理集束管理包的一部分,考虑到儿童的特点,较成人增加了两个步骤,称为 ABCDEFGH 包,其 8 个步骤内容如下:①A,关注镇痛、避免过度镇静、允许清醒;②B,自主呼吸测试;③C,镇静、镇痛的选择;④D,谵妄预防、评估和管理;⑤E,早期活动和锻炼;⑥F,家属参与和赋权;⑦G,良好营养;⑧H,人文主义关怀。

重症早期康复实施过程中,团队协作非常重要。重症康复的团队成员,包括重症医生、康复医生、相关临床医生、ICU 护士、康复治疗师(物理治疗师、作业治疗师、言语治疗师、假肢矫形师)、呼吸治疗师、营养师以及心理治疗师等,应在整个康复过程中进行沟通协调。每日评估并进行个体化的干预方案讨论,同时还需要讨论适当的镇静、镇痛以及患儿的安全性和舒适程度,考虑到最主要的影响早期活动实施的问题是过度镇静、专业人员数量以及资源的可获得性,每日查房和使用问题清单可以促进各专业之间的交流并推动早期活动的落实。

二、痉挛

【概述】

痉挛是由不同的中枢神经系统疾病引起的、以肌肉的不自主收缩反应和速度依赖性的牵张反射亢进为特征的运动功能障碍,是上运动神经元综合征的重要组成部分,也是导致关节挛缩发生的主要原因之一。临床上常见的痉挛可根据其病变部位不同分为脑源性痉挛、脊髓源性痉挛和混合性痉挛。

【康复评定】

痉挛在临床上主要表现为高肌张力和腱反射亢进,在上肢常表现为肩关节的内收肌群、屈肘/腕/指关节的肌群以及前臂旋前肌的张力异常增高,在下肢常表现为髋内收肌群、伸膝肌群、踝跖屈和内翻肌群为主的肌张力异常增高[18]。

痉挛的评估方法有很多,包括临床评估量表、生物力学测定方法以及神经生理-电生理测量等方法。临床评估量表因其简便易行,最常用来进行痉挛评估,但是评估结果受评估者的影响较大。目前临床上应用最广泛的痉挛评估量表是改良 Ashworth 量表,主要根据被动关节活动的范围以及阻力情况进行评定,分为 0~4 级(详见第一章表 1-10)。然而,改良 Ashworth 量表不能将痉挛与其他强直障碍区分开来,而且评估者对拉伸速度的改变也可能会改变测量结果。改良 Tardieu 量表(modified Tardieu scale,MTS)也是临床常用的痉挛评定量表,它通过两种不同的速度下踝关节的角度差来区分痉挛程度,更符合"速度依赖性牵张反射亢进"的定义,但是在快速和慢速牵张活动下获得角度差的信度不一定充分[19]。

为了全面了解患者的运动状况,在痉挛评估的同时,还需要同时进行肌力评估和关节活动范围的评估。但在亚重症康复期间,由于患者的状态及配合程度的问题,通常只能进行粗略的徒手肌力测定(MMT)及被动关节活动度评价。

【康复治疗】

痉挛的管理是预防挛缩的重要手段。应积极去除可能会加剧痉挛的有害刺激,如疼痛、尿路感染和压疮等,同时积极实施早期康复干预,其中,早期康复活动对于对抗痉挛、预防挛缩至关重要,除被动和主动关节活动以外,其他非活动性的康复干预手段也应积极应用。

1. **牵伸** 牵伸是预防关节挛缩的主要手段,包括被动牵伸、体位摆放、静态和动态夹板固定、石膏固定等。尽管被普遍使用,但是牵伸在改善痉挛中的作用效果并没有充分的证据。

被动牵伸:目前推荐每天被动牵伸 30 分钟,和体位摆放一起纳入 PICU 康复常规,但是具体疗效有待进一步研究。

体位摆放/矫形器:可以通过体位摆放、静态矫形器、系列石膏和动态矫形器进行长期牵伸。应用这些进行持续牵伸要比治疗师单独进行的牵伸效果更好。静态矫形器可能适用于有挛缩风险的关节。

在使用夹板、矫形器、石膏等的过程中应注意避免额外的压力点,适当的填充物很重要,治疗师还必须确保夹板或石膏不会增强患儿的支撑性反射,如足底反射,因为如果不加控制,足底反射会增加异常肌肉张力的增加。这些被动定位辅助设备不需要一直佩戴,允许休息一段时间,并且可以使用不同的夜间夹板来保持肢体或关节处于被动的休息位置,从而在保持特定关节活动范围的同时减少患儿的不适。

2. **治疗痉挛的药物** 对于较为严重的广泛的痉挛状态,可以使用药物进行干预,如巴氯酚、苯二氮䓬类药物、可乐定、加巴喷丁等口服,其中巴氯酚使用最为广泛。由于这些药物对神经系统有不同程度的影响,建议在权衡药物相互作用和副作用的基础上,谨慎控制使用,尤其是在脑损伤患儿中,口服药物使用可作为康复活动和牵伸等的补充手段。对局部严重痉挛也可在神经肌肉接头注射肉毒毒素进行治疗,在严重的情况下使用鞘内巴氯酚注射液可以缓解痉挛,由于鞘内注射巴氯酚的全身副作用较少、用药剂量少,且疗效比较显著,其应用前景被人们看好[20]。

(王素娟)

第五节 神经源性膀胱

【概述】

神经源性膀胱是神经系统病变导致膀胱和/或尿道功能障碍(即储尿和/或排尿功能障碍),表现为尿失禁、尿潴留或尿失禁与尿潴留并存,可以发生在神经系统病变不同部位、水平、病变的不同时期,发病率从 4%~84% 不等。按 Madersbacher 分类法,将神经源性膀胱分为:①逼尿肌过度活跃伴括约肌过度活跃;②逼尿肌过度活跃伴括约肌活动不足;③逼尿肌活动不足伴括约肌活动不足;④逼尿肌活动不足伴括约肌过度活跃。如对神经源性膀胱不能及时正确地处理,持续出现膀胱过度充盈、膀胱残余尿量增多、结晶结石甚至膀胱内持续高压,导致膀胱输尿管反流,严重威胁上尿路安全,导致肾功能障碍危及生命[21]。

【诊断】

神经源性膀胱功能障碍的患儿,通常表现为排尿异常包括尿急、尿频,排尿困难、费力,尿失禁等,主要以混合性尿失禁和急迫性尿失禁多见,伴尿潴留者常表现为充溢性尿失禁、尿潴留等。还有部分患儿可能以反复泌尿系统感染为主要表现。部分患儿可以表现为不同程度的便秘和大便失禁,其特点为便秘和大便失禁同时存在。对于此类患者的诊断主要包括临床评价、辅助检查、尿动力学检查、神经学试验等。

1. 辅助检查

(1) 尿常规及细菌性检查:推荐每 2~4 周随访一次尿常规检查;尿液细菌学检查推荐为考虑存在泌尿系统感染时的必做检查,通过检查明确病原菌种类,根据药物敏感试验结果指导合理足疗程使用抗生素,以减少耐药性发生。

(2) 泌尿系统超声:属于无创检查之一,即应用 B 型超声结合膀胱容量测定仪进行泌尿系统结构扫查及残余尿量测定,为进行有创性的尿动力学检查项目和间歇导尿提供基础数据参考。

(3) 泌尿系统 CT:能够明确肾脏皮质厚度、肾盂积水状态、输尿管扩张程度、泌尿系统结石和新生物等异常情况。CT 三维重建可更清楚地显示上尿路扩张和纡曲情况以及膀胱形态,但有肾功能异常时应慎重选择增强扫描。

(4) 膀胱尿道造影、磁共振水成像(magnetic resonance urography,MRU):可清楚地显示肾盂、输尿管走行和纡曲扩张情况以及膀胱形态,无需使用造影剂,不受肾功能影响,但儿童检查配合度差,通常需要镇静辅助检查。

2. 尿动力学检查 是一系列用于评估下尿路功能状况的检查,包括有排尿日记、纯尿流率、残余尿量测定等无创检测项目,以及充盈期膀胱测压、排尿期压力-流率测定、影像尿动力学检查、肌电图检查、神经电生理检查等侵入性有创性检查项目,是目前临床上对下尿路功能状态进行科学、客观的定量评估方法。尿影像动力学评定是诊断评估神经源性膀胱尿道功能障碍的金标准。

　　检查注意事项包括:检查前 48 小时停用可能影响下尿路功能的药物;检查前需进行清洁灌肠准备;检查前拔除留置尿管或关闭膀胱造瘘管。在检查过程中,需要插尿管及膀胱灌注等,过程中都可能诱发尿路感染或自主神经反射亢进而出现生命体征波动,尤其是高位脊髓损伤患儿,因此检查前还需除外尿路感染,检查过程中需严密观察面色、呼吸、心率、血压等生命体征,必要时及时处理。

　　常用的尿动力学检查项目如下:

　　(1) 单纯尿流率:可客观反映下尿路的排尿状态,对排尿功能进行初步评估,但不能反映病因和病变部位。

　　(2) 残余尿量测定:排尿后即刻通过导尿法或 B 型超声进行残余尿量测定,有助于评估膀胱排空功能,必要时可重复测定 2~3 次以得到更加可靠的结果。

　　(3) 充盈期膀胱测压:评估充盈期膀胱感觉、膀胱顺应性、逼尿肌稳定性、膀胱容量,同时记录膀胱充盈过程中是否伴随尿急、疼痛、漏尿、自主神经反射亢进等异常现象。正常膀胱在充盈过程中压力改变细微,在高灌注等诱发条件下亦不发生非自主性收缩。逼尿肌过度活动是指在充盈期自发或诱发产生的逼尿肌无抑制性收缩。逼尿肌过度活动可以分为期相性逼尿肌过度活动和终末性逼尿肌过度活动两种模式。膀胱顺应性可反映膀胱容量变化(ΔV)和逼尿肌压变化($\Delta Pdet$)之间的关系,其计算方法为 $\Delta V/\Delta Pdet$,单位为 ml/cmH_2O,膀胱顺应性通常应在 $20{\sim}40ml/cmH_2O$。

　　(4) 漏尿点压测定:逼尿肌漏尿点压是指在无逼尿肌自主收缩和腹压增高的前提下,膀胱充盈过程中出现漏尿时的最小逼尿肌压,反映开放尿道所需的最小逼尿肌压,灌注过程中逼尿肌压达到 $40cmH_2O$ 时的膀胱容量为相对安全膀胱容量,当 $>40cmH_2O$ 时上尿路发生继发性损害的风险显著增加。严重的膀胱输尿管反流可缓冲膀胱压力。若膀胱输尿管反流出现在逼尿肌压达到 $40cmH_2O$ 之前,这时相对安全膀胱容量即为开始出现膀胱输尿管反流时的膀胱容量。其次是指腹压漏尿点压(abdominal leak point pressure, ALPP),主要反映尿道括约肌对抗腹压增加的能力。

(5) 压力-流率测定:反映排尿期逼尿肌和尿道的协调情况,能准确判断是否存在膀胱出口梗阻的检查项目,更适合于评估机械性或解剖性因素所致尿道梗阻的程度。

(6) 肌电图检查:一般采用表面肌电图,用以记录尿道外括约肌、尿道旁横纹肌、肛门括约肌或盆底横纹肌的肌电活动,间接评估肌肉功能状态。检查时同步进行充盈期膀胱测压或压力-流率测定,可反映出膀胱压力变化与尿道外括约肌活动的关系、排尿期逼尿肌收缩与外括约肌活动的协调性。针极肌电图仅在特殊情况下使用。

(7) 尿道测压:主要用以测定储尿期尿道控制尿液的能力,在反映尿道括约肌功能状态和膀胱出口阻力方面具有一定价值。

(8) 影像尿动力学检查:将充盈期膀胱测压、压力-流率测定等尿动力学检查与 X 线或 B 型超声等影像学检查通过完全同步和非同步两种形式结合起来,可准确诊断逼尿肌-尿道外括约肌协同失调(detrusor external sphincter dys synergia,DESD)、逼尿肌-膀胱颈协同失调(detrusor bladder neck dyssynergia,DBND),判断膀胱输尿管反流和漏尿点压,明确膀胱形态异常、后尿道状态变化和膀胱尿道结石等重要病理生理改变,是目前尿动力学检查中评估神经源性膀胱最为准确的方法,具有其他方法不可替代的价值。

3. 神经学实验检查　可在充盈期膀胱测压过程中行诱发试验以确定逼尿肌反射是否存在,以及鉴别神经损伤平面。逼尿肌过度活动往往可以通过增加腹压、改变体位、快速灌注刺激性介质、注射拟胆碱药物等方式诱发。

(1) 冰水实验(ice water test,IWT):是指在充盈期膀胱测压过程中应用冰盐水快速灌注膀胱,以诱发逼尿肌收缩的试验。

(2) 氯贝胆碱超敏实验(Bethanechol super sensitivity test,BST):在皮下注射拟胆碱药物(如氯贝胆碱)来诱发逼尿肌的收缩,从而证实膀胱支配神经损伤,有助于鉴别肌源性逼尿肌功能障碍。

【鉴别诊断】

1. **儿童膀胱过度活动症**(overactive bladder,OAB)　是指以尿急症状为特征的综合征,常伴有尿频和夜尿症状,可伴或不伴急迫性尿失禁,且排除尿路感染或其他明确的神经源性损伤等病理改变。根据尿动力学检查是否有逼尿肌过度活动、患者的感知能力和是否能终止不自主收缩三方面进行临床分型。其中Ⅰ型患者有尿急,无尿失禁,尿动力学检查无逼尿肌过度活动;Ⅱ型患者有尿急,尿动力学检查有逼尿肌过度活动,患者能感觉到并能抑制不自主收缩,无尿失禁;Ⅲ型患者有尿急,尿动力学检查时有逼尿肌过度活动,患者能感觉到,但不能抑制不自主收缩,仅能暂时通过括约肌的收缩保持控尿,当括约肌疲劳之后即出现尿失禁;Ⅳ型患者有尿失禁,尿动力学检查时有逼尿肌过度活动,患者不能感觉到,也无法抑制不自主收缩。属于非神经源性膀胱功能障碍的一种,在临床上学龄期儿童比较常见,需要与神经源性膀胱尿道功能障碍仔细鉴别。

2. **非神经源性神经性膀胱**(non-neurogenic neurogenic bladder, NNB) 也称为 Hinman 综合征,指由不良的排尿习惯、心理或精神等非神经病变因素引起的排尿功能障碍,多伴有尿潴留、排尿困难的临床症状等表现。尿动力学检查常有逼尿肌和尿道括约肌的协同失调。未发现神经性缺陷或病变,而临床症状和膀胱的形态改变却符合神经性膀胱的变化。

3. **尿路感染** 神经源性膀胱尿道功能障碍很容易并发泌尿系统感染,其常见的易感因素有导尿管相关的细菌定植、膀胱内残余尿增多、膀胱内压增高、膀胱输尿管反流、机体防御能力下降、留置尿管对下尿路黏膜的损伤、长期卧床、喝水过少、存在泌尿系统畸形、尿路结石等。导尿管相关性尿路感染是神经源性膀胱继发泌尿系感染的最常见原因。对于反复尿路感染或伴有肾功能减退的患儿来说,要警惕存在膀胱内压增高和膀胱输尿管反流的可能。

在临床诊断基础上,符合下述实验室检查的 4 个条件之一即可诊断:①清洁中段尿或导尿留取尿液(非留置导尿)培养革兰氏阳性球菌菌数≥104CFU/ml,革兰氏阴性杆菌菌数≥105CFU/ml;②新鲜尿标本经离心,应相差显微镜检查(×400),在每 30 个视野中有半数视野观察到细菌;③无症状性菌尿症患者虽无症状,但在近期(通常为 1 周内)有内镜检查或留置导尿史,尿液培养革兰氏阳性球菌菌数≥104CFU/ml,革兰氏阴性杆菌菌数≥105CFU/ml 应视为尿路感染;④耻骨上膀胱穿刺抽吸尿液进行细菌培养,只要发现细菌即可诊断尿路感染。尿路感染最常见的细菌以大肠埃希氏菌居首位,其次是铜绿假单胞菌、克雷伯菌属,部分为金色葡萄球菌和表皮葡萄球菌、肠球菌等。有时尿液病原菌培养呈混合感染。

【康复评定】

临床评定:病史采集了解是否存在脊柱不稳、脊髓二次损伤风险等;根据儿童的自身习惯和年龄辅助进行饮水(小年龄段患儿包含每日配方奶总摄入量)及排尿日记记录并分析。通过美国脊髓损伤协会发布的脊髓损伤神经学分类国际标准 2011 版进行感觉、运动检查确定神经损伤平面有助于初步判断神经源性膀胱类型和程度。

【康复治疗】

神经源性膀胱尿道功能障碍的康复管理是一项长期而艰巨的康复过程。其治疗目标是要保护上尿路功能(肾脏功能),确保储尿期和排尿期膀胱压力处于安全范围($<40cmH_2O$)以内,避免膀胱内压力长时间高于 $40cmH_2O$($1cmH_2O=0.098kPa$);恢复下尿路功能,提高控尿能力使有效尿控时间达到婴儿期尿控时间 >1 小时、儿童期尿控时间 >4 小时,减少残余尿量(残余尿量至少应 <10~20ml),预防泌尿系统感染和结石的发生,改善患儿生活质量,真正帮助患儿回归家庭及学校社会生活。很多患儿在疾病或创伤早期为了挽救生命进行高级生命支持、抗感染等治疗需要进行大量静脉输液同时预防膀胱过度储尿而需要留置导尿管,此时是无法评定膀胱尿道功能状况的;病情稳定后或疾病恢复期需要积极创造条件尽早拔除经尿道留置的导尿管,结合排尿日记、泌尿系统影像学及尿动力学结果,进而制订个性化的治疗管理方案[22]。

1. 药物治疗

(1) 扩大膀胱容量和治疗膀胱活动亢进引起的尿频、尿急和尿失禁:主要使用的是针对逼尿肌上的 M 受体,常使用的抗胆碱能药物包括奥昔布宁、托特罗定、曲司氯胺和丙哌维林等。临床推荐从小剂量开始,根据临床反应调整剂量。但存在一些共同的不良反应,如口干、便秘和发热等,使其应用受到限制。奥昔布宁 5 岁以上儿童口服常用量为 1 次 5mg,1 日 2 次,5 岁以下儿童慎用。托特罗定在儿童中通常从 0.1mg/(kg·d)起始,分 2 次服用。目前新一代的抗胆碱能药索利那新具有选择性高、副作用小的优点,在国外已经有应用经验,但在国内儿童应用中还有待进一步积累经验。

（2）改善排尿功能:目前尚没有直接改善排尿功能的药物。作用于内括约肌的 α-肾上腺受体阻滞剂和作用于外括约肌的肌松药可能对括约肌高张力者有效,但有副作用,且效果差,如苯二氮䓬类药物等(地西泮新生儿禁用,6 个月以上时可按 1~2.5mg/次或按体重 40~200μg/kg)。

2. 间歇清洁导尿 早期进行间歇导尿是膀胱训练的一种重要方式,是协助膀胱排空的"金标准"。膀胱间歇性充盈与排空,有助于膀胱反射的恢复。间歇导尿包括无菌间歇导尿和清洁间歇导尿(clean intermittent catheterization,CIC)。无菌间歇导尿更有助于减少泌尿系统感染和菌尿的发生,但操作流程比较复杂,且需要医疗资源辅助。清洁间歇导尿协助膀胱排空非常必要,对于儿童神经源性膀胱排尿障碍者应除外 CIC 禁忌证后尽早开始使用,目前对于 1 岁以上的婴幼儿甚至是因脊柱裂导致的神经源性膀胱尿道功能障碍的新生儿都推荐通过教育家长辅助进行此项操作,且越早开始越好。前提条件包括:①患者有足够的膀胱容量,能规律饮水,保持 24 小时尿约接近正常同龄儿童的排尿量;②每 3~4 小时导尿 1 次,再根据导出的尿量进行适当增减,每次导出的尿量不超过预期膀胱容量的 100%~150%;③患者病情稳定,不需要抢救、监护治疗或大量的输液治疗。禁忌证包括:①并发尿道或膀胱损伤(尿道出血、血尿);②并发尿道畸形、狭窄、尿道炎、尿道脓肿;③并发膀胱颈梗阻、严重前列腺增生症;④并发膀胱输尿管反流、肾积水;⑤盆底肌肉或尿道外括约肌严重痉挛;⑥严重自主神经过反射;⑦严重尿失禁。间歇导尿的要点:急性期患儿采用无菌间歇导尿。间歇导尿的要点包括:①选择适当尺寸的导尿管:根据年龄推荐使用 6~12Fr 的导管;②无菌操作:尿道外口消毒后,经尿道无菌插管;③充分润滑尿道:推荐使用润滑剂以避免发生尿道损伤等并发症;④轻柔操作:缓慢插入导尿管,避免损伤尿道黏膜;⑤完全引流尿液后,轻微按压耻骨上区,同时缓慢拔出导尿管,尿管完全拔出前夹闭尿管末端,完全拔出尿管,防止尿液反流。

　　值得注意的是,儿童不同于成人,规律饮水和导尿的难度都更大于成人,且年龄不同生长发育速率不同,营养供给需求不同,食物性状、食物含水量、进食频次、排尿频率均有很大差异。在进行清洁间歇导尿前需要严格记录5~7天(至少48小时)饮水及排尿日记,导尿频率4~6次/d(婴幼儿适当增加频次为7~8次/d),导尿时膀胱容量应小于年龄相当的预期膀胱容量[≥2岁儿童预期膀胱容量(ml)=30×(年龄+1);<1岁婴儿预期膀胱容量=(38+2.5×月龄)进行估算)],有条件时尽量采用亲水涂层导尿管以减少尿道损伤风险。严禁为了诱发患儿的自主排尿而进行的挤压腹部、叩击膀胱等动作。

　　3. 物理治疗　盆底肌训练和生物反馈治疗主要用于较大儿童的压力性尿失禁治疗。盆底肌训练通过反复主动收缩和松弛包括尿道括约肌在内的泌尿生殖器周围的骨盆横纹肌以增强盆底肌的收缩能力。生物反馈治疗是通过特定的仪器将患儿不能直接感知的生物信号转化成患儿能通过五官感知的信号,如视觉或听觉信号,以帮助患儿建立相应的反应,从而达到治疗目的。它包括盆底肌肉生物反馈治疗和膀胱生物反馈治疗。膀胱生物反馈治疗是通过向患儿发出反映膀胱内压力变化情况的信号,提示患儿何时进行盆底肌收缩,通过强化训练,建立起条件反射以治疗急迫性尿失禁。通过记录盆底肌肌电图并采用图像和声音信号形式指导患儿进行正确收缩和松弛盆底肌的生物反馈疗法能有效治疗。

　　4. 膀胱冲洗　多项研究已证实,人工冲洗膀胱没有预防感染的作用,相反有增加感染、输尿管反流的可能,从而引发肾功能损伤的风险。因此,不推荐在脊髓损伤急性期常规应用;但在出现尿液混浊或尿管引流不畅、脓尿、血尿时可以进行膀胱冲洗。也有文献支持在慢性康复期对膀胱灌注黏膜保护剂,修复黏膜表面受损的聚糖层,起到预防反复膀胱尿道感染的作用。

　　5. 中医治疗　有国内文献报道,针灸阳明经腧穴治疗神经源性膀胱的临床效果良好,可促进患者神经功能恢复且安全性较高、电针次髎穴可显著改善膀胱顺应性,其机制可能是通过上调 ICC 及其表面受体 P2X5 的表达,改善逼尿肌收缩性。

【康复护理】

对于神经源性膀胱而言,积极进行护理干预一方面能保证上述治疗方案的重要手段之一。行为训练是指将行为分解为细小的、可以测量的单元,通过系统训练,产生强化作用,从而帮助建立行为习惯的一种训练方法。对于 B 级以上的脊髓损伤和/或有感觉保留的神经源性膀胱患儿,通过行为训练能在一定程度上改善神经源性膀胱患者的排尿行为。疾病健康宣教对于神经源性膀胱患儿及其家庭极为重要,关系到患儿并发症的发生率和长期的治疗依从性和生存质量等。

(陈玉霞　肖　农)

第六节　重症监护病房导管的护理规范

【概述】

重症监护病房患儿病情危重,常需留置各种导管,常见的导管包括:氧气管、气管插管、鼻胃(肠)管、胃造瘘、导尿管、各种负压引流管、胸腔引流管、脑室引流管、血透管、ECMO 导管、外周静脉留置针、经外周静脉穿刺中心静脉置管(peripherally inserted central catheter,PICC)、中心静脉导管(central venous catheter,CVC)、输液港、外周动脉导管、脑室外引流管等。

【导管护理规范】

1. **导管评估**　根据导管评估表每班评估导管的位置、置管长度、外露情况,导管穿刺点及周围皮肤情况,管道情况及敷料情况等。

2. **导管标志**　每根导管做好标签标志,不同导管选择不同颜色标签,方便了解管道,降低护理风险,如:蓝色标签——中心静脉、红色标签——中心动脉、黄色标签——导尿管、褐色标签——胃管、绿色标签——氧气管、白色标签——其他导管。

3. **导管固定** 导管留出足够患者翻身活动的长度,不宜过长以免扭曲,有效妥善的固定,可预防非计划性拔管。最好使用导管固定器固定导管。除特殊固定装置外,较单纯固定法而言,使用"工"字固定及蝶形固定法等方法的导管固定效果更好。根据儿童生理特点,运用多种导管固定方式可提高固定效果。

4. **导管通畅** 每班整理导管,放置于方便观察的床侧,防止导管扭曲受压,保持导管通畅。使用导管护理流程图实施护理,可以保证导管通畅[23]。

5. **敷料更换** 查看敷料日期,到期及时更换。当患儿导管穿刺点红肿、出血,敷料潮湿、卷曲、滑脱、污染、明显污染或渗血渗液等及时更换。

6. **巡视、记录** 根据患儿导管评估单,按时巡视观察患儿导管情况,并认真记录检查、跟踪情况,做好导管交接班。

7. **并发症预防及护理**

(1)导管堵塞,原因包括:①血栓性堵塞:各种原因引起的血液反流至导管,或血液在导管腔内形成血凝块血栓所致;②非血栓性堵塞:主要与导管扭曲、打折、结晶、纤维蛋白沉积、异物颗粒堵塞有关。预防护理:严禁强行冲管,血栓形成引起的堵塞,应及时处理。预防非血栓性堵塞关键在于正确冲管。

(2)导管相关性感染:医护人员临床导管护理中严格执行手卫生及无菌操作原则,经专门培训的护理人员进行导管维护,加强患者免疫力,预防导管相关性感染。

(3)导管脱出:评估患儿意识状态,根据患儿的情况制订合理的个性化镇静方案,进行有效的约束,有效妥当固定导管,正确更换敷料,加强巡视,防止非计划性拔管,严禁将脱出部分导管送回。发生导管滑脱时,立即通知医生并遵循医嘱做紧急处理[24]。

(4)导管相关性皮肤损伤:检查导管下面和周围皮肤至少每天2次,查看周围组织有无压力相关损伤的迹象。无张力正确粘贴敷料,去除敷料或胶布时使用黏胶去除剂,使用预防性敷料(像水胶体敷料)来预防导管相关性压力性损伤。

【气管插管护理规范】

气管插管技术是指将一特制的气管内导管通过口腔或鼻腔,经声门置入气管或支气管内的方法,为呼吸道通畅、通气供氧、呼吸道吸引等提供最佳条件,是挽救呼吸功能障碍患者生命的重要措施[25]。而这一特制的气管内导管称为气管插管。

1. 导管置入后用胶带或气管插管固定带固定导管,记录原始刻度,在确认导管末端位置后加以调节。

2. 导管位置确认

(1) 采用影像学方法确认导管末端在第 2/第 3 胸椎,气管隆凸上 1~2cm。

(2) 观察每次通气双侧胸廓起伏是否对称。

(3) 胸部五点听诊法:左右前胸、左右腋中线、上腹部。

(4) 监测血氧饱和度和呼气末二氧化碳水平。

3. 在确认气管插管末端位置后记录最终刻度,每小时观察气管导管外露刻度:经口插管以平口唇为准;经鼻插管以平鼻廓为准。当出现导管位置偏移应及时调整。

4. 使用气囊加压表维持气管导管气囊压力在 20~30mmH$_2$O 之间,并定时检查气囊压力,不主张气囊常规放气;气囊放气前必须先清除气囊上方的分泌物。(该气囊加压表仅限于气管插管气囊的常规加压,而不能用于气囊压力监测)。

5. 加强医务人员手卫生观念。

6. 除颈椎、脊柱损伤等必须平卧者,都必须抬高患者床头 30°~45°。

7. 口插管的患儿应采用氯己定溶液口腔冲洗方式进行口腔护理,鼻插管患儿每日以氯己定溶液常规进行口腔护理。

8. 评估患儿气道分泌物情况,按需气道湿化和吸痰。

9. 评估患儿插管深度,外露刻度是否与更换前一致。若在呼吸机管道连接无误的情况下出现低通气报警,自主呼吸频率消失,患者可闻及咳嗽声,提示气管插管脱出可能;若患者出现双侧胸廓起伏不对称,呼吸音不对称,且外露刻度较前改变(刻度数字变大)提示气管插管可能插入过深,应根据原始刻度调节插管深度。

10. 注意事项

（1）气管插管胶布固定应松紧适宜,防止压迫患者皮肤造成医源性皮肤损害。

（2）每小时记录呼吸机参数时均应观察气管插管刻度,若有异常应及时调整。

（3）气管插管套囊无需定时放气,放气前应先进行气道内吸引。

【血透管护理规范】

血液净化技术是指利用一定的仪器和设备,将患者血液引出体外,经过一定程序清除体内某些代谢废物或有毒物质,再将血液回输至患者体内的过程。

1. 置管护理配合 穿刺术中严格无菌操作,最大无菌屏障,常见穿刺部位在颈内静脉、股静脉。推荐使用超声引导下穿刺,超声引导下置管一次成功率更高,并发症更少,穿刺次数减少,穿刺时间缩短。穿刺后使用透明敷贴妥善固定导管,记录血透管外露长度,初次使用前需摄片定位,确定导管末端正确位置后使用。

2. 留置期间导管维护 导管留置后第一个24小时用氯己定局部消毒,更换敷贴。之后每7天用氯己定消毒棉棒局部消毒并更换无菌敷料。但当敷贴出现潮湿、卷曲、滑脱、污染或穿刺处渗血渗液时应立即更换。每班评估导管外露长度,是否移位、穿刺部位有无红肿、渗液及脓性分泌物,怀疑感染及时通知医生,是否拔出导管。血透管留置期间禁止使用血透管输液、采血、输血及监测中心静脉压[26]。

3. 导管使用前,必须在导管下方铺无菌治疗巾,用酒精棉片消毒导管口,用5ml以上注射器分别吸出动、静脉管腔内上次封管的肝素及血凝块,再用20ml注射器抽取生理盐水脉冲式冲洗管腔,确认管腔通畅、无凝血块后,连接血液净化管路。如出现管堵塞或抽不出回血,先排除导管是否扭曲,再用50ml注射器回抽,加压回抽后一般均能将血凝块抽出,从而可保持留置管的再通,切勿在未抽出回血的情况下,往导管内推注生理盐水[27]。

4. 血透导管封管 不使用导管时,使用脉冲生理盐水、肝素或者枸橼酸封管以防止纤维蛋白黏附。小规模研究肝素和枸橼酸封管对置管功能障碍率影响不大，并且与导管相关的感染关系也不大。目前，肝素封管液应用广泛。合理使用肝素封管(包括正确的导管容量和肝素浓度)，建议使用肝素浓度 10mg/ml 的普通肝素溶液每日封管。封管液体量根据导管上动静脉端导管上注明容量进行封管。当患者有严重活动性出血或者有肝素诱导的血小板抗体等不能使用肝素的情况时，可采用枸橼酸溶液封管导管未使用时，无菌纱布包裹。每日封管时，注意无菌操作，戴无菌手套，导管接口酒精面片消毒[28]。

【ECMO 导管护理规范】

体外膜氧合(extracorporeal membrane oxygenation, ECMO)技术是一种持续体外生命支持手段，是将血液从体内引到体外，经膜肺氧合再用泵将血灌入体内，替代或部分替代人的心肺功能，使患儿心肺得到充分休息。此技术中应用到的动静脉置管称为 ECMO 导管。

(一) ECMO 血管插管手术中护理规范

1. 置管前评估

(1) 评估患儿病情、年龄、血管条件、意识状态、治疗需求、心理反应及合作程度。

(2) 了解既往动静脉穿刺史、有无动静脉的损伤、穿刺侧肢体功能及局部皮肤情况。

(3) 了解过敏史、用药史、凝血功能及血常规情况。

(4) 借助影像及 B 超技术评估血管内径帮助导管型号和穿刺方法(穿刺或切开)的选择。

2. 操作前准备

(1) 确认患儿身份，向患儿及家长解释并签署《体外膜肺血管插管手术知情同意书》。

(2) 需要有资质的外科医生到场配合重症监护专科医生进行 ECMO 插管。

(3) 应有 1~2 名护理人员给予协助和配合。

(4) 穿刺部位选择：右侧颈内静脉、颈内动脉，腹股沟动静脉均可选择。

(5) ECMO置管时应保持最大的无菌屏障(口罩、帽子、无菌手套、无菌隔离衣、大铺巾)和无菌操作技术。

3. 操作中配合

(1) 置管整个过程中最大无菌屏障的维护。

(2) 监督置管过程中无菌技术的规范应用。

(3) 置管过程中患者做好镇痛、镇静。

(4) 导管置入血管前完成患者肝素化[肝素50~100U/(kg·次),ACT>400秒]。

(5) 确保ECMO导管安全置管和管理。

4. 操作后护理

(1) ECMO导管置入后连接ECMO设备进行转流,同时应进行X线或食管超声定位,确认ECMO导管头端到达理想位置,静脉置管要求上、下腔静脉进右心房入口处,颈部动脉置管末端要求主动脉根部,腹股沟动脉置管要求进入髂总动脉。

(2) 管体下方垫无菌敷料(水胶敷料、美皮康等)预防皮肤压力性损伤。

(3) 导管采用缝线固定法,分别在穿刺点、5cm、10cm处进行缝线固定。

(4) 穿刺点选取数块无菌纱布覆盖在穿刺点上,加压包扎4~6小时(若穿刺点有渗血加压包扎24后更换纱布,若渗血多通知医生查看穿刺点情况)。

(5) 管体部分使用透明敷贴固定。

(6) ECMO两根管路使用4把管钳分别在床单上进行双固定,防止导管因牵拉出现移位、滑脱。

(7) 测量外露导管长度,并做好记录。

(8) 再次确认患儿身份,整理用物。

(二) ECMO导管日常护理规范

1. 每班查看ECMO导管的外露长度并记录,评估有无移位。

2. 评估穿刺点有无红肿。

3. 评估穿刺点处敷料有无渗血渗液。

4. 评估固定导管的缝线有无松动、脱落。

5. 评估管体下方皮肤有无红肿、破损、压力性损伤。

6. 评估敷料是否有明显污染。

7. 评估患者意识、肢体活动情况,注意肢体约束,防止意外脱管。

8. 翻身、搬动患者注意导管固定。

【脑室外引流管护理规范】

脑室外引流术一般用于纠正脑脊液循环障碍,分流颅内脑脊液以缓解颅内高压状态。此技术中应用到的引流管路称为脑室外引流。

1. 患者卧床休息,床头抬高 15°~30°,保持安静。对意识不清、躁动不安、有精神症状的患儿,应适当约束,防止患者自行拔出引流管而发生意外。

2. 引流管的开口需要高出侧脑室平面 10~15cm(平卧位时高于外耳道、侧卧位时高于鼻尖)以维持正常的颅内压。如引流量多,引起低颅压,可抬高引流管的开口,如引流量减少,或无波动,提示引流管堵塞或者引流管开口位置过高,可稍微降低其位置或适当挤压引流管。

3. 引流速度不易过快过多,引流量以每天不超过 500ml,每班记录。

4. 无菌敷料应覆盖插入部位,敷料必须始终保持密闭和干燥,中间可使用透明敷贴固定,周围贴胶布。严格遵守无菌操作对暴露在头皮外端的导管及接头,并用无菌纱布覆盖,伤口敷料若有渗血渗液,应立即更换,但不建议常规更换伤口敷料,当出现松脱时及时更换,无菌敷料的更换应该是由医生或被培训的专业人员完成。

5. 观察脑脊液的性状,正常的为无色透明,无沉淀,术后 1~2 天可略有血性。若脑脊液中有大量鲜血或血性脑脊液颜色逐渐加深,提示脑室内出血,大量出血需紧急手术止血;如脑脊液混浊或有絮状物提示发生感染。

6. 保持引流管通畅,穿刺部位干燥;严格的无菌操作。预防伤口感染,引流系统的密闭性。

7. 引流管不可受压扭曲、折叠,术后患者头部活动范围应适当限制,翻身或搬运时防止引流管牵拉、脱出,应随时检查并保持引流管位置正确,引流管无液体引出时应查明原因,并报告医生进一步处理。

8. 引流管堵塞　如怀疑引流管为小凝块或挫裂的脑组织所堵塞,可在严格无菌消毒后,用无菌注射器轻轻往外抽吸,切不可高压注入生理盐水,以免堵塞室间孔和脑导水管。

9. 外引流装置不能接触地面,宜悬挂于床头。严格遵医嘱限液,自引流装置放液时注意无菌操作。

10. 引流管留置时间不可过久。引流过久者有可能发生颅内感染,感染后的脑脊液混浊,呈毛玻璃或悬有絮状物,患者有颅内感染现象或局部征象。外引流管一般放置 7~10 天,一般不超过 14 天,若有必要延长引流时间应另选穿刺位置重新置管,感染风险可降低约 3%,置管≥12 天,细菌性脑膜炎的风险增加 10%。

【中心静脉导管护理规范】

中心静脉导管(central venous catheter,CVC)是血管内导管的一种,根据置入导管是否存在皮下隧道可分为皮下隧道式导管和非皮下隧道式导管。常用的穿刺部位包括锁骨下、颈内、股静脉、贵要静脉、头静脉、肱静脉,其具有管径粗、血流快、穿刺成功率高、血管并发症少、留置时间长等优点,临床上广泛应用于抢救、大量输血及输注静脉高营养等[29]。

(一) CVC 日常护理评估

1. 查看 CVC 敷料上的日期记录。

2. 评估穿刺点有无红肿。

3. 评估敷料有无卷边。

4. 评估穿刺点处敷料有无渗血渗液。

5. 评估敷料是否有明显污染。

6. 查看 CVC 导管的外露长度。

(二) 更换 CVC 辅料

1. 使用含酒精溶液消毒双手,采用 180° 撕拉敷贴的方式将敷贴去除。

2. 打开中心静脉护理包,取出酒精棉棒,将敷贴覆盖处污物擦拭干净,并用酒精棉棒擦拭 CVC 导管的外接管路。

3. 取出氯己定棉棒消毒穿刺处,以穿刺点为圆心由内向外以同心圆方式消毒 3 遍。

4. 若穿刺点有渗血渗液,取出纱布覆盖在穿刺点上(无渗血渗液,可不用纱布)。

5. 确认 CVC 导管的外露长度。

6. 取出敷贴,采用无张力张贴方式将 CVC 导管固定。

7. 胶布固定,并注明穿刺日期及更换日期。

(三) 更换 CVC 外接管

1. 若穿刺的 CVC 为单针双腔管:酒精棉片,消毒导管接口,更换新的肝素帽或三通。

2. 若穿刺的 CVC 需外接双腔管:取出酒精棉片,消毒导管接口,更换双腔管及三通。

(四) CVC 日常维护

1. 使用 20ml 空针抽取生理盐水冲封管。

2. 取出 3 个酒精面片/棉球,消毒接口,每个酒精棉片擦拭 7 秒。

3. 将含生理盐水的空针与 CVC 管路接口相连,回抽见回血,确认通畅。

4. 使用生理盐水冲管。

5. 输液器与 CVC 连接,并使用输液泵维持。

6. 维持 CVC 最小液体速度是 3ml/h。

(五) 移除

1. 拔管时应置患儿于平卧位以免发生空气栓塞。

2. 移除前应关注患儿的凝血功能和血常规,保证血小板计数 $>50 \times 10^9$/L 且国际标准化比值(INR)<1.5 延长者应同医生共同判断:有无全身出血点、有无穿刺部位渗血不止、有无血尿血便、各引流管有无持续新鲜血性液体引流出;在导管拔除后延长按压时间。

3. 移除导管时患者应做 Valsalva 动作或屏住呼吸防止空气进入。

4. 拔除后按压应至穿刺点无出血、渗血,使用闭合性敷料覆盖穿刺部位,以避免空气栓塞,至少 24 小时。

5. 导管拔除后应仔细检查以确保移除导管的完整性。

6. 怀疑导管相关性血流感染时进行导管尖端培养。

(六) CVC 维护注意事项

1. 操作不严的紧急置管应在 48 小时内更换导管,并选择另一穿刺点。

2. CVC 导管一定要在 X 线定位确认后用药。

3. CVC 维护应由经过专业知识与技能培训的注册护士来进行操作。

4. 保证操作时最大无菌屏障,严格执行无菌操作。

5. 同时应尽量减少戴无菌手套的手接触已消毒皮肤。

6. 皮肤消毒推荐使用氯己定,安而碘、酒精也可用于皮肤消毒,2 个月内的婴儿不推荐使用氯己定;使用氯己定消毒皮肤时,氯己定与皮肤作用时间一定要 >30 秒。

7. 禁止使用 <10ml 注射器。

8. 给予脉冲式正压封管,冲封管液选择 0~10U/ml 肝素盐水。

9. 冲洗导管所需 0.9%NaCl 溶液最少用量要视导管类型和尺寸/患者年龄及所输注液体性质而定。推荐使用不低于 2 倍于导管系统体积的冲洗液冲洗导管。在采血或输血后推荐使用更多的冲洗液冲洗导管。

10. 在输注药品或液体前,护士必须能顺利抽到回血并使用 20ml 注射器推注 10ml 以上生理盐水来检验导管功能。

11. 如果在回抽过程中遇到阻力或回抽时无回血,不允许强制性冲洗导管。

12. 应在 24 小时内更换所有输液器。如进行中心静脉压监测时,应选用一次性压力传感器并每隔 96 小时更换。

13. 需要更换输注液体时,应在与接口连接前将药液注满接口内,以防空气进入。

14. 输液接头每 72 小时更换;输注血液或血制品后及时更换,输注胃肠外营养液需 24 小时更换一次;若接头内有血液残留、完整性受损或从输液装置取下后均应立即更换。

15. 在满足治疗监护的前提下,尽可能使用端口或管腔较少的中心静脉导管,与导管连接的接口应尽量减少开放次数。

16. CVC 置管后 24 小时内更换敷贴,之后敷贴更换频率由敷贴的类型决定;透明 HP 敷贴必须 5~7 天更换,纱布敷料必须每 2 天更换。

17. 禁止将导管体外部分移入体内。

18. 不要为预防感染而定期更换导管;不要在穿刺点局部涂抹抗生素软膏或油膏,局部涂药可增加细菌耐药和真菌感染。

19. 原则上 CVC 留置时间不超过 28 天,每天评估导管留置的必要性,尽早拔除导管。

20. CVP 测量每次均应在同一个位置。

（王素娟　胡　静）

第七节　深静脉血栓

【概述】

深静脉血栓形成(deep venous thrombosis,DVT)指血液在深静脉腔内异常凝结,阻塞静脉管腔,导致静脉回流障碍,引起远端肢体肿胀、疼痛及浅静脉扩张等,可造成不同程度的慢性深静脉功能不全,多见于下肢,严重时可致残。部分 DVT 患者血栓脱落发生肺循环栓塞,即肺栓塞(pulmonary embolism,PE)[30]。

儿童 DVT 年龄分布呈双峰现象,第一个高峰是婴儿期,占儿童静脉血栓栓塞的 20%,第二个高峰出现在青春期,约有 50% 的 DVT 事件发生在 11~18 岁的儿童中,且女性多于男性,考虑可能与体内雌激素水平有关[31]。

国际公认 DVT 形成的病理生理学三要素包括:静脉血液高凝状态、静脉血流缓慢、静脉血管内膜损伤。其高危因素包括原发性(遗传性)和继发性(获得性)。

1. **原发性因素**　有报道称 DVT 患儿中 64% 存在相关遗传易感

因素。国内常见的有遗传性抗凝血酶（AT）缺陷症、遗传性蛋白 S（PS）缺陷症、遗传性蛋白 C 缺陷症等。

2. **继发性因素** ①深静脉置管：深静脉置管是发生 DVT 最重要的危险因素。深静脉置管现已成为 PICU 内的常规处置手段，留置时间越长越易引发血栓，50%~85% 儿童 DVT 与置管有关。深静脉置管插入过程中造成的血管损伤以及导管留置引起血液湍流均促进了 DVT 的形成。②感染：感染是 DVT 的危险因素，包括急性尿路感染及急性呼吸道感染，均导致患者静脉血栓形成的风险增加。③其他：创伤、手术、长期卧床或制动、昏迷和肿瘤、肾病综合征、凝血功能障碍性疾病、年龄因素与某些药物的使用等。

【诊断】

（一）临床表现和体征

DVT 症状多为非特异性，包括单侧腿痛，发红、肿胀、发热、压痛等，严重时出现患肢皮肤花斑、局部溃疡和坏疽、动脉搏动明显减弱或者消失、代偿性浅静脉怒张以及心率增快等。临床中 1/2 以上的 DVT 没有特殊的临床症状和体征，且危重症儿童 DVT 因受到镇静、制动及疾病和年龄等因素的影响不易发现，因此，临床医师应予重视，怀疑 DVT 时需进行影像学和/或超声的诊断来确诊。

（二）辅助检查

1. **血液检查** D-二聚体是纤维蛋白复合物溶解时产生的特异性降解产物。当凝血系统活化并引发纤溶系统功能继发性增强时，血液中 D-二聚体的浓度升高，是提示血液高凝状态及机体内血栓形成的重要指标。

2. **影像学检查**

（1）超声多普勒：具有无创、易操作、价格低廉等优势，当 DVT 发病因素明确、临床症状体征明显时，可首选超声作为确诊性检查。但超声对于脑部、上肢等特殊部位血栓显示欠佳，故有一定局限性。

（2）静脉造影：目前仍是诊断下肢 DVT 的"金标准"，可以准确判断血栓部位、范围、形成时间和侧支循环情况。但该检查有创，可能出现造影剂过敏，且造影剂本身对血管壁的损伤等。

此外,CT 血管成像及磁共振静脉成像在临床诊断下肢静脉血栓上应用也逐渐广泛,尤其 CT 血管成像也可以用于检查明确肺动脉栓塞情况。

(三) 诊断标准

目前尚无针对儿童 DVT 的诊断标准,可参照《中国血栓性疾病防治指南》[32],这是我国在美国胸科医师协会指南的基础上针对本国人群制定的首部血栓性疾病防治指南,该指南给出了详细的诊断方法。推荐联合 Wells 评分(表 9-3)、临床表现、D-二聚体检测结果和辅助检查结果,综合地诊断和评估 DVT。

表 9-3 DVT 的 Wells 评分

项目	评分
活动性肿瘤(近 6 个月内接受肿瘤治疗或目前正采取姑息疗法)	1
下肢麻痹、瘫痪,或下肢石膏固定	1
4 周内卧床≥3 天,或 4 周内大手术史	1
沿深静脉系统走行的局部压痛	1
下肢肿胀	1
胫骨结节下方 10cm 处小腿腿围较对侧增加≥3cm	1
患肢凹陷性水肿	1
浅静脉侧支循环(非静脉曲张)	1
其他比 DVT 更合理的诊断	-2

注:如果双侧下肢均有症状,以症状严重侧为准。

1. **临床低度可能** Wells 评分≤2 分;推荐进行高敏 D-二聚体检测。如 D-二聚体结果阴性,可基本排除急性 DVT;如 D-二聚体结果阳性,推荐进一步行静脉加压超声(CUS)检查。

2. **临床高度可能** Wells 评分 >2 分;CUS 检查可作为首选的影像学检查手段,D-二聚体检测不能单独作为诊断或排除 DVT 的依据。如 CUS 为阴性或不确定,可考虑行磁共振静脉血管成像、静脉血管造影进一步检查。

3. 以下情况时,若仅单次 CUS 阴性,建议 1 周内复查 CUS:

(1) 临床低度可能,D-二聚体阳性。

(2) 临床高度可能,无论 D-二聚体阴性或阳性。

Wells 评分是最常用的 DVT 临床可能性评分量表,根据患者的症状、体征和危险因素,评估罹患 DVT 的可能性。

【鉴别诊断】

DVT 症状多为非特异性,包括单侧腿痛、肿胀等,由于肺栓塞和血栓后遗症的高危害性,临床医生对下肢深静脉血栓的诊治足够重视。但需仔细询问病史、认真查体,并做一些必要的辅助检查以鉴别临床上其他引起下肢肿胀的疾病,如髂静脉受压综合征(Cockett 综合征)、股静脉血管内皮瘤、下肢自发性出血、血肿、体位性骨筋膜隔室综合征以及厌氧菌感染等[33]。

【康复治疗】

小儿急性血栓形成的主要治疗手段是抗凝治疗,而抗凝治疗的目的是防止急性血栓形成及扩展,部分情况单靠抗凝不能迅速将闭塞血管恢复通畅,并且在急性静脉功能不全、DVT 复发或血栓后综合征的高风险患者中,抗凝可能不足以达到最佳结果。

(一) 药物治疗

最常见的药物治疗方法包括抗血小板聚集、抗凝血酶及溶栓等,其中抗凝血酶应用广泛,包括普通肝素、低分子量肝素、华法林、磺达肝葵钠和直接凝血酶抑制剂等,溶栓治疗仅推荐用于危及生命或器官功能时[34]。

(二) 康复治疗

DVT 因其对患者造成的不良影响逐渐受到人们的重视,DVT 的预防措施亦越来越多。对长期卧床患者,尤其是伴有肢体瘫痪的患者,抬高患肢,促进血液回流。加强肢体主动和被动活动有利于改善血液循环。如病情允许,应争取尽早让患者下床活动,也可采取一些其他措施进行预防,如体外反搏治疗、穿弹力袜和应用弹性绷带等。

对于已经发生 DVT 的患者,康复治疗的目标是减轻症状、促进血管再通、消除诱发血栓形成的各种危险因素。常用的措施有以下几项[35]：

1. 体位治疗　经常采用直立姿式,例如坐位。直立的时间不宜过长,一般在 30 分钟之内。平卧时采取下肢抬高的体位。一般抬高患肢在心脏平面 20~30cm 之上,以促进静脉回流,减轻肢体肿胀。通常在仰卧位采取枕头抬高的方式。

2. 压力治疗　通常采用特制的压力袜或者压力袖套。压力袜和压力袖套的制作要求压力从远端到近端的压力梯度,即远端压力最大,到近端压力最小。也可以采用弹力绷带,包扎时应从肢体远端开始,逐渐向上缠绕,要求和压力袜、袖套同样的压力梯度。普通的弹力袜可以考虑,但是要特别注意不能在袜的近端有弹力圈,以避免近端压力太大,反而影响静脉回流。近端的松紧度以能将一个手指伸入袜内为宜。在压力治疗前应该先进行患肢抬高,尽量保证肢体潴留液体的回流。在 DVT 后期和血栓稳定的情况下,序贯压力治疗可以谨慎地使用。

3. 运动治疗　血栓形成部位远端肢体的不抗阻力主动收缩活动,特别是等长收缩运动,有利于通过肌肉泵的作用,促进静脉回流。常用的运动有:踝关节屈伸运动、股四头肌等长收缩运动(绷紧大腿)、握拳运动等。不抗阻力的踏车或者手摇车运动也有明确的价值。运动治疗一般不在早期进行,以免发生血栓脱落,导致栓塞。进行肌肉收缩时,强调缓慢持续的动作,以增加运动的安全性。

4. 手法治疗　DVT 进入后期或者恢复期,在临床判断血栓稳定的情况下,可以采用淋巴按摩的手法,即由远端到近端的向心性按摩。手法必须轻柔和表浅,禁忌深部和发力的手法。

（刘　玲　肖　农）

参考文献

[1] GIACINO JT, KATZ DI, SCHIFF ND, et al. Practice guideline update recommendations summary: Disorders of consciousness: Report of the Guideline Development, Dissemination, and Implementation Subcommittee of

the American Academy of Neurology；the American Congress of Rehabilitation Medicine；and the National Institute on Disability，Independent Living，and Rehabilitation Research ［J］. Neurology，2018，91（10）：450-460.

［2］KONDZIELLA D，BENDER A，DISERENS K，et al. EAN Panel on Coma，Disorders of Consciousness. European Academy of Neurology guideline on the diagnosis of coma and other disorders of consciousness ［J］. Eur J Neurol，2020，27（5）：741-756.

［3］倪莹莹，王首红，宋为群，等. 神经重症康复中国专家共识（中）（J）［J］. 中国康复医学杂志，2018，33（2）：130-136.

［4］JAMAL A，SANKHYAN N，JAYASHREE M，et al. Full Outline of Unresponsiveness score and the Glasgow Coma Scale in prediction of pediatric coma ［J］. World J Emerg Med，2017，8（1）：55-60.

［5］中国吞咽障碍康复评估与治疗专家共识组. 中国吞咽障碍评估与治疗专家共识（2017 年版）［J］. 中国物理医学与康复杂志，2017，39（12）：881-892.

［6］ZUERCHER P，SCHENK NV，MORET C，et al. Risk Factors for Dysphagia in ICU Patients After Invasive Mechanical Ventilation［J］. Chest，2020，158（5）：1983-1991.

［7］OMARI TI，CIUCCI M，GOZDZIKOWSKA K，et al. High-Resolution Pharyngeal Manometry and Impedance：Protocols and Metrics-Recommendations of a High-ResolutionPharyngeal Manometry International Working Group ［J］. Dysphagia，2020，35（2）：281-295.

［8］窦祖林. 吞咽障碍康复指南［J］. 北京：人民卫生出版社，2019.

［9］陈柱，陆瑶，陈宜懿. 神经调控技术在吞咽障碍康复中的应用进展［J］. 中国康复理论与实践，2020，26（11）：1287-1291.

［10］ROCHESTER CL，VOGIATZIS I，HOLLAND AE，et al. An official american thoracic Society/European respiratory society policy statement：enhancing implementation，use，and delivery of pulmonary rehabilitation ［J］. American Journal of Respiratory and Critical Care Medicine，2015，192（11）：1373-1386.

［11］中国康复医学会重症康复专业委员会呼吸重症康复学组,中国老年保健医学研究会老龄健康服务与标准化分会,《中国老年保健医学》杂志编辑委员会,等.中国呼吸重症康复治疗技术专家共识[J].中国老年保健医学,2018,16(5):3-11.

［12］王素娟.儿童危重症早期康复的现状[J].中国小儿急救医学,2020,27(6):415-420.

［13］ROBERT D. STEVENS..重症监护后的遗留问题及康复治疗[J].陈真,译.上海:上海科学技术出版社,2018.

［14］JEAN-CHARLES P,MARGARET H,ELIE A. Post-Intensive Care Syndrome. Lessons from the ICU,Under the Auspices of the European Society of Intensive Care Medicine［J］. SpringerLink（Online service）,2020.

［15］王晓敏,朱晓萍.ICU获得性肌无力的发生和诊断及治疗[J].中华危重病急救医学,2020,32(8):1020-1024.

［16］吴雨晨,丁楠楠,姜变通,等.ICU获得性肌无力患者功能评估的系统评价[J].中华危重病急救医学,2018,30(12):1154-1160.

［17］CHOONG K,CANCI F,CLARK H,et al. Practice Recommendations for Early Mobilization in Critically Ill Children［J］. J Pediatr Intensive Care,2018,7(1):14-26.

［18］王茂斌,BRYAN JO,CHRISTOPHER DW. 神经康复学[M].北京:人民出版社,2009:210-215.

［19］秦文婷,李放.痉挛状态量化评定方法的进展[J].中华物理医学与康复杂志,2017(11):870-872.

［20］ENSLIN JMN,ROHLWINK UK,FIGAJI A. Management of Spasticity After Traumatic Brain Injury in Children［J］. Front Neurol,2020,11:126.

［21］STEIN R,BOGAERT G,DOGAN HS,et al. EAU/ESPU guidelines on the management of neurogenic bladder in children and adolescent part I diagnostics and conservative treatment［J］. Neurourol Urodyn,2020,39(1):45-57.

［22］文建国,李云龙,袁继炎,等.小儿神经源性膀胱诊断和治疗指南[J].